Manual de condutas na
COVID-19

CB014534

Manual de condutas na
COVID-19

EDITORES

Vinícius Machado Correia

Lucas Lentini Herling de Oliveira

Vinicius Zofoli de Oliveira

Eduardo Messias Hirano Padrão

Thiago Vicente Pereira

Rodrigo Antonio Brandão Neto

Lucas Oliveira Marino

Julio Flávio Meirelles Marchini

Júlio César Garcia de Alencar

Sabrina Corrêa da Costa Ribeiro

2ª

EDIÇÃO
revisada,
atualizada
e ampliada

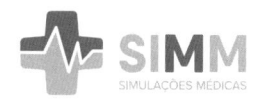

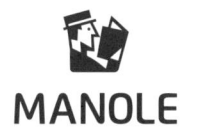

MANOLE

Editora responsável: Eliane Usui
Projeto gráfico: Departamento de Arte da Editora Manole
Diagramação: HiDesign Estúdio
Ilustrações: HiDesign Estúdio
Capa: Deborah Takaishi
Imagem da capa: Freepik

CIP-BRASIL. CATALOGAÇÃO NA PUBLICAÇÃO
SINDICATO NACIONAL DOS EDITORES DE LIVROS, RJ

M251
2. ed

Manual de condutas na COVID-19 / [Alexandra Braga Furstenberger ... [et al.]] ;
editores Vinícius Machado Correia ... [et al.]. - 2. ed. - Santana de Parnaíba [SP] :
Manole ; São Paulo : SIMM, 2021.

Inclui bibliografia e índice
ISBN 9786555764994

1. COVID-19 (Doenças). 2. Infecção por coronavírus - Manuais, guias, etc. 3.
Infecção por coronavírus - Diagnóstico. 4. Infecção por coronavírus - Tratamento. I. Furstenberger, Alexandra Braga. II. Correia, Vinícius Machado.

CDD-614.58
21-70586   CDU: 616.98:578.834

Leandra Felix da Cruz Candido - Bibliotecária - CRB-7/6135

1ª edição – 2020
2ª edição – 2021

Editora Manole Ltda.
Al. América, 876 – Tamboré
06543-315 – Santana de Parnaíba – SP – Brasil
Tel. (11) 4196-6000
www.manole.com.br | https://atendimento.manole.com.br/

Impresso no Brasil
Printed in Brazil

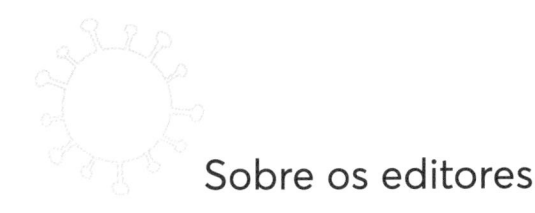

Sobre os editores

Vinícius Machado Correia

Membro fundador da SIMM (Simulações Médicas). Residente em Cardiologia no Instituto do Coração do Hospital das Clínicas da Faculdade de Medicina da Universidade de São Paulo (InCor-HCFMUSP) (2020-2022). Preceptor da Disciplina de Emergências Clínicas do HCFMUSP (2019-2020). Residência em Clínica Médica pelo HCFMUSP. Graduado em Medicina pela Universidade Estadual de Campinas (Unicamp). Instrutor do *Advanced Trauma Life Support* (ATLS). Durante a pandemia, atua no atendimento de pacientes com COVID-19 no InCor.

Lucas Lentini Herling de Oliveira

Membro fundador da SIMM. Residente em Cardiologia no InCor-HCFMUSP (2020-2022). Preceptor da Disciplina de Emergências Clínicas do HCFMUSP (2019-2020). Residência em Clínica Médica pelo HCFMUSP. Graduado em Medicina pela Universidade Federal de Ciências da Saúde de Porto Alegre (UFCSPA). Durante a pandemia, atua no atendimento de pacientes com COVID-19 no InCor.

Vinicius Zofoli de Oliveira

Membro fundador da SIMM. Residente em Medicina Intensiva no HCFMUSP (2020-2022). Preceptor da Disciplina de Emergências Clínicas do HCFMUSP (2019-2020). Médico Assistente do Pronto-socorro do Hospital Universitário da USP (2019). Residência em Clínica Médica pelo HCFMUSP. Graduado em Medicina pela Universidade Federal do Rio de Janeiro (UFRJ). Durante a pandemia, atua no atendimento de pacientes com COVID-19 em diversas UTIs do HCFMUSP.

Eduardo Messias Hirano Padrão

Membro fundador da SIMM. Ex-médico Assistente do Pronto-socorro Médico do HCFMUSP. Preceptor da Disciplina de Emergências Clínicas do HCFMUSP (2019-2020). *Resident Physician of Primary Care and Internal Medicine at University of Connecticut* (UCONN). Residência em Clínica Médica pelo HCFMUSP. Graduado em Medicina pela FMUSP. Durante a pandemia, atuou no atendimento de pacientes com COVID-19 como Médico Assistente no Instituto Central do HCFMUSP.

Thiago Vicente Pereira

Membro da SIMM. Residente em Cardiologia no InCor-HCFMUSP (2020-2022). Preceptor da Disciplina de Emergências Clínicas do HCFMUSP (2018-2019). Residência em Clínica Médica pelo HCFMUSP. Graduado em Medicina pela USP. Durante a pandemia, atua no atendimento de pacientes com COVID-19 no InCor.

Rodrigo Antonio Brandão Neto

Médico Supervisor do Pronto-socorro do HCFMUSP e do Programa de Residência de Medicina de Emergência do HCFMUSP. Doutorado em Ciências Médicas pelo HCFMUSP.

Lucas Oliveira Marino

Médico Assistente e Diarista do Pronto-socorro do HCFMUSP. Intensivista pela Associação de Medicina Intensiva Brasileira (AMIB). Médico Diarista da UTI Geral do Hospital Nipo-Brasileiro. Doutorado em Ciências Médicas pela FMUSP.

Julio Flávio Meirelles Marchini

Professor Colaborador do Departamento de Clínica Médica da FMUSP. Supervisor do Programa de Residência de Medicina de Emergência do HCFMUSP. Formado na XLVII Turma da Faculdade de Medicina de Ribeirão Preto da USP (FMRP-USP). Doutorado pela FMRP-USP. Pós-doutorado pela Harvard Medical School. Título de Especialista em Medicina de Emergência pela ABRAMEDE.

Júlio César Garcia de Alencar

Doutorando em Ciências Médicas. Médico Assistente e Pesquisador da Disciplina de Emergências Clínicas da FMUSP.

Sabrina Corrêa da Costa Ribeiro

Médica Emergencista e Intensivista com Área de Atuação em Cuidado Paliativo. Coordenadora da Unidade Crítica de Emergência do HCFMUSP. Doutora em Ciências Médicas pela FMUSP.

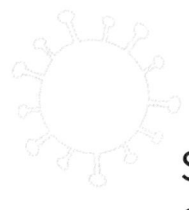

Sobre os editores colaboradores

Ricardo Vasserman de Oliveira
Graduado em Medicina pela FMUSP. Residente em Clínica Médica no HCFMUSP. Durante a pandemia de COVID-19, dedica-se ao atendimento de suspeitos e confirmados na Unidade de Emergência Referenciada e em Unidades de Terapia Intensiva do HCFMUSP.

Fernando Galassi Stocco Neto
Graduado em Medicina pela FMUSP. Residente em Clínica Médica no HCFMUSP. Durante a pandemia de COVID-19, dedica-se ao atendimento de suspeitos e confirmados na Unidade de Emergência Referenciada e em Unidades de Terapia Intensiva do HCFMUSP.

Victor Van Vaisberg
Graduado em Medicina pela FMUSP. Residente em Clínica Médica no HCFMUSP. Durante a pandemia de COVID-19, dedica-se ao atendimento de suspeitos e confirmados na Unidade de Emergência Referenciada e em Unidades de Terapia Intensiva do HCFMUSP.

Lucas Gonçalves Dias Barreto
Graduado em Medicina pela FMUSP. Residente em Medicina de Emergência no HCFMUSP. Membro da SIMM. Dedica-se ao atendimento de pacientes vítimas da COVID-19 na Unidade de Emergência do HCFMUSP.

Amyr Chicharo Chacar

Graduado em Medicina pela Faculdade de Medicina de Campos. Especialista em Clínica Médica pelo Instituto de Assistência Médica ao Servidor Público Estadual de São Paulo (IAMSPE). Especialista em Medicina Interna pela Universidade Federal de São Paulo (UNIFESP). Membro da SIMM. Médico Assistente da Enfermaria de Clínica Médica do IAMSPE. Médico Assistente em Unidade de Terapia Intensiva dedicada ao atendimento de casos de COVID-19 no HCFMUSP.

Bruno Marques

Graduado em Medicina pela Faculdade de Medicina de Botucatu (UNESP). Especialista em Medicina de Emergência pelo HCFMUSP. Preceptor da Disciplina de Emergências Clínicas do HCFMUSP. Médico Emergencista pelo Hospital do M'Boi Mirim e IAMSPE. Membro da SIMM. Dedica-se ao atendimento de pacientes vítimas da CO-VID-19 na Unidade de Emergência do HCFMUSP.

Mariana Theozzo Padovani

Graduada em Medicina pela Faculdade de Medicina de São José do Rio Preto (FA-MERP). Especialista em Medicina de Emergência pela UNIFESP. Membro da SIMM. Médica Assistente na Unidade de Emergência dedicada ao atendimento de casos de COVID-19 no HCFMUSP.

Paula Sepulveda Mesquita

Graduada em Medicina pela Universidade de Uberaba. Especialista em Clínica Médica pelo HCFMUSP. Ex-preceptora da Disciplina de Emergências Clínicas do HCFMUSP. Residente em Medicina Intensiva no HCFMUSP. Durante a pandemia de COVID-19, dedica-se ao atendimento no pronto-socorro e na UTI dos pacientes contaminados.

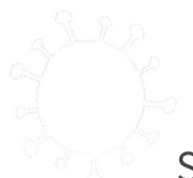

Sobre os autores

Alexandra Braga Furstenberger
Graduada em Medicina pela Universidade Federal do Rio Grande do Norte (UFRN). Residente em Clínica Médica pelo HCFMUSP. Durante a pandemia, dedica-se ao atendimento e cuidado de pacientes suspeitos e confirmados de COVID-19 na Unidade de Terapia Intensiva.

Alexandra Rodrigues de Freitas
Graduada em Medicina pela Faculdade de Ciências Médicas de Minas Gerais. Residente em Medicina de Emergência pelo Hospital das Clínicas da Universidade Federal de Minas Gerais (UFMG). Durante a pandemia de COVID-19, dedica-se ao atendimento de pacientes internados no Centro de Terapia Intensiva do Hospital Odilon Behrens.

Alexandre de Matos Soeiro
Médico Assistente e Supervisor da Unidade de Emergência do InCor-HCFMUSP. Médico Coordenador da Unidade Cardiológica Intensiva – BP Mirante. Doutor em Cardiologia pelo InCor-HCFMUSP.

Alexandre Pereira Funari
Graduado em Medicina pela FMUSP. Residente em Infectologia no HCFMUSP. Durante a pandemia de COVID-19, dedica-se ao atendimento de pacientes COVID-19 em enfermaria e Unidade de Terapia Intensiva do HCFMUSP.

Ana Carolina Linhares Silveira
Graduada em Medicina pela FMUSP. Dermatologista pelo HCFMUSP. Complementanda em Tricologia no HCFMUSP.

Ana Paula Messias
Graduada em Medicina pela FMUSP. Especialista em Clínica Médica pelo HCFMUSP e Residente de Oncologia pelo Instituto do Câncer do Estado de São Paulo (ICESP). Durante a pandemia, atua na enfermaria com casos suspeitos de COVID-19 no ICESP.

André Austregesilo Scussel
Graduado em Medicina pela FMUSP. Residência em Clínica Médica pelo HCFMUSP. Residente em Cardiologia no InCor-HCFMUSP. Durante a pandemia, dedicou-se ao atendimento de casos suspeitos e confirmados de COVID na UTI Cardiológica e na Unidade de Apoio Cirúrgico do HCFMUSP.

André Pessoa Bonfim Guimarães
Graduado em Medicina pela Universidade Federal da Bahia (UFBA). Residente em Clínica Médica pelo HCFMUSP. Durante a pandemia, dedica-se ao atendimento de pacientes com COVID-19 no pronto-socorro e UTI do complexo HCFMUSP.

Andrés Mello López
Graduado em Medicina pela Universidade Federal do Paraná (UFPR). Residente em Infectologia no HCFMUSP.

Bárbara Bozzoli Destro
Graduada em Medicina pela Faculdade de Ciências Médicas da Santa Casa de São Paulo (FCMSCSP). Residente em Clínica Médica no HCFMUSP.

Beatriz Rizkallah Alves
Graduada em Medicina pela Faculdade de Ciências Médicas da Santa Casa de São Paulo (FCMSCSP). Residente em Clínica Médica no HCFMUSP.

Bernardo de Lima Siqueira
Graduado em Medicina pela UFRN. Residência em Clínica Médica na Escola Paulista de Medicina (EPM) da UNIFESP.

Bernardo Procaci Kestelman
Graduado em Medicina pela Faculdade de Ciências Médicas da Santa Casa de São Paulo (FCMSCSP). Residente em Oftalmologia no HCFMUSP. Voluntário no combate à pandemia de COVID-19.

Bruno Rocha de Macedo
Médico Assistente da UTI Respiratória do InCor-HCFMUSP. Aluno do Programa de Doutorado da Disciplina de Pneumologia do InCor-HCFMUSP. Complementação

Especializada em Ventilação Mecânica e Insuficiência Respiratória pela Disciplina de Pneumologia do InCor-HCFMUSP. Médico e Especialista em Clínica Médica e Pneumologia pela Universidade Federal do Rio Grande do Sul (UFRGS) e Hospital de Clínicas de Porto Alegre (HCPA).

Carlos Augusto Metdieri Menegozzo

Médico Assistente de Cirurgia da Disciplina de Cirurgia Geral e Trauma do HCFMUSP. Chefe do Grupo de Ultrassonografia *Point-of-Care* da Disciplina de Cirurgia Geral e Trauma do HCFMUSP. Membro Titular do Colégio Brasileiro de Cirurgiões.

Carolina Saldanha Neves Horta Lima

Graduada em Medicina pela Universidade de Brasília (UnB). Especialista em Clínica Médica no HCFMUSP. Médica Preceptora da Residência em Clínica Médica do HCFMUSP.

Carolina Wermelinger Erthal

Graduada em Medicina pela UFRJ. Residência em Clínica Médica na UNIFESP. Durante a pandemia, dedica-se ao atendimento de pacientes com COVID-19 no Hospital São Paulo.

Dante Raglione

Graduado em Medicina pela FMUSP. Especialista em Clínica Médica e em Medicina Intensiva pelo HCFMUSP. Diarista Administrativo da UTI-ICESP. Diarista da UTI do Hospital Samaritano Paulista. Membro Fundador do blog Papo de Clínica.

Deborah Teodoro

Graduada em Medicina pela FMUSP. Residente em Ginecologia e Obstetrícia no HCFMUSP. Durante a pandemia, dedica-se ao cuidado de gestantes e puérperas com COVID-19 no HCFMUSP.

Denise Miyamoto

Médica Assistente do Departamento de Dermatologia do HCFMUSP. Doutorado pela FMUSP. Pós-doutorado pela Universidade McGill, Canadá.

Eduardo Kaiser Ururahy Nunes Fonseca

Graduado em Medicina pela EPM/UNIFESP. Especialista em Radiologia e Diagnóstico por Imagem pelo Hospital Israelita Albert Einstein e em Radiologia Cardiotorácica pelo Instituto de Radiologia (InRad) e InCor-HCFMUSP. Médico Assistente do InCor-HCFMUSP.

Felipe Liger Moreira
Residente em Medicina de Emergência no HCFMUSP. Membro do American College of Emergency Physicians. Durante a pandemia, dedica-se ao atendimento de pacientes com COVID-19 no Departamento de Emergência do HCFMUSP.

Felipe Melo Nogueira
Médico Assistente da Disciplina de Hematologia, Hemoterapia e Terapia Celular do HCFMUSP. Durante a pandemia de COVID-19, dedica-se ao atendimento de pacientes hematológicos suspeitos no Hospital Dia da Hematologia.

Fernando Onuchic
Graduado em Medicina pela FMUSP. Residência em Clínica Médica pelo HCFMUSP. Médico Preceptor da Graduação no Hospital Universitário da USP. Durante a pandemia, atuou em UTIs referenciadas do complexo HC.

Fernando Rabioglio Giugni
Graduado em Medicina pela FMUSP. Especialista em Clínica Médica pelo HCFMUSP e Cardiologia pelo InCor-HCFMUSP.

Flávia Vanessa Carvalho Sousa Esteves
Graduada em Medicina pela Universidade Federal do Piauí (UFPI). Especialista em Clínica Médica pelo HCFMUSP. Residente em Terapia Intensiva no HCFMUSP. Durante a pandemia, dedica-se ao atendimento de pacientes com COVID-19 em Unidades de Terapia Intensiva do HCFMUSP.

Gabriel Abrantes de Queiroz
Graduado em Medicina pela FMUSP. Especialista em Radiologia e Diagnóstico por Imagem pelo InRad-HCFMUSP. Complementação Especializada em Radiologia Cardiotorácica. Durante a pandemia, dedicou-se à avaliação dos exames de imagem de pacientes com suspeita ou diagnóstico de COVID-19 no complexo HCFMUSP.

Gabriel Berlingieri Polho
Graduado em Medicina pela FMUSP. Residente em Clínica Médica no HCFMUSP. Durante a pandemia de COVID-19, dedica-se ao atendimento de pacientes COVID-19 na enfermaria e Unidade de Terapia Intensiva do HCFMUSP.

Gabriel Martinez
Graduado em Medicina pela Faculdade de Medicina de Jundiaí. Residente em Medicina de Emergência no HCFMUSP. Durante a pandemia, dedica-se ao atendimento de pacientes com COVID-19 no Departamento de Emergência do HCFMUSP.

Giovanna Chiqueto Duarte

Graduada em Medicina pela Universidade Estadual de Maringá (UEM). Residente em Clínica Médica no HCFMUSP. Durante a pandemia, dedica-se ao atendimento de pacientes com COVID-19 no pronto-socorro, enfermaria e UTI do complexo HCFMUSP.

Gisela Biagio Llobet

Graduada em Biomedicina pela UFRGS e em Medicina pela FMUSP. Residência em Clínica Médica pelo HCFMUSP. Complementação Especializada em Cuidados Paliativos pelo HCFMUSP. Durante a pandemia, dedicou-se ao atendimento de pacientes com suspeita ou diagnóstico de COVID-19 na enfermaria de cuidados paliativos do HCFMUSP e agora dedica-se ao planejamento de cuidados de pacientes com má evolução pela COVID-19, como interconsultora de cuidados paliativos.

Gisela Serra Rodrigues Costa

Médica Infectologista pelo HCFMUSP. Médica Preceptora da Subcomissão de Controle de Infecção Hospitalar do HCFMUSP.

Guilherme Moreira Magnavita

Graduado em Medicina pela UFBA. Mestre em Métodos Quantitativos em Saúde Pública pela Harvard T.H. Chan School of Public Health. Residente em Clínica Médica no HCFMUSP. Durante a pandemia de COVID-19, dedica-se ao atendimento de pacientes COVID-19 em pronto-socorro e Unidade de Terapia Intensiva do HCFMUSP.

Guilherme Parise Santa Catharina

Graduação em Medicina pela Pontifícia Universidade Católica (PUC) de Campinas. Residência em Clínica Médica pela Santa Casa de São Paulo e em Nefrologia pelo HCFMUSP. Médico Assistente da Unidade de Terapia Intensiva de Nefrologia/UTI COVID do HCFMUSP e Médico Assistente do Serviço de Emergência da Santa Casa de SP.

Gustavo André Boeing Boros

Médico Assistente da Unidade Clínica de Emergência do InCor-HCFMUSP. Professor Colaborador da FMUSP.

Gustavo Antonio Marcolongo Bezerra

Graduado em Medicina pela FMUSP. Residência em Psiquiatria pelo HCFMUSP. Preceptor da Graduação de Psiquiatria do HCFMUSP. Durante a pandemia, atuou atendendo urgências e interconsultas psiquiátricas de pacientes com ou suspeitos de COVID-19, até ser deslocado como voluntário na frente de atuação clínica dentro do HCFMUSP.

Hareton Teixeira Vechi
Professor Auxiliar de Infectologia da Escola Multicampi de Ciências Médicas/Universidade Federal do Rio Grande do Norte.

Igor Braga Ribeiro
Residência Médica em Cirurgia Geral pelo Hospital das Clínicas da UNICAMP, em Endoscopia pelo HCFMUSP e Endoscopia Avançada pela FMUSP. Doutorando em Gastroenterologia e *Observer doctor in Brigham and Women's Hospital* – Harvard Medical School. Médico Colaborador no Serviço de Endoscopia do HCFMUSP.

Iago Navas Perissinotti
Graduado em Medicina pela FMUSP. Residência em Neurologia pelo HCFMUSP. Complementando em Doenças Cerebrovasculares. Médico Assistente da UTI do ICESP.

Isadora Rosan
Graduada em Medicina pela FMRP-USP. Residência em Dermatologia pelo HCFMUSP. Complementanda em Oncologia Cutânea pelo HCFMUSP.

João de Magalhães Avancini Ferreira Alves
Médico Supervisor da Divisão de Dermatologia do HCFMUSP.

Júlia Castelan Bastian
Graduada em Medicina pela Universidade Federal de Santa Catarina (UFSC). Residente em Oftalmologia no HCFMUSP. Voluntária no combate à pandemia de COVID-19.

Juliana Alves Pereira Matiuck Diniz
Graduada em Medicina pela UNICAMP. Residência em Ginecologia e Obstetrícia pela UNICAMP. Título de Especialista em Ginecologia e Obstetrícia pela Federação Brasileira das Associações de Ginecologia e Obstetrícia (FEBRASGO). Aperfeiçoamento em Endoscopia Ginecológica no Hospital Pérola Byington.

Kartagena Martins Barreto Borges
Graduada em Medicina pela UFRN. Residente em Clínica Médica no HCFMUSP.

Laína Bubach Carvalho
Graduada em Medicina pela Universidade Federal Fluminense. Médica Infectologista pelo HCFMUSP. Médica da SCCIH ICHC-FMUSP.

Leonardo Pereira Santana

Graduado em Medicina pela Escola Bahiana de Medicina e Saúde Pública (EBMSP). Médico Internista formado pelo HCFMUSP. Durante a pandemia de COVID-19, dedicou-se ao atendimento de pacientes COVID-19 em Unidade de Terapia Intensiva do HCFMUSP.

Luciana Dornfeld Bichuette

Graduada em Medicina pela Universidade de Uberaba. Especialista em Clínica Médica pelo HCFMUSP. Residente de Cardiologia do InCor-HCFMUSP.

Luiza Lapolla Perruso

Médica pela UFRJ. Especialista em Clínica Médica pelo HCFMUSP. Residente em Hematologia e Hemoterapia pelo HCFMUSP. Atuou no cuidado dos pacientes hematológicos com COVID-19 no Hospital das Clínicas e na UTI do ICESP.

Marcelo Cristiano Rocha

Médico Supervisor de Cirurgia da Unidade de Emergência Referenciada do HCFMUSP. Membro Titular do Colégio Brasileiro de Cirurgiões. *Fellow* do American College of Surgeons.

Marcos Pita Lottenberg

Graduado pela FMUSP. Especialista em Clínica Médica pelo HCFMUSP. Residente em Cardiologia no InCor-HCFMUSP.

Mariana Hiromi Manoel Oku

Graduada pela FMUSP. Residente em Neurologia pelo HCFMUSP. Durante a pandemia, atua no atendimento de urgências e interconsultas neurológicas dos pacientes com COVID-19 no HCFMUSP.

Mariana Passone da Silva

Graduada em Medicina pela Universidade de Alfenas. Residência em Fisiatria pelo HCFMUSP. Título de Especialista em Medicina Física e Reabilitação. Durante a pandemia, atuou no cuidado de pacientes com COVID-19 e interconsultas no HCFMUSP.

Melina de Oliveira Valdo

Graduada pela FMUSP. Especialista em Clínica Médica pelo HCFMUSP. Preceptora da Disciplina de Emergências Clínicas do HCFMUSP.

Michelle Marcovici

Graduada em Medicina pela UNICAMP. Residência em Pediatria pelo HCFMUSP. Preceptora do Pronto-socorro Infantil do Instituto da Criança (ICr) do HCFMUSP. Médica Assistente do Pronto-socorro Infantil do HCFMUSP. Médica Plantonista da Unidade de Pronto Atendimento do Hospital Israelita Albert Einstein.

Monaliza de Almeida Castro

Graduanda em Medicina pela Universidade Nove de Julho. Embaixadora Emergência SIMM. Diretora da Associação Nacional dos Estudantes de Medicina (AEMED-BR).

Natália Doratioto Serrano Faria Braz

Graduada pela FMUSP. Residência em Cirurgia Geral pelo HCFMUSP. Médica Assistente da Unidade de Tratamento Intensivo do HCFMUSP destinada aos cuidados de pacientes COVID-19.

Pamela Camara Maciel

Graduada em Medicina pela Universidade Federal do Paraná (UFPR). Especialista em Clínica Médica pelo HCFMUSP. Residente em Cardiologia no InCor-HCFMUSP.

Paula Frudit

Graduada em Medicina pela Faculdade de Ciências Médicas da Santa Casa de São Paulo (FCMSCSP). Residente em Clínica Médica no HCFMUSP.

Paula Ribeiro Villaça

Médica Assistente do Grupo de Trombose e Hemostasia do HCFMUSP.

Paula Silva Ferreira

Graduação em Medicina pela FMUSP. Residência em Dermatologia pelo HCFMUSP. Doutorado em Dermatologia pela FMUSP. Médica do Departamento de Dermatologia do HCFMUSP.

Pedro Henrique de Santana

Graduado em Medicina pela Faculdade de Medicina do Triângulo Mineiro. Residência em Clínica Médica pelo HC-FMRPUSP. Residente em Cardiologia no InCor-HC-FMUSP. Instrutor do ACLS. Membro da SIMM. Durante a pandemia, atuou em UTI dedicada ao tratamento de pacientes com COVID-19 no Instituto Central e no InCor-HCFMUSP.

Pedro Henrique Veras Ayres da Silva

Graduado em Medicina pela UFRGS. Residência em Clínica Médica pelo HCFMUSP. Residente em Gastroenterologia no HCFMUSP.

Rafael da Silva Giannasi Severini

Graduado pela FMUSP. Residência em Pediatria pelo HCFMUSP. Título de Especialista em Pediatria e Emergências Pediátricas pela Sociedade Brasileira de Pediatria. Médico Assistente do Pronto-socorro Infantil do ICr-HCFMUSP e do Pronto-socorro Infantil do Hospital Israelita Albert Einstein.

Renata Martins Maia

Graduada em Medicina pela UFBA. Residente em Oftalmologia no HCFMUSP. Voluntária no combate à pandemia de COVID-19.

Renata Rodrigues da Cunha Colombo Bonadio

Graduada em Medicina pela FMUSP. Residência em Clínica Médica pelo HCFMUSP. Especialista em Oncologia Clínica pelo ICESP. Médica Assistente da Enfermaria de Oncologia Clínica. Durante a pandemia, atuou também como Médica Assistente de pacientes oncológicos com COVID-19 no ICESP.

Rita de Cássia Franco Etrusco

Graduada em Medicina pela Faculdade de Medicina de Itajubá (FMIt). Residente em Clínica Médica no HCFMUSP. Durante a pandemia, atua no cuidado de pacientes com COVID-19 em Unidade de Terapia Intensiva no HCFMUSP.

Rodolfo Furlan Damiano

Preceptor da Residência Médica em Psiquiatria pelo HCFMUSP. Membro do Programa de Saúde, Espiritualidade e Religiosidade (Pro-SER) do Instituto de Psiquiatria (IPq) do HCFMUSP, do Grupo de Pesquisa em Educação Médica da Universidade Federal de Juiz de Fora (UFJF) e atualmente Mentor Jr. do Programa de Mentoria da FMUSP. Editor dos livros: *Uma Nova Medicina para Um Novo Milênio: A Humanização do Ensino Médico, Cartas ao Dr. Bezerra de Menezes* e *Spirituality, Religiousness and Health, From Research to Clinical Practice.* Durante a pandemia de COVID-19, atuou fazendo interconsultas e atendimentos de urgência no HCFMUSP.

Rodrigo de Carvalho Flamini

Graduado em Medicina pela Faculdade de Medicina da UFJF. Residência em Radiologia e Diagnóstico por Imagem pela Universidade Federal de Pernambuco (UFPE). Residência em Medicina Nuclear pelo INCa (RJ). Pós-graduado em PET/CT pelo Hospital Israelita Albert Einstein.

Rodrigo Fernandes da Cruz
Graduado em Medicina pela Universidade Federal de Alagoas (UFAL). Durante a pandemia, dedica-se ao atendimento de urgência, emergência e cuidados intensivos de pacientes com COVID-19.

Rodrigo Freddi Miada
Graduado pela FMUSP. Especialista em Clínica Médica pelo HCFMUSP. Residente em Cardiologia no InCor-HCFMUSP. Instrutor de ACLS pelo InCor. Durante a pandemia, atua em unidade de emergência, enfermaria e unidade de terapia intensiva no atendimento a pacientes com COVID-19 no InCor-SP.

Sara Terrim
Graduada pela FMUSP. Residente em Neurologia no HCFMUSP. Durante a pandemia, atua no atendimento de urgências e interconsultas neurológicas dos pacientes com COVID-19 no HCFMUSP.

Stefânia Bazanelli Prebianchi
Graduada em Medicina pela PUC-Campinas. Residência em Infectologia pela UNIFESP. Especialista em Infecções Musculoesqueléticas. Preceptora da Residência Médica em Infectologia da UNIFESP. Durante a pandemia, dedicou-se ao atendimento de pacientes com COVID-19 em unidade de enfermaria do Hospital São Paulo.

Tatiana de Carvalho Andreucci Torres Leal
Médica Cardiologista Assistente da Unidade Clínica de Emergência do InCor-HCFMUSP.

Tatiana Villas Boas Gabbi
Médica Dermatologista pela Sociedade Brasileira de Dermatologia. Chefe do Ambulatório de Doenças Ungueais do Departamento de Dermatologia do HCFMUSP. Pós-graduada em Nutrologia pela Associação Brasileira de Nutrologia (Abran). Durante a pandemia, foi uma das dermatologistas responsáveis por atender interconsultas dermatológicas de pacientes com COVID-19 do HCFMUSP.

Thalita Martins Lage
Graduanda em Medicina no Instituto Metropolitano de Ensino Superior da Faculdade de Medicina do Vale do Aço (IMES/UNIVAÇO). Embaixadora Sênior da SIMM.

Victor Arrais Araújo
Graduado pela FMUSP. Especialista em Clínica Médica pelo HCFMUSP. Residente em Cardiologia no InCor. Durante a pandemia, dedica-se ao atendimento de pacientes COVID-19 em Unidade de Terapia Intensiva e Emergência do HCFMUSP.

Vinicius Vasconcelos Sobral

Graduado em Medicina pela Universidade Federal de Sergipe (UFS). Especialista em Clínica Médica pelo HCFMUSP.

Vitor Marcondes Ramos

Membro da SIMM. Graduado em Medicina pela FMUSP. Residência Médica em Cirurgia Geral pelo HCFMUSP. Médico Preceptor da Disciplina de Cirurgia Geral e Trauma do HCFMUSP.

Yago Henrique Padovan Chio

Graduado pela Faculdade de Medicina de Botucatu (HCFMB). Médico Emergencista pelo HCFMUSP.

O que é a SIMM?

Somos um grupo de entusiastas pelo atendimento em emergência e, principalmente, pelo ensino médico. Formamos uma equipe de 12 médicos, sendo a maioria preceptores ou ex-preceptores do Hospital das Clínicas da FMUSP.

Ao longo dos anos de 2019, 2020 e 2021, fomos responsáveis pelo ensino teórico e prático de Medicina de Emergência para residentes de Clínica Médica, Medicina de Emergência e alunos da graduação do Hospital das Clínicas da USP. Desta experiência, surgiu a vontade de expandir o ensino de emergência para além dos muros da USP.

Nosso objetivo é disseminar o conhecimento. Com isso em mente, começamos a publicar temas frequentes em emergência no Instagram, YouTube, Spotify e Telegram. Rapidamente observamos a necessidade da criação de um curso prático, baseado em simulações realísticas, para poder estar mais perto dos alunos. A simulação realística é um método de ensino e aprendizado dinâmico, que consegue manter alto nível de atenção e "adrenalina", que se juntam em prol do conhecimento final. Foi essa a nossa principal ferramenta no ensino de emergência com os residentes e graduandos da FMUSP.

Em 2020, com a explosão de casos da pandemia de COVID-19, surgiu a necessidade de alcançar um público ainda maior, de modo que lançamos nossa plataforma de ensino a distância, com um curso abordando todos os aspectos da infecção por coronavírus, de forma gratuita, com mais de 7 mil alunos inscritos. Mantivemos o mesmo entusiasmo, lançando também nosso curso "Pronto-socorro: Dominando o Dia a Dia", trazendo os principais temas que aparecem no plantão de pronto-socorro de maneira inovadora e prática para aplicar no dia a dia. O curso conta com 40 h de aulas, mais de 400 questões, simulado comentado e muito mais.

Ainda na pandemia, publicamos o *Manual de Condutas na COVID-19* em parceria com a Disciplina de Emergência do Hospital das Clínicas da USP e com a Editora Manole. Como foi um sucesso e ajudou diversos profissionais de saúde por todo o Brasil, resolvemos lançar esta segunda edição, incluindo as principais atualizações sobre a doença. Aproveitem este livro, está incrível! E conheça mais sobre o trabalho da SIMM em todos os canais abaixo.

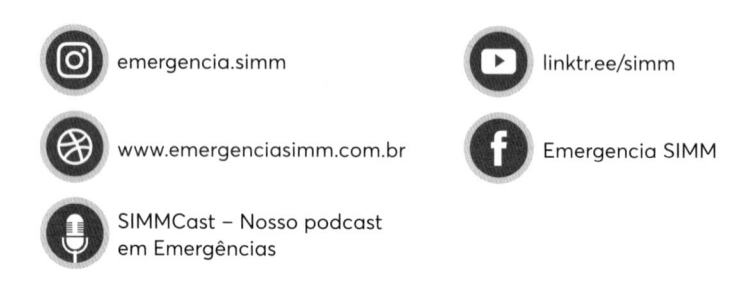

emergencia.simm

linktr.ee/simm

www.emergenciasimm.com.br

Emergencia SIMM

SIMMCast – Nosso podcast em Emergências

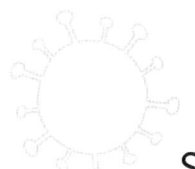

Sumário

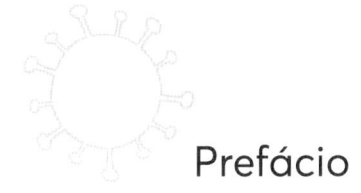

Prefácio

A pandemia global causada pelo vírus da síndrome respiratória aguda grave 2 (SARS-CoV-2) mergulhou grande parte do mundo em uma gravíssima crise médica, social e econômica a partir do início de 2020. A COVID-19, doença respiratória causada pelo vírus SARS-CoV-2, já causou até o momento mais de 3 milhões de mortes no mundo, incluindo aproximadamente 422 mil apenas no Brasil. A mortalidade da COVID-19 é particularmente alta em pacientes com condições preexistentes, como hipertensão arterial sistêmica, diabetes e doença cardiovascular, e naqueles que acabam por necessitar do uso de ventilação mecânica invasiva.

Da mesma forma com que a contaminação do vírus tomou rápida proporção global, percebemos o incansável esforço da sociedade científica mundial, com publicação de centenas de trabalhos científicos em busca do entendimento da doença, desde a fisiopatologia até os possíveis tratamentos. Surpreendentemente, o conhecimento acumula-se rapidamente, e as concepções que tínhamos sobre a doença no início da pandemia transformam-se radicalmente mês a mês. Impressiona também o obscurantismo, alimentado pelo medo e pela esperança de tratamentos eficazes para uma doença possivelmente letal.

Hospitais dedicaram enfermarias e UTIs para o cuidado exclusivo de doentes acometidos pelo novo coronavírus. Para aumentar o número de leitos, hospitais de campanha foram montados em diversas cidades pelo mundo. Neste contexto, o Hospital das Clínicas da Faculdade de Medicina da Universidade de São Paulo (HCFMUSP) passou por uma grande transformação ao dedicar todo o prédio de seu Instituto Central (ICHC), no ano de 2020, aos casos suspeitos e confirmados de SARS-CoV-2, objetivando aumentar a capacidade e eficiência no tratamento às vítimas da COVID-19. Médicos das mais variadas áreas deixaram seus campos de atuação para contribuir integralmente no combate à doença, aumentando a força de trabalho no hospital. Em 2021, com a segunda onda, o Instituto Central, assim como outros hospitais do complexo, como o Instituto do Coração (InCor), destinaram parte considerável de seus recursos humanos para o atendimento dos pacientes com COVID-19.

Com o objetivo de agrupar informações baseadas em evidências, revisar conceitos clínicos e propor uma padronização de condutas médicas para profissionais que estejam na linha de frente do combate à COVID-19, nos empenhamos em escrever este manual prático, que passa por fisiopatologia, quadro clínico, diagnóstico, aspectos radiológicos, abordagem no pronto-socorro, abordagem na terapia intensiva, profilaxia, terapias específicas e vacinas, dentre outros assuntos. Esta obra é uma iniciativa dos médicos residentes do complexo HCFMUSP, que estão na linha de frente, em conjunto com a SIMM (Simulações Médicas), empresa constituída por médicos preceptores e ex-preceptores de emergências do HCFMUSP e que tem por objetivo principal o ensino de qualidade em emergências, por meio de cursos práticos (com simulações realísticas e oficinas práticas), de cursos teóricos e de amplo conteúdo disponibilizado nas diversas redes sociais. Além disso, o livro conta com o apoio e supervisão de profissionais do Departamento de Emergências Clínicas do HCFMUSP. Acreditamos que neste momento de incertezas em relação à doença nova, é crucial que, em primeiro lugar, seja mantida a prática de uma medicina de alta qualidade e ética, linha pela qual seguimos nesta obra.

O livro é voltado para médicos e profissionais de saúde. Os capítulos foram elaborados de forma objetiva para consulta com conteúdo voltado a todos os níveis de atenção, desde o pronto atendimento até a terapia intensiva. O conteúdo está organizado em seis partes, cobrindo os principais tópicos no assunto: o básico sobre o vírus e a doença, o acometimento da COVID-19 por sistemas orgânicos e em grupos de pacientes específicos, alterações radiológicas, o manejo clínico da COVID-19, tratamento específico e a profilaxia.

Esperamos ajudar o maior número possível de profissionais da saúde com esta obra e que isso possa se reverter em um substrato no auxílio no cuidado de pacientes acometidos pela COVID-19 em todo o país!

Boa leitura.

Vinícius Machado Correia
Lucas Lentini Herling de Oliveira
Vinicius Zofoli de Oliveira
Eduardo Messias Hirano Padrão
Thiago Vicente Pereira
Rodrigo Antonio Brandão Neto
Lucas Oliveira Marino
Julio Flávio Meirelles Marchini
Júlio César Garcia de Alencar
Sabrina Corrêa da Costa Ribeiro

Agradecimentos

Tempos de pandemia são difíceis, pois envolvem múltiplos aspectos da vida do ser humano. Todos nós estamos passando por talvez um dos momentos mais difíceis das últimas décadas. Muitos estão perdendo familiares, entes amados, amigos, seus empregos, convívio social, lazer, sonhos e planos, entre outros. Este livro foi escrito por médicos que amam o que fazem, com o intuito de cuidar melhor de nossos pacientes e mitigar as consequências da pandemia. Gostaríamos de agradecer a todos os médicos residentes, assistentes, preceptores e professores do Hospital das Clínicas da Faculdade de Medicina da Universidade de São Paulo pelo apoio e ajuda na realização deste livro. Muito amor e dedicação foram empenhados, pensando em auxiliar a população brasileira. O Departamento de Emergência também merece toda a nossa gratidão, pois foi e ainda é a nossa casa, como residentes e depois como preceptores. Devemos mencionar principalmente os professores Heraldo Possolo de Souza e Rodrigo Antonio Brandão Neto, que no Departamento de Emergência são os dois principais líderes que têm nos guiado, médicos assistentes, preceptores, residentes e internos, nestes tempos de pandemia. Por fim, gostaríamos de agradecer a todo profissional da saúde que todo dia vai ao trabalho, mesmo expondo sua família e a si próprio, muitas vezes trabalhando sob condições adversas.

Grupo SIMM:
Eduardo Messias Hirano Padrão
Lucas Lentini Herling de Oliveira
Vinícius Machado Correia
Vinicius Zofoli de Oliveira
Thiago Vicente Pereira
Bruno Marques
Mariana Theozzo Padovani
Lucas Gonçalves Dias Barreto

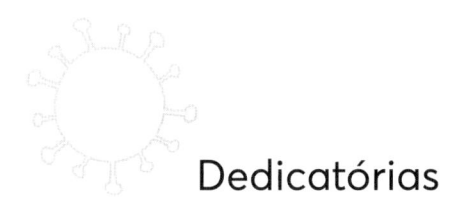

Dedicatórias

Dedico esse livro à minha mãe Elizabeth, meu pai Cloves, meu irmão Igor e minha noiva Juliana, que sempre apoiam meus ideais e são a minha maior fonte de felicidade, de onde tiro minha força para correr atrás de meus objetivos. Vale ressaltar a imensa preocupação diária de meus pais com minha segurança durante essa pandemia, que nos distanciou fisicamente por um bom tempo. Dedico também a todos os profissionais de saúde que estão na linha de frente.

Vinícius Machado Correia

Dedico esse livro à minha mãe Edna, meu pai Messias e minha irmã Isabella que sempre me apoiaram e todo dia me ensinam como viver neste mundo. Dedico também à Monaliza, que sempre acreditou em mim e apoiou meus sonhos mais loucos. Aos meus avós, especialmente a Dionísia, responsável por parte da minha criação.

Eduardo Messias Hirano Padrão

Dedico este livro aos meus pais, Bárbara e André, que tornaram possível que eu buscasse meus objetivos; aos meus pacientes, que me estimulam a acordar cedo todos os dias; e à minha noiva, Carol, e meu cachorro, Lek, que me fazem sentir saudades de casa e voltar sempre com um sorriso no rosto.

Vinicius Zofoli de Oliveira

Dedico aos meus pais, Débora e Olímpio. Nunca mediram esforços para me permitir ser feliz. Dedico também a todas as pessoas que possam se beneficiar deste trabalho que fizemos com carinho – pacientes e profissionais. Que sirva de ferramenta para que os profissionais possam tratar da melhor maneira possível as pessoas que lhes forem confiadas.

Lucas Lentini Herling de Oliveira

Dedico este livro aos meus pais, Dirlene e Cesar, que moldaram o meu caráter e pelos quais possuo imensa admiração, ao meu irmão, Gustavo, e à minha noiva, Layara, companheira de todos os momentos. Dedico ainda, junto com os mais sinceros agradecimentos, a todos os profissionais envolvidos na luta contra a pandemia.

Thiago Vicente Pereira

Para minha esposa Andréia, mulher forte e corajosa, que consegue superar as maiores dificuldades com a cabeça erguida e o coração aberto. E para nossas filhas Lúcia e Júlia, que nos ensinaram o que é o maior amor do mundo.

Rodrigo Antonio Brandão Neto

Ao meu pai, Gerson, meu exemplo de retidão, caráter e perseverança. À minha mãe, Ludmila, fonte infinita de amor e carinho. Ao meu irmão, Eduardo, meu grande amigo e minha referência como médico.

Lucas Oliveira Marino

Para minha esposa Fernanda e minhas filhas Helena e Alice.

Julio Flávio Meirelles Marchini

Para Ju, a personagem mais corajosa da minha história.

Júlio César Garcia de Alencar

Aos médicos residentes que com seu conhecimento e dedicação fazem a grandeza da nossa emergência. De vocês vem a esperança de um futuro onde ciência e humanidade estarão em primeiro lugar.

Sabrina Corrêa da Costa Ribeiro

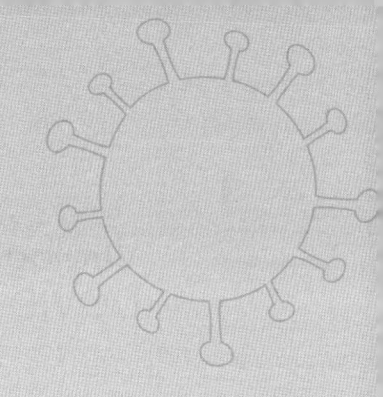

Parte A

O básico

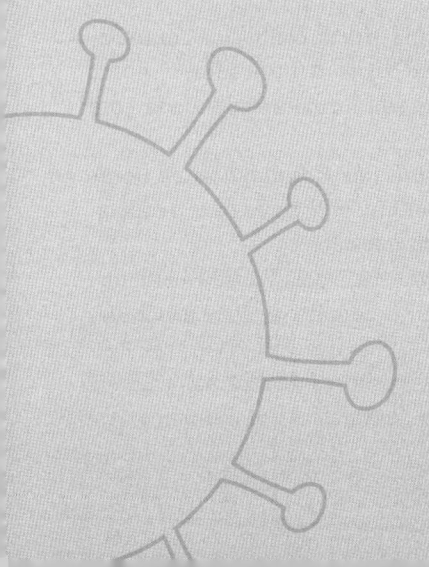

1

Virologia e fisiopatologia da COVID-19

Beatriz Rizkallah Alves
Stefânia Bazanelli Prebianchi
Eduardo Messias Hirano Padrão

INTRODUÇÃO

O surto da COVID-19 colocou o mundo diante de uma pandemia que ainda enfrentamos com tanta dificuldade. Ao iniciarmos o estudo dessa doença, nos debruçamos sobre questões elementares que precisam ser esclarecidas antes de iniciarmos um estudo aprofundado dos seus mais diversos aspectos. Para isso, este capítulo se propõe a abordar pontos elementares como nomenclatura, virologia e fisiopatologia.

NOMENCLATURA

Inicialmente, devemos compreender de forma clara os termos a seguir:

- **Coronavírus:** são RNA vírus membros de uma ordem conhecida como Nidovirales. Possuem os maiores genomas de RNA já identificados. O nome "Corona" se justifica pela semelhança entre sua forma arredondada com projeções pontiagudas e uma coroa.
- **SARS-CoV-2 (*Severe Acute Respiratory Syndrome Coronavirus 2*):** nome dado pela International Committee on Taxonomy of Viruses para o específico coronavírus que causa a atual doença em questão.
- **COVID-19 (*Coronavirus Disease 2019*):** nome dado pela World Health Organization (WHO) à doença que emergiu em dezembro de 2019 na China.

Além desse coronavírus em questão, outros membros da mesma ordem já foram identificados como possíveis causadores de doenças em humanos. Até

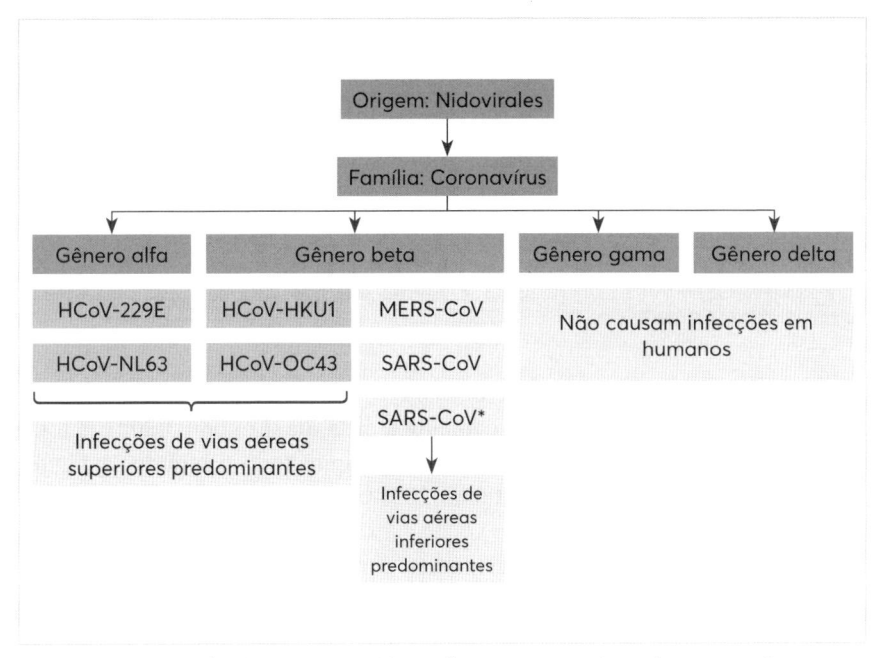

- **FIGURA 1** Família Coronavírus. *Ação frequente em vias aéreas superiores, mas também em inferiores.

agora, três coronavírus altamente patogênicos foram identificados, o coronavírus da síndrome respiratória do Oriente Médio (MERS-CoV), o coronavírus da síndrome respiratória aguda grave (SARS-CoV-1) e o novo coronavírus de 2019 (SARS-CoV-2).

Responsável por uma epidemia na China em 2002-2004, o SARS-CoV-1 teve seu número de casos estimado em 9 mil,[4] com cerca de 10% de taxa de letalidade, variando conforme a faixa etária. A estrutura de ligação no receptor celular é muito similar à do SARS-CoV-2, usando o mesmo receptor (ACE2) para entrada na célula hospedeira.[1,4] Em seguida, relatado na Arábia Saudita em junho de 2012, o MERS-CoV apresentou taxa de letalidade de aproximadamente 30%,[4] com 800 mortes estimadas. Devido ao pequeno número de casos – aproximadamente 2.500 casos confirmados –, é difícil o estabelecimento de sua real letalidade. O vírus foi isolado em morcegos, e alta soropositividade para MERS-CoV foi encontrada em camelos,[1] sem no entanto determinação exata sobre transmissão ou reservatório do vírus nessa população. Por fim, a origem do SARS-CoV-2 ainda não está totalmente compreendida, sendo identificada semelhança de 96% de seu material genético com um vírus encontrado em morcegos de uma caverna em Yunnan, China.[2]

• **TABELA 1** Comparação entre as epidemias de coronavírus

Epidemia	SARS	MERS	SARS-2
Origem	China	Oriente Médio	China
Data	2002-2003	2012-2013	2019-???
Número de casos	8.432	2.519	4.554.798
Número de mortes	813	866	30.773
Taxa de letalidade	9,6%	34,3%	2,1%

Tabela atualizada em 16/05/2020. Adaptada de: John Hopkins Coronavirus Resource Center (https://coronavirus.jhu.edu/map.html).

Em relação à estatística do SARS-CoV-2, o número de casos novos e de mortes da COVID-19 cresce rapidamente a cada dia. Em 06/03/2021 já totalizávamos 116,5 milhões de casos confirmados em todo o mundo. A Figura 2 possui os dados atualizados em 06/03/2021 pelo Centers for Disease Control and Prevention (CDC).

Ao analisarmos números alarmantes como os demonstrados, naturalmente se buscou compreender os mecanismos virais que possibilitaram uma pandemia de tal magnitude. Vale destacar que os coronavírus são um dos poucos RNA vírus com mecanismo de correção genética, o que faz com que o vírus tenha menor acúmulo de mutações que poderiam enfraquecê-lo. Tal mecanismo é uma das atribuições que garantem a falha terapêutica de anti-

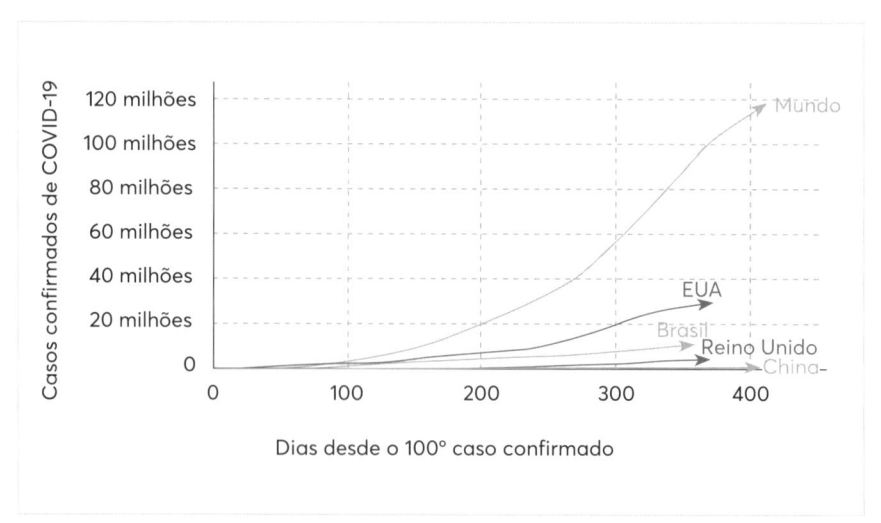

• **FIGURA 2** Casos confirmados de COVID-19 em diferentes países e no mundo. Adaptada de: Centers for Disease Control and Prevention (CDC) (atualizada em 06/03/2021).

virais que teriam como mecanismo a indução de mutações virais ou interferência no metabolismo de RNA.

Apesar de não serem associados a um grande número de mutações, como por exemplo o vírus influenza, com frequência de mutações estimada três vezes maior, os coronavírus apresentam mecanismo de recombinação, realizando trocas de RNA com outros coronavírus e levando possivelmente a diferentes potenciais de infectividade do vírus. Esse potencial de mutações e recombinações genéticas pode contribuir ao debate sobre as características do SARS-CoV-2, que combina a alta infectividade e a ação em trato respiratório superior dos coronavírus respiratórios com alta letalidade.

A ESTRUTURA VIRAL

O coronavírus contém quatro proteínas estruturais em sua superfície: (S) *spike*, (E) envelope, (M) membrana e, por fim, (N) nucleocapsídeo (Figura 3). A proteína S apresenta um papel fundamental na ancoragem, fusão e entrada do vírus nas células do hospedeiro e será essencial para compreensão da fundamentação teórica no desenvolvimento de terapêuticas em estudo. De forma mais detalhada, essa proteína estrutural S possui subunidades S1 (responsável pela ligação com o receptor celular) e S2 (responsável pela fusão da membrana viral e da membrana do hospedeiro). Essas subunidades são os principais alvos para o desenvolvimento de anticorpos, inibidores de fusão ou até mesmo vacinas.[5]

A partir do entendimento dessa característica estrutural do vírus, sabemos até agora que existe um receptor fundamental para a entrada do vírus nas cé-

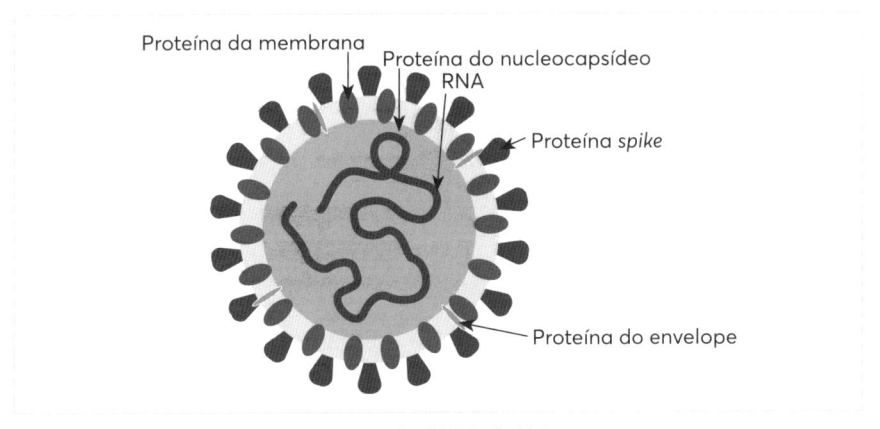

* **FIGURA 3** Desenho esquemático do SARS-CoV-2.

lulas, que é o chamado *angiotensin converting enzyme 2* (ACE2). Esse receptor, abundante nas células humanas, também foi notado em células de morcegos, o que reforça a teoria de que a doença teria se originado desses animais para depois ter atingido humanos.[5,6]

PATOGÊNESE DA DOENÇA

Após a entrada do vírus na célula, uma complexa cascata de reações intracelulares é iniciada e o vírus replica seu material genético, garantindo a manutenção do processo infeccioso. Acredita-se que o SARS-CoV-2 apresente importante tropismo pelas células epiteliais pulmonares, renais, miocárdicas e gastrointestinais, bem como por macrófagos ali localizados. Essa suposição em muito se dá pela abundância de receptores ACE2 nesses órgãos, receptores de fundamental importância para fusão viral, como já explicado. No entanto, a patogênese da infecção ainda não está inteiramente descrita.

Além da questão do tropismo, a patogenicidade está também muito associada a uma hiper-reatividade imunológica vista em diversos pacientes infectados. A progressão da COVID-19 foi associada a uma diminuição contínua na contagem de linfócitos e elevação significativa dos neutrófilos. Enquanto isso, os marcadores inflamatórios estão marcadamente elevados, incluindo proteína C-reativa, ferritina, interleucina (IL)-6, IP-10, MCP1, MIP1A e TNFα. A contagem reduzida de linfócitos e níveis elevados de ferritina, IL-6 e D-dímero foram relatados em vários estudos como associados a pior desfecho clínico e aumento da mortalidade. No entanto, mecanismos responsáveis pela linfopenia progressiva em pacientes graves e críticos com COVID-19 permanecem incertos.[7]

Outro aspecto em evidência é a discussão sobre distúrbios da coagulação subjacentes ao processo infeccioso. O estado inflamatório persistente em pacientes críticos com COVID-19 atua como um importante gatilho para a cascata de coagulação. Certas citocinas, incluindo IL-6, poderiam ativar o sistema de coagulação e suprimir o sistema fibrinolítico. Além disso, no cenário de COVID-19, a lesão endotelial pulmonar e periférica devido ao ataque viral direto pode ser um indutor igualmente importante da hipercoagulação. O terceiro fator de alta importância é o fato desses pacientes permanecerem internados por tempo prolongado, muitas vezes sob ventilação mecânica e bloqueio neuromuscular. Esses três processos podem atuar de maneira sinérgica em direção a um descontrole de coagulação e, portanto, maior mortalidade.[8]

Tem-se observado que em torno de 25% dos pacientes críticos têm evoluído com disfunção renal e necessidade de hemodiálise. Não se sabe ao certo a causa da disfunção renal nesses pacientes, mas acredita-se que a insuficiência renal aguda possa ser fruto da disfunção hemodinâmica do paciente crítico, lesão direta viral por receptores ECA-2 (provavelmente nas células dos túbulos renais) ou da inflamação causada pela tempestade de citocinas.

Por fim, em relação às fases clínicas do desenvolvimento da doença, acredita-se que a COVID-19 tenha 3 fases distintas, como mostrado na Figura 4.[9] As fases são: a fase de viremia, a fase aguda (fase de pneumonia) e a fase de recuperação. Se a função imune dos pacientes na fase aguda for efetiva (como é na maior parte das pessoas saudáveis), e não houver comorbidades, o vírus poderá ser efetivamente suprimido para depois entrar na fase de recuperação. No entanto, em alguns casos, o sistema imunológico não controla efetivamente o vírus na fase aguda, tornando-se grave ou crítico.[9]

Ademais, vale ressaltar que, atualmente, as principais fontes epidemiológicas como WHO (World Health Organization) e CDC (US Centers for Disease Control and Prevention) discutem períodos de incubação variando entre 0-14 dias, com a média populacional ao redor dos 5 dias. Existe também muita dúvida sobre por quanto tempo o vírus ficaria latente garantindo a transmissibilidade inter-humana. Esses valores, que inicialmente eram de 14 dias, hoje estão perto dos 24 até 31 dias.[10] Além disso, devemos nos atentar também a um fenômeno fundamental que está relacionado a uma piora do quadro clínico ao redor do 8-10º dia. A Figura 4 exemplifica claramente essa discussão: ou o paciente entra no período de convalescência ao redor do 10º dia, ou ele muitas vezes desenvolve quadros críticos assinalados na figura como "fase grave", colocada a partir do 14º dia.

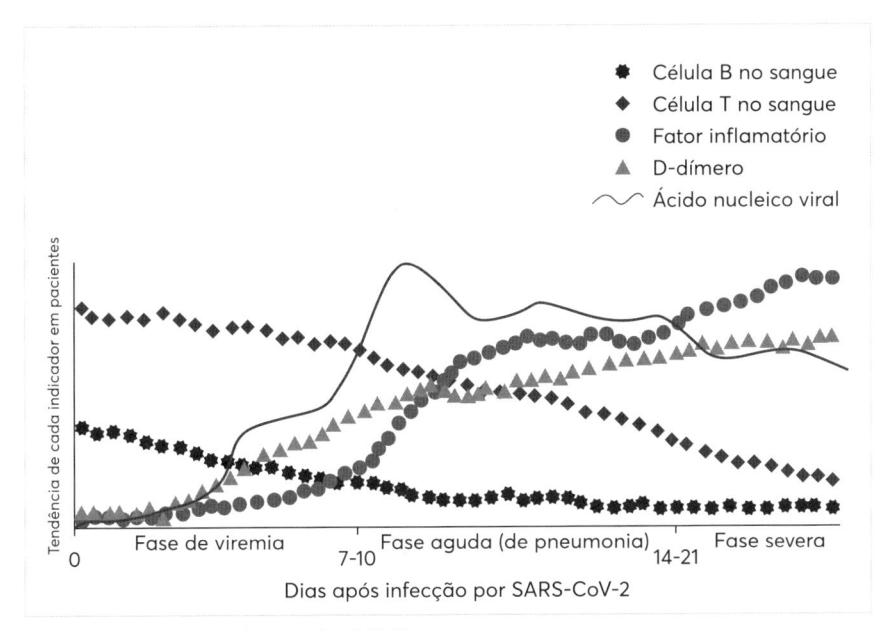

• **FIGURA 4** Fases clínicas da COVID-19.

REFERÊNCIAS BIBLIOGRÁFICAS

1. Graham R, Donaldson E, Baric R. A decade after SARS: Strategies for controlling emerging coronaviruses. Nature Reviews Microbiology. 2013;11(12):836-48.
2. Zhang T, Wu Q, Zhang Z. Probable pangolin origin of SARS-CoV-2 associated with the COVID-19 Outbreak. Current Biology. 2020;30(7):1346-1351.e2.
3. Al Hajjar S, Memish Z, McIntosh K. Middle east respiratory syndrome coronavirus (MERS-CoV): A perpetual challenge. Annals of Saudi Medicine. 2013;33(5):427-36.
4. Morty R, Ziebuhr J. Call for Papers: The pathophysiology of COVID-19 and SARS-CoV-2 infection. American Journal of Physiology-Lung Cellular and Molecular Physiology. 2020.
5. Tai W, He L, Zhang X, et al. Characterization of the receptor-binding domain (RBD) of 2019 novel coronavirus: implication for development of RBD protein as a viral attachment inhibitor and vaccine. Cell Mol Immunol. 2020.
6. Fehr AR, Perlman S. Coronaviruses: an overview of their replication and pathogenesis. Methods Mol Biol. 2015;1282:1-23.
7. Weiss SR, Navas-Martin S. Coronavirus pathogenesis and the emerging pathogen severe acute respiratory syndrome coronavirus. Microbiol Mol Biol Rev. 2005;69(4):635-64.
8. Cao W, Li T. COVID-19: towards understanding of pathogenesis. Cell Res. 2020.
9. Lin L, Lu L, Cao W, Li T. Hypothesis for potential pathogenesis of SARS-CoV-2 infection – A review of immune changes in patients with viral pneumonia. Emerg Microbes Infect. 2020;9(1):727-32.
10. Shufa Z, Jian F, Fei Y, Baihuan F, Bin L, Qianda Z, et al. Viral load dynamics and disease severity in patients infected with SARS-CoV-2 in Zhejiang province, China, January-March 2020: retrospective cohort study. BMJ. 2020;369:m1443.

2

Modelos epidemiológicos da COVID-19

Guilherme Moreira Magnavita
Paula Frudit
Victor Van Vaisberg
Eduardo Messias Hirano Padrão

ASPECTOS POPULACIONAIS DA INFECÇÃO POR CORONAVÍRUS: O QUE É O POUCO QUE SABEMOS, E POR QUE NÃO PODEMOS SABER MAIS?

No momento da escrita deste capítulo, o Brasil passa pelo segundo pico de mortalidade da COVID-19, com um total acumulado de mais de 300.000 mortes. As médias diárias de mortes são as maiores desde o início da pandemia, regularmente ultrapassando as 3.000 mortes/dia e com um pico diário de 4.211 mortes. Muitas localidades tiveram picos secundários de mortalidade, sobretudo os Estados Unidos e a Europa. No entanto, devido a uma combinação de maior cobertura vacinal com medidas de restrição mais bem planejadas, com períodos de afrouxamento e recrudescimento coordenados, focadas em componentes eficazes do distanciamento, a tendência foi de queda da mortalidade global por COVID-19. Isso não é observado no Brasil, que no momento se configura como epicentro da pandemia.

O objetivo primordial deste capítulo não é discutir as políticas públicas em si, uma vez que qualquer decisão sobre políticas públicas deve ser informada por dados aos quais apenas os planejadores centrais e os especialistas que lhes informam têm acesso. Além disso, as decisões das autoridades de saúde envolvem equipes muito maiores, com especialistas trabalhando em conjunto e com um suporte técnico que nenhum comentarista independente poderia alcançar. Este capítulo pretende oferecer ao profissional da assistência um *insight* sobre o funcionamento dos modelos de transmissão de COVID-19 e de como a matemática pode nos permitir fazer projeções de impacto e avaliar estratégias de controle.

A abordagem será guiada pela discussão de três tópicos:

- A infectividade (número reprodutivo).
- A dinâmica de transmissão.
- A gravidade (letalidade e necessidade de leitos).

DINÂMICA POPULACIONAL DAS DOENÇAS INFECCIOSAS

Modelos e suas fraquezas

Todo modelo é uma operação matemática que simplifica a realidade para descrevê-la. Modelos podem ser construídos de inúmeras maneiras, desde a formulação de um conjunto de algumas equações, como formalismo SIR (sigla para *Susceptible-Infected-Recovered*, um dos modelos mais simples para doenças infeciosas), ou modelos em rede, como o do Imperial College.[1] Ambos serão explicados mais adiante neste capítulo. A finalidade dos modelos é fazer projeções e simular cenários futuros alternativos. Sua complexidade pode ajudar ou atrapalhar a acurácia dessas projeções. Por exemplo, modelos mais simples tendem a errar em populações pequenas, ou no momento de transição em que a epidemia está se lentificando e tende a cessar. Por outro lado, em momentos iniciais da epidemia ou em populações grandes, frequentemente são acurados. Além do mais, por serem mais simples, eles estão menos sujeitos ao erro ou influência humana durante seu desenho. Por outro lado, modelos mais complexos podem simular até mesmo populações pequenas e cenários atípicos. No entanto, sua complexidade também pode ser sua fraqueza. Enquanto o modelo SIR – que está no extremo da simplicidade – só depende de duas equações e de poucos parâmetros* para descrever toda uma população, modelos de redes podem precisar de centenas de parâmetros.

Os parâmetros estabelecidos em um modelo são frequentemente baseados em hipóteses ou suposições de quem os desenha, e não obrigatoriamente há validação externa, com conseguinte impacto no resultado do modelo. Um exemplo: o relatório do Imperial College, modelo proposto pela instituição inglesa, ao analisar o fechamento das escolas como medida de distanciamento social estabeleceu que o contato dentro dos bairros aumentaria em 25% com essa

---

* Parâmetro é algo que o modelo pressupõe. Pode ser um número ou um mecanismo que orienta a matemática por trás dos resultados. Pode ser usado como sinônimo de pressuposto ou axioma nesse caso.

medida. Apesar de ser um número aparentemente verossímil, poderia também ter sido arbitrariamente escolhido o valor de 20% ou 50%. Esse parâmetro, ao ser incorporado no modelo junto a outras centenas de parâmetros incertos, aumenta a variabilidade dos resultados e torna as projeções vulneráveis a pequenos erros de calibração. Isso pode fazer com que um modelo de natureza similar apresente previsões muito diferentes se desenhado com pequenas alterações ou por equipes diferentes, reduzindo a acurácia nas suas recomendações.[2]

O formalismo SIR, a eficácia de curto prazo do isolamento social e a imunidade de rebanho

Um dos modelos mais simples, porém ainda bem acurado e também um dos mais didáticos para entender a disseminação da COVID-19 chama-se "formalismo SIR". O modelo, denominado a partir da sigla "*susceptible-infected-recovered*", calcula a probabilidade de se transitar entre três estados, conforme a Figura 1.

Nesse modelo, não há a possibilidade de retorno entre os estados. Isso significa que, sendo suscetível, o indivíduo só pode se tornar infectante/infectado, e, quando infectado, se torna recuperado, imune, e sem capacidade de transmitir a doença. O número de contatos é fixo – ou seja, toda pessoa do grupo dos suscetíveis tem a mesma probabilidade de se infectar; e todo infectado, de transmitir. O grupo dos suscetíveis vai se esvaziando progressivamente – pela infecção –, enquanto o grupo dos infectados cresce pelas novas infecções e se esvazia pelas curas/mortes. Esse modelo não calcula diretamente o número de mortes, mas permite que elas sejam calculadas indiretamente (multiplicando o número de infectados pela letalidade). Seu propósito é calcular o número total de infectados e a velocidade de disseminação da infecção. Um parâmetro fundamental do modelo é o R0, ou número reprodutivo básico, e uma de suas

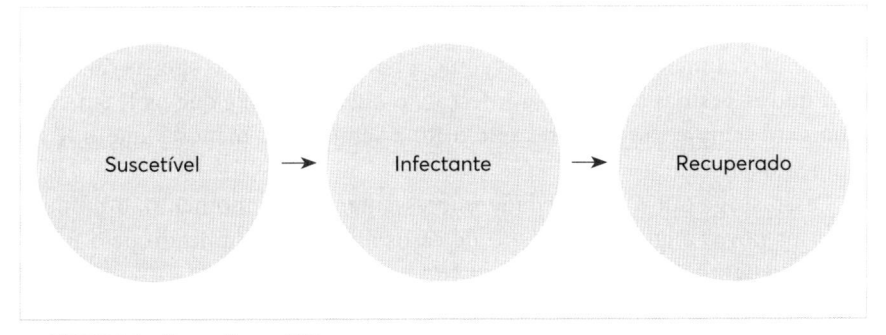

• **FIGURA 1** Formalismo SIR.

vantagens é precisar de pouquíssimos parâmetros para cálculo. A totalidade do modelo é descrita por duas equações diferenciais não detalhadas no presente capítulo por fugirem de seu escopo. Uma clara limitação do modelo SIR é que ele não pressupõe reinfecção. Apesar de a reinfecção ser um fenômeno já bem descrito em nível individual, a maior parte das estimativas mais sólidas apontam que ela é um fenômeno suficientemente infrequente para que o modelo possa apresentar uma acurácia razoável.[3-5]

Número reprodutivo e disseminação

Transmissão em progressão geométrica

R é o número de novos casos que cada caso gera em um determinado momento. O R0 é o número de novos casos que cada paciente doente gera *em uma população completamente suscetível*. Esse parêntese é importante, porque em uma população completamente imune, se um novo caso fosse introduzido na população, ele não infectaria ninguém, e o R seria 0. Na verdade, o R0 depende basicamente do nível de contato entre as pessoas, do tempo que a pessoa leva infectante e da transmissibilidade do próprio vírus.

$$R0 = \frac{n\acute{u}mero\ de\ contatos}{taxa\ de\ cura\ da\ infec\varsigma\~ao}$$

Valores maiores de R0 indicam maior virulência ou sociedades em que o contato entre as pessoas é maior. O R0 do SARS-CoV-2 foi estimado em 2,2, com uma faixa crível de 2 a 2,6 na China,[6] e parece ser o mesmo na Europa e no Brasil. A estimativa do R0 é menos enviesada pela falta de um teste do que a estimativa de letalidade. Já o R em cada momento subsequente é apenas o R0 multiplicado pela proporção de pessoas ainda suscetíveis:

$$R_{momento\ qualquer} = R0 \times propor\varsigma\~ao\ de\ suscet\acute{\i}veis$$

Como o número de suscetíveis começa em 100% e depois apenas cai à medida que as pessoas adquirem a infecção, o que acontece é que os R em cada momento sempre são menores que o R0 e sempre são menores que o R do momento anterior.

Disso surge outra propriedade interessante: a cada momento, o número de casos novos é igual ao número de casos antigos multiplicado pelo R daquele momento.

$$N\acute{u}mero\ de\ casos_{momento\ anterior} \times R_{momento\ anterior} = n\acute{u}mero\ de\ casos\ novos$$

Isso gera algumas conclusões interessantes desse modelo:

- O número de casos sempre progride em "progressão geométrica", com o R sendo a base da progressão geométrica.*
- O R vai sempre caindo, como explicado, pois a proporção de suscetíveis diminui.
- Quando o R = 1, o número de novos casos fica constante, já que pela expressão anterior o número de casos no momento seguinte fica igual ao número de casos no momento anterior. Repare que aqui o número de casos acumulados ainda cresce, mas o número de **casos novos a cada momento não**.
- Quando o R fica menor que 1, o número de casos cai progressivamente até que a doença desaparece.

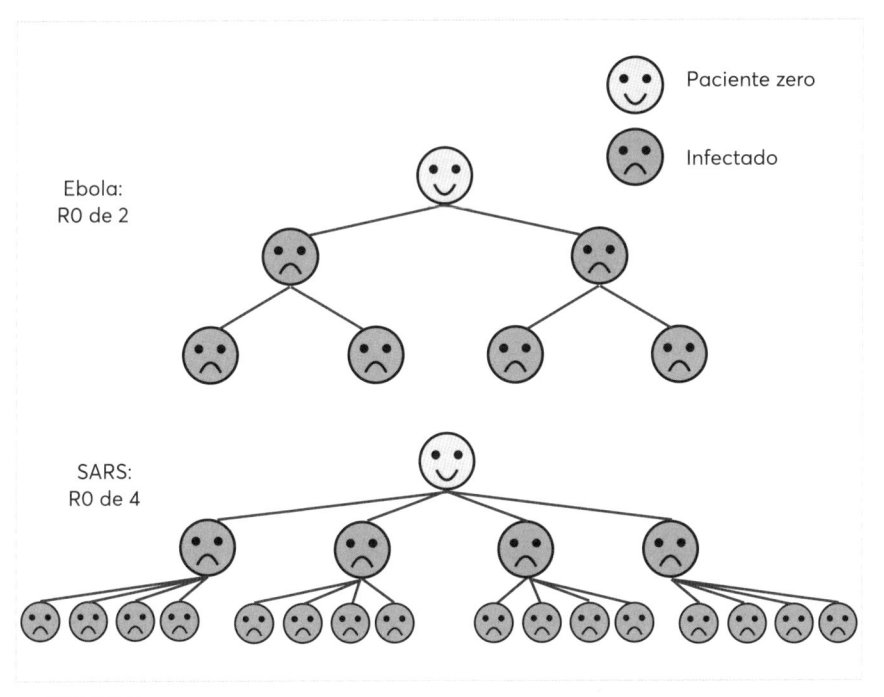

· **FIGURA 2**

---

* Formalmente, uma progressão geométrica deve ter base constante. Mas como no começo da epidemia o número de imunes é pequeno, e todos são suscetíveis, o R é aproximadamente igual ao R0 e constante, e a doença cresce em progressão geométrica. À medida que a doença se espalha e as pessoas ficam imunes, a transmissão se lentifica.

O modelo SIR começa a errar em suas predições quando a doença para de ter transmissão epidêmica e passa a ter transmissão endêmica – isso é, o R se aproxima de 1 – porque nesse momento a epidemia pode cessar espontaneamente, quando os casos daquele momento tiverem contato apenas com pessoas imunes e não conseguirem mais transmitir. Nesse momento, podemos dizer que foi adquirida imunidade de rebanho. O valor de imunização que permite uma imunidade de rebanho varia de doença a doença, sendo maior quanto maior for o R0 da doença em si, justamente porque a proporção de imunes precisa ser maior para reduzir o R do valor do R0 até 1. Por exemplo, o sarampo, uma doença com R0 de 18 – muito maior que os 2,0 a 2,6 da COVID – parece ter uma imunidade de rebanho acima de 90%.[7]

Algumas conclusões que podem ser feitas a partir do exposto:

- O R0 do vírus tem um componente que não podemos controlar – a duração do período infeccioso e a agressividade do próprio vírus – e uma parte que podemos controlar: o nível de contato social.
- Reduzir o contato social reduz o R0 e consequentemente todos os outros R, que são menores que o R0 por definição.
- Retomar o contato social retorna os R aos valores iguais aos observados antes do isolamento, e a progressão da doença retorna em velocidade pré-isolamento.
- A única medida capaz de reduzir definitivamente os R é reduzir a proporção de suscetíveis/aumentar a proporção de imunes.
- As únicas formas para adquirir imunidade são por vacina ou por infecção.

Modelos baseados em redes

Esses são os modelos mais complexos usados por grupos de planejamento, entre os quais o grupo do Imperial College. Aqui a matemática é mais simples, mas há um trabalho intenso de arquitetura no desenho do modelo. Uma representação estrutural da população a ser estudada é simulada como uma rede. O termo "representação estrutural" é útil para explicar que a sociedade é simulada como se fosse uma série de pontos e conexões. Cada pessoa é um ponto, e os pontos são ligados por linhas entre si. As linhas representam os contatos entre as pessoas, e esses contatos são as vias de transmissão que permitem que a doença circule. O matemático então simula ligações que representem os contatos em casa, no trabalho, no transporte público, entre outros, naquela sociedade. Por exemplo, o modelo do Imperial College simula os contatos intradomiciliares na Inglaterra ao pegar o número médio e a distribuição de pessoas em uma mesma casa segundo o censo nacional, e reproduzir esses contatos na rede. A mesma coisa é feita para os contatos no trabalho, lazer, transporte etc.

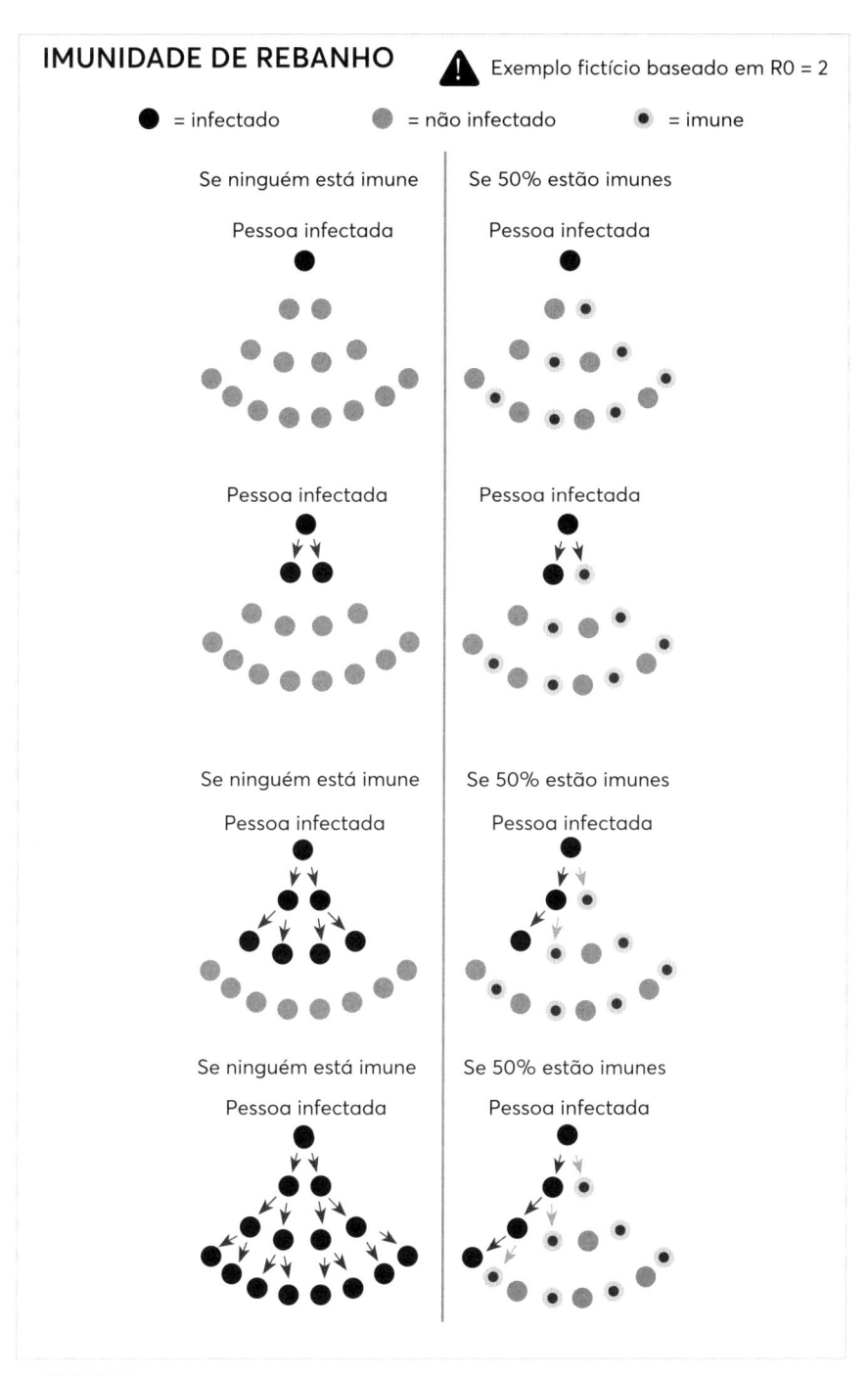

IMUNIDADE DE REBANHO ⚠ Exemplo fictício baseado em R0 = 2

● = infectado   ● = não infectado   ● = imune

- FIGURA 3

Os pontos na rede simulam a distribuição de idade da população em questão, seguindo a pirâmide etária do censo.

Essa *pseudopopulação* é então submetida à simulação de doença: a infecção começa inicialmente em vários pontos aleatórios da rede, e é transmitida entre os pontos (ou pessoas) por essas linhas de contato. O modelo então conta o número de infectados, de mortos, de internados, e assim por diante. O mesmo processo é então repetido dezenas de milhares de vezes, para que o ponto de início na rede – que usualmente é aleatório ou semialeatório – não seja um fator importante. O modelo então conta a média de infectados, mortes, internados dessas dezenas de milhares de simulações. O modelo também pode contar em qual porcentagem dos cenários a doença se extingue antes de gerar uma epidemia relevante – esse número seria a probabilidade de uma epidemia – e que porcentagem da população, em média, precisa ser imunizada para que a epidemia cesse – a imunidade de rebanho.

Para estudar o impacto das diferentes medidas de isolamento (fechamento de escolas, de locais de trabalho, em diante), o pesquisador então enfraquece ou reforça as linhas que ligam os pontos. Por exemplo, para simular o fechamento de escolas e universidades, o modelo reduz em 75% os contatos referentes a universidades, e 100% os referentes a escolas, e aumenta em 50% os contatos em casa e em 25% os contatos no bairro. O modelo então sorteia o ponto de início da infecção dezenas de milhares de vezes e repete o processo.[1]

Esse modelo, pela complexidade, desperta admiração e confiança, mas também tem fraquezas. Cada um dos números citados precisa ser alimentado no modelo pelo matemático. Alguns podem ser medidos e empiricamente verificados, como o número de pessoas em uma casa ou universidade. Outros são escolhidos sem verificação, como o fortalecimento de contatos. Essa *incerteza de parâmetro* gera uma *incerteza de resultado* que pode alterar o resultado final do modelo. Como o modelo é desenvolvido por matemáticos, é possível ajustar essas centenas de pequenos pontos de forma a apresentar resultados por vezes muito diferentes, segundo a visão da equipe de modelagem responsável.

GRAVIDADE E LETALIDADE

As dificuldades das projeções sobre o número de mortos

Essa já foi a maior dificuldade para projeção do impacto da doença. Agora, um ano depois do início da pandemia, as estimativas de letalidade têm convergido para valores menores do que os inicialmente estimados, mas ainda com grande variação e imprecisão. É de especial curiosidade notar que parte considerável das publicações sobre o tema tem erros metodológicos básicos e é pouco confiável.[8]

Até um ano atrás, o coronavírus era uma doença de menor relevância clínica. Devido à sua pouca relevância clínica em nível mundial, não se dispunha de um teste rápido, sensível e barato para identificar a infecção. Isso gera um problema, porque qualquer indicador para projetar mortes ou leitos de UTI necessários terá a forma:

$$Letalidade = \frac{Mortes\ entre\ os\ casos}{Casos\ da\ doença}$$

Na ausência de um teste com as características citadas, é impossível descobrir o número de casos totais. Os estudos iniciais na China mostraram uma letalidade de 3,4% para COVID. No entanto, como a aplicação do teste diagnóstico para COVID-19 é de difícil aplicação em nível populacional como teste de rastreio, isso é problemático porque não apenas há um subdimensionamento de casos, há *um subdimensionamento sistemático de casos leves e assintomáticos.* O PCR hoje é de mais fácil acesso, ao contrário do que acontecia em 2020, mas casos mais graves têm maior probabilidade de receber o teste – por buscarem o serviço de saúde com mais frequência – e têm maior probabilidade de ser testados múltiplas vezes – reduzindo o problema da baixa sensibilidade. Disso resulta um viés que tende a tratar a COVID-19 como uma doença mais grave do que de fato é. Apesar de haver erro de contagem no sentido contrário – isto é, óbitos ou casos graves não confirmados –, isso tende a acontecer em muito menor número em nosso cenário. Com isso não se pode provar que as letalidades atuais estejam superestimadas, mas que a *expectativa de viés* das letalidades atuais em séries de casos ou boletins de casos x mortes de órgãos oficiais penda para superestimação. Ou seja: em média, uma letalidade observada tenderá a superestimar a letalidade real. Dessa forma, devemos encarar os atuais números de letalidade como o limite superior da letalidade real, tendo em vista que pelos vieses mencionados são superestimados.[9]

As primeiras séries de casos mostraram letalidades altas, em torno de 3 a 5%. Com o aumento do número de testes, a própria China revisou sua estimativa para 1,4% em uma série de casos publicada no *New England Journal of Medicine,* com uma letalidade maior em Hubei (epicentro da epidemia), provavelmente porque havia menos testes naquele momento.[10] Posteriormente alguns países começaram a fazer testes em massa, como a Coreia do Sul, mostrando valores de até 0,7% de letalidade. Porém, mesmos os testes em massa da Coreia não chegaram a ser aplicados em nível populacional. Isso significa que qualquer figura de letalidade demonstrada será um limite superior da real letalidade. Em outras palavras: se mostrarmos que a letalidade é 0,7%, isso significa que ela pode até ser menor que 0,7%, mas dificilmente será maior que 0,7%.

Letalidade segundo estudos de soroprevalência

Outra forma de inferência da taxa de letalidade da COVID-19 é tentar identificar o verdadeiro número de casos através da soroprevalência da doença. Estudos de soroprevalência objetivam incluir casos assintomáticos ou pouco sintomáticos – o que por um lado minimiza o viés dos estudos com PCR, mas também podem ser afetados pela sensibilidade deficiente dos testes sorológicos, pelo baixo valor preditivo positivo da sorologia em uma região de baixa prevalência, bem como por diferenças populacionais locais (erros de amostragem ou fatores de risco diferentes para mortalidade entre diferentes populações). Um estudo mais recente, publicado pelo influente estatístico John Ioannidis e descrito no *site* da OMS, baseou-se em dados de soroprevalência (presença de anticorpos contra o vírus) em 51 diferentes regiões do mundo, obtendo resultados que variaram de 0,01% a 1,63% e uma mediana de 0,23% para a letalidade da infecção. As diferenças de soroprevalência (0,02% a 53,40%) observadas no estudo refletem a persistência dos vieses de populações testadas e documentação diagnóstica, o que pode superestimar ou subestimar a taxa de letalidade por COVID-19 nas diferentes regiões e em diferentes períodos. Múltiplos estudos realizados por Ioannidis, especificamente com soroprevalência nos EUA, foram criticados por apresentarem estimativas superdimensionadas de prevalência, o que tenderia a subestimar a letalidade da doença e superestimar a proteção populacional por imunidade de rebanho.[11]

Assim, considerando as limitações expostas, segue um resumo esquemático na Tabela 1.

- **TABELA 1**

Letalidade	0,27% a 1,4%*
Indicação de leitos de UTI	5% (estimativa inicial, pouco revisitada na literatura, valor provavelmente inflado)
R0 (casos novos que cada caso gera)	2-2,6
A letalidade e a indicação de leitos de UTI variam de acordo com a localidade e testagem de casos. * 0,27% considerando a estimativa baseada em estudos de seroprevalência de Ioannidis[9] e 1,4% a série de casos chinesa do *NEJM*.	

O problema do *lag-time*

Em outras patologias, em que é possível facilmente identificar quem adoeceu, o cálculo da letalidade é um trabalho de contagem e cálculo de porcentagens. Para dada população, contam-se os casos diagnosticados, as mortes dentro destes e dividem-se as mortes pelos casos. Em se tratando da doença pelo novo coronavírus, o universo de casos é subdiagnosticado pela baixa sensibilidade dos testes e pela ocorrência de indivíduos oligossintomáticos. Então, tem-se acesso a apenas dois números: quantos casos foram relatados até dado momento e quantos óbitos ocorreram.

Pelo tempo prolongado para que a doença siga seu curso, isto é, do diagnóstico até a convalescença ou óbito, existe um atraso na contagem de óbitos. Em um tempo inicial, contamos todos os indivíduos doentes e o total de óbitos. Contudo, uma parte dos indivíduos doentes ainda morrerá. A esse atraso chamamos de *lag-time*, e para o coronavírus ele tem sido estimado em 13 dias. Porém, não existe forma muito correta de estimar esse número. Um *lag-time* muito curto subestimará a letalidade, por não contar mortes que ocorrerão entre os casos relatados; um *lag-time* mais alto do que o necessário superestimará a mortalidade, por contar mortes que ocorreram em um universo de casos maior que o considerado.[8]

Enquanto não houver uma estimativa de letalidade, nenhuma projeção de número de mortos pode ser crível. Qualquer projeção de número de mortos consiste apenas na multiplicação da letalidade estimada pela população a ser infectada até que haja imunidade de rebanho (em torno de 50% a 70% da população atingida).

População × Porcentagem para atingir imunidade de rebanho × Letalidade = Mortes

E se existe uma incerteza de 15 vezes sobre a real letalidade, também haverá uma incerteza igual sobre o número de mortes. As ferramentas das quais a Epidemiologia dispõe para contornar essa *incerteza de parâmetro* – como análises de cenário e de sensibilidade – acabam dando respostas muito variáveis, justamente pela incerteza sobre o real valor do parâmetro "letalidade".

Gravidade/leitos de UTI

Todas as considerações sobre estimativas de letalidade e projeções de morte se aplicam à gravidade, necessidades de leitos de UTI. O estudo que demonstrou que 5% dos pacientes necessitam de leitos de UTI – um número que foi usado sem muito questionamento ou margem de incerteza por inúmeras simulações – também foi o mesmo estudo que mostrou letalidade de 1,4% na China. Ou seja, todos os vieses que foram discutidos sobre letalidade – de que seu real valor talvez seja 3 ou 7 vezes menor do que a relatada pela série chinesa – também se aplicam a essa estimativa.

CONCLUSÕES

Muito da imprecisão dos antigos modelos relatada da primeira edição deste livro permanece até a presente edição. Parte é inerente à sua natureza – modelos de alta variância ainda são os mais usados por governos para tomada de decisão – e parte pela dificuldade em estimar os parâmetros de letalidade e gravidade com acurácia. Casos assintomáticos e oligossintomáticos são de detecção especialmente difícil pelo RT-PCR, tornando os números usados como denominadores de letalidade e gravidade ainda pouco acurados. Os estudos de seroprevalência, inicialmente saudados por epidemiologistas como capazes de fornecer medidas mais acuradas, apresentam grande heterogeneidade de qualidade e frequentemente usam amostragem inadequada.

Por outro lado, a presença de uma vacina eficaz torna a discussão sobre modelos e planejamentos menos relevante do que já foi. Se o segundo pico de mortalidade não tivesse ocorrido no atual momento, talvez todas as considerações sobre modelagem precisa fossem irrelevantes. Na ausência de uma estratégia de saída definitiva da quarentena, o trabalho de modelar disseminação e sobrecarga é primordial para planejar o sistema de saúde e autorizar a retomada parcial de atividades. Com uma vacina amplamente disponível, as medidas de restrição poderiam ser aplicadas de forma mais rígida, devido à possibilidade de vacinar rapidamente toda a população e retornar às atividades habituais com o mínimo de efeitos negativos da restrição. Como o segundo pico de mortalidade está ocorrendo em um momento em que a vacina existe, mas ainda não em disponibilidade para impedir a transmissão comunitária, ainda é válido tentar modelar precisamente o efeito do estreitamento e relaxamento das medidas de circulação na sobrecarga do sistema e na mortalidade de forma a evitar medidas pouco eficazes que só geram efeitos colaterais e reduzem a adesão ao distanciamento.

REFERÊNCIAS BIBLIOGRÁFICAS

1. Ferguson N, Laydon D, Nedjati-Gilani G, Imai N, Ainslie K, Baguelin M, et al. Report 9: Impact of non-pharmaceutical interventions (NPIs) to reduce COVID-19 mortality and healthcare demand. Imperial College London. 2020.
2. Choisy M, Guégan J-F, Rohani P. Mathematical modeling of infectious diseases dynamics. In: Tibayrenc M (ed.). Encyclopedia of infectious diseases. John Wiley & Sons; 2007. p. 379-404.
3. Arafkas M, Khosrawipour T, Kocbach P, Zielinski K, Schubert J, Mikolajczyk A, et al. Current meta--analysis does not support the possibility of COVID-19 reinfections. J Med Virol. 2021;93(3):1599-604.
4. Lumley SF, O'Donnell D, Stoesser NE, Matthews PC, Howarth A, Hatch SB, et al. Antibody status and incidence of SARS-CoV-2 infection in health care workers. N Engl J Med. 2021;384(6):533-40.
5. Roy S. COVID-19 reinfection: Myth or truth? SN Compr Clin Med. 2020:1-4.

6. Li Q, Guan X, Wu P, Wang X, Zhou L, Tong Y, et al. Early transmission dynamics in Wuhan, China, of novel coronavirus-infected pneumonia. N Engl J Med. 2020;382(13):1199-207.

7. Plans P, Torner N, Godoy P, Jané M. Lack of herd immunity against measles in individuals aged <35 years could explain re-emergence of measles in Catalonia (Spain). Int J Infect Dis. 2014;18:81-3.

8. Shen C, VanGerrep D, Siegenfeld A, Bar-Yam Y. Unraveling the flaws of estimates of the infection fatality rate of COVID-19. J Travel Med. 2021 Mar;28(2).

9. Battegay M, Kuehl R, Tschudin-Sutter S, Hirsch HH, Widmer AF, Neher RA. 2019-novel Coronavirus (2019-nCoV): estimating the case fatality rate – a word of caution. Swiss Med Wkly. 2020;150:w20203.

10. Guan W, Ni Z, Hu Y, Liang W, Ou C, He J, et al. Clinical characteristics of coronavirus disease 19 in China. N Engl J Med. 2020;382:1708-20.

11. Ioannidis JPA. Infection fatality rate of COVID-19 inferred from seroprevalence data. Bull World Health Organ. 2021;99(1):19-33f.

3

Apresentação clínica e grupos de risco

Rita de Cássia Franco Etrusco
Fernando Galassi Stocco Neto
Thiago Vicente Pereira

HISTÓRIA NATURAL E APRESENTAÇÃO CLÍNICA

A doença causada pelo novo SARS-CoV-2 compreende um grande espectro de sintomas, desde formas assintomáticas até graves casos de insuficiência respiratória (Tabela 1). Os mecanismos pelos quais essa variedade ocorre continua sendo estudado, sobretudo para determinação dos fatores de risco associados ao desenvolvimento das formas mais graves da doença.

Tomados em conjunto, estudos preliminares indicam que uma proporção significativa (20-60%) dos indivíduos infectados com COVID-19 podem permanecer assintomáticos durante a infecção.[3-6]

Na maioria dos pacientes, a doença é leve ou moderada e autolimitada, com melhora dos sintomas em uma semana. Cerca de 10% dos pacientes permanecem sintomáticos até a segunda semana. Após isso, a evolução da doença é imprevisível, especialmente em pacientes idosos com comorbidades. Quanto mais tempo os sintomas persistem, maior o risco de desenvolver forma grave com necessidade de hospitalização, cuidados intensivos e ventilação invasiva.[7]

- **TABELA 1** Espectro de gravidade da COVID-19 – Centro Chinês de Controle e Prevenção de Doenças e Manual do Ministério da Saúde[1,2]

81%	Assintomático ou casos leves (sintomas gripais) a moderados (pneumonia leve)
14%	Doença grave (dispneia, hipóxia, acometimento pulmonar >50% em exame de imagem)
5%	Doença crítica (insuficiência respiratória, choque ou disfunção orgânica múltipla)

Sinais e sintomas

Nas formas sintomáticas, o período médio de incubação é de cerca de 5 dias, variando de 2 a 14 dias.[8,9] Uma infecção típica começa com tosse seca e febre baixa (38,1-39°C), frequentemente acompanhada de redução de olfato e paladar.[7] No entanto, a frequência de cada sintoma é variável entre cada população estudada, conforme demonstrado nos diversos estudos existentes até o momento (Tabela 2).

- **TABELA 2** Sinais e sintomas da COVID-19[10-21]

Mais comuns	Menos comuns
Febre (43-94%)*	Mialgia (11-36%)
Tosse (50-83%)	Cefaleia (8-34%)
Redução do olfato e do paladar (5 a 70%)	Sintomas gastrointestinais (3-19%): diarreia, náuseas, vômitos
Sintomas respiratórios superiores (5-61%): odinofagia, rinorreia, congestão nasal	Confusão mental (9%)
Dispneia (11-40%)	
Fadiga (22-38%)	

*Na maioria dos estudos é definida como temperatura axilar > 38°C. Em um estudo de Wuhan e outras áreas da China,[11] a febre (definida como uma temperatura axilar acima de 37,5°C) estava presente em apenas 44% dos pacientes na admissão, mas acabou sendo observada em 89% durante a hospitalização.

Síndromes clínicas

Podemos classificar o quadro em síndromes clínicas, conforme proposto pela Organização Mundial de Saúde.[22,23] Embora bem definidas, nenhuma dessas síndromes é específica da COVID-19, devendo ser considerados diagnósticos diferenciais de acordo com o contexto epidemiológico e características de cada paciente, pois ainda não existem evidências de características clínicas específicas que possam distinguir o COVID-19 de outras infecções respiratórias virais.

- **TABELA 3** Síndromes clínicas por SARS-CoV-2

Síndrome gripal/ doença não complicada	Infecção de vias aéreas superiores, sem sinais de dispneia, sepse ou disfunção de órgãos. Os sinais e sintomas mais comuns são: febre, tosse, dor na garganta, congestão nasal, cefaleia, mal-estar e mialgia.

(continua)

- **TABELA 3**   Síndromes clínicas por SARS-CoV-2 *(continuação)*

Pneumonia não complicada	Infecção do trato respiratório inferior sem sinais de gravidade.
Pneumonia grave/SRAG	Infecção do trato respiratório inferior com algum dos sinais de gravidade: • Frequência respiratória > 24 irpm (adultos). • Dispneia. • SpO_2 < 93% em ar ambiente. • Cianose. • Disfunção orgânica.
Síndrome do desconforto respiratório agudo (SDRA)	Início ou agravamento de sintomas respiratórios, até o 7° dia de sintoma. Apresenta ainda alterações radiológicas (opacidades bilaterais, atelectasia lobar/pulmonar ou nódulos); edema pulmonar não explicado por insuficiência cardíaca ou hipervolemia; relação PaO_2/FiO_2 ≤ 300 mmHg – leve (200-300 mmHg), moderada (100-200 mmHg) e grave (<100 mmHg).
Sepse	Infecção presumida ou confirmada levando a síndrome da resposta inflamatória sistêmica com disfunção orgânica (alteração do nível de consciência, oligúria, dispneia, baixa saturação de oxigênio, taquicardia, pulsos finos, extremidades frias, coagulopatia, trombocitopenia, acidose, elevação do lactato sérico ou da bilirrubina).
Choque séptico	Sepse acompanhada de hipotensão (PAM < 65 mmHg) e hiperlactatemia a despeito de ressuscitação volêmica adequada.

Adaptada do *guideline* da OMS (03/2020).
PAM: pressão arterial média; SRAG: síndrome respiratória aguda grave.

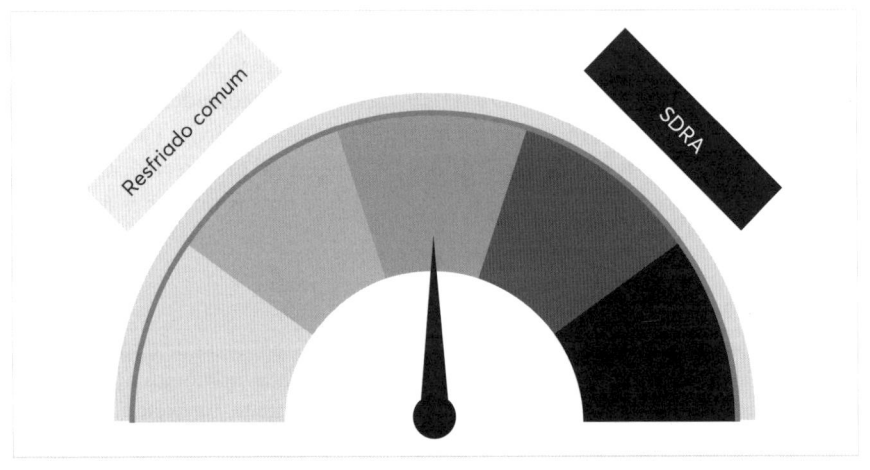

- **FIGURA 1**   SDRA: síndrome do desconforto respiratório agudo.

Classificação por gravidade

Podemos classificar os casos por grupos, de acordo com os sintomas, em leves, moderados ou graves (Tabela 4), e essa classificação será importante para definição de tratamento, de acordo com as diretrizes do Ministério da Saúde (MS).[1,24]

- **TABELA 4** Classificação da COVID-19 por gravidade – Ministério da Saúde[1,24]. As cores representam correspondência com a Tabela 3, de classificação por síndromes clínicas proposta pela OMS

	Leve	Moderada	Grave
Adultos e gestantes	Síndrome gripal	Tosse persistente + febre persistente diária OU Tosse persistente + piora progressiva de outro sintoma relacionado à COVID-19 (adinamia, prostração, hiporexia, diarreia) OU Pelo menos um dos sintomas acima + pelo menos 1 fator de risco	Síndrome do desconforto respiratório agudo (SDRA) * Importante: em gestantes, observar hipotensão
Crianças			Taquipneia: ≥ 70 rpm para < 1 ano; ≥ 50 rpm para > 1 ano Hipoxemia Desconforto respiratório Alteração de consciência Desidratação Dificuldade para se alimentar Marcadores laboratoriais de ravidade Evidência de lesão orgânica

Os sintomas clínicos iniciais não são preditores da evolução clínica do paciente e a ausência de febre, embora seja um dado muito prevalente, não exclui a possibilidade de COVID-19, podendo estar ausente, sobretudo em casos específicos, como pacientes jovens, idosos, imunossuprimidos ou aqueles que tenham feito uso de analgésico/antitérmico para alívio de outros sintomas.

Vale a pena lembrar que a ausência de sintomas de COVID-19 pode não implicar necessariamente em uma ausência de dano, pois as anormalidades pulmonares subclínicas são frequentes.[5] Muitos pacientes com COVID-19 podem apresentar "hipoxemia silenciosa" (hipoxemia sem dispneia),[25] perceptível somente na avaliação da saturação de oxigênio do sangue.

FATORES DE RISCO PARA DOENÇA GRAVE

A doença grave por COVID-19 (hospitalização, necessidade de UTI, intubação ou ventilação mecânica ou morte) pode ocorrer em indivíduos saudáveis de qualquer idade, mas ocorre predominantemente em pacientes com idade avançada ou com condições médicas subjacentes (Tabela 5). Em geral, configuram-se como fatores de risco para doença grave condições que se relacionam, principalmente, à disfunção endotelial e alterações do estado imunológico e inflamatório prévios.

Considerando que pacientes criticamente enfermos já apresentam lesão endotelial grave e a agressão endotelial faz parte da fisiopatologia da infecção grave pelo SARS-CoV-2, torna-se fácil entender que a presença de condições prévias que também levam à lesão endotelial crônica aumente o risco de doença grave.

Quando o sistema imunológico atua de forma equilibrada e eficiente, a doença é autolimitada e benigna. Se deficiente, ocorre a forma grave da doença. Se hiperativado, leva a estados de hiperinflamação, hiperativação plaquetária, disfunção endotelial e hipercoagulabilidade, predispondo a insuficiência respiratória, choque e trombose.[26]

Risco relacionado à idade

Antes considerados de risco apenas os maiores de 65 anos, hoje sabe-se que o risco é maior quanto maior a idade do indivíduo.[27] A combinação entre doença aterosclerótica e resposta imune celular deficiente associada ao envelhecimento faz com que a idade seja um fator de risco independente para doença grave. Além disso, esse risco é maior também devido ao fato de indivíduos mais velhos terem maior probabilidade de possuírem outras doenças concomitantes.[7]

Risco relacionado a condições subjacentes do paciente

Adultos de qualquer idade com condições médicas subjacentes têm maior risco de COVID-19 grave. A lista do CDC norte-americano[27] contendo essas condições foi atualizada em junho de 2020, aumentando o número de pessoas que se enquadram em grupos de risco. Nessa atualização, os fatores de risco foram divididos conforme o nível de evidência existente até a data da publicação (Tabela 5). Além dos mecanismos já descritos, algumas peculiaridades merecem destaque.

Obesidade

Na obesidade, a elevação da resistência sistêmica à insulina está associada a lesão endotelial e aumento do inibidor do ativador do plasminogênio endotelial (PAI-1) ou serpina E1,[28] predispondo a eventos trombóticos. A deposição de lipídios nos pneumócitos tipo 2 também predispõe à lesão pulmonar, e esta associação à hipoventilação pulmonar agrava a condição respiratória do paciente. Além disso, não é infrequente que esses indivíduos apresentem outras alterações metabólicas e cardiovasculares.

Doenças cardiovasculares e síndrome metabólica

Até mesmo os indivíduos mais jovens com aterosclerose incipiente ou síndrome metabólica possuem uma hiperatividade imunológica desregulada, predispondo a infecção grave. Isso porque na aterosclerose, assim como na COVID-19, há predomínio de resposta T_H1.[26] Da mesma forma, no diabetes tipo 2, a presença de algum grau de lesão vascular, ainda que assintomática, pode ser agravada pela infecção. Por último, além da lesão endotelial e do estresse cardiovascular já descritos, a infecção por SARS-CoV-2 aumenta o trabalho cardíaco, causa dano miocárdico direto e mediado por citocinas inflamatórias ou anticorpos.[7]

• **TABELA 5** Comorbidades associadas à doença grave e mortalidade – atualização de junho/2020 do Centro de Controle e Prevenção de Doenças (CDC) dos Estados Unidos[27]

Fatores de risco estabelecidos
▪ Câncer
▪ Doença renal crônica
▪ Doença pulmonar obstrutiva crônica (DPOC)
▪ Síndrome de Down
▪ Imunodepressão por transplante de órgão sólido
▪ Obesidade (IMC ≥ 30)
▪ Gravidez
▪ Condições cardíacas graves (insuficiência cardíaca, doença arterial coronariana e cardiomiopatias)
▪ Anemia falciforme
▪ Tabagismo
▪ *Diabetes mellitus* tipo 2
Fatores de risco possíveis
▪ Asma
▪ Doenças neurológicas (demência, doença cerebrovascular)
▪ Hipertensão arterial sistêmica (HAS)
▪ Imunodepressão por transplante de medula óssea, HIV, uso de corticosteroides ou outros agentes imunossupressores, outras imunodeficiências

(continua)

- **TABELA 5** Comorbidades associadas à doença grave e mortalidade – atualização de junho/2020 do Centro de Controle e Prevenção de Doenças (CDC) dos Estados Unidos[27] *(continuação)*

Evidência limitada (pequeno número de estudos)
▪ Desordens metabólicas hereditárias
▪ Doença hepática
▪ Outras condições neurológicas
▪ Outras doenças pulmonares crônicas (fibrose cística e fibrose pulmonar)
▪ Sobrepeso (IMC ≥ 25 e < 30)
▪ Talassemia
▪ *Diabetes mellitus* tipo 1

Gênero e condições socioeconômicas

Em diversas coortes, tem sido demonstrada maior ocorrência de doença grave e óbito entre indivíduos do sexo masculino. Provavelmente, diferenças genéticas, ambientais e hormonais refletem em diferenças no sistema imune, levando a respostas variáveis à infecção.[26]

As minorias étnicas podem ser afetadas de forma desproporcional pela pandemia de COVID-19, porém, em algumas análises, após o controle de fatores de confusão, como idade, sexo, obesidade, comorbidades cardiopulmonares, hipertensão e diabetes, não foi encontrada diferença de mortalidade.[28-31]

Achados laboratoriais de pior prognóstico

Alguns achados laboratoriais (Tabela 6) estão relacionados a maiores taxas de complicações na COVID-19 e serão discutidos em capítulo específico.

- **TABELA 6** Marcadores laboratoriais de pior prognóstico[7,16,27,32-34]

Principais	Secundários
Linfopenia, leucocitose	Tempo de protrombina (TP) aumentado
Elevação de desidrogenase lática (DHL)	Elevação de enzimas hepáticas (AST/TGO e ALT/TGP)
Elevação de marcadores inflamatórios (PCR, ferritina, IL-6, procalcitonina)	Creatinofosfoquinase (CPK) elevada
D-dímero elevado	Plaquetopenia
Troponina elevada	

CASOS ESPECIAIS

Crianças

Os sintomas de COVID-19 são semelhantes aos da população adulta. No entanto, na população pediátrica é maior a proporção de casos assintomáticos e casos leves. A frequência dos sintomas varia de acordo com a idade. Em crianças maiores de 1 ano, febre e tosse são os mais prevalentes, sendo fadiga, congestão nasal, diarreia e vômitos menos comuns.[21,35]

Fortalecendo a fisiopatologia pautada na agressão vascular, foram relatados casos com características de síndrome do choque tóxico ou doença de Kawasaki.[36] A doença de Kawasaki é uma vasculite de médios vasos, de etiologia ainda desconhecida, mas provavelmente causada por uma infecção ou por uma resposta imunológica anormal a um patógeno em crianças geneticamente predispostas, podendo ter a COVID-19 como gatilho.[26]

Gestantes

As manifestações clínicas de COVID-19 em gestantes são semelhantes às de não gestantes. A gravidez não parece aumentar a suscetibilidade de adquirir a infecção por SARS-CoV-2. No entanto, embora o risco de doença grave seja baixo, grávidas com a infecção parecem ter maior risco de desenvolver doença grave em relação ao resto da população,[27] apresentando maior taxa de admissão à unidade de terapia intensiva materna, necessidade de ventilação mecânica e oxigenação por membrana extracorpórea (ECMO).[37,38] Os fatores de risco associados são: idade ≥35 anos, obesidade, hipertensão e diabetes preexistente.[38]

Além disso, gestantes infectadas, especialmente aquelas que desenvolvem pneumonia, apresentam maior frequência de complicações perinatais, especialmente partos prematuros.[38,39] Há relato inclusive de recém-nascidos infectados, sugerindo uma possível transmissão vertical, porém incomum.[40]

Pessoas com HIV

As características clínicas e os desfechos clínicos parecem iguais aos da população em geral, conforme demonstrado em pequenos estudos de coorte.[41-45] No entanto, alguns estudos observacionais têm demonstrado que a baixa contagem de células CD4 parece ser um fator determinante de piores desfechos.[46-49] Cabe ressaltar, entretanto, que pacientes com HIV possuem doença cardiovascular e inflamação crônica, que são fatores associados à forma grave da COVID-19 e podem configurar viés de confusão.[50,51] Desta forma, o impacto da infecção por HIV na história natural da COVID-19 ainda é incerto.

REFERÊNCIAS BIBLIOGRÁFICAS

1. Ministério da Saúde. Diretrizes para diagnóstico e tratamento da COVID-19. 17 de março de 2020.
2. Wu Z, McGoogan JM. Characteristics of and important lessons from the coronavirus disease 2019 (COVID-19) outbreak in China: Summary of a report of 72314 cases from the Chinese Center for Disease Control and Prevention. JAMA. 2020.
3. Meyerowitz EA, Richterman A, Bogoch II, Low N, Cevik M. Towards an accurate and systematic characterisation of persistently asymptomatic infection with SARS-CoV-2. Lancet Infect Dis. 2020 Dec 7:S1473-3099(20)30837-9.
4. Buitrago-Garcia D, Egli-Gany D, Counotte MJ, et al. Occurrence and transmission potential of asymptomatic and presymptomatic SARS-CoV-2 infections: A living systematic review and meta-analysis. PLoS Med. 2020 Sep 22;17(9).
5. Oran DP, Topol EJ. Prevalence of asymptomatic SARS-CoV-2 infection: A narrative review. Ann Intern Med. 2020 Jun 3.
6. Mizumoto K, Kagaya K, Zarebski A, Chowell G. Estimating the asymptomatic proportion of coronavirus disease 2019 (COVID-19) cases on board the Diamond Princess cruise ship, Yokohama, Japan, 2020. Euro Surveill. 2020 Mar;25(10).
7. Hoffmann C, Kamps BS. Clinical presentation. COVID reference. ENG. 6.ed. 2021.6. p. 293-311. Published 13 January 2021.
8. Lauer SA, Grantz KH, Bi Q, et al. The incubation period of coronavirus disease 2019 (COVID-19) from publicly reported confirmed cases: Estimation and application. Ann Intern Med. 2020 Mar 10.
9. Linton NM, Kobayashi T, Yang Y, et al. incubation period and other epidemiological characteristics of 2019 novel coronavirus infections with right truncation: A statistical analysis of publicly available case data. J Clin Med. 2020 Feb 17;9(2).
10. Brigham and Women's Hospital. Clinical course, prognosis, and epidemiology, Brigham and Women's Hospital COVID-19 clinical guidelines. April 19, 2020.
11. Guan WJ, Ni ZY, Hu Y, et al. Clinical characteristics of coronavirus disease 2019 in China. N Engl J Med. 2020;382:1708.
12. Richardson S, Hirsch JS, Narasimhan M, et al. Presenting characteristics, comorbidities, and outcomes among 5700 patients hospitalized with COVID-19 in the New York City Area [published online ahead of print, 2020 Apr 22]. JAMA. 2020.
13. Grasselli G, Zangrillo A, Zanella A, et al. Baseline characteristics and outcomes of 1591 patients infected with SARS-CoV-2 admitted to ICUs of the Lombardy Region, Italy. JAMA. 2020.
14. Huang C, Wang Y, Li X, et al. Clinical characteristics of patients infected with the new 2019 coronavirus in Wuhan, China. Lancet. 2020;395:497.
15. Arentz M, Yim E, Klaff L, et al. Characteristics and outcomes of 21 critically ill patients With COVID-19 in Washington State [published online ahead of print, 2020 Mar 19]. JAMA. 2020;323(16):1612-4.
16. Chen N, Zhou M, Dong X, et al. Epidemiological and clinical characteristics of 99 cases of 2019 new coronavirus pneumonia in Wuhan, China: a descriptive study. Lancet. 2020;395:507.
17. Liu K, Fang YY, Deng Y, et al. Clinical characteristics of new coronavirus cases in tertiary hospitals in Hubei province. Chin Med J (Engl). 2020.
18. Li Q, Guan X, Wu P, et al. Early transmission dynamics in Wuhan, China, of novel coronavirus-infected pneumonia. N Engl J Med. 2020;382(13):1199-207.
19. Giacomelli A, Pezzati L, Conti F, et al. Self-reported olfactory and taste disorders in patients with SARS-CoV-2: a cross-sectional study. Clin Infect Dis. 2020.
20. Lechien JR, Chiesa-Estomba CM, De Siati DR, et al. Olfactory and gustatory disorders as a clinical presentation of mild to moderate forms of coronavirus disease (COVID-19): a multicentre European study. Eur Arch Otorhinolaryngol. 2020.

21. Stokes EK, Zambrano LD, Anderson KN, et al. Coronavirus disease 2019 case surveillance – United States, January 22-May 30, 2020. MMWR Morb Mortal Wkly Rep. 2020;69:759.

22. World Health Organization Director-General's opening remarks at the media briefing on CO-VID-19; 24 February 2020.

23. World Health Organization. Clinical care for severe acute respiratory infection: toolkit: COVID-19 adaptation. World Health Organization; 2020.

24. Ministério da Saúde. Orientação para manejo de pacientes com COVID-19. Disponível em: https://coronavirus.saude.gov.br/manejo-clinico-e-tratamento.

25. Sociedade Brasileira de Infectologia. Atualizações e recomendações sobre a COVID-19. 2020. Elaborado em 09/12/20.

26. Brandão SCS, et al. COVID-19 grave: entenda o papel da imunidade, do endotélio e da coagulação na prática clínica. J Vasc Bras Porto Alegre. 2020;19:e20200131.

27. Centers for Disease Control and Prevention. CDC updates, expands list of people at risk of severe COVID-19 illness (Published 25 jun 2020). Disponível em: https://www.cdc.gov/media/releases/2020.

28. McCarty TR, Hathorn KE, Redd WD, et al. How do presenting symptoms and outcomes differ by race/ethnicity among hospitalized patients with COVID-19 infection? Experience in Massachusetts. Clin Infect Dis. 2020 Aug 22.

29. Muñoz-Price LS, Nattinger AB, Rivera F, et al. Racial disparities in incidence and outcomes among patients with COVID-19. JAMA Netw Open. 2020 Sep 1;3(9):e2021892.

30. Yehia BR, Winegar A, Fogel R, et al. Association of race with mortality among patients hospitalized with coronavirus disease 2019 (COVID-19) at 92 US Hospitals. JAMA Netw Open. 2020 Aug 3;3(8):e2018039.

31. Kabarriti R, Brodin NP, Maron MI, et al. Association of race and ethnicity with comorbidities and survival among patients with COVID-19 at an Urban Medical Center in New York. JAMA Netw Open. 2020 Sep 1;3(9):e2019795.

32. Zhou F, Yu T, Du R, et al. Clinical course and risk factors for mortality of adult patients hospitalized with COVID-19 in Wuhan, China: a retrospective cohort study. Lancet. 2020;395:1054.

33. Wu C, Chen X, Cai Y, et al. Risk factors associated with acute respiratory distress syndrome and death in patients with coronavirus disease 2019 pneumonia in Wuhan, China [published online ahead of print, 2020 Mar 13]. JAMA Intern Med. 2020.

34. Liao D, Zhou F, Luo L, Xu M, Wang H, Xia J, et al. Haematological characteristics and risk factors in the classification and prognosis evaluation of COVID-19: a retrospective cohort study. Lancet Haematol. 2020 Sep;7(9):e671-e678.

35. Hoang A, et al. COVID-19 in 7780 pediatric patients: A systematic review. EClinicalMedicine. 2020 Jun 26.

36. Carlotti APCP, Carvalho WB, Johnston C, Rodriguez IS, Delgado AF. COVID-19 diagnostic and management protocol for pediatric patients. Clinics. 2020;75:e1894.

37. Zambrano LD, et al. CDC COVID-19 Response Pregnancy and Infant Linked Outcomes Team. Update: Characteristics of symptomatic women of reproductive age with laboratory-confirmed SARS-CoV-2 infection by pregnancy status – United States, January 22-October 3, 2020. MMWR Morb Mortal Wkly Rep. 2020 Nov 6;69(44):1641-7.

38. Allotey J, et al, for PregCOV-19 Living Systematic Review Consortium. Clinical manifestations, risk factors, and maternal and perinatal outcomes of coronavirus disease 2019 in pregnancy: Living systematic review and meta-analysis. BMJ. 2020 Sep 1;370:m3320.

39. Metz TD, et al. Disease severity and perinatal outcomes of pregnant patients with coronavirus disease 2019 (COVID-19). Obstet Gynecol. 2021 Feb 8.

40. Goh XL, Low YF, Ng CH, et al. Incidence of SARS-CoV-2 vertical transmission: a meta-analysis. Arch Dis Child Fetal Neonatal. 2021;106:112.

41. Blanco JL, Ambrosioni J, Garcia F, et al. COVID-19 in patients with HIV: clinical case series. Lancet HIV. 2020;7:e314.
42. Gervasoni C, Meraviglia P, Riva A, et al. Clinical features and outcomes of patients with human immunodeficiency virus with COVID-19. Clin Infect Dis. 2020;71:2276.
43. Sigel K, Swartz T, Golden E, et al. Coronavirus 2019 and people living with human immunodeficiency virus: Outcomes for hospitalized patients in New York City. Clin Infect Dis. 2020;71:2933.
44. Huang J, Xie N, Hu X, et al. Epidemiological, virological and serological features of COVID-19 cases in people living with HIV in Wuhan City: A population-based cohort study. Clin Infect Dis. 2020.
45. Inciarte A, Gonzalez-Cordon A, Rojas J, et al. Clinical characteristics, risk factors, and incidence of symptomatic coronavirus disease 2019 in a large cohort of adults living with HIV: a single-center, prospective observational study. AIDS. 2020;34:1775.
46. Del Amo J, Polo R, Moreno S, et al. Incidence and severity of COVID-19 in HIV-positive persons receiving antiretroviral therapy: A cohort study. Ann Intern Med. 2020;173:536.
47. Bhaskaran K, Rentsch CT, MacKenna B, et al. HIV infection and COVID-19 death: a population--based cohort analysis of UK primary care data and linked national death registrations within the OpenSAFELY platform. Lancet HIV. 2021;8:e24.
48. Tesoriero JM, Swain CE, Pierce JL, et al. COVID-19 outcomes among persons living with or without diagnosed HIV infection in New York State. JAMA Netw Open. 2021;4:e2037069.
49. Dandachi D, Geiger G, Montgomery MW, et al. Characteristics, comorbidities, and outcomes in a multicenter registry of patients with HIV and coronavirus disease-19. Clin Infect Dis. 2020.
50. Meyerowitz EA, Kim AY, Ard KL, et al. Disproportionate burden of coronavirus disease 2019 among racial minorities and those in congregate settings among a large cohort of people with HIV. AIDS. 2020;34:1781.
51. Collins LF, Moran CA, Oliver NT, et al. Clinical characteristics, comorbidities and outcomes among persons with HIV hospitalized with coronavirus disease 2019 in Atlanta, Georgia. AIDS. 2020;34:1789.

4

Testes diagnósticos para COVID-19

Leonardo Pereira Santana
Andrés Mello López
Laína Bubach Carvalho
Vinícius Machado Correia

INTRODUÇÃO

Desde o início da pandemia, há a preocupação em garantir métodos acurados no diagnóstico da COVID-19, com o intuito de garantir o manejo adequado dos pacientes e de estabelecer métodos de prevenção e controle de disseminação apropriados. Mesmo dentro de um contexto clínico-epidemiológico de suspeição de doença pelo SARS-CoV-2, os exames de imagem e a clínica por si só não se mostraram específicos o suficiente para confirmar ou excluir um caso de COVID-19, ressaltando a necessidade da aplicação de métodos laboratoriais confirmatórios.[1]

No último ano, ampliaram-se as possibilidades de diagnóstico da infecção pelo SARS-CoV-2 com a incorporação dos testes de antígeno e de sorologia, porém o RT-PCR ainda permanece como o exame padrão-ouro.

QUEM TESTAR (FIGURA 1)

Os testes diagnósticos podem ter aplicabilidade diversa dentro da prática clínica, como o diagnóstico propriamente dito em pessoas sintomáticas, monitoramento de contactantes, *screening* em assintomáticos, ou ainda para fins de retirada de isolamento ou monitoramento de excreção viral naqueles se encontram em um período tardio da doença, estes dois últimos cada vez menos utilizados na prática clínica.[2]

As indicações de testagem variam de acordo com o país e os *guidelines* utilizados como referência. Segundo a Infectious Diseases Society of America (IDSA), a testagem deve ser priorizada para pacientes sintomáticos, e dentro de um contexto de disponibilidade de recursos, pacientes assintomáticos também podem ser incluídos no fluxograma de testagem. Entre os pacientes sintomáticos (p. ex., tosse, dispneia, febre) com alta suspeição clínica, indica-se a testagem com RT-PCR, com retestagem caso o exame resulte negativo, incluindo a possibilidade de coleta de amostra de trato respiratório inferior em pacientes internados. Quando a suspeição clínica é baixa, não há necessidade de retestagem em casos que resultem negativo. Já entre pacientes assintomáticos, pode-se indicar a testagem para pessoas contactantes de casos de COVID-19 [contato próximo com distância menor que 1,8 metro e duração maior que 15 minutos, segundo o Centers for Disease Control and Prevention (CDC)], no momento da admissão hospitalar em locais com prevalência comunitária elevada e antes da realização de cirurgias ou transplantes.[3,4]

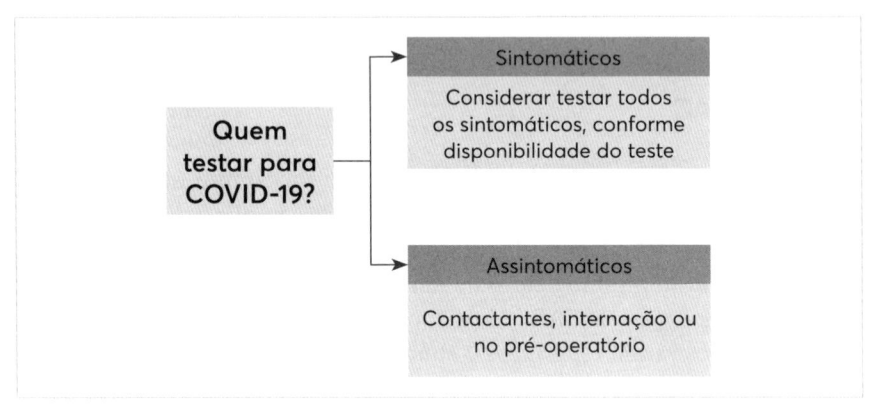

• **FIGURA 1** Quem testar para COVID-19?

RT-PCR

Os principais métodos utilizados para diagnóstico da COVID-19 são os testes de biologia molecular, representados pelo RT-PCR (*Reverse-Transcription Polimerase Chain Reaction*). Esse método detecta o RNA viral através da amplificação do material genético, utilizando *primers* direcionados a regiões específicas, desencadeando uma multiplicação expressiva desse material genético, com sua consequente detecção. Os genes comumente usados como alvos incluem os que transcrevem a proteína S (*spike*), N (nucleocapsídeo), E (envelope) e RdRP (RNA polimerase dependente de RNA), podendo combinar mais de um deles a depender do protocolo laboratorial estabelecido.[5]

O RT-PCR pode ser realizado em diversas amostras corpóreas (Figura 2), sendo as de trato respiratório superior as mais utilizadas na prática clínica –

incluindo *swabs* de nasofaringe e orofaringe, coletadas por profissionais de saúde treinados. As amostras de nasofaringe apresentam maior sensibilidade, podendo ser coletadas isoladas ou associadas a amostras de orofaringe, em detrimento de amostras isoladas de orofaringe.[3,6] As amostras de saliva, *swab* de concha nasal média e *swab* nasal anterior também são adequadas à realização de RT-PCR, e ainda são passíveis de coleta pelo próprio paciente.[3] Já as amostras de trato respiratório inferior, com coleta priorizada para pacientes internados, evidenciam boa sensibilidade, destacando-se as amostras de escarro, secreção traqueal e lavado broncoalveolar.[7] Importante ressaltar que a indução de escarro com salina hipertônica não é recomendada, pela possibilidade de exposição da equipe assistencial.

Com relação ao tempo de coleta, em amostras de trato respiratório superior, evidencia-se uma melhor performance de testes realizados no período próximo ao quarto dia após o início dos sintomas. Por apresentar uma menor probabilidade de falsos-negativos, é considerado o momento mais adequado para coleta em pacientes sintomáticos.[8] Em pacientes com alta suspeição de infecção pelo SARS-CoV-2, um resultado negativo na primeira coleta não exclui a possibilidade de doença, podendo ser indicada retestagem nos dias subsequentes (p. ex., 48 horas após a primeira coleta), com possibilidade de confirmação diagnóstica caso resulte positivo.[9]

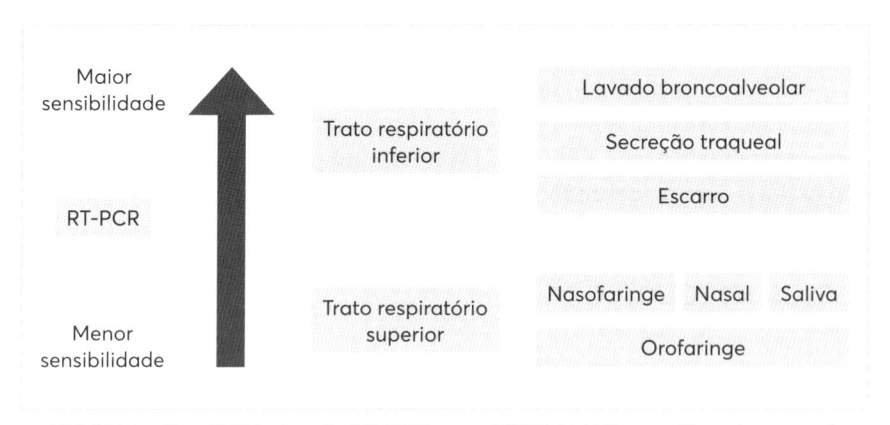

• **FIGURA 2** Sensibilidades do RT-PCR para SARS-CoV-2 nas diferentes amostras respiratórias.[22-24]

TESTES DE ANTÍGENO

Os testes de detecção de antígeno são projetados para detectar diretamente as proteínas do SARS-CoV-2 produzidas pela replicação do vírus nas secreções respiratórias. Foram desenvolvidos tanto para realização laboratorial como também na aplicação próxima ao paciente, nos chamados testes rápidos. Como pontos positivos desses testes, destacam-se a facilidade e a rapidez de sua execução, que podem auxiliar na redução da carga de trabalho dos laboratórios em contextos de quantidades elevadas de testagem.[10,11]

Tais testes apresentam boa aplicabilidade dentro de um contexto de alta probabilidade pré-teste, ou seja, quando se tem uma alta suspeição de infecção pelo SARS-CoV-2 em pacientes sintomáticos. Isso deve-se ao fato de que os testes de antígeno apresentam especificidade comparável aos testes de amplificação de material genético, porém possuem sensibilidade reduzida, especialmente evidente quando aplicados em pacientes assintomáticos. Em estudos comparando a utilização de testes pareados de antígeno com RT-PCR, em pacientes sintomáticos, os testes de antígeno alcançam sensibilidades próximas a 80-90% e especificidades superiores a 90%. Porém, quando esses testes são aplicados em pacientes assintomáticos, a sensibilidade é reduzida, em geral para menos de 50%, não sendo, portanto, seu uso bem indicado nesse grupo de pacientes.[12-14]

Com base nisso, os testes de antígeno são de uso adequado em pacientes sintomáticos, em especial em fases precoces da doença (na primeira semana do início dos sintomas), quando a taxa de replicação viral é máxima, servindo de teste confirmatório de doença quando resultam positivos nesse contexto. A maior sensibilidade do teste se dá entre 5 e 7 dias do início dos sintomas.[5] Entretanto, tendo-se obtido um resultado negativo em paciente com alta suspeição, sugere-se uma nova testagem utilizando o RT-PCR. Em pacientes com baixa probabilidade pré-teste de COVID-19, um teste de antígeno negativo não exclui a doença, devendo ser confirmado com RT-PCR.[10] No mesmo contexto, caso o teste resulte positivo, também devemos confirmar com RT-PCR.[10]

TESTES SOROLÓGICOS

Os exames que buscam a detecção de anticorpos podem servir como método alternativo ou complementar de diagnóstico, com aplicabilidade particular em fases mais tardias da doença ou para fins de vigilância.[15] Três metodologias destacam-se entre os testes disponíveis, incluindo o imunoensaio enzimático (ELISA), imunoensaio de quimioluminescência e imunocromatografia de fluxo lateral (teste rápido), podendo detectar, a depender do teste, a presença de imunoglobulinas do tipo IgG, IgM, IgA ou anticorpos totais.

De forma geral, os testes sorológicos apresentam especificidades elevadas, superiores a 95%, porém sensibilidades variáveis a depender do método. Os ensaios imunocromatográficos apresentam sensibilidade mais baixa, em torno de 70%, enquanto a dos ensaios de ELISA, em geral, permanece em torno de 85%, e a dos de quimiluminescência acima de 95%. Um importante fator que influencia o resultado do teste é o momento de realização, com sensibilidade muito baixa na primeira semana de doença, intermediária na segunda semana, e com melhores resultados obtidos a partir da terceira semana – ou seja, a partir de 14 dias desde o início dos sintomas.[16]

Segundo recomendações da IDSA, orienta-se o uso de testes sorológicos após a segunda semana de doença, priorizando os testes de detecção de IgG ou anticorpos totais – por esses apresentarem uma maior acurácia – em comparação aos testes de detecção de IgM e IgA. Em casos de pacientes com testes moleculares repetidamente negativos e que apresentem alta suspeição clínica, os testes sorológicos podem ser úteis para confirmação diagnóstica.[17]

SITUAÇÕES ESPECIAIS

- RT-PCR positivo de forma persistente ou recorrente durante a fase de recuperação da doença: pacientes com COVID-19 confirmada podem manter o RT-PCR persistentemente positivo em amostras respiratórias superiores por semanas após o início dos sintomas ou de forma recorrente.[19] No entanto, a detecção de RNA viral em amostras respiratórias do trato superior após 10 dias do início dos sintomas raramente sugere infectividade, considerando casos leves da doença. O CDC recomenda não realizar retestagem dentro dos 3 primeiros meses dos sintomas em pacientes com diagnóstico de COVID-19 e que já se recuperaram da doença, visto que um RT-PCR positivo nessa situação dificilmente indicará uma nova infecção.[20]
- Diagnóstico de reinfecção: casos de reinfecção pelo SARS-CoV-2 vêm sendo documentados na literatura e o uso de testes diagnósticos nessa situação é um desafio. Como o RT-PCR pode permanecer positivo sem indicar infectividade, não pode ser utilizado de maneira isolada para o diagnóstico de reinfecção. Dados que aumentam a probabilidade de reinfecção são: longo período desde a última infecção, alto nível de RNA viral em testes repetidos e IgG negativo no momento da reinfecção. No entanto, esse diagnóstico só pode ser confirmado com o sequenciamento genômico evidenciando infecção causada por 2 vírus diferentes. O CDC recomenda realizar o diagnóstico presuntivo de reinfecção em duas situações específicas, por conta da baixa disponibilidade do teste genômico:[21]
  1. RT-PCR positivo após 3 meses da infecção inicial, independentemente dos sintomas.

- **TABELA 1** Testes diagnósticos para COVID-19

Teste	Utilidade clínica	Tipo de amostra	O que detecta	Características do teste
RT-PCR	Diagnóstico de infecção atual	Respiratórias (*swab* nasal e orofaríngeo, escarro, secreção traqueal e lavado broncoalveolar)	RNA viral	▪ ↑ Especificidade ▪ Sensibilidade varia de acordo com tipo de amostra e coleta. Maior sensibilidade no 4° dia de sintomas ▪ Falsos-negativos 4-50% ▪ Resultado: 15 min a 8 h
Teste rápido	Diagnóstico de infecção atual	*Swab* nasal e orofaríngeo	Antígeno viral	▪ ↑ Especificidade ▪ Sensibilidade menor que a do RT-PCR ▪ Maior sensibilidade entre o 5° e 7° dias de sintomas ▪ Não deve ser realizado em pacientes assinto-máticos ▪ Resultado: menos de 1 hora
Sorologia	Diagnóstico de infecção prévia, após 3-4 semanas do início dos sintomas	Sangue	Anticorpos contra o vírus	▪ ↑ Especificidade ▪ Sensibilidade varia de acordo com o método. Maior sensibilidade a partir do 14° dia de sintomas ▪ Maior acurácia: IgG ou anticorpos totais ▪ Resultado: 15 min a 2 horas

Adaptada de: Cheng MP[2]; Weissleder R, et al. COVID-19 diagnostics in context. Science Translational Medicine. 2020;12(546).

2. RT-PCR positivo entre 45 e 90 dias da infecção inicial com sintomas consistentes com COVID-19, sem outro diagnóstico diferencial provável ou se houver exposição recente.

▪ Impacto das novas variantes do SARS-CoV-2 na acurácia dos testes diagnósticos: diversas variantes do SARS-CoV-2 já foram relatadas no mundo e surgem de mutações no gene S, responsável pela produção da proteína *spike*. Isso impede que o RT-PCR detecte tal proteína, porém a maioria dos kits identificam outras proteínas codificadas por outros genes não mutados e, portanto, conseguirão realizar o diagnóstico de COVID-19. A maioria dos testes de antígeno detecta a proteína do capsídeo nuclear, portanto as mutações não impactam na acurácia destes testes.[20]

- Testagem após vacinação: não está recomendada a testagem de rotina após a vacinação, a não ser que o paciente apresente sintomas ou exposição a caso de COVID-19. A vacina não influencia nos resultados de RT-PCR e testes de antígeno. A positividade desses testes não pode ser atribuída à vacinação. Esta só influenciará nos testes sorológicos que possuem anticorpos contra a proteína *spike* viral, mas não naqueles que detectam apenas proteína do capsídeo nuclear viral. Esses testes não são capazes de diferenciar infecção prévia de vacinação.[20]
- Síndrome inflamatória multissistêmica em crianças: a maioria dessas crianças possuem sorologia positiva e RT-PCR negativo, portanto está indicada a realização de ambos os testes.[20] Discutiremos esse assunto mais a fundo no capítulo de pediatria.
- Pacientes assintomáticos que desejam realizar algum teste: a Anvisa não recomenda testagem sistemática de assintomáticos, exceto em situações de investigação de transmissão intra-hospitalar ou em contactantes próximos de caso confirmado caso o médico julgue necessário.[3]
- Pacientes assintomáticos que apresentam algum teste positivo:
  - Paciente assintomático com RT-PCR ou com teste de antígeno positivo: deverá ficar em isolamento a partir da data do exame positivo pelo potencial de transmissão, além de observar o surgimento de sintomas como febre e hipoxemia.[3,4]
  - Paciente assintomático com sorologia positiva: não precisa de isolamento por este resultado de exame. Testes sorológicos para COVID-19 (exames de sangue), tanto os rápidos de farmácia quanto os de laboratório, não são recomendados para o diagnóstico precoce da doença, uma vez que as classes de anticorpos IgA e IgM não têm praticamente nenhuma utilidade clínica e a detecção de anticorpos totais ou IgG indica apenas infecção prévia pelo vírus SARS-CoV-2 e é importante em estudos epidemiológicos.
  - Atenção: nenhum exame está indicado para alta do isolamento ou volta ao trabalho, nem RT-PCR de nasofaringe e nem sorologia.
- Pacientes contactantes de casos suspeitos ou confirmados de COVID-19: essas situações deverão ser analisadas individualmente pelo médico que, diante de cada tipo de contato, avaliará a necessidade de testes diagnósticos e acompanhamento. As pessoas que tiveram contato de alto risco com paciente com COVID-19, também chamados de contatantes próximos, que são as pessoas que tiveram proximidade com pacientes com suspeita ou

COVID-19 confirmada sem máscaras, por 15 minutos ou mais e a uma distância menor que 1,8 metro (CDC) também devem ficar em isolamento respiratório por 10 a 14 dias (período máximo de incubação). O período de incubação da COVID-19, na maioria dos casos, é entre 2 e 5 dias, podendo chegar a 14 dias. Uma estratégia para os contatos próximos que permanecem assintomáticos é realizar RT-PCR nasal colhido entre 6 e 8 dias depois do último contato.[3,4]

COLETA DE AMOSTRAS PARA TESTAGEM

A coleta adequada das amostras mostra-se como etapa de grande importância no diagnóstico laboratorial. Ressalta-se a importância da paramentação adequada no momento da obtenção das amostras, com precaução para aerossóis, incluindo máscara N95, avental impermeável, luva, óculos de proteção, *face shield* e gorro. Os materiais utilizados incluem cotonete tipo *swab*, tubo tipo Falcon, cloreto de sódio 0,9% (solução fisiológica) e um abaixador de língua.

Técnica para coleta de *swab* nasofaríngeo e orofaríngeo[18]

1. Inclinar a cabeça do paciente levemente para trás.
2. Inserir gentilmente o *swab* na narina do paciente, visualizando o orifício de entrada, em direção paralela ao palato (não direcionando para cima, angulação próxima a 90 graus com o rosto), até que se encontre resistência ou a distância seja equivalente à da narina até a orelha do paciente, indicando contato com a nasofaringe.
3. Gentilmente esfregue e gire o *swab*, mantendo-o no local por poucos segundos para que a secreção seja absorvida.
4. Vagarosamente retire o *swab*. A coleta pode ser realizada na narina contralateral, utilizando-se o mesmo *swab*. Caso haja algum bloqueio ou desvio de septo que impossibilite a coleta em uma narina, a coleta pode ser realizada na outra narina.
5. Em caso de coleta de amostra orofaríngea, insira um *swab* diferente em região orofaríngea, esfregando-o em ambos os pilares amigdalianos e orofaringe posterior, evitando tocá-lo na língua, dentes e gengiva. Pode-se utilizar um abaixador de língua como auxílio.
6. Coloque os *swabs* em um tubo do tipo Falcon, preenchendo-o com 3-5 mL de cloreto de sódio 0,9%. Feche o frasco e encaminhe ao laboratório em seguida, respeitando as regras de biossegurança do local.

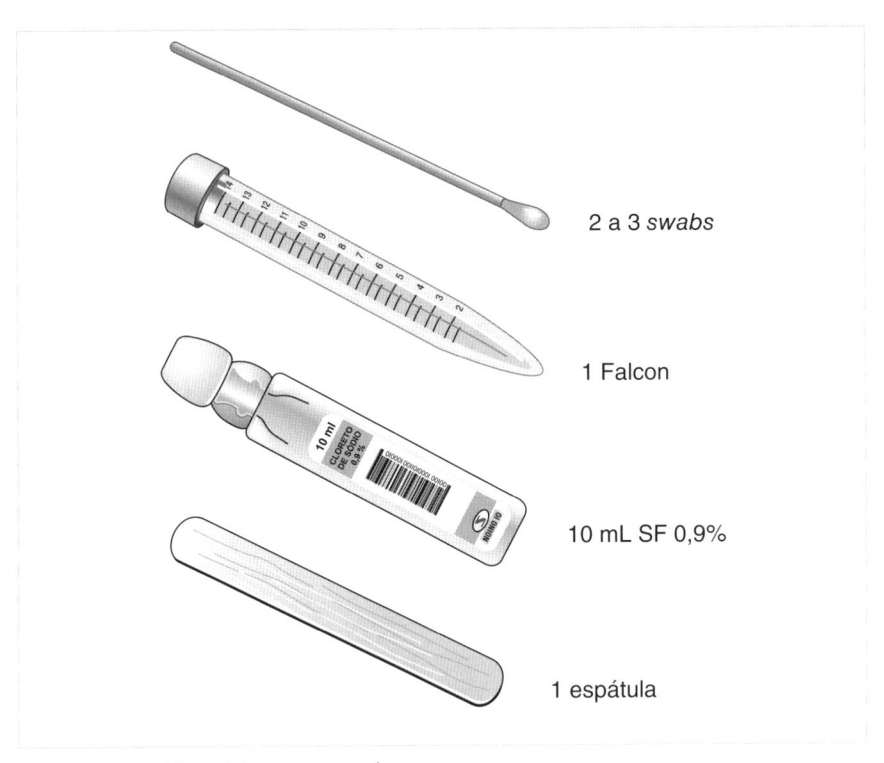

2 a 3 *swabs*

1 Falcon

10 mL SF 0,9%

1 espátula

- **FIGURA 3** Materiais para o *swab*.

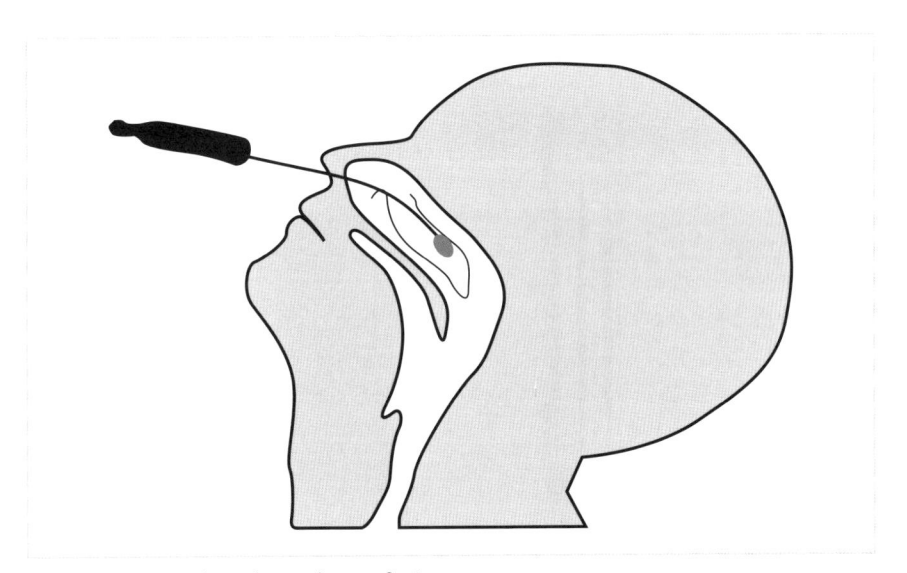

- **FIGURA 4** Coleta do *swab* nasofaríngeo.

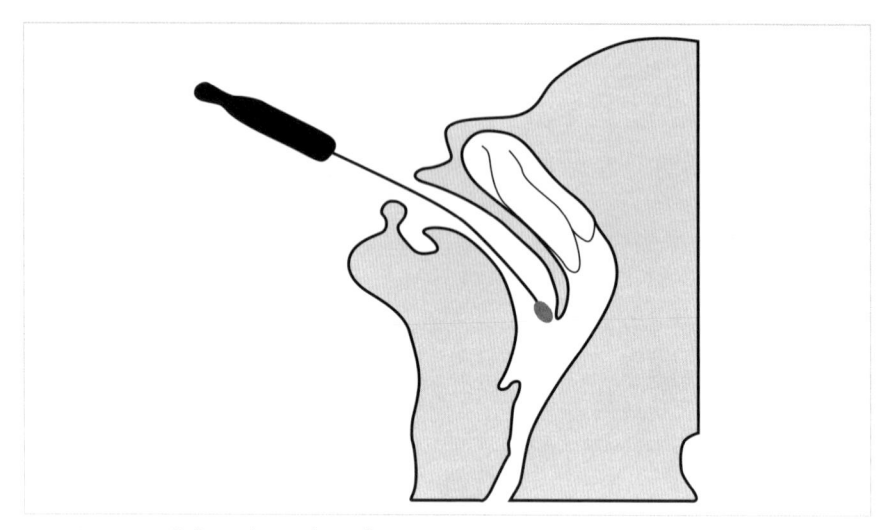

· **FIGURA 5** Coleta do *swab* orofaríngeo.

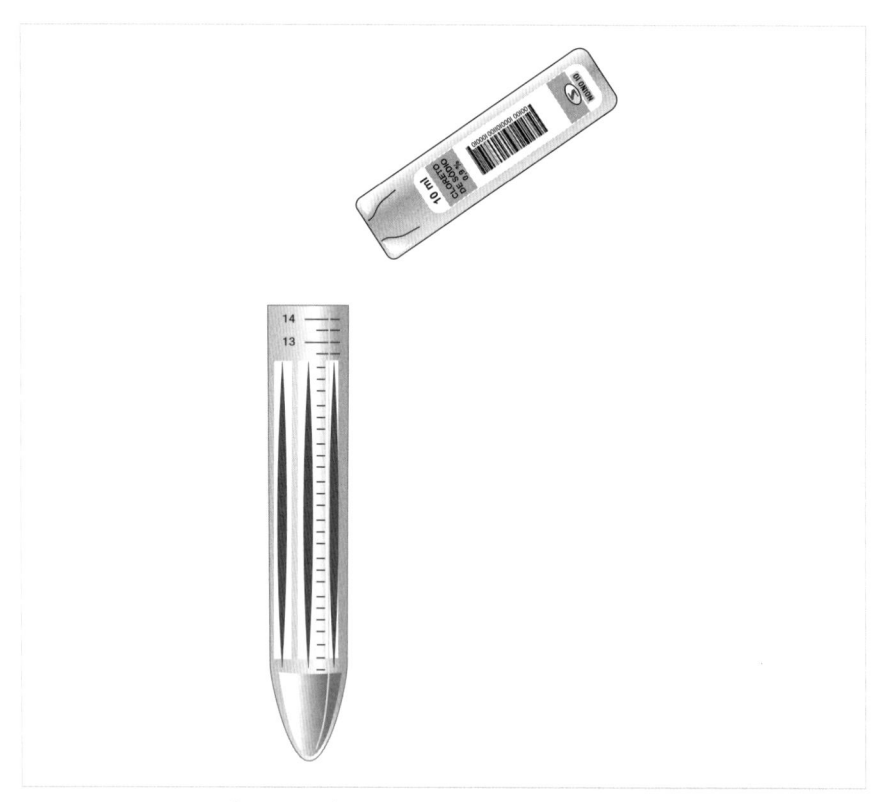

· **FIGURA 6** Preenchimento do tubo Falcon com 3-5 mL de soro fisiológico 0,9%.

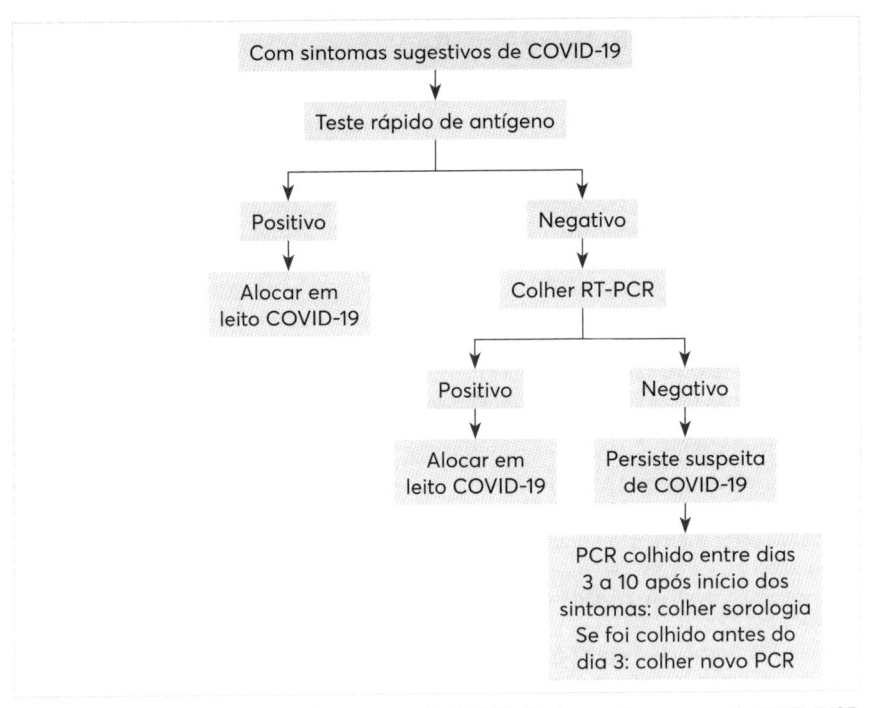

- **FIGURA 7** Fluxograma de diagnóstico de COVID-19 do pronto-socorro do HCFMUSP.

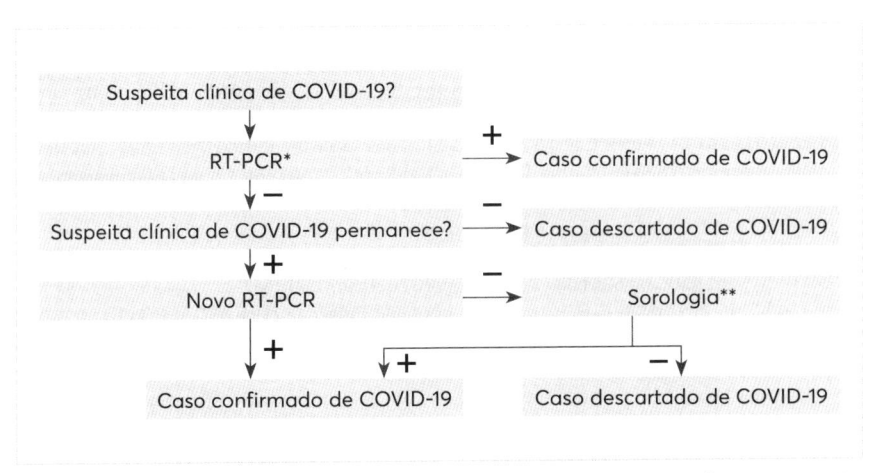

- **FIGURA 8** Fluxograma de diagnóstico de COVID-19 adaptado da Organização Mundial da Saúde (OMS).

*Se a prevalência de COVID-19 for alta na região e o teste rápido de antígeno estiver disponível, o mesmo pode ser incluído no algoritmo antes do RT-PCR.

**É opcional e deve ser coletada a partir de 14 dias do início dos sintomas.

REFERÊNCIAS BIBLIOGRÁFICAS

1. Struyf T, Deeks JJ, Dinnes J, et al. Signs and symptoms to determine if a patient presenting in primary care or hospital outpatient settings has COVID-19 disease. Cochrane Database of Systematic Reviews. 2020;7:CD013665.
2. Cheng MP, Papenburg J, Desjardins M, et al. Diagnostic testing for severe acute respiratory syndrome-related coronavirus 2: A narrative review. Annals of Internal Medicine. 2020;172(11):726-34.
3. Hanson KE, Caliendo AM, Arias CA, et al. The Infectious Diseases Society of America Guidelines on the Diagnosis of COVID-19: Molecular diagnostic testing. Clinical Infectious Diseases. 2021.
4. Centers for Disease Control and Prevention. Overview of testing for SARS-CoV-2 (COVID-19). 21 October 2020. Disponível em: https://www.cdc.gov/coronavirus/2019-ncov/hcp/testing-overview.html.
5. World Health Organization. Laboratory testing for 2019 novel coronavirus (2019-nCoV) in suspected human cases: Interim guidance. 19 March 2020. Disponível em: https://www.who.int/publications/i/item/10665-331501.
6. COVID-19 Investigation Team. Clinical and virologic characteristics of the first 12 patients with coronavirus disease 2019 (COVID-19) in the United States. Nature Medicine. 2020;26(6):861-8.
7. Wang W, Xu Y, Gao R, et al. detection of sars-cov-2 in different types of clinical specimens. The Journal of the American Medical Association. 2020;323(18):1843-4.
8. Kucirka LM, Lauer SA, Laeyendecker O, et al. Variation in false-negative rate of reverse transcriptase polymerase chain reaction-based SARS-CoV-2 tests by time since exposure. Annals of Internal Medicine. 2020.
9. Long DR, Saurabh G, Hogan CA, et al. Occurrence and timing of subsequent severe acute respiratory syndrome coronavirus 2 reverse-transcription polymerase chain reaction positivity among initially negative patients. Clinical Infectious Diseases. 2021;72(2):323-6.
10. Centers for Disease Control and Prevention. Interim guidance for antigen testing for SARS-CoV-2. 16 December 2020. Disponível em: https://www.cdc.gov/coronavirus/2019-ncov/lab/resources/antigen-tests-guidelines.html.
11. World Health Organization. Antigen-detection in the diagnosis of SARS-CoV-2 infection using rapid immunoassays: Interim guidance. 11 September 2020. Disponível em: https://www.who.int/publications/i/item/antigen-detection-in-the-diagnosis-of-sars-cov-2infection-using-rapid--immunoassays.
12. Merino P, Jesús G, Muñoz-Gallego I, et al. Multicenter evaluation of the PanbioTM COVID-19 rapid antigen-detection test for the diagnosis of SARS-CoV-2 infection. Clinical Microbiology and Infection. 2021.
13. Pray IW, Ford L, Cole D, et al. Performance of an antigen-based test for asymptomatic and symptomatic SARS-CoV-2 testing at two university campuses – Wisconsin, September-October 2020. MMWR. Morbidity and Mortality Weekly Report. 2021;69(5152):1642-7.
14. Torres I, Poujois S, Albert E, et al. Evaluation of a rapid antigen test (PanbioTM COVID-19 Ag rapid test device) for SARS-CoV-2 detection in asymptomatic close contacts of COVID-19 patients. Clinical Microbiology and Infection. 2021.
15. Centers for Disease Control and Prevention. Interim guidelines for COVID-19 antibody testing. 1 August 2020. Disponível em: https://www.cdc.gov/coronavirus/2019-ncov/lab/resources/antibody-tests-guidelines.html.
16. Lisboa Bastos M, Tavaziva G, Abidi SK, et al. Diagnostic accuracy of serological tests for COVID-19: Systematic review and meta-analysis. BMJ (Clinical Research Ed.). 2020;370:m2516.
17. Hanson KE, Caliendo AM, Arias CA, et al. Infectious Diseases Society of America Guidelines on the Diagnosis of COVID-19: Serologic testing. Clinical Infectious Diseases 2020.

18. Centers for Disease Control and Prevention. Interim guideline for collecting and handling of clinical specimens for COVID-19 testing. 26 February 2021. Disponível em: https://www.cdc.gov/coronavirus/2019-ncov/lab/guidelines-clinical-specimens.html.

19. He X, Lau EHY, Wu P, Deng X, Wang J, Hao X, et al. Temporal dynamics in viral shedding and transmissibility of COVID-19. Nat Med. 2020 May;26(5):672-5. Erratum in: Nat Med. 2020 Sep;26(9):1491-3.

20. Centers for Disease Control and Prevention. Clinical QUestions about COVID-19: Questions and answers. Disponível em: https://www.cdc.gov/coronavirus/2019-ncov/hcp/faq.html. Acessado em agosto 2020.

21. Investigative criteria for suspected cases of SARS-CoV-2 reinfection (ICR). Disponível em: https://www.cdc.gov/coronavirus/2019-ncov/php/invest-criteria.html. Acessado em outubro 2020.

22. Wang W, Xu Y, Gao R, Lu R, Han K, Wu G, et al. Detection of SARS-CoV-2 in different types of clinical specimens. JAMA. 2020 May 12;323(18):1843-4.

23. Yu F, Yan L, Wang N, Yang S, Wang L, Tang Y, et al. Quantitative detection and viral load analysis of SARS-CoV-2 in infected patients. Clin Infect Dis. 2020 Jul 28;71(15):793-8.

24. CDC. Overview of testing for SARS-CoV-2 (COVID-19). Disponível em: https://www.cdc.gov/coronavirus/2019-ncov/hcp/testing-overview.html.

5

Exames prognósticos

Bárbara Bozzoli Destro
Gisela Serra Rodrigues Costa
Laína Bubach Carvalho
Vinícius Machado Correia

INTRODUÇÃO

Os exames laboratoriais de relevância na COVID-19 podem ser divididos em dois grupos: etiológicos e prognósticos (Figura 1). O primeiro grupo foi abordado em outro capítulo. Neste capítulo, abordaremos os exames laboratoriais prognósticos.

Com o aumento do número de casos em todo o mundo e a elevada capacidade de disseminação do SARS-CoV-2, diversos estudos avaliaram preditores de doença grave em pacientes com COVID-19. Entre essas características se destacam idade avançada, presença de comorbidades – hipertensão arterial, diabetes, obesidade e neoplasia – e principalmente alteração em exames laboratoriais específicos como leucocitose, linfopenia, plaquetopenia, marcadores de disfunção miocárdica e desregulação imunológica, bem como inflamação sistêmica.[1]

Uma das primeiras descrições de exames prognósticos relacionados à COVID-19, o estudo de Zhang et al. (2020) avaliou uma coorte de 111 pacientes com 18 óbitos (16,2%) e apresentaram-se relacionados a pior desfecho: sexo masculino, presença de comorbidades (principalmente hipertensão arterial) linfopenia e proteína C-reativa (PCR) elevada. Outra das primeiras coortes retrospectivas com 191 pacientes avaliou fatores de risco para mortalidade em adultos hospitalizados por COVID-19 em Wuhan com achado de idade avançada, escore de gravidade de sepse SOFA e D-dímero. Esse mesmo estudo identificou em análise univariada diversas características mais comumente encontradas em pacientes que evoluíram para óbito, como linfopenia, lactato desidrogenase elevada e troponina ultrassensível alterada.[2] Esses estudos iniciais ilustraram bem o impacto da doença, mas a generalização dos preditores de gravidade encontrados foi limitada por metodologias incipientes, estudos retrospectivos unicêntricos e tamanhos amostrais pequenos.[2,3]

Estudos maiores, publicados posteriormente, como uma metanálise com 32 estudos observacionais e 10.491 pacientes com diagnóstico confirmado de COVID-19 evidenciaram linfopenia, plaquetopenia, valores elevados de PCR, procalcitonina, D-dímero, lactato desidrogenase, enzimas hepáticas e creatinina como preditores de maior mortalidade, sendo os mais descritos a linfopenia, avaliada em 28 dos 32 estudos da análise, seguida da procalcitonina com 21 dos 32 estudos.[1]

ACOMETIMENTO DE MÚLTIPLOS ÓRGÃOS PELO SARS-COV-2

A COVID-19 não acomete apenas os pulmões, é uma doença sistêmica e possui repercussões em diversos sistemas do organismo. Mecanismos como dano viral direto, lesão imunomediada, eventos tromboembólicos, hipóxia, isquemia e mesmo a infecção bacteriana secundária parecem envolvidos em sua complexa fisiopatologia. A abordagem clínica e a aplicação à beira-leito das alterações laboratoriais associadas ao prognóstico da COVID-19 foram categorizadas a seguir de acordo com o sistema orgânico para melhor compreensão e didática.

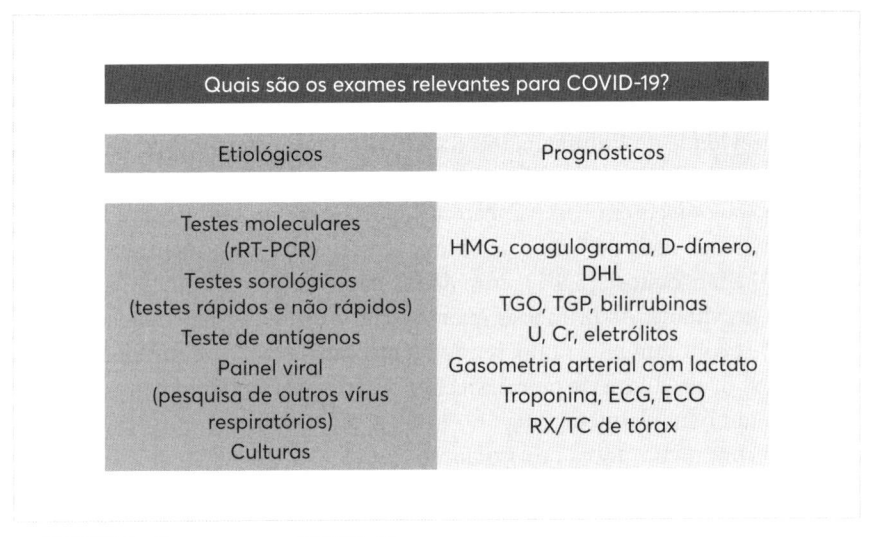

• **FIGURA 1** Exames para COVID-19.

Cr: creatinina; DHL: desidrogenase lática; ECG: eletrocardiograma; ECO: ecocardiograma; HMG: hemograma; rRT-PCR: *real-time reverse transcription-polymerase chain reaction*; RX/TC: raio X/tomografia computadorizada; TGO: transaminase glutâmica oxalacética; TGP: transaminase glutâmica pirúvica; U: ureia.

Acometimento pulmonar

A realização de uma gasometria arterial é essencial para avaliar o grau de hipoxemia pela pressão parcial de oxigênio (pO_2) e principalmente através da relação entre pO_2 e a fração inspirada de oxigênio (pO_2/FiO_2 ou relação P/F). Adicionalmente, deve-se avaliar a presença de acidose ou hipercapnia, que são parâmetros importantes para avaliação de pacientes em insuficiência respiratória, bem como para condução e ajustes da ventilação mecânica. Os exames de imagem pulmonar são complementares no que diz respeito ao diagnóstico da COVID-19, pois apresentam baixa sensibilidade na doença leve de manejo ambulatorial, mas agregam valor prognóstico em pacientes hospitalizados com piora respiratória. A tomografia (TC) de tórax permite avaliação sobretudo de complicações como pneumonia bacteriana sugerida pelo aumento de áreas de consolidação, broncograma aéreo ou mesmo detecção de tromboembolismo pulmonar.[4] Estudos menores realizados na China avaliaram achados na TC de tórax de poucas dezenas de pacientes com COVID-19, desenvolvendo escore prognóstico, que considera o padrão radiológico predominante (normal, vidro fosco ou consolidação) e a extensão do acometimento pulmonar, de forma que, quanto pior o padrão radiológico e maior o número de áreas pulmonares acometidas, pior o prognóstico.[5,6]

Alterações hematológicas

O hemograma de pacientes com COVID-19 frequentemente apresenta alterações relevantes. O achado mais comum e descrito na literatura como associado a gravidade é a linfopenia (60-83%).[7,8] Pacientes com linfopenia definida como linfócitos < 1.500/mm^3 foram associados a três vezes mais risco de desfechos desfavoráveis em comparação com pacientes sem linfopenia – dados de metanálise com mais de 6 mil pacientes.[1] Outros achados podem ser leucopenia (33%) e leucocitose (5,9%), com dados não consistentes quanto a associação com gravidade. As primeiras coortes relataram maior leucocitose em paciente que evoluíram para óbito, sendo identificada a razão neutrófilo/linfócito como melhor preditora de pior desfecho.[1,2,7,9] Menos frequentemente, pode-se observar também plaquetopenia (12-36%), a qual também foi associada a pior desfecho com menor força de associação.[7,10]

Em relação aos exames de coagulação, destaca-se o D-dímero na avaliação inicial, sendo indicada sua repetição conforme piora clínica e suspeita de evento trombótico. O D-dímero é um produto da degradação da fibrina e comumente utilizado para avaliação de tromboembolismo, com bom valor preditivo negativo. Na COVID-19, entretanto, seu papel ainda está sendo elucidado, porém parece estar associado a pior desfecho clínico como marcador de estado de inflamação sistêmica, podendo ou não estar associado a evento trombótico. Apresentou-se elevado (46%) em boa parte dos pacientes, porém com frequência ainda maior nos casos graves (59,6%).[7] Em uma metanálise com dados de mais de 4 mil pacientes, o ponto de corte de D-dímero ≥ 0,5 mg/L foi associado a risco três vezes maior de evolução desfavorável.[1,9] Na casuística do REGISTRO-COVID do Hospital das Clínicas da Faculdade de Medicina da Universidade de São Paulo (HC-FMUSP), o D-dímero estava acima de 1.000 pg/mL em 80% dos casos e maior que 3.000 pg/mL em 30% dos casos.

Acometimento cardíaco

A lesão cardíaca, embora não tão prevalente em pacientes com COVID-19, é um achado importante pois traduz maior gravidade. Cerca de 7,2-12% dos pacientes podem evoluir com lesão cardíaca, seja por miocardite, cardiomiopatia de estresse ou isquemia aguda por aumento da demanda ou supressão miocárdica devido à resposta inflamatória intensa.[11,12] Troponina elevada foi encontrada em mais da metade de pacientes que evoluíram ao óbito em estudos observacionais e associada a maior mortalidade.[2,10] Dessa forma, exames como troponina, creatinofosfoquinase (CPK), peptídeo natriurético cerebral (BNP), eletrocardiograma e ecocardiograma são essenciais para avaliação inicial e seguimento de pacientes graves ou com comorbidades importantes, como cardiopatia prévia, pois traduzem pior prognóstico.

Acometimento hepático

Um número considerável de pacientes com COVID-19 apresenta alterações em exames de função hepática, com um padrão de lesão predominantemente hepatocelular. Elevação de aspartato aminotransferase (AST) e alanina aminotransferase (ALT) é vista em 22,3-58,4% dos pacientes.[7,8] Gamaglutamil transferase (GGT) também se encontra elevada em aproximadamente 18-54% dos pacientes. Os níveis de bilirrubina e os de fosfatase alcalina encontram-se aumentados em menor porcentagem de pacientes (apenas cerca de 10,5% e 4%, respectivamente).[7] Albumina baixa é um achado muito comum, presente em 98% dos pacientes.[10] Apesar de ser relativamente frequente a alteração desses exames, a lesão hepática costuma ser leve e autolimitada, mesmo em pacientes de maior gravidade.[1]

Acometimento renal

A incidência de lesão renal aguda em pacientes com COVID-19 varia dentro dos diversos estudos publicados, de 0,5-22,2%.[7,8,11] Por isso, deve-se atentar à função renal dos pacientes, avaliando creatinina e ureia periodicamente, principalmente em pacientes com disfunção renal prévia, pois nefropatas costumam cursar com piora de função renal mais agressiva e mais rapidamente. Além disso, pacientes graves, principalmente internados em unidades de terapia intensiva, podem, frequentemente, fazer uso de drogas nefrotóxicas, contraste, apresentar depleção de volume, choque, obstrução de vias urinárias e, portanto, desenvolver lesão renal por outros mecanismos que se somam ao possível dano viral direto.

Marcadores inflamatórios

Conforme mecanismo fisiopatológico de desregulação imune e estado inflamatório exagerado, PCR, ferritina e interleucina-6 (IL-6) encontram-se elevadas principalmente em pacientes com desfechos desfavoráveis. Um estudo observacional identificou PCR elevada em 60,7% dos pacientes, procalcitonina em 5,5% e DHL em 41%. Nos casos mais graves, o aumento desses marcadores inflamatórios foi ainda maior, com significância estatística (81,5% *versus* 56,4% para PCR, 13,7% *versus* 3,7% para procalcitonina e 58,1% *versus* 37,2% para DHL).[7]

O DHL é uma enzima citoplasmática presente em diversos tecidos, inespecífica de lesão órgão-específica, que se correlaciona com dano celular, principalmente quando há acometimento de vários órgãos. Estudos observacionais já demonstravam piores desfechos quanto maiores as concentrações séricas da enzima, usualmente com ponte de corte > 300 U/L, e uma metanálise com dados de mais de 5 mil pacientes estimou risco cinco a seis vezes maior de desfechos desfavoráveis.[1,9] A PCR, por sua vez, marcador inespecífico de processos inflamatórios, apresentou risco quatro vezes maior de desfechos desfavoráveis em metanálise com 4.800 pacientes e ponto de corte de > 10 mg/dL.[1] A PCR se encontrava aumentada em 85% dos pacientes do REGISTRO-COVID do HC-FMUSP.

Outro marcador de inflamação importante é a procalcitonina, um peptídeo precursor do hormônio calcitonina, envolvido na homeostase do cálcio e que se eleva em eventos agudos diversos. Um dos seus usos prévios era para auxiliar a suspensão de antibióticos em infecções bacterianas devido à sua maior especificidade nesse cenário, não se alterando de forma significativa em infecções virais.[13] Inicialmente na COVID-19 foi observado que a procalcitonina elevada era associada com risco até cinco vezes maior de doença grave, sem aparente associação com infecção bacteriana.[1,9] Entretanto, no contexto da pandemia, houve emergente necessidade de diagnóstico diferencial de pneumonias bacterianas secundárias e infecção apenas pelo SARS-CoV-2 para decisão da cobertura antimicrobiana e manejo clínico. Sabe-se que na CO-

VID-19 também há elevação de provas inflamatórias inespecíficas, febre, por vezes leucocitose (pela própria infecção viral ou pelo uso de corticoterapia) e piora ventilatória, assim como nas pneumonias bacterianas. Nesse contexto, alguns trabalhos sugerem que diante do aumento progressivo da procalcitonina deve-se suspeitar fortemente e investigar infecção bacteriana associada. Outro estudo, este realizado no HCFMUSP em 2020 com 73 pacientes de unidade de terapia intensiva, evidenciou a procalcitonina (procal > 0,975 ng/mL) associada à presença de pneumonia associada à ventilação mecânica com acurácia de 71,7% (p = 0,002).[13]

O protocolo de manejo clínico da COVID-19 do Brigham and Women's Hospital, disponível *online*, considera os seguintes pontos de corte para pior prognóstico: leucócitos > 10.000/mm^3; linfopenia < 1.000/mm^3; plaquetas < 150.000/mm^3; creatinina > 1,5 mg/dL; albumina < 3 g/dL; ALT > 40 U/L; CK > 185 U/L; troponina T (hs-TnT) > 20 ng/L; PCR > 125 mg/L (VR < 8); DHL > 245 U/L; ferritina > 300 ug/L (doença grave) e > 1.000 ug/L (óbito); IL-6 > 10 pg/dL; D-dimero > 1.000 ng/mL (VR < 250); procalcitonina > 0,5 ng/mL.

O QUE E QUANDO PEDIR

A periodicidade com que os exames devem ser solicitados varia de acordo com o serviço. No protocolo do HC-FMUSP é sugerida a coleta da forma apresentada na Tabela 1.

· **TABELA 1**   Exames admissionais à internação hospitalar

▪ Tomografia (TC) de tórax sem contraste*
▪ Hemograma completo**
▪ Proteína C-reativa**
▪ Creatinina/ureia**
▪ D-dímero**
▪ Fibrinogênio**
▪ TGO/TGP e bilirrubinas totais/frações
▪ Creatinofosfoquinase
▪ Troponina (para pacientes com suspeita de acometimento cardíaco)
▪ Ferritina
▪ DHL
▪ Sódio/potássio
▪ Glicemia (principalmente para pacientes diabéticos)

(continua)

- **TABELA 1** Exames admissionais à internação hospitalar *(continuação)*

▪ Gasometria arterial (para pacientes com indicação de UTI)
▪ Eletrocardiograma, se necessário
▪ Para diagnóstico de COVID-19: 1. Pronto-socorro – antígeno (CORV-Ag PS) para SARS-CoV-2 (exclusivo para pronto-socorro). 2. PCR (CORV) para SARS-CoV-2, de preferência a partir do 4° dia do início dos sintomas, por meio de *swab* de oro/nasofaringe. Caso resultado negativo, e mantida a suspeita clínica, o teste de PCR pode ser repetido. 3. Considerar coleta de PCR de trato respiratório inferior em pacientes em fases mais tardias da doença (aproximadamente 7° dia em diante) ou que tenham o primeiro *swab* de trato respiratório superior negativo. 4. O teste sorológico pode ser realizado a partir de 14 dias do início dos sintomas, em pacientes com PCR negativo e mantida a suspeita clínica.

* A tomografia deve ser realizada para todos os pacientes que internaram na enfermaria. Caso não seja possível realizar TC de tórax, é imprescindível a realização de raio X de tórax.
** Em situação de racionalização de recursos, coletar pelo menos esses exames.

REFERÊNCIAS BIBLIOGRÁFICAS

1. Malik P, Patel U, Mehta D, Patel N, Kelkar R, Akrmah M, et al. Biomarkers and outcomes of COVID-19 hospitalisations: systematic review and meta-analysis. BMJ Evid Based Med. 2020 Sep 15.
2. Zhou F, Yu T, Du R, Fan G, Liu Y, Liu Z, et al. Clinical course and risk factors for mortality of adult inpatients with COVID-19 in Wuhan, China: a retrospective cohort study. Lancet. 2020 Mar 28;395(10229):1054-62.
3. Zhang J, Yu M, Tong S, Liu L-Y, Tang L-V. Predictive factors for disease progression in hospitalized patients with coronavirus disease 2019 in Wuhan, China. J Clin Virol. 2020 Apr 28;127:104392.
4. Rubin GD, Ryerson CJ, Haramati LB, Sverzellati N, Kanne JP, Raoof S, et al. The role of chest imaging in patient management during the COVID-19 pandemic: A multinational consensus statement from the Fleischner Society. Chest. 2020 Apr 7;158(1):106-16.
5. Yuan M, Yin W, Tao Z, Tan W, Hu Y. Association of radiologic findings with mortality of patients infected with 2019 novel coronavirus in Wuhan, China. PLoS ONE. 2020 Mar 19;15(3):e0230548.
6. Hu Y, Zhan C, Chen C, Ai T, Xia L. Chest CT findings related to mortality of patients with COVID-19: A retrospective case-series study. PLoS ONE. 2020 Aug 25;15(8):e0237302.
7. Guan W-J, Ni Z-Y, Hu Y, Liang W-H, Ou C-Q, He J-X, et al. Clinical characteristics of coronavirus disease 2019 in China. N Engl J Med. 2020 Apr 30;382(18):1708-20.
8. Richardson S, Hirsch JS, Narasimhan M, Crawford JM, McGinn T, Davidson KW, et al. Presenting characteristics, comorbidities, and outcomes among 5700 patients hospitalized with COVID-19 in the New York City area. JAMA. 2020 May 26;323(20):2052-9.
9. Skevaki C, Fragkou PC, Cheng C, Xie M, Renz H. Laboratory characteristics of patients infected with the novel SARS-CoV-2 virus. J Infect. 2020 Jun 21;81(2):205-12.
10. Chen N, Zhou M, Dong X, Qu J, Gong F, Han Y, et al. Epidemiological and clinical characteristics of 99 cases of 2019 novel coronavirus pneumonia in Wuhan, China: a descriptive study. Lancet. 2020 Feb 15;395(10223):507-13.

11. Wang D, Hu B, Hu C, Zhu F, Liu X, Zhang J, et al. Clinical characteristics of 138 hospitalized patients with 2019 novel coronavirus-infected pneumonia in Wuhan, China. JAMA. 2020 Mar 17;323(11):1061-9.

12. Huang C, Wang Y, Li X, Ren L, Zhao J, Hu Y, et al. Clinical features of patients infected with 2019 novel coronavirus in Wuhan, China. Lancet. 2020 Feb 15;395(10223):497-506.

13. Côrtes MF, de Almeida BL, Espinoza EPS, Campos AF, do Nascimento Moura ML, Salomão MC, et al. Procalcitonin as a biomarker for ventilator associated pneumonia in COVID-19 patients. Diagn Microbiol Infect Dis. 2021 Feb;115344.

6

Diagnósticos diferenciais

Laína Bubach Carvalho
Vinicius Vasconcelos Sobral
Igor Braga Ribeiro
Vinícius Machado Correia

INTRODUÇÃO

Durante a pandemia, apesar do frequente diagnóstico da doença COVID-19, deve-se ter cautela para não subestimar diagnósticos diferenciais comuns na prática clínica diante de um quadro de síndrome respiratória aguda grave (SRAG). Tanto outros quadros infecciosos como não infecciosos podem ter apresentação clínico-radiológica indistinguível em relação à COVID-19. Indivíduos com peculiaridades clínicas, como multimorbidades (cardiopatias e pneumopatias), uso de polifarmácia e imunocomprometidos (doença oncológica, transplantados, HIV, uso de imunobiológicos) necessitam de atenção especial.

Ao se avaliar um paciente com SRAG é imprescindível o histórico médico completo do paciente, incluindo comorbidades, medicamentos em uso, cirurgias, alergias, esquema de imunossupressão, passado de imunização, epidemiologia, hábitos e vícios.[1] É importante ressaltar que a COVID-19 pode descompensar as doenças de base do paciente e, dessa forma, deve-se estar atento ao diagnóstico e tratamento das outras comorbidades. Um exemplo são os imunocomprometidos, que podem apresentar quadros atípicos, com dissociação clínico-radiológica, além de coinfecções. O padrão radiológico de "vidro fosco" não é patognomônico de COVID-19, por isso é preciso considerar outras etiologias para esse achado tomográfico.[3]

QUADROS NÃO INFECCIOSOS

No dia a dia do pronto-socorro, é comum que quadros de insuficiência cardíaca (IC) descompensada evoluam com insuficiência respiratória (IRpA) hipoxêmica e, embora existam poucos dados no Brasil, os casos registrados no DATASUS chegam a mais de 20 mil/ano. Um estudo do Instituto do Coração do HCFMUSP demonstrou que a principal causa de descompensação dos pacientes atendidos no pronto-socorro foi a má adesão terapêutica.[7] Assim, apesar de a COVID-19 descompensar a IC, na grande maioria das vezes, será a anamnese que trará a suspeita dessa associação.[17]

É comum pacientes com COVID-19 referirem um quadro de síndrome gripal (tosse, febre, odinofagia), diarreia, cansaço, anosmia, disgeusia e dores musculares, em algum momento da história, enquanto na IC descompensada há queixa de dispneia progressiva, ortopneia, edema de membros inferiores, presença de B3, estase jugular a 45°, hepatoesplenomegalia.[8] Exames de imagem do tórax têm pouca contribuição na diferenciação diagnóstica, uma vez que ambos podem se apresentar com infiltrados bilaterais no raio X (RX) e padrão de vidro fosco na tomografia computadorizada (TC). Por essas semelhanças, novos estudos objetivam avaliar a sensibilidade e especificidade das imagens de tomografia (TC) de tórax na COVID-19.[22] De forma geral, sugere-se que a COVID-19 cursa com infiltrado de padrão em vidro fosco periférico, enquanto a IC apresenta infiltrado mais centralizado. A ultrassonografia (USG) torácica, que se demonstrou útil para o diagnóstico de congestão pulmonar com o achado de linhas B difusas, até o momento não contribuiu para o diferencial com este quadro viral por apresentar o mesmo padrão radiológico.[19-21] Laboratorialmente, o BNP, tão amplamente utilizado para avaliar dispneia de origem cardiogênica, não só também apresentou elevação, como se mostrou um marcador de mau prognóstico em casos confirmados de SRAG por COVID-19.[17]

A dor torácica é outro sintoma relevante neste contexto, visto que os pacientes COVID-19 podem se apresentar com quadro de infarto agudo do miocárdio (IAM). Há relatos de casos de COVID-19 que se apresentaram com dor torácica, eletrocardiograma (ECG) com supradesnivelamento do segmento ST, porém com cateterismo cardíaco sem lesões coronarianas obstrutivas.[12] Alguns diagnósticos diferenciais do IAM que devem ser considerados neste cenário são miocardite, síndrome de Takotsubo, aterosclerose não obstrutiva e embolia coronária. Esses casos devem ser avaliados preferencialmente pelo cardiologista.[17]

Outro diagnóstico diferencial importante é o tromboembolismo pulmonar (TEP), que também aparece como uma complicação relevante da COVID-19.[13,23] Em casos graves, 20-30% dos pacientes evoluem com TEP, a despeito de anticoagulação profilática ou mesmo quando usada em doses terapêuticas por outras indicações. A história típica de dor torácica súbita, ventilatório-dependente, associada a dispneia, taquicardia, hemoptise, hipotensão postural e síncope é descrita em ambas as situações.[13,23] Vale ressaltar que o D-dímero frequentemente se eleva em pacientes com COVID-19, sobretudo em casos graves e, por isso, esse exame deve ser utilizado com cautela nesses pacientes, tendo valor principalmente quando a probabilidade pré-teste de TEP é baixa. No entanto, se a probabilidade for intermediária ou alta ou em pacientes com COVID-19 grave, devemos considerar realizar angiotomografia de tórax diretamente.[13,23]

Exacerbações de asma e da doença pulmonar obstrutiva crônica (DPOC) podem ser confundidas, ou até mesmo desencadeadas pelo SARS-CoV-2.[15,16] Em condições habituais, cerca de 70% dos quadros de exacerbação de DPOC são causados por infecções respiratórias.[15,16] Ao avaliar estes pacientes, além de cogitar e investigar COVID-19, devemos utilizar medicamentos específicos para exacerbação da asma e DPOC.[15,16]

Em pessoas com anemia falciforme é válido também pensar em síndrome torácica aguda (STA) como diagnóstico diferencial da COVID-19, condições muitas vezes indistinguíveis, pois ambas cursam com nova opacidade na radiografia de tórax associada à febre.[14] O tratamento nesses casos deve incluir o controle de dor e manejo específico de STA.[14]

As vasculites de pequenos vasos associadas a ANCA positivo podem causar insuficiência respiratória hipoxêmica por envolvimento pulmonar, muitas vezes de evolução dramática. Miopatias inflamatórias também podem evoluir com IRpA hipercápnica, assim como em casos de síndrome antissintetase com doença pulmonar intersticial.[10] Nestes casos, além do quadro pulmonar, pode-se ter associação com fraqueza muscular proximal, artrite não erosiva, fenômeno de Raynaud e mãos de mecânico.[10]

QUADROS INFECCIOSOS

Diversas doenças infecciosas podem ser confundidas com a COVID-19, muitas delas com tratamentos específicos, sendo importante realizar esse diagnóstico diferencial. É fundamental lembrar de infecções bacterianas, de outros vírus respiratórios, das doenças endêmicas em nosso país e de agentes que são mais frequentes em populações imunocomprometidas (fungos, citomegalovírus e micobactérias). Exames como culturas para bactérias, fungos e micobactérias, baciloscopia e teste rápido molecular para tuberculose, painel viral molecular, PCR para citomegalovírus (CMV), pesquisa direta e sorologias para fungos são relevantes na investigação de diagnósticos diferenciais.

Com relação a pessoas imunocomprometidas (oncológicos, transplantados, em uso de imunobiológicos, vivendo com HIV), quando evoluem com certas infecções oportunistas podem apresentar quadros pulmonares diferenciais da COVID-19, como por exemplo a pneumocistose, causada pelo *Pneumocystis jirovecii*.[4] Ambas as doenças evoluem com tosse, dispneia, febre, elevação de

PCR, DHL e hipoxemia severa, além do achado tomográfico de padrão em vidro fosco. Devido à similaridade dos quadros, vale considerar tratamento empírico (em decisão conjunta com a infectologia), dada a possibilidade da coinfecção do SARS-CoV-2 e do *Pneumocystis jirovecci*.[4]

Por fim, há outras infecções causadas por outros vírus respiratórios com evoluções semelhantes à do SARS-CoV-2. Em 2019 foram registrados 39.190 casos de SRAG no Brasil, desses, 5.714 foram atribuídos ao vírus Influenza, e outros 7.556 como causados por outros vírus. Alguns autores advogam a utilização de oseltamivir e realização de painel molecular respiratório, ou mesmo PCR para Influenza, diante de um quadro de SRAG. Em nosso serviço, se descartado diagnóstico de Influenza ou paciente com mais de dois dias de sintomas gripais, tempo em que há algum benefício desta medicação, orientamos a suspensão do oseltamivir. Deve-se lembrar que em pacientes imunossuprimidos com recomendação de oseltamivir, iniciamos o mesmo independentemente do tempo de início dos sintomas, devido ao maior potencial de gravidade destes casos.

• **TABELA 1** Principais diagnósticos diferenciais para a COVID-19

Não infeccioso		Infeccioso	
Doença	Dados clínicos	Doença	Dados clínicos
Insuficiência cardíaca	• Estase jugular • Hepatoesplenomegalia • Edema de MMII • Presença de B3	Pneumonia bacteriana	• Agentes como pneumococo, *Mycoplasma pneumoniae*, *Legionella* • Quadro agudo de tosse, febre e dispneia • Presença de consolidação na imagem (RX ou TC de tórax) • Aumento de pró-calcitonina pode auxiliar na diferenciação de quadros virais

(continua)

- **TABELA 1**   Principais diagnósticos diferenciais para a COVID-19 *(continuação)*

Não infeccioso		Infeccioso	
Doença	Dados clínicos	Doença	Dados clínicos
Tromboembolismo pulmonar	• Quadro agudo • Dor torácica ventilatório--dependente • Dispneia • Taquicardia • Síncope • Hemoptise	Outras pneumonias virais	• Agentes como Influenza, Parainfluenza e vírus sincicial respiratório • Síndrome gripal associada (febre, sintomas respiratórios e sintomas gerais) • Dificilmente conseguimos diferenciar clinicamente da COVID-19
Asma	• Sibilos • Opressão torácica • História de chiado no peito	Tuberculose	• Quadro arrastado e progressivo • Febre vespertina • Tosse crônica • Dispneia • Sudorese noturna • Perda de peso
DPOC	• Sibilos • Piora da tosse • Piora da qualidade da expectoração • Aumento da expectoração	Pneumocistose	• Pacientes com HIV e CD4 < 200 • Transplantados • Uso de alguns imunobiológicos • Quadro subagudo (3 semanas) • Dispneia progressiva • Ausência de sintomas de via aérea superior
Síndrome torácica aguda	• Pacientes portadores de anemia falciforme • Dor torácica • Dispneia • Hipoxemia		

DPOC: doença pulmonar obstrutiva crônica; MMII: membros inferiores; RX: raio X; TC: tomografia computadorizada.

REFERÊNCIAS BIBLIOGRÁFICAS

1. Zhou F, Yu T, Du R, Fan G, Liu Y, Liu Z, et al. Clinical course and risk factors for mortality of adult inpatients with COVID-19 in Wuhan, China: A retrospective cohort study. Lancet [Internet]. 2020;395(10229):1054-62.

2. NIH. Coronavirus Disease 2019 (COVID-19) treatment guidelines. NIH. 2020;2019:130. Disponível em: https://covid19treatmentguidelines.nih.gov/.

3. Guan WJ, Ni ZY, Hu Y, Liang WH, Ou CQ, He JX, et al. Clinical characteristics of coronavirus disease 2019 in China. N Engl J Med. 2020.

4. Maschmeyer G, Helweg-Larsen J, Pagano L, Robin C, Cordonnier C, Schellongowski P. ECIL guidelines for treatment of Pneumocystis jirovecii pneumonia in non-HIV-infected haematology patients. J Antimicrob Chemother. 2016;71(9):2405-13.

5. Bordi L, Nicastri E, Scorzolini L, Di Caro A, Capobianchi MR, Castilletti C, et al. Differential diagnosis of illness in patients under investigation for the novel coronavirus (SARS-CoV-2), Italy, February 2020. Eurosurveillance. 2020;25(8):2-5.

6. Poissy J, Goutay J, Caplan M, Parmentier E, Duburcq T, Lassalle F, et al. Pulmonary embolism in COVID-19 patients: Awareness of an increased prevalence. Circulation [Internet]. 2020;1-6.

7. Mangini S, Silveira FS, Silva CP, Grativvol PS, Seguro LFBC, Ferreira SMA, et al. Insuficiência cardíaca descompensada na unidade de emergência de hospital especializado em cardiologia. Arq Bras Cardiol. 2008;90(6):433-40.

8. Rohde LEP, Montera MW, Bocchi EA, Clausell NO, de Albuquerque DC, Rassi S, et al. Diretriz brasileira de insuficiência cardíaca crônica e aguda. Arq Bras Cardiol. 2018;111(3):436-539.

9. Pan F, Yang L, Li Y, Liang B, Li L, Ye T, et al. Factors associated with death outcome in patients with severe coronavirus disease-19 (Covid-19): A case-control study. Int J Med Sci. 2020;17(9):1281-92.

10. Sourla E, Bagalas V, Tsioulis H, Paspala A, Akritidou S, Pataka A, et al. Acute respiratory failure as primary manifestation of antineutrophil cytoplasmic antibodies-associated vasculitis. Clin Pract. 2014;4(2):27-9.

11. Hasan SS, Radford S, Kow CS, Zaidi STR. Venous thromboembolism in critically ill COVID-19 patients receiving prophylactic or therapeutic anticoagulation: A systematic review and meta-analysis. J Thromb Thrombolysis [Internet]. 2020;50(4):814-21.

12. Bangalore S, Sharma A, Slotwiner A, Yatskar L, Harari R, Shah B, et al. ST-segment elevation in patients with Covid-19 – A case series. N Engl J Med. 2020;382(25):2478-80.

13. Konstantinides SV, Meyer G, Bueno H, Galié N, Gibbs JSR, Ageno W, et al. 2019 ESC Guidelines for the diagnosis and management of acute pulmonary embolism developed in collaboration with the European Respiratory Society (ERS). Eur Heart J. 2020;41(4):543-603.

14. Elia GM, Angel A, Regacini R, Nais RP, Santos ARA, Vieira PPMG, et al. Acute chest syndrome and COVID-19 in sickle cell disease pediatric patients. Hematol Transfus Cell Ther. 2021;3(1):104-8.

15. Global strategy for asthma management and prevention. 2020. Disponível em: https://ginasthma.org/.

16. Halpin DMG, Criner GJ, Papi A, Singh D, Anzueto A, Martinez FJ, et al. Global initiative for the diagnosis, management, and prevention of chronic obstructive lung disease. Am J Respir Crit Care Med. 2021;203(1):24-36.

17. Pranata R, Huang I, Lukito AA, Raharjo SB. Elevated N-terminal pro-brain natriuretic peptide is associated with increased mortality in patients with COVID-19: Systematic review and meta-analysis. Postgrad Med J. 2020 Jul;96(1137):387-91.

18. Goldraich LA, Silvestre OM, Gomes E, Biselli B, Montera MW. (2020). Emerging Topics in Heart Failure: COVID-19 and Heart Failure. Arquivos Brasileiros de Cardiologia. 2020;115(5):942-44.

19. Peng QY, et al Findings of lung ultrasonography of novel corona virus pneumonia during the 2019-2020 epidemic. Intensive Care Med. 2020.

20. Xing C, et al Lung ultrasound findings in patients with COVID-19 pneumonia. Critical Care. 2020;24:174.

21. Alencar JCG, Marchini JFM, Marino LO, Ribeiro SCC, Bueno CG, Cunha VP, et al. Lung ultrasound score predicts outcomes in COVID-19 patients admitted to the emergency department. Ann. Intensive Care. 2021;11:6.

22. Rubin GD, Ryerson CJ, Haramati LB, et al. The role of chest imaging in patient management during the COVID-19 pandemic: A multinational consensus statement from the Fleischner Society. Radiology. 2020;201365.

23. Poissy J, Goutay J, Caplan M, Parmentier E, Duburcq T, Lassalle F, et al., Lille ICU Haemostasis COVID-19 Group. Pulmonary embolism in patients With COVID-19: Awareness of an increased prevalence. Circulation. 2020;142(2):184.

SITES RECOMENDADOS

1. Centers for Disease Control and Prevention. Coronavirus disease 2019 (COVID-2019). Disponível em: https://www.cdc.gov/coronavirus/2019-ncov/need-extra-precautions/asthma.html.

2. World Health Organization. Coronavirus disease 2019 (COVID-2019) technical guidance: patient management. Disponível em: https://www.who.int/emergencies/diseases/novel-coronavirus-2019/technical-guidance/patient-management.

3. Global Initiative for Chronic Obstructive Lung Disease. GOLD COVID-19 guidance. Disponível em: https://goldcopd.org/gold-covid-19-guidance/.

4. UpToDate. Overview of acute pulmonary embolism in adults. Disponível em: https://www.uptodate.com/contents/overview-of-acute-pulmonary-embolism-in-adults.

5. UpToDate. Acute chest syndrome in adults with sickle cell disease. Disponível em: https://www.uptodate.com/contents/acute-chest-syndrome-in-adults-with-sickle-cell-disease.

6. UpToDate. Coronavirus disease 2019 (COVID-19): Management in hospitalized adults. Disponível em: https://www.uptodate.com/contents/coronavirus-disease-2019-covid-19-management-in--hospitalized-adults.

7. UpToDate. Treatment and prevention of Pneumocystis infection in patients with HIV. Disponível em: https://www.uptodate.com/contents/treatment-and-prevention-of-pneumocystis-infection--in-patients-with-hiv.

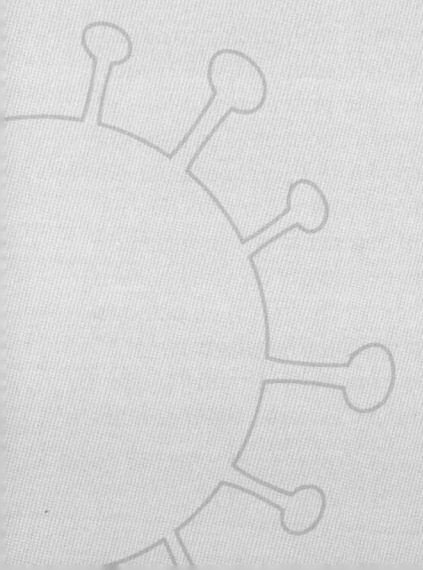

Parte B

Sistemas e grupos especiais

7

Manifestações neurológicas da COVID-19

Mariana Hiromi Manoel Oku
Sara Terrim
Iago Navas Perissinotti
Vinicius Zofoli de Oliveira

COVID-19 E A NEUROLOGIA

O sistema nervoso é alvo notório de diversas infecções virais. As coronaviroses não são exceção. Em relação ao MERS-CoV, um subtipo de coronavírus, já haviam sido descritos sintomas neurológicos em quase 20% dos pacientes, incluindo distúrbios da consciência, acidente vascular cerebral (AVC) e síndrome de Guillain-Barré.[1] Na epidemia de 2005 pelo SARS-CoV-1 foram relatados casos de polineuropatia, encefalite e acidente vascular isquêmico.[2] Além disso, foram encontrados antígenos e RNA de coronavírus (CoV) no liquor e tecido cerebral de pacientes com esclerose múltipla, e antígenos CoV-OC43 e CoV-229E no liquor de pacientes com doença de Parkinson.[3,4] Portanto, é plausível imaginar que o SARS-CoV-2 também possa ter um potencial de neuroinvasão e promover acometimento neurológico.

Alguns achados corroboram a hipótese de envolvimento neurológico na COVID-19. Primeiramente, o receptor conversor da angiotensina 2 (ACE2), identificado como receptor funcional do SARS-CoV-2, está presente nas células do sistema nervoso e musculoesqueléticas, demonstrando, portanto, um potencial neuroinvasivo.[5] Foi também reportada a presença do SARS-CoV-2 no liquor, por sequenciamento genético, e no tecido cerebral de pacientes com COVID-19.[6,7] Ademais, autópsias desses pacientes identificaram degeneração neuronal, além de hiperemia e edema do tecido cerebral.[8] A via de entrada do vírus poderia ser hematológica (através de quebra da barreira hematoencefálica) ou neuronal (através da migração retrógrada trans-sináptica por terminais sensoriais).[9]

Apesar dos estudos supracitados, a experiência pregressa demonstra que o envolvimento direto do sistema nervoso central (SNC) é raro. Algumas hipóteses sobre a patogênese do SARS-CoV-2 no SNC incluem: dano viral direto, insulto neurológico indireto (seja por lesão hipóxico-isquêmica, reação inflamatória exacerbada e sedação prolongada, entre outros) e injúria imunomediada tardia.[10]

Nesse contexto, é importante analisar com cautela as apresentações neurológicas da COVID-19, diferenciando os sintomas inespecíficos relacionados a infecções sistêmicas graves (como *delirium*, encefalopatias tóxico-metabólicas, crises epilépticas provocadas e neuromiopatia do doente crítico) de complicações causadas direta ou indiretamente pela ação viral (encefalites imunomediadas ou pós-infecciosas, polirradiculoneurite aguda, insultos cerebrovasculares, mielites inflamatórias ou vasculares e lesões de substância branca). Ainda assim, todas essas manifestações merecem atenção por indicarem quadro infeccioso mais grave. Elas devem ser reconhecidas e tratadas precocemente pelo risco de sequelas físicas e cognitivas importantes, com perda de funcionalidade por vezes irreversível.

O presente capítulo objetiva reunir e atualizar as principais manifestações neurológicas observadas na pandemia de COVID-19 até o momento. É importante ressaltar que o volume de publicações sobre o tema é enorme e extremamente veloz. Apesar disso, muito da evidência até o momento baseia-se em séries de casos e estudos observacionais pequenos. Por isso, é necessário manter sempre uma análise crítica das evidências e não abandonar por completo práticas consagradas na medicina, em função de terapias supostamente promissoras. Pelos motivos supracitados, incluímos também um pouco da nossa experiência, acumulada ao longo de um ano no manejo desses pacientes, na análise crítica das evidências, para auxiliar no diagnóstico e manejo prático dessas complicações.

QUADRO CLÍNICO

Os primeiros estudos observacionais realizados no início da pandemia de COVID-19 apontavam possível envolvimento do sistema nervoso central e periférico, principalmente em pacientes admitidos para internação hospitalar com quadros infecciosos mais graves.

Em um dos primeiros, realizado em Wuhan com 214 pacientes, foi observada, de forma retrospectiva, a presença de sintomas neurológicos em 36,4% dos casos, sendo 24% alterações de sistema nervoso central (SNC), 9,8% em sistema nervoso periférico (SNP) e 10,7% alterações musculares. Os principais sintomas em SNC foram inespecíficos (frequentes em viroses de maneira geral), como tontura, cefaleia e alterações do nível e/ou conteúdo da consciência. No entanto, manifestações neurológicas mais específicas como acidente vascular cerebral (AVC), ataxia e convulsões foram relatadas, representando 3,8% dos casos. As alterações do SNP incluíram disgeusia, hipo ou anosmia, alterações visuais e neuralgia. Observou-se que os pacientes com quadro clínico mais grave evoluíram com maior ocorrência de AVC (5,7% no grupo com infecção grave *versus* 0,8% no grupo com infecção leve a moderada), alteração da consciência (14,8% vs. 2,4%) e injúria muscular (19,3% vs. 4,8%).[11]

Com o passar do tempo e aumento do número de casos, novos estudos foram realizados, corroborando o envolvimento neurológico em pacientes graves com COVID-19. Uma coorte prospectiva norte-americana analisou 4.491 pacientes hospitalizados pela infecção e identificou sintomas neurológicos em 606 (13,5% dos casos). Neste estudo, o tempo médio para desenvolvimento de sintomas neurológicos foi de dois dias a partir do início dos sintomas sistêmicos, sendo o diagnóstico mais comum o de encefalopatia tóxico-metabólica (6,8%), seguido de AVC (1,9%) e lesão hipóxico-isquêmica (1,4%). Além disso, após análises ajustadas para características epidemiológicas e escores de gravidade, concluiu-se que pacientes com envolvimento neurológico apresentaram maior mortalidade intra-hospitalar e menor probabilidade de alta para domicílio.[12]

Na população brasileira, os achados têm sido semelhantes, com estudos observacionais demonstrando predomínio de acometimento do olfato (hiposmia/anosmia), cefaleia, alterações da consciência e *delirium*, além de acidentes vasculares encefálicos. Outros diagnósticos como mielite aguda, encefalomielite disseminada aguda (ADEM), espectro da síndrome de Guillain-Barré e meningoencefalites foram relatados, porém com ocorrência muito mais rara.[13]

Em uma análise do Hospital das Clínicas da Faculdade de Medicina da USP, a avaliação do médico neurologista foi necessária em 7,4% dos pacientes internados. Destes, o diagnóstico neurológico foi encefalopatia em 44,4%, AVC em 16,7%, sintomas leves inespecíficos em 11,2%, crises convulsivas em 9%, e doenças neuromusculares em 5,6%, enquanto outras lesões encefálicas agudas corresponderam a 3,4% dos pedidos de avaliação.[14]

Deve-se ressaltar que muito do acometimento neurológico nos pacientes com COVID-19 pode ser atribuído a complicações intrínsecas a doenças graves com necessidade de internação em terapia intensiva, com uso de sedativos e bloqueadores neuromusculares, como as encefalopatias tóxico-metabólicas, polineuromiopatia do doente crítico, e até mesmo eventos cerebrovasculares. Em uma série inicial realizada em Estrasburgo, na França, somente 14% dos pacientes apresentavam sintomas neurológicos na admissão, enquanto 67% vieram a apresentar após o desmame da sedação e bloqueio neuromuscular.[15] É importante lembrar que mesmo sendo complicações indiretas, elas são muito frequentes, geram prejuízo na qualidade de vida/funcionalidade dos doentes, e requerem diagnóstico e tratamento específicos.

HIPOSMIA/ANOSMIA

As alterações do olfato (hiposmia ou anosmia) foram amplamente relatadas na COVID-19, com prevalência variando entre 5-98%,[11,16-18] sobretudo em pacientes que não necessitam de internação hospitalar,[19] constituindo um importante marcador diagnóstico da infecção pelo SARS-CoV-2.[20]

Construiu-se, então, a hipótese de que a entrada do vírus no SNC poderia se dar por disseminação neuronal através da infecção do bulbo olfatório. Estudos posteriores demonstraram, entretanto, que o SARS-CoV-2 invade preferencialmente as células do epitélio olfatório e não os neurônios sensitivos.[21] Através de análises de expressão gênica por sequenciamento de RNA em células humanas obtidas por biópsia nasal, foi demonstrado que as células de sustentação do epitélio olfatório expressam receptores da enzima conversora de angiotensina 2 (ACE2) e serina protease transmembrana 2 (TMPRSS2), ambos essenciais para a entrada do vírus nas células, enquanto os neurônios olfatórios não exibem essa expressão.

As células de sustentação são responsáveis pela manutenção do equilíbrio iônico no epitélio nasal, o qual é imprescindível para uma sinalização neuronal adequada. Acredita-se que o dano a tais células, seja por ação viral direta, imunomediada ou até por hipoperfusão secundária a insulto vascular no bulbo olfatório, promova um rompimento desse equilíbrio, podendo desencadear desde um prejuízo à sinalização neuronal até a morte celular, promovendo consequentemente os distúrbios do olfato.[21]

Na evolução do quadro clínico, foi observada resolução espontânea do sintoma em 73-75% dos pacientes, sem necessidade de qualquer intervenção,[22,23] provavelmente devido à alta capacidade regenerativa do epitélio olfatório. Alterações radiográficas como hipersinal e edema do bulbo olfatório também tiveram resolução espontânea subsequente.[24] Apesar de pouca evidência, protocolos de reabilitação olfatória já foram sugeridos. Em nossa experiência, muitos pacientes apresentam recuperação espontânea sem tratamento nenhum.

COMPLICAÇÕES NEUROVASCULARES

Entre as complicações neurológicas relacionadas à COVID-19, a ocorrência de eventos cerebrovasculares merece destaque, não apenas por ter sido bastante estudada, mas também por figurar entre as mais graves complicações da infecção, com alto risco de mortalidade e sequelas incapacitantes. Alguns relatos foram publicados sobre a ocorrência de hemorragias intracranianas e trombose venosa cerebral, mas a principal complicação neurovascular relacionada ao SARS-CoV-2 é o AVC isquêmico.[25]

Um dos primeiros estudos publicados sobre o tema, que despertou a atenção da comunidade médica para essa possível complicação no início de 2020, foi uma série de casos em Nova York que relatou o quadro de cinco pacientes jovens (com menos de 50 anos) que se apresentaram ao serviço de emergência com déficits neurológicos súbitos compatíveis com a clínica de AVC. A investigação com neuroimagem evidenciou presença de trombos intra-arteriais em grandes vasos e isquemia cerebral aguda/subaguda. Os pacientes apresentavam à admissão sintomas respiratórios frustros, sendo todos posteriormente confirmados com infecção pelo SARS-CoV-2.[26] Casos semelhantes foram relatados em outros países.[25]

As complicações cerebrovasculares relacionadas à COVID-19 parecem ser mais frequentes se comparadas a outras síndromes infecciosas com características clínicas semelhantes. Uma coorte retrospectiva comparou a incidência de eventos cerebrovasculares entre pacientes com infecção pelo SARS-CoV-2 e pacientes com internações prévias por quadros moderados a graves de infecção por influenza A/B.[27] Nesse estudo, 1,6% dos pacientes internados por COVID-19 apresentaram evento isquêmico encefálico em algum momento da internação, taxa significativamente maior quando comparada aos pacientes com influenza, mesmo após ajustes para parâmetros epidemiológicos e de gravidade clínica.[27]

Além disso, durante o período da pandemia, houve aparente aumento na incidência de AVCs criptogênicos (sem causa definida após investigação de mecanismo) e por oclusão de grandes vasos, em pacientes mais jovens.[28] Séries de casos de pacientes submetidos a trombectomia mecânica (para retirada de trombos arteriais proximais em grandes vasos causando AVC) mostraram que a média de idade dos pacientes foi significativamente menor em comparação a médias históricas dos pacientes que necessitam desse procedimento (59 *versus* 74 anos em estatística do Hospital Monte Sinai/Nova York).[29,30]

Os mecanismos fisiopatológicos propostos para explicar a possível associação de AVC com COVID-19 envolvem estado de hipercoagulabilidade por inflamação sistêmica, respostas imunomediadas pós-infecciosas e lesão endotelial direta causada pelo vírus, já que partículas virais foram isoladas no endotélio de diversos tecidos incluindo o tecido cerebral.[28] A infecção pelo SARS-CoV-2 provoca um aumento da atividade de coagulação no organismo, que parece estar associado a piores desfechos clínicos e disfunção de diversos sistemas.[31-33] No cérebro, esse estado pró-trombótico parece estar relacionado à ocorrência de AVCs.

Associado ao estado pró-trombótico observado em pacientes com COVID-19, também já se sabe que doentes críticos em terapia intensiva, com internações prolongadas e infecções graves, apresentam risco adicional para ocorrência de trombos intracranianos.[34] Hipotensão arterial, baixa perfusão cerebral, infecções de corrente sanguínea, embolização séptica, disfunção miocárdica e arritmias cardíacas são fatores de risco adicionais para a ocorrência de AVC nesses pacientes.[35]

A prevenção de AVC isquêmico nos pacientes hospitalizados por COVID-19 deve ser feita com as mesmas medidas de profilaxia instituídas para eventos trombóticos sistêmicos. O tratamento de eventos cerebrovasculares nesses pacientes segue os mesmos protocolos do tratamento agudo de AVC. Esses casos apresentam as mesmas indicações de terapia de reperfusão farmacológica e mecânica (a depender da apresentação clínica), antiagregação plaquetária e observação/reabilitação em unidade de AVC. A indicação de anticoagulação terapêutica deve ser individualizada, de acordo com o quadro clínico-radiológico e o mecanismo determinado. Reabilitação com equipe multidisciplinar é parte essencial do tratamento, e deve ser iniciada o mais precoce possível.

ENCEFALOPATIA E ENCEFALITE

As alterações cognitivas e do nível de consciência, simplificadamente agrupadas como encefalopatia, constituem grande parte das alterações neurológicas observadas na COVID-19, sobretudo em pacientes internados. Este grupo compreende tanto os distúrbios de personalidade, comportamento e cognição, quanto as alterações da consciência, como *delirium* e coma. Estudos brasileiros evidenciaram sintomas sugestivos de encefalopatia em 27 a 44,4% dos pacientes internados em hospitais terciários em São Paulo.[14,36] Já uma coorte francesa, com pacientes internados em unidades de cuidado intensivo, demonstrou sintomas compatíveis com *delirium* em 84,3% dos pacientes, sugerindo maior expressão de encefalopatia em pacientes com doença grave, achado corroborado em vários outros estudos.[37,39,42]

A fisiopatologia da encefalopatia na COVID-19 parece ser multifatorial, envolvendo desde lesão tóxico-metabólica, anóxico-isquêmica, até inflamatória/imunomediada. Os mecanismos específicos de injúria permanecem, entretanto, desconhecidos até o presente momento.

Apesar da alta prevalência de encefalopatia nos pacientes com COVID-19, os casos de encefalite, nos quais houve evidência de processo inflamatório no SNC (pleocitose no liquor, alterações radiográficas ou eletroencefalográficas), foram mais raros.[25] Pleocitose e identificação viral por RT-PCR no liquor foram achados incomuns.[37-39] Mais frequentemente foi demonstrada elevação da proteinorraquia e de mediadores inflamatórios (citocinas, neurofilamento de cadeia leve e proteína glial fibrilar ácida), refletindo um estado pró-inflamatório com ativação da microglia e destruição neuronal.[40,41]

Achados de neuroimagem avançada incluíram alterações de sinal corticais ou subcorticais, realce leptomeníngeo e sinais de microangiopatia (alterações de substância branca, com microssangramentos).[37] Mais raramente, foram descritas lesões hemorrágicas talâmicas bilaterais, síndrome de encefalopatia posterior reversível (PRES), alterações de sinal no lobo temporal mesial/hipocampo (semelhantes às encontradas em encefalites autoimunes) e alterações de substância branca multifocais, semelhantes às da encefalomielite aguda disseminada (ADEM).[42] A análise eletroencefalográfica demonstrou em alguns casos anormalidades inespecíficas como alentecimento em regiões frontais.[37] Ainda assim, uma parcela significativa dos pacientes com quadro de encefalopatia não apresentou alterações liquóricas, eletroencefalográficas ou de neuroimagem sugestivas de encefalite.[42]

Permanece, portanto, o questionamento quanto à natureza exata dos processos encefalopáticos e encefalíticos observados na COVID-19. As evidências até o momento sugerem que mecanismos inflamatórios e alterações microvasculares têm um papel mais relevante do que a ação viral direta na produção desses sintomas. Além disso, a gravidade dos pacientes e a presença de confundidores (uso de sedativos, infecções secundárias, disfunções orgânicas e toxicidade por medicações) devem sempre ser levadas em conta, visto que são sabidamente associadas a maior incidência de *delirium* e encefalopatia.

Vale ressaltar a importância da identificação e tratamento dos quadros de encefalopatia, pois eles estão associados a maior necessidade de ventilação mecânica[37] e probabilidade de morte durante a internação.[39] Independentemente da etiologia, o tratamento continua o mesmo, com priorização de medidas não farmacológicas, tratamento das disfunções orgânicas de base e minimização do uso de sedativos e bloqueadores neuromusculares.

COMPLICAÇÕES PÓS-INFECCIOSAS

As complicações neurológicas pós-infecciosas tipicamente são lesões do sistema nervoso central ou periférico imunomediadas, que se desenvolvem em geral dias a semanas após quadro infeccioso sistêmico.

A síndrome de Guillain-Barré (SGB) é uma forma de polirradiculoneurite aguda imunomediada com importante componente de mimetismo molecular na sua fisiopatologia. O quadro clínico clássico é de fraqueza muscular simétrica e progressiva, de caráter ascendente, com arreflexia ou hiporreflexia, envolvendo ou não nervos cranianos, que evolui durante dias a semanas, podendo levar a insuficiência respiratória por falência muscular.[43]

É uma complicação pós-infecciosa tipicamente descrita após infecções gastrointestinais e respiratórias, tendo sido descrita também em associação com

Zika-vírus[44,45] e MERS-CoV.[46] Alguns relatos de SGB como uma das possíveis complicações neurológicas do SARS-CoV-2 foram publicados, com fracas evidências de associação, porém com plausibilidade biológica aceitável.[47-49]

Diante da suspeita de SGB como complicação da COVID-19, é mandatório considerar outros diagnósticos diferenciais, além de prosseguir a investigação com exames complementares (análise do líquido cefalorraquidiano e eletroneuromiografia) para confirmar o diagnóstico e avaliar o melhor tratamento (em geral os pacientes apresentam boa resposta com o uso de imunoglobulina). No entanto, apesar de relatos e séries de casos iniciais reportando a ocorrência de SGB, uma coorte recente falhou em demonstrar associação entre SGB e COVID-19, indicando que muitos casos podem ser coincidentes e não apresentar relação causal com a infecção viral.[50]

Uma complicação neuromuscular que deve ser diferenciada da SGB e se apresentou de forma muito mais frequente nos pacientes graves com COVID-19 é a polineuromiopatia do doente crítico. A apresentação clínica envolve perda sensorial distal, atrofia muscular, hiporreflexia e fraqueza muscular. A melhor conduta é a prevenção durante a permanência em UTI, com mobilização precoce, nutrição adequada e minimização de sedação/bloqueio neuromuscular. Uma vez instalada, a polineuromiopatia do doente crítico pode levar a perdas importantes de funcionalidade, com necessidade de reabilitação por longos períodos.

A encefalomielite aguda disseminada (ADEM) é outra possível complicação pós-infecciosa bastante rara em adultos, com alguns relatos na literatura após infecção confirmada por SARS-CoV-2.[25] A apresentação clínica mais típica é de déficit neurológico focal, com alteração do nível ou conteúdo da consciência e/ou crise convulsiva, mais raramente apresentando-se como síndrome medular (paraparesia ou tetraparesia com nível sensitivo e disautonomias). O diagnóstico deve ser confirmado com exames complementares, principalmente análise do líquido cefalorraquidiano e estudo de ressonância magnética evidenciando alterações de sinal típicas. O tratamento é realizado com infusão de imunoglobulina ou corticoterapia endovenosa em altas doses, além de programas de reabilitação prolongados.

CONCLUSÃO

Em resumo, há um potencial de invasão do sistema nervoso pelo SARS-CoV-2 evidenciado em estudos anatomopatológicos e modelos animais, ainda não totalmente confirmado em estudos clínicos. Diversas alterações neurológicas têm sido descritas em pacientes com COVID-19, desde sintomas inespecíficos como cefaleia e tontura até eventos cerebrovasculares e encefalites. No entanto, até o momento, permanece desconhecido o mecanismo fisiopatológico exato dessas alterações. Os estudos foram, em sua maioria, séries ou relatos de casos e exploratórios, com diversas limitações metodológicas. Novos estudos são necessários para melhor compreendermos as alterações neurológicas provocadas pelo SARS-CoV-2 no curto e longo prazo, assim como entender seus mecanismos fisiopatológicos, seja pelo agravamento de condições neurológicas preexistentes, por lesão viral direta/indireta, ou pelo desenvolvimento tardio de processos imunomediados.

A gravidade dos casos representa um desafio importante, visto que muitos pacientes permanecem internados por longos períodos, com múltiplas complicações clínicas, necessidade de ventilação mecânica, uso de sedativos e bloqueadores neuromusculares. Tais confundidores devem sempre ser levados em conta, tanto em estudos quanto na prática clínica, uma vez que estão associados a múltiplas complicações neurológicas, muitas vezes preveníveis ou ao menos minimizáveis.

Para o médico generalista, é importante ter em mente as possíveis apresentações neurológicas relacionadas à COVID-19 e incluir na sua avaliação clínica um exame neurológico sumário (contendo nível de consciência, motricidade, retirada à dor em pacientes inconscientes, avaliação pupilar e de reflexos de tronco). A avaliação do grau de atenção é útil para o diagnóstico de déficits atencionais (mais sugestivos de encefalopatias difusas/*delirium*), e devem sempre ser diferenciados de afasias (sinal focal que requer investigação com neuroimagem). Para isso, podem ser usadas ferramentas do exame neurológico ou escalas padronizadas como o CAM-ICU.

Por fim, é fundamental permanecermos vigilantes à literatura médica, que se mantém dinâmica no momento atual, para que possamos rapidamente ajustar os tratamentos conforme as melhores evidências e, principalmente, promover os melhores desfechos possíveis, tanto durante a internação como a longo prazo.

REFERÊNCIAS BIBLIOGRÁFICAS

1. Kim J-E, et al. Neurological complications during treatment of Middle East respiratory syndrome. Journal of Clinical Neurology. 2017;13.3:227-33.
2. Tsai L, Hsieh S, Chang Y. Neurological manifestations in severe acute respiratory syndrome. Acta Neurologica Taiwanica. 2005;14.3:113.
3. Murray RS, et al. Detection of coronavirus RNA and antigen in multiple sclerosis brain. Annals of Neurology: Official Journal of the American Neurological Association and the Child Neurology Society. 1992;31.5:525-33.
4. Fazzini E, Fleming J, Fahn S. Cerebrospinal fluid antibodies to coronavirus in patients with Parkinson's disease. Movement Disorders: Official Journal of the Movement Disorder Society. 1992;7.2:153-8.

5. Hamming I, Timens W, Bulthuis ML, Lely AT, Navis G, van Goor H. Tissue distribution of ACE2 protein, the functional receptor for SARS coronavirus: a first step in understanding SARS pathogenesis. J Pathol. 2004;203(2):631-7.

6. Zhang QL, Ding YQ, Hou JL, He L, Huang ZX, Wang HJ, et al. Detection of severe acute respiratory syndrome (SARS)-associated coronavirus RNA in autopsy tissues with in situ hybridization. Di Yi Jun Yi Da Xue Xue Bao. 2003;23(11):1125-7.

7. Xiang P, Xu XM, Gao LL, Wang HZ, Xiong HF, Li RH. First case of 2019 novel coronavirus disease with encephalitis. ChinaXiv. 2020;T202003:00015.

8. National Health Commission of the People's Republic of China. Diagnosis and treatment of the novel coronavirus pneumonia (Trial version 7) [D]. 2020. Disponível em: http://www.nhc.gov.cn/yzygj/s7653p/202003/46c9294a7dfe4cef80dc7f5912eb1989/files/ce3e6945832a438eaae415350a-8ce964.pdf. Acessado 03/03/2020.

9. De Felice FG, et al. Severe acute respiratory syndrome coronavirus 2 (SARS-CoV-2) and the central nervous system. Trends in Neurosciences. 2020.

10. Wu Y, Xu X, Chen Z, et al. Nervous system involvement after infection with COVID-19 and other coronaviruses [published online ahead of print, 2020 Mar 30]. Brain Behav Immun. 2020;S0889-1591(20)30357-3.

11. Mao L, et al. Neurologic manifestations of hospitalized patients with coronavirus disease 2019 in Wuhan, China. JAMA Neurology. 2020.

12. Frontera JA, et al. A prospective study of neurologic disorders in hospitalized patients with COVID-19 in New York City. Neurology. 2021;96.4:e575-e586.

13. Nascimento OJM. Complicações neurológicas associadas ao SARS-CoV-2 (COVID-19) no Brasil: organização do grupo NEUROCOVID-RIO e achados preliminares. Revista Brasileira de Neurologia. 2020;56.2.

14. Studart-Neto A, et al. Neurological consultations and diagnoses in a large, dedicated COVID-19 university hospital. Arquivos de Neuro-psiquiatria AHEAD. 2020.

15. Helms J, et al. Neurologic features in severe SARS-CoV-2 infection. New England Journal of Medicine. 2020.

16. Menni C, et al. Loss of smell and taste in combination with other symptoms is a strong predictor of COVID-19 infection. medRxiv. 2020.

17. Moein ST, et al. Smell dysfunction: a biomarker for COVID-19. International Forum of Allergy & Rhinology. 2020.

18. Giacomelli A, et al. Self-reported olfactory and taste disorders in patients with severe acute respiratory coronavirus 2 infection: A cross-sectional study. Clinical Infectious Diseases. 2020.

19. Yan CH, et al. Self-reported olfactory loss associates with outpatient clinical course in Covid-19. International Forum of Allergy & Rhinology. 2020.

20. Rocke J, et al. Is loss of sense of smell a diagnostic marker in COVID-19: a systematic review and meta-analysis. Clinical Otolaryngology. 2020;45.6:914-22.

21. Brann DH, et al. Non-neuronal expression of SARS-CoV-2 entry genes in the olfactory system suggests mechanisms underlying COVID-19-associated anosmia. Science Advances. 2020;6.31:eabc5801.

22. Yan CH, et al. Association of chemosensory dysfunction and Covid-19 in patients presenting with influenza-like symptoms. International Forum of Allergy & Rhinology. 2020.

23. Lechien JR, et al. Olfactory and gustatory dysfunctions as a clinical presentation of mild-to-moderate forms of the coronavirus disease (COVID-19): A multicenter European study. European Archives of Oto-Rhino-Laryngology. 2020:1-11.

24. Politi LS, Salsano E, Grimaldi M. Magnetic resonance imaging alteration of the brain in a patient with coronavirus disease 2019 (COVID-19) and anosmia. JAMA Neurology. 2020;77.8:1028-9.

25. Ellul MA, et al. Neurological associations of COVID-19. Lancet Neurol. 2020;19:767-83.

26. Oxley TJ, et al. Large-vessel stroke as a presenting feature of Covid-19 in the young. New England Journal of Medicine. 2020:e60.

27. Merkler AE, et al. Risk of ischemic stroke in patients with coronavirus disease 2019 (COVID-19) vs patients with influenza. JAMA Neurology. 2020;77.11:1366-72.

28. Fifi JT, Mocco J. COVID-19 related stroke in young individuals. The Lancet Neurology. 2020;19.9:713-5.

29. Wang A, et al. Stroke and mechanical thrombectomy in patients with COVID-19: technical observations and patient characteristics. Journal of Neurointerventional Surgery. 2020;12.7:648-53.

30. Sweid A, et al. Cerebral ischemic and hemorrhagic complications of coronavirus disease 2019. International Journal of Stroke. 2020;15.7:733-42.

31. Zhou F, Ting Y, et al. Clinical course and risk factors for mortality of adult inpatients with COVID-19 in Wuhan, China: a retrospective cohort study. Lancet. 2020;395:1054-62.

32. Tang N, Li D, Wang X, Sun Z. Abnormal coagulation parameters are associated with poor prognosis in patients with novel coronavirus pneumonia. J Thromb Haemost. 2020;18(4):844-7.

33. Giannis D, Ziogas IA, Gianni P. Coagulation disorders in coronavirus infected patients: COVID-19, SARS-CoV-1, MERS-CoV and lessons from the past. Journal of Clinical Virology. 2020;127.

34. McColl BW, Allan SM, Rothwell NJ. Systemic infection, inflammation and acute ischemic stroke. Neuroscience. 2009 Feb 6;158(3):1049-61.

35. Yaghi S, et al. SARS-CoV-2 and stroke in a New York Healthcare System. Stroke. 2020;51:2002-11.

36. Brucki S, et al. Neurological complications in COVID-19 patients from Latin America. Brain. 2020.

37. Helms J, et al. Delirium and encephalopathy in severe COVID-19: a cohort analysis of ICU patients. Critical Care. 2020;24.1:1-11.

38. Moriguchi T, et al. A first case of meningitis/encephalitis associated with SARS-Coronavirus-2. International Journal of Infectious Diseases. 2020.

39. Tuma RL, et al. Clinical, cerebrospinal fluid, and neuroimaging findings in COVID-19 encephalopathy: a case series. Neurological Sciences. 2021;42.2:479-89.

40. Solomon T. Neurological infection with SARS-CoV-2 – the story so far. Nature Reviews Neurology. 2021:1-2.

41. Kanberg Nelly et al. Neurochemical evidence of astrocytic and neuronal injury commonly found in COVID-19. Neurology. 2020;95.12:e1754-e1759.

42. Ravindra KG, Vimal KP, Ankit G. Encephalopathy in patients With COVID-19: A review. Journal of Medical Virology. 2021.

43. Sejvar JJ, Baughman AL, Wise M, Morgan OW. Population incidence of Guillain-Barré syndrome: A systematic review and meta-analysis. Neuroepidemiology. 2011;36:123-33.

44. Parra B, Lizarazo J, Jimenez-Arango JA, et al. Guillain-Barre syndrome associated with Zika virus infection in Colombia. N Engl J Med. 2016;375:1513-23.

45. Brasil P, Sequeira PC, Freitas AD, et al. Guillain-Barre syndrome associated with Zika virus infection. Lancet. 2016;387:1482.

46. Kim JE, Heo JH, Kim HO, et al. Neurological complications during treatment of Middle East respiratory syndrome. J Clin Neurol. 2017;13:227-33.

47. Sedaghat, Z, Karimi N. Guillain Barre syndrome associated with COVID-19 infection: A case report. Journal of Clinical Neuroscience. 2020.

48. Zhao H, et al. Guillain-Barré syndrome associated with SARS-CoV-2 infection: Causality or coincidence?. The Lancet Neurology. 2020;19.5:383-4.

49. Alberti P, et al. Guillain-Barré syndrome related to COVID-19 infection. Neurology-Neuroimmunology Neuroinflammation. 2020;7.4.

50. Keddie S, Pakpoor J, Mousele C, Pipis M, Machado PM, Foster M, et al. Epidemiological and cohort study finds no association between COVID-19 and Guillain-Barré syndrome. Brain. 2021;144(2):682-93.

8

Manifestações psiquiátricas na COVID-19

Gustavo Antonio Marcolongo Bezerra
Rodolfo Furlan Damiano
Bruno Marques

INTRODUÇÃO

Com o avanço da pandemia da COVID-19 e sua crescente pressão sobre os sistemas de saúde, os efeitos no cuidado da saúde mental de pacientes, tanto naqueles com doenças psiquiátricas crônicas (seja em tratamento ou não), quanto em pacientes sem histórico psiquiátrico prévio, têm demandado atenção especial dos médicos e profissionais de saúde por todo o mundo. Atualmente, o SARS-CoV-2 já afetou cerca de 120 milhões e matou mais de 2 milhões e 500 mil pessoas em todo o planeta.[1] Mesmo para aqueles em que a doença não atingiu um nível biológico, a pandemia por COVID-19 pode ser sentida em todos os continentes.[2]

Cada vez mais trabalhadores das linhas de frente, assim como os da retaguarda, deparam-se com casos de sintomas neuropsiquiátricos agudos, como agitação psicomotora, *delirium*, psicose, estados maniformes, reações agudas ao estresse, ideação e tentativa de suicídio, entre diversos outros problemas de saúde mental.[3] O que no início pensou tratar-se apenas de sintomas breves e passageiros, pode hoje ser entendido como o início de manifestações possivelmente crônicas (ou *long-covid*), afetando tanto a saúde mental quanto a cognição.[4,5]

Faz-se ímpar que o profissional de saúde esteja atento para diagnosticar e tratar algumas das mais comuns manifestações psiquiátricas agudas e crônicas, assim como realizar o manejo de potenciais drogas psicotrópicas que serão utilizadas. Além disso, em um contexto pandêmico e no âmbito da saúde pública, devem ser levados em consideração fatores de estresse psicossociais gerados pelas medidas de controle da transmissão do vírus, como restrições ao contato social, a ansiedade gerada a partir da exposição a notícias traumáticas e cenários de incertezas quanto ao futuro, além de possíveis efeitos diretos que o processo inflamatório generalizado e o processo de doença grave podem causar à saúde mental. Não menos importante, também deve-se ressaltar o impacto que o direcionamento dos recursos de saúde para o manejo da crise do SARS--CoV-2, assim como a subsequente crise financeira, podem trazer na desassistência ao doente psiquiátrico, podendo acarretar um aumento da dificuldade no acesso a tratamento, agravando condições preexistentes e comprometendo a assistência contínua.

AVALIAÇÃO INICIAL

Na avaliação inicial de um doente com suspeita ou confirmação de CO-VID-19, após a avaliação clínica e estabilização das funções orgânicas, é imprescindível lançar mão de uma anamnese psiquiátrica sumária, assim como um breve exame do estado mental. O principal objetivo é diferenciar doenças orgânicas de não orgânicas, doenças crônicas agudizadas de doenças agudas, e doenças psiquiátricas com potencial necessidade de internação. Na anamnese, é importante atentar para a existência prévia de um diagnóstico psiquiátrico, assim como o uso crônico ou recente de algum psicotrópico. Neste ponto é importante salientar que a retirada abrupta de algumas drogas psiquiátricas, como antidepressivos e benzodiazepínicos, pode causar sintomas graves, tendo como exemplos sonolência, agitação, convulsões e/ou *delirium*. Da mesma forma, a introdução de algum agente pela equipe assistencial deve ser feita com cautela e com o devido conhecimento de seus possíveis efeitos colaterais, bem como de seu perfil de interação medicamentosa (existem diversos aplicativos disponíveis para este fim).

No exame psíquico devemos observar pontos cruciais como aparência, atitude, orientação temporoespacial, nível de consciência (Glasgow) e nível de vigilância, atenção, sensopercepção (alucinações), humor, afeto, pensamento, psicomotricidade, crítica do estado mórbido, juízo de realidade (existência de delírios) e ideação suicida. É importante salientar neste momento que indivíduos com estado confusional agudo apresentam flutuação do nível de consciência e vigilância, alteração do nível de consciência e psicomotricidade (podendo ser tanto hipoativo como hiperativo), prejuízo de atenção, além de pensamento e comportamentos desorganizados (confuso, sem uma ideia delirante estruturada, mas que flutua ao longo do tempo dependendo do exame mental e da condição clínica). Uma pesquisa na China encontrou incidência de *delirium* em cerca de 22% dos indivíduos que morreram por COVID-19, e em apenas 1% dos que não foram a óbito por essa condição.[6] Escalas como a *Confusion Assessment Method* (CAM) são úteis e estão disponíveis para a língua portuguesa.[7] Ao final de sua avaliação sumária você deve ser capaz de decidir a necessidade de chamar ou não a ajuda de um médico psiquiatra.

MANIFESTAÇÕES PSIQUIÁTRICAS E COVID-19

Pesquisas iniciais apontaram para um aumento importante na incidência de transtornos mentais na população geral, assim como na população internada por COVID-19 durante e após a pandemia. Casos de transtorno de adaptação, resposta aguda ao estresse, transtorno do estresse pós-traumático, sintomas depressivos e ansiosos, comportamentos suicidas e agravamento dos transtornos psicóticos já foram relacionados de alguma forma ao avanço da pandemia de SARS-CoV-1, MERS-CoV, e agora (com evidências mais limitadas), SARS--CoV-2.[3,8-11] Entretanto, estudos longitudinais subsequentes mostram uma aparente estabilização e até redução ao longo da pandemia.[12,13] Tais achados ainda carecem de uma maior soma de evidências, para obtenção de conclusões necessárias. É importante salientar que diversos são os fatores envolvidos, tais como ambientais, sociais e biológicos (p. ex., resposta inflamatória, imunológica e atividade viral direta)[8,9]. Além disso, conforme já mencionado, é valioso, por meio da anamnese psiquiátrica, diferenciar quadros agudos de crônico agudizados, pois isso guiará o tratamento subsequente.

No exame psíquico, é possível encontrar pacientes com ideação ou tentativa de suicídio (perguntar sobre ideação crônica ou aguda, tentativas prévias, algum indício de planejamento atual), sintomas depressivos (avaliar anedonia, diminuição ou aumento de apetite e sono, falta de energia, sintomas catatoniformes, dificuldades de concentração e atenção), sintomas psicóticos (considerar se sintomas são novos ou prévios e se acompanham algum outro sintoma – humor deprimido, humor eufórico, afeto hipomodulado, desorganização psicomotora), reações agudas ao estresse ou TEPT (perguntar sobre sonhos, crises de ansiedade, insônia, intrusão de pensamento, *flashbacks*, despersonalização e desrealização), ansiedade (questionar preocupações generalizadas ou se existe preocupação específica relacionada à pandemia, insônia, crises agudas de ansiedade), ou mesmo encontrar pacientes com necessidade do manejo das mais diversas drogas psicotrópicas.

- **TABELA 1**

Condição	Prevalência durante COVID-19	Abordagem
Suicidalidade (ideação, tentativa e suicídio consumado)	Estudos iniciais contraditórios[14-16] Entratanto, espera-se um aumento no pós-pandemia[17,18] Prevalência geral no Brasil: • Ideação suicida: cerca de 10%. • Tentativa de suicídios: 130/100.000 hab. • Suicídio consumado: 6,5/100.000 hab.	Realizar uma avaliação compassiva, com escuta atenta, não estigmatizar, avaliar e priorizar estado clínico geral, método da tentativa, letalidade de tentativas anteriores e atual, acesso a meios letais (armas de fogo, medicamentos etc.), avaliar suporte sociofamiliar, contatar especialista, manter em observação
Sintomas psicóticos	Provável manifestação cerebral precoce da COVID-19[19]	Se agitação psicomotora, considerar contenção física e contenção química. Sempre optar por medicamentos VO quando possível (quetiapina 100 mg, olanzapina 5-10 mg ou lorazepam 2 mg). Caso não seja possível ou paciente não responda à medicação VO, introduzir medicação IM. No contexto da COVID-19, utilizar preferencialmente 1 ampola de haldol 5 mg/mL + 1 ampola de prometazina 25 mg/mL IM com reavaliações a cada 30 minutos, podendo repetir até 30 mg (avaliar sintomas de bloqueio dopaminérgico, distonia). Depois, avaliar heteroagressividade, risco de suicídio e solicitar avaliação de especialista após manejo inicial[20-22]
Sintomas depressivos	9 a 17% de sintomas moderados a graves na população geral[23,24]	Avaliar descompensações clínicas, risco de suicídio, garantir seguimento e adesão a tratamento posterior. Considerar introdução de antidepressivo (lembrar do risco de hiponatremia associado a todos os antidepressivos)

(continua)

• **TABELA 1** *(continuação)*

Condição	Prevalência durante COVID-19	Abordagem
Sintomas ansiosos, reação aguda ao estresse ou transtorno do estresse pós-traumático (TEPT)	TEPT: 3 a 7 % dos pacientes internados por COVID-19 antes da alta[24,25] Ansiedade: quase 30% de sintomas moderados a graves de ansiedade na população geral[23]	Suporte e escuta, evitar benzodiazepínicos e hipnóticos quando possível. Quetiapina (25-50 mg) pode ser utilizada para quadros agudos, incluindo insônia. Garantir seguimento e adesão ao tratamento posterior
Manejo de drogas psicotrópicas	Provável aumento de intoxicações, efeitos de retirada, manejo de interações medicamentosas	Avaliar risco de perda de seguimento e adesão ao tratamento, garantir acesso às medicações, avaliar efeitos colaterais

MEDICAMENTOS PSICOTRÓPICOS E CONSIDERAÇÕES NA COVID-19

O manejo farmacológico das manifestações psiquiátricas da COVID-19 deve seguir as condutas dos seus respectivos transtornos, respeitando as interações medicamentosas com a terapêutica clínica propriamente dita. Deve-se priorizar a estabilização clínica do paciente, mesmo que isso sobreponha, transitoriamente, a descompensação do transtorno psiquiátrico. De modo geral, antidepressivos que inibem a recaptura seletiva de serotonina são a classe mais segura e apresentam menor perfil de interações farmacológicas, além de possuírem ampla utilização, como por exemplo em depressão, ansiedade e impulsividade, entre outras.

No manejo agudo de quadros ansiosos e de insônia, podem ser usados benzodiazepínicos e hipnóticos. No entanto, eles devem ter seu potencial sedativo observado, uma vez que há a possibilidade de efeito adjuvante ao quadro de depressão respiratória do vírus. Além disso, os riscos potenciais de agravo ou incitação de quadros confusionais agudos, aumento do risco de suicídio, bem como causas de tolerância e dependência não devem ser ignorados. Ademais, apesar de controverso na literatura, alguns estudos associaram aumento do risco de desenvolvimento de TEPT após uso de benzodiazepínicos em quadros agudos de estresse ou trauma, gerando dúvidas se os benefícios superam os riscos do uso em quadros de reações agudas ao estresse.[26-28]

Outro importante efeito adverso a ser avaliado é o aumento do intervalo QT no traçado eletrocardiográfico, observado principalmente com o uso de antidepressivos tricíclicos e de antipsicóticos. A associação dessas medicações com outras comuns no tratamento em pacientes com suspeita de COVID-19, como azitromicina, predispõe a interação medicamentosa e efeitos colaterais mais graves. São exemplos de antipsicóticos que não apresentam risco estatístico de causar prolongamento QT a lurasidona, aripiprazol, paliperidona e haloperidol, apesar deste último apresentar uma tendência de prolongamento. No contexto de um paciente crítico na realidade brasileira, deve-se dar preferência ao haloperidol em detrimento dos antipsicóticos atípicos (olanzapina, quetiapina, risperidona), muito embora a qualidade das evidências ainda seja baixa.[29]

CONCLUSÃO

Diversas evidências apontam para um aumento da incidência dos transtornos mentais na população geral e especificamente na população com patologia mental prévia, seja durante ou no período pós-pandemia. Médicos generalistas estarão cada vez mais em contato com tais pacientes e devem saber manejar os quadros mais comuns, assim como diferenciar quadros potencialmente orgânicos de não orgânicos. O tratamento da sintomatologia mental deve levar em conta os potenciais riscos e benefícios de diversas drogas e seu potencial risco de interação. Além disso, esforços também devem ser feitos na prevenção de transtornos mentais crônicos pós-pandemia, assim como na identificação desses transtornos ao longo do tempo.

REFERÊNCIAS BIBLIOGRÁFICAS

1. Johns Hopkins University of Medicine. Coronavirus Resource Center. Disponível em:https://coronavirus.jhu.edu/map.html. Published 2020. Acessado em maio 2020.
2. Brooks SK, Webster RK, Smith LE, et al. The psychological impact of quarantine and how to reduce it: rapid review of the evidence. The Lancet. 2020;395(10227):912-20.
3. Pfefferbaum B, North CS. Mental health and the Covid-19 Pandemic. N Engl J Med. 2020.
4. Jaywant A, Vanderlind WM, Alexopoulos GS, Fridman CB, Perlis RH, Gunning FM. Frequency and profile of objective cognitive deficits in hospitalized patients recovering from COVID-19. Neuropsychopharmacology. 2021.
5. González-Sanguino C, Ausín B, Castellanos M, et al. Mental health consequences of the coronavirus 2020 pandemic (COVID-19) in Spain. A longitudinal study. Front Psychiatry. 2020;11:565474.
6. Chen T, Wu D, Chen H, et al. Clinical characteristics of 113 deceased patients with coronavirus disease 2019: retrospective study. BMJ (Clinical research ed). 2020;368:m1091.
7. Fabbri RMA, Moreira MA, Garrido R, Almeida OP. Validity and reliability of the Portuguese version of the Confusion Assessment Method (CAM) for the detection of delirium in the elderly. Arquivos de Neuro-Psiquiatria. 2001;59:175-9.
8. He F, Deng Y, Li W. Coronavirus disease 2019: What we know? J Med Virol. 2020.

9. Zhou M, Zhang X, Qu J. Coronavirus disease 2019 (COVID-19): A clinical update. Front Med. 2020:1-10.
10. Stein MB. Coronavirus disease 2019 (COVID-19): Psychiatric symptoms and disorders. UpToDate. Coronavirus disease 2019 (COVID-19) Web site. Disponível em: https://www.uptodate.com/contents/coronavirus-disease-2019-covid-19-psychiatric-symptoms-and-disorders. Published 2020. Updated May 08, 2020. Acessado maio 2020.
11. Psychiatry. COVID-19 Protocols Web site. Disponível em: https://covidprotocols.org/protocols/psychiatry/#psychiatry-consultation. Acessado maio 2020.
12. Fancourt D, Steptoe A, Bu F. Trajectories of anxiety and depressive symptoms during enforced isolation due to COVID-19 in England: A longitudinal observational study. The Lancet Psychiatry.
13. Chandola T, Kumari M, Booker CL, Benzeval M. The mental health impact of COVID-19 and lockdown-related stressors among adults in the UK. Psychological Medicine. 2020:1-10.
14. Tanaka T, Okamoto S. Increase in suicide following an initial decline during the COVID-19 pandemic in Japan. Nature Human Behaviour. 2021;5(2):229-38.
15. Deisenhammer EA, Kemmler G. Decreased suicide numbers during the first 6 months of the COVID-19 pandemic. Psychiatry Research. 2021;295:113623.
16. Qin P, Mehlum L. National observation of death by suicide in the first 3 months under COVID-19 pandemic. Acta Psychiatr Scand. 2021;143(1):92-3.
17. Gunnell D, Appleby L, Arensman E, et al. Suicide risk and prevention during the COVID-19 pandemic. The Lancet Psychiatry. 2020.
18. Sher L. An infectious disease pandemic and increased suicide risk. Brazilian Journal of Psychiatry. 2020.
19. Parra A, Juanes A, Losada CP, et al. Psychotic symptoms in COVID-19 patients. A retrospective descriptive study. Psychiatry Research. 2020;291:113254.
20. Baldaçara L, Diaz AP, Leite V, et al. Brazilian guidelines for the management of psychomotor agitation. Part 2. Pharmacological approach. Brazilian Journal of Psychiatry. 2019;41:324-35.
21. Hui D, Frisbee-Hume S, Wilson A, et al. Effect of lorazepam with haloperidol vs haloperidol alone on agitated delirium in patients with advanced cancer receiving palliative care: A randomized clinical trial. JAMA. 2017;318(11):1047-56.
22. Wu YC, Tseng PT, Tu YK, et al. Association of delirium response and safety of pharmacological interventions for the management and prevention of delirium: A network meta-analysis. JAMA Psychiatry. 2019;76(5):526-35.
23. Wang C, Pan R, Wan X, et al. Immediate psychological responses and associated factors during the initial stage of the 2019 coronavirus disease (COVID-19) epidemic among the general population in China. Int J Environ Res Public Health. 2020;17(5).
24. Tang W, Hu T, Hu B, et al. Prevalence and correlates of PTSD and depressive symptoms one month after the outbreak of the COVID-19 epidemic in a sample of home-quarantined Chinese university students. Journal of Affective Disorders. 2020;274:1-7.
25. Liu N, Zhang F, Wei C, et al. Prevalence and predictors of PTSS during COVID-19 outbreak in China hardest-hit areas: Gender differences matter. Psychiatry Research. 2020;287:112921.
26. Dodds TJ. Prescribed benzodiazepines and suicide risk: A review of the literature. Prim Care Companion CNS Disord. 2017;19(2).
27. Guina J, Rossetter SR, De RB, Nahhas RW, Welton RS. Benzodiazepines for PTSD: A systematic review and meta-analysis. J Psychiatr Pract. 2015;21(4):281-303.
28. Victorri-Vigneau C, Gerardin M, Rousselet M, Guerlais M, Grall-Bronnec M, Jolliet P. An update on zolpidem abuse and dependence. Journal of Addictive Diseases. 2014;33(1):15-23.
29. Huhn M, Nikolakopoulou A, Schneider-Thoma J, et al. Comparative efficacy and tolerability of 32 oral antipsychotics for the acute treatment of adults with multi-episode schizophrenia: A systematic review and network meta-analysis. The Lancet. 2019;394(10202):939-51.

9

Manifestações respiratórias da COVID-19

Lucas Gonçalves Dias Barreto
Thiago Vicente Pereira
Rodrigo Antonio Brandão Neto

INTRODUÇÃO

As primeiras avaliações em populações chinesas sobre o vírus SARS-CoV-2 indicavam que até 80% dos portadores eram assintomáticos,[1] porém uma revisão sistemática do início de 2021, que avaliou dados publicados até novembro de 2020, descreve que um terço das infecções são assintomáticas, e que cerca de 75% desses indivíduos assintomáticos com resultado positivo de pesquisa viral vão permanecer sem sintomas.[17] Porém, esses dados variam entre diferentes estudos, assim como a definição de "assintomático". Estudos avaliando populações menores sugerem que indivíduos mais jovens têm maior prevalência de casos assintomáticos. Um desses estudos foi feito avaliando a disseminação do SARS-CoV-2 em uma base militar americana com 1.271 casos positivos e média de idade de 27 anos, mostrando que apenas 22% estavam sintomáticos no momento do diagnóstico, e que 43% permaneceram assintomáticos nas 10 semanas seguintes.[18] Importante destacar que mesmo nos pacientes assintomáticos podemos encontrar alterações em exames de imagem.

Já nos pacientes sintomáticos, dados de fevereiro de 2020 organizados pelo Chinese Center for Disease Control and Prevention,[19] com pouco mais de 72.000 casos suspeitos para COVID-19, sendo 62% desses confirmados, mostravam que 81% eram casos leves, 14% casos graves (dispneia, hipóxia ou > 50% de acometimento pulmonar em exame de imagem) e 5% de casos críticos (falência respiratória, choque hemodinâmico ou disfunções de outros sistemas). Pacientes sem qualquer comorbidade podem evoluir para caso grave da doença, porém esses casos são mais comuns entre pacientes idosos e com comorbidades.

Após contato inicial com o vírus, o período de incubação pode chegar até 14 dias, com a mediana dos pacientes iniciando sintomas após 4 dias de contato.[20] As manifestações respiratórias fazem parte do espectro leve da doença em 81% dos casos, sendo a tosse e dispneia as principais.[2] A fase prodrômica também pode cursar com manifestações extrarrespiratórias, sendo a febre o sintoma geral mais frequente da infecção por COVID-19. As Tabelas 1 e 2 mostram os principais tipos e incidências dos sintomas respiratórios e extrarrespiratórios, respectivamente.

• **TABELA 1** Características epidemiológicas dos sintomas respiratórios em pacientes confirmados para SARS-CoV-2

Tosse	67,8-82%
Dispneia	18,7-31%
Produção de escarro	23-33,7%
Disgeusia	88,8%
Anosmia ou hiposmia	85,6%
Dor de garganta	5-13,9%
Rinorreia	4-4,8%
Dor torácica	2%

Adaptada de: Guan W, et al.[2], Chen N, et al.[3], Lechien JR, et al.[5]

• **TABELA 2** Características epidemiológicas dos sintomas extrarrespiratórios em pacientes confirmados para SARS-CoV-2

Febre	83-88,7%
Mialgia ou artralgia	11-14,9%
Cefaleia	8-13,6%
Calafrios	11,5%
Náusea ou vômitos	1-5%
Diarreia	2-3,8%

Adaptada de: Guan W, et al.[2], Chen N, et al.[3], Lechien JR, et al.[5]

Deve-se acrescentar que febre, embora presente em quase 90% dos casos, em uma série publicada na revista *Lancet* ocorreu em 43,8% dos pacientes na apresentação no departamento de emergência.[3] Ao contrário da infecção por Influenza H1N1, os sintomas típicos de vias aéreas superiores como rinorreia e odinofagia são relativamente infrequentes na COVID-19.[4] Além disso, sintomas de anosmia e disgeusia, não relatados na infecção por H1N1, podem ter prevalência de até 85,6% e 88,8%, embora a incidência seja de 5 a 6% em outras séries nos pacientes com COVID-19.[5] Na coorte do Registro-COVID, anosmia e disgeusia ocorreram em 19,6% a 23,1% dos casos. O sintoma mais frequente foi dispneia, que ocorreu em 76,1% dos casos. Já a tosse ocorre em 74,3% dos pacientes, febre em 45,7% e dor de garganta e rinorreia em aproximadamente 15% dos casos. A Tabela 3 resume os principais sintomas nesta coorte de pacientes brasileiros.

• **TABELA 3** Características dos 506 pacientes com pneumonia por COVID-19 hospitalizados no departamento de emergência do HCFMUSP

Variável	Todos os pacientes	Sobreviventes	Não sobreviventes	P
N	506	353	153	
Idade	60,1±15,1	57,4±14,6	66,2±14,4	< 0,0001
Sexo feminino	216 (42,7%)	148 (41,9%)	68 (44,4%)	0,599
Sintomas na apresentação				
Dispneia	385 (76,1%)	267 (75,6%)	118 (77,1%)	0,719
Tosse	376 (74,3%)	270 (76,5%)	106 (69,3%)	0,088
Mialgias	197 (38,9%)	159 (45,0%)	38 (24,8%)	< 0,0001
Dor de garganta	75 (14,8%)	60 (17%)	15 (9,8%)	0,036
Rinorreia	80 (15,8%)	56 (15,9%)	24 (15,7%)	0,96
Diarreia	88 (17,4%)	66 (18,7%)	22 (14,4%)	0,239
Náuseas	97 (19,2%)	73 (20,7%)	24 (15,7%)	0,19
Cefaleia	128 (25,3%)	105 (29,8%)	23 (15,0%)	< 0,0001
Disgeusia	117 (23,1%)	102 (28,9%)	15 (9,8%)	< 0,0001
Anosmia	99 (19,6%)	85 (24,1%)	14 (9,2%)	< 0,0001
Febre	231 (45,7%)	166 (47,0%)	65 (42,5%)	0,346
Comorbidades				
Nenhuma	112 (22,1)	88 (24,9%)	24 (15,7%)	0,0036
1 comorbidade	145 (28,7%)	104 (29,5%)	41 (26,8%)	–
2 comorbidades	142 (28,1%)	88 (24,9%)	54 (35,3%)	–
3 comorbidades	69 (13,6%)	50 (14,2%)	19 (12,4%)	–
≥ 4 comorbidades	38 (7,5%)	23 (6,5%)	15 (9,8%)	–
Hipertensão	280 (55,3%)	192 (54,4%)	88 (57,5%)	0,516
Diabetes	181 (35,8%)	119 (33,7%)	62 (40,5%)	0,142
Tabagismo	144 (39,2%)	100 (36,5%)	44 (47,3%)	0,065
Diálise	15 (3,0%)	8 (2,3%)	7 (4,6%)	0,16
Insuficiência cardíaca	39 (7,7%)	25 (7,1%)	14 (9,2%)	0,423
DPOC	15 (3,0%)	5 (1,4%)	11 (7,2%)	0,002

(continua)

• **TABELA 3** Características dos 506 pacientes com pneumonia por COVID-19 hospitalizados no departamento de emergência do HCFMUSP *(continuação)*

Variável	Todos os pacientes	Sobreviventes	Não sobreviventes	P
Asma	22 (4,4%)	14 (4,0%)	10 (6,5%)	0,522
Câncer (n = 506)	39 (7,7%)	18 (5,1%)	21 (13,7%)	0,001
Transplante de órgãos sólidos (n = 506)	16 (3,2%)	8 (2,3%)	8 (5,2%)	0,08
LES (n = 506)	5 (1,0%)	5 (1,4%)	0 (0%)	0,139
HIV (n = 506)	7 (1,4%)	4 (1,1%)	3 (2,0%)	0,464
Medicações				
IECAs (n = 478)	87 (18,2%)	70 (20,6%)	17 (12,3%)	0,034
Bloqueadores de angiotensina (n = 473)	86 (18,2%)	68 (20,1%)	18 (13,3%)	0,084
Imunosuppressores (n = 428)	21 (4,9%)	14 (4,5%)	7 (6,0%)	0,51
AINEs (n = 428)	39 (9,1%)	31 (9,9%)	8 (6,9%)	0,331

AINEs: anti-inflamatórios não esteroidais; DPOC: doença pulmonar obstrutiva crônica; IECAs: inibidores da enzima de conversão da angiotensina; LES: lúpus eritematoso sistêmico.

A pneumonia é a manifestação mais comum entre os casos graves da doença, o que se justifica pela microbiologia viral e fisiopatologia da infecção descritas em capítulos específicos deste livro. Clinicamente manifesta-se por tosse, febre, dispneia e infiltrado pulmonar bilateral em exames de imagem. Comparando a infecção do SARS-CoV-2 com outros vírus causadores de pneumonia, em especial o H1N1, encontramos que anosmia, disgeusia e estertores bilaterais em ausculta são mais frequentes na COVID-19, ao passo que vômitos, conjuntivite, odinofagia e roncos na ausculta são mais comuns na pneumonia por Influenza.[21] Apesar disso, apenas achados de história e exame físico não conseguem distinguir entre os agentes etiológicos, devendo ser feito algum exame laboratorial para confirmação.

EVOLUÇÃO CLÍNICA

Geralmente, tosse e febre se apresentam desde o primeiro dia de sintomas. A dispneia costuma se iniciar ao final da primeira semana, podendo persistir, juntamente com a tosse, por até 19 dias. O período entre o sétimo e o décimo dia é crítico para avaliação dos pacientes, visto que casos leves podem progredir para moderados ou graves.[6] A Figura 1 esquematiza a persistência dos sintomas respiratórios durante o curso da COVID-19.

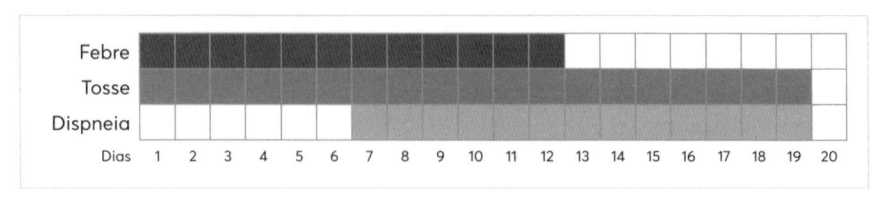

• **FIGURA 1**   Curso clínico dos principais sintomas de COVID-19 em pacientes hospitalizados que sobreviveram à doença.
Adaptada de: Zhou F, et al.[6]

Em dois estudos as manifestações da infecção pelo COVID-19 ocorreram com alguma correlação temporal:[3,6]

- Dispneia aparece com 6 a 8 dias.
- Tosse aparece no início do quadro e persiste usualmente por 3 semanas.
- Febre está presente na maioria dos casos, mas pode não ocorrer na instalação do quadro, tendendo a durar até 14 dias.
- Necessidade de internação em UTI por volta do 10º ao 12º dia de evolução.
- Síndrome do desconforto respiratório agudo ocorre com 10 a 12 dias de evolução na maioria dos casos.

QUADRO PULMONAR

Síndrome respiratória aguda grave

Estima-se que 14% dos pacientes progridam do quadro respiratório leve inicial para um quadro de pneumonia mais grave, também denominado síndrome respiratória aguda grave (SRAG).[2]

Historicamente, a síndrome respiratória aguda grave foi um termo criado em 2003 para definir quadros graves do surto de SARS-CoV-1 na China. Atualmente, esse termo foi reciclado: no contexto do COVID-19, a SRAG é determinada por frequência respiratória $\geq$ 24 irpm* e/ou SatO$_2$ $\leq$ 93%.[7]

Os pacientes com SRAG são enquadrados no espectro clínico moderado da COVID-19, apresentando sinais de gravidade que justificam internação em enfermaria sem, no entanto, necessitarem de internação em leitos de UTI.

---

* Para crianças, considerar os valores de frequência respiratória para a faixa etária e outros sinais de desconforto respiratório, como tiragem intercostal, tiragem de fúrcula e batimento de asa nasal.

O espectro grave da doença corresponde a 5% dos casos confirmados de CO-VID-19. Dele fazem parte a síndrome do desconforto respiratório agudo (SDRA), a sepse e o choque, frequentemente se organizando nessa ordem cronológica.[8]

Síndrome do desconforto respiratório agudo

A síndrome do desconforto respiratório agudo (SDRA) é caracterizada por um edema pulmonar inflamatório que gera um quadro grave de insuficiência respiratória.

No contexto do COVID-19, a SDRA é a causa mais comum de transferência para terapia intensiva, e sua prevalência em pacientes com COVID-19 admitidos no hospital pode variar entre 3,4 e 17%.[2,8]

Em adultos, a definição de SDRA é baseada na presença de quatro características típicas, definidas como critérios de Berlim.[9] Todas essas características devem estar presentes para caracterizar um quadro de SDRA:

- **Início:** até 7 dias após insulto clínico conhecido ou piora de sintomas respiratórios.
- **Imagem torácica (raio X, TC ou USG pulmonar):** opacidades pulmonares bilaterais, não explicadas por atelectasias ou nódulos (Figura 2).
- **Origem do infiltrado pulmonar:** edema pulmonar não explicado por insuficiência cardíaca ou hiper-hidratação.
- **Comprometimento da oxigenação:** o comprometimento da oxigenação categoriza a gravidade do quadro em três grupos clínicos:
  - SDRA leve: relação PaO_2/FIO_2 entre 200 mmHg e 300 mmHg (com PEEP ou CPAP $\geq$ 5 cmH_2O, ou não ventilado).
  - SDRA moderada: relação PaO_2/FIO_2 entre 100 mmHg e 200 mmHg (com PEEP $\geq$ 5 cmH_2O, ou não ventilado).
  - SDRA grave: relação PaO_2/FIO_2 < 100 mmHg (com PEEP $\geq$ 5 cm H_2O, ou não ventilado).*

A SDRA pode ser fatal e, juntamente com o choque séptico, é a principal causa de morte por COVID-19 em UTI, necessitando de suporte ventilatório rápido e eficiente. No início da pandemia em 2020, alguns estudos descreveram a presença de 2 fenótipos de acometimento pulmonar pela COVID-19: L e H. O fenótipo L seriam pacientes com complacência normal a despeito de

---

* Quando a PaO_2 não for disponível, a relação $SpO_2/FiO_2 \leq 315$ sugere a presença de SDRA (inclusive em pacientes não ventilados).

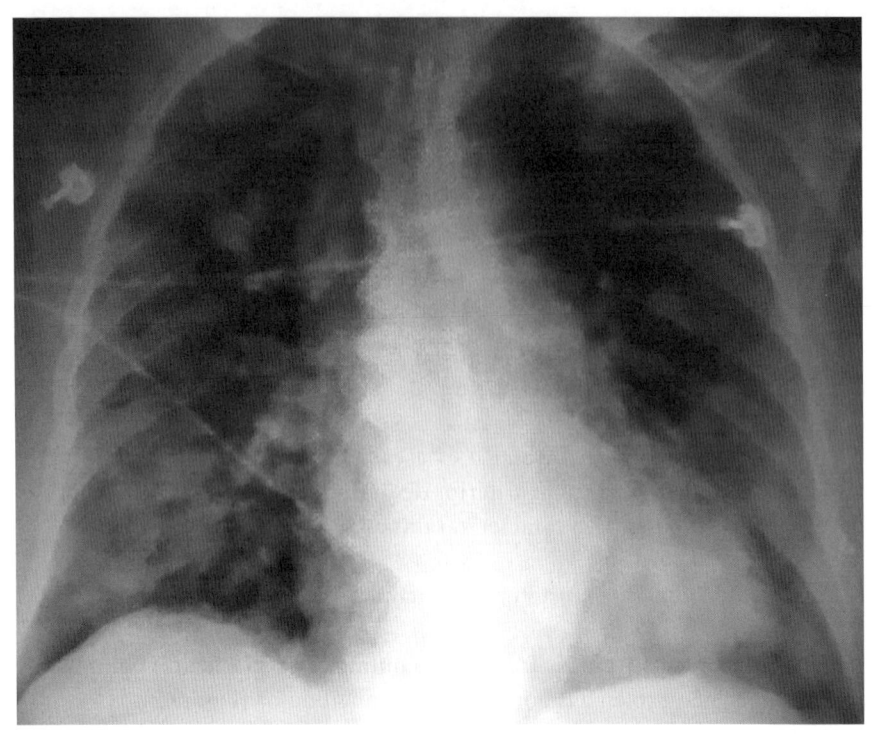

· **FIGURA 2** Exame de imagem de tórax compatível com os critérios para síndrome do desconforto respiratório agudo (SDRA). Observe no raio X a presença de regiões de opacificações bilaterais. Ressaltamos que para o critério radiológico pode ser usado qualquer exame de imagem que demonstre infiltrado bilateral. Fonte: arquivo pessoal do autor.

uma hipoxemia severa, e foi postulado que esses pacientes poderiam ser tratados com parâmetros ventilatórios considerados não protetores para o manejo tradicional da SDRA. Já o fenótipo H seriam pacientes com complacência já reduzida, à semelhança do que já era descrito na SDRA. Entretanto, esse conceito de diferentes fenótipos acabou não mudando o manejo ventilatório desses pacientes. Sabemos que mesmo pacientes com melhor complacência quando ventilados com parâmetros protetores apresentam menos complicações e menor progressão para classificações mais graves da SDRA.[32,33]

Apesar dos fenótipos propostos (L e H) não terem mudado a ventilação protetora, é importante reconhecer a SDRA como uma síndrome heterogênea de acometimento de ventilação e oxigenação. Sabemos, por exemplo, que um mesmo valor de PEEP não deve ser aplicado para todos os pacientes, pois pacientes com alterações vasculares pulmonares podem piorar sua oxigenação com aumentos de PEEP. Idealmente, os parâmetros de ventilação devem ser calculados para obter melhor complacência de forma individualizada após o início da ventilação mecânica.

O manejo desses pacientes é realizado por meio de ventilação mecânica com parâmetros protetores. Considerando a redução na complacência pulmonar existente na doença, a ventilação protetora tem por objetivo reduzir a lesão pulmonar secundária a barotrauma e volutrauma. Ajustes de ventilação mecânica nesse cenário serão discutidos em capítulo específico deste livro.

Tromboembolismo pulmonar

A COVID-19 provoca alterações complexas e multifatoriais na coagulação, levando a um estado de hipercoagulabilidade. Tomando como base a tríade de Virchow, vemos que pacientes graves permanecem muito tempo acamados, favorecendo a estase venosa, além do próprio vírus causar lesão endotelial direta[22] e ocorrer um aumento de fatores procoagulantes circulantes.[23] Todos esses fatores favorecem manifestações tromboembólicas, dentre as quais o tromboembolismo pulmonar (TEP), cujo diagnóstico pode ser dificultado tendo em vista o acometimento pulmonar já existente pela infecção pelo SARS-CoV-2. Uma série de casos de um hospital terciário na França, com 107 pacientes com COVID-19 confirmados, mostrou ocorrência de TEP em 20,6% dos casos, sendo que no ano anterior, antes da pandemia, no mesmo período, a incidência de TEP nesse local era de 6,1%. O estudo ressalta também que, dos 22 pacientes com TEP e COVID-19, vinte deles estavam recebendo profilaxia antitrombótica adequada.[24] Outra série de casos de um hospital da Alemanha, com 184 pacientes, todos recebendo profilaxia tromboembólica e com diagnóstico confirmado de COVID-19, mostrou incidência de 31% de eventos tromboembólicos no geral, sendo TEP o evento mais comum.[25]

Na avaliação diagnóstica de TEP rotineiramente utilizamos escores de probabilidade pré-teste para indicação de exames laboratoriais e exames de imagem, como o escore Wells e escore PERC. Para aqueles pacientes que, no escore Wells, tinham baixo risco pré-teste de TEP e eram avaliados com D-dímero na investigação diagnóstica, temos o problema que a COVID-19 por si só pode levar a aumentos desse marcador sem necessariamente refletir a existência de uma complicação trombótica. Realizar angiotomografia para todos os pacientes também seria uma prática inviável pelo risco de eventos adversos e custos para o sistema de saúde.

A American Society of Hematology destaca que sinais e sintomas de trombose venosa profunda (TVP), como taquicardia mantida, hipotensão, piora da hipoxemia e do padrão ventilatório, assim como outros fatores de risco para

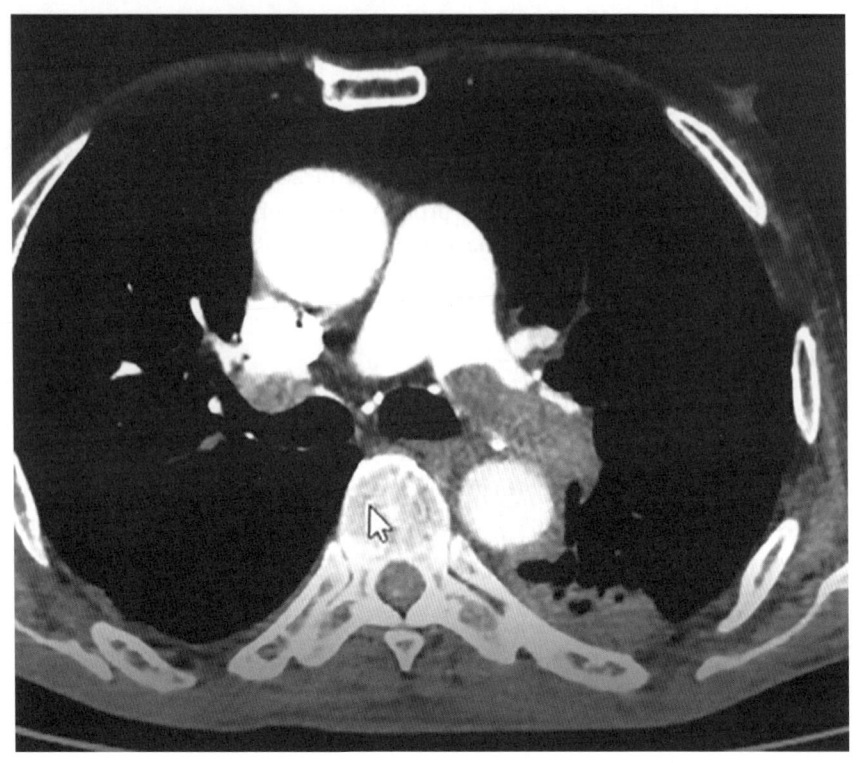

· **FIGURA 3** Paciente internado em UTI com presença de tromboembolismo pulmonar (TEP) segmentar bilateral, visualizado por angiotomografía de tórax protocolo TEP. Fonte da imagem: arquivo pessoal do autor.

TEP (neoplasias, uso de reposição hormonal, antecedente de evento trombótico, cirurgia recente), devem ser usados para suspeita diagnóstica.[26] O exame de escolha para investigação é a angiotomografia de tórax protocolo TEP. No entanto, se houver instabilidade para transporte, também pode ser realizado ultrassom de membros inferiores a fim de documentar TVP e indicar anticoagulação terapêutica.

O aumento de valores de D-dímero durante a internação comparado com a admissão dos pacientes não deve ser isoladamente levado em conta para avaliação de TEP, pois outras complicações da COVID-19 como infecção bacteriana secundária e insuficiência renal podem justificar essa alteração. Um D-dímero baixo por sua vez é suficiente para excluir TEP, porém raramente é encontrado em pacientes com doença grave internados. Por fim, ainda não há evidência que justifique uso de anticoagulação terapêutica para todos os pacientes sem o diagnóstico de algum evento trombótico.

Outras afecções pulmonares

No início da pandemia, estudos feitos em cadáveres mostravam presença de agentes bacterianos em 50% dos casos, sugerindo uma alta taxa de coinfecção. Porém, ainda faltavam estudos acerca de suas implicações clínicas, sobretudo porque grande parte dos pacientes em unidades intensivas recebe antibióticos, diminuindo assim a sensibilidade diagnóstica dos testes baseados em culturas.[10] Estudos mais recentes, feitos em pacientes internados, mostraram que as taxas de coinfecção são bem menores do que imaginado, distantes dos 30% descritos para a pneumonia por Influenza. Uma revisão sistemática publicada em agosto de 2020 mostrou que 7% dos pacientes internados tinham evidência microbiológica de coinfecção (isolamento do agente em cultura de escarro, hemocultura, detecção de antígenos ou PCR), sendo que, em pacientes internados em UTI, o número chegava até 14%.[27] Os agentes bacterianos mais comuns isolados foram *Mycoplasma pneumonia, Pseudomonas aeruginosa* e *Haemophilus influenzae*. Um estudo mais recente de janeiro de 2021, feito em cinco hospitais da Universidade de Johns Hopkins, avaliou 1.016 pacientes no momento da admissão hospitalar e tentou usar, além da identificação microbiológica do agente, outros parâmetros clínicos definidos por uma equipe multidisciplinar para definir a presença de coinfecção, tendo como resultado 1,2% de coinfecção respiratória. Nesse estudo, a coinfecção não respiratória mais comum foi a infecção do trato urinário, presente em 3% dos casos.[28] Todos esses dados apontam para o uso excessivo de antimicrobianos no manejo dos pacientes internados com COVID-19 confirmada.

Outras complicações pulmonares com relatos de casos descritos em literatura são o pneumotórax espontâneo e o pneumomediastino espontâneo.[29,30] Importante destacar que essas complicações foram descritas em pacientes que não foram submetidos a trauma ou procedimentos com potencial iatrogênico e que não estavam em ventilação invasiva, não sendo, portanto, efeitos da ventilação mecânica em um paciente com SRAG. Um relato de caso publicado em outubro de 2020, que realizou uma revisão da literatura presente até aquele momento, encontrou apenas 8 outros casos descritos, sendo, portanto, uma complicação rara.[31]

O pneumomediastino clinicamente se apresenta com dor torácica, piora de dispneia, disfagia, enfisema de subcutâneo e dificuldade de ausculta cardíaca, sendo um diagnóstico diferencial de outras complicações possíveis no paciente com COVID-19, como TEP e infarto agudo do miocárdio. Se presente junto com episódios de vômitos intensos, deve-se pensar na hipótese de síndrome de Boerhaave, porém nesses casos o paciente irá apresentar maior instabilidade hemodinâmica, enquanto no pneumomediastino espontâneo o quadro costuma ser benigno. Quando ocorre com volumes maiores de ar pode levar a instabilidade hemodinâmica por choque obstrutivo, de forma semelhante ao tamponamento cardíaco por conteúdo líquido. A fisiopatologia dessa complicação é ligada a dano alveolar difuso, descamação de pneumócitos e aumento de pressão intratorácica por tosse e vômitos que causam dissecção dos tecidos pelo ar. Acredita-se que o prognóstico dos pacientes com pneumomediastino ou pneumotórax esteja associado ao acometimento de parênquima já existente pela COVID-19, e não com a ocorrência dessas complicações, porém ainda não há evidência clara sobre o assunto. A maioria dos casos foram manejados de forma conservadora, sem necessidade de drenagem. Na ocorrência dessas complicações recomendamos avaliação com cirurgia torácica para melhor definição de conduta.

Atualmente, discute-se a possibilidade de instalação de uma pneumopatia residual nos pacientes que se recuperaram da COVID-19. Isso ocorre em função de achados de imagem sugestivos de um processo fibrótico progressivo a partir da segunda semana após o início dos sintomas. No entanto, como a história natural da infecção ainda está sendo explorada, não existem no momento dados suficientes que sustentem a instalação de uma fibrose pulmonar irreversível como sequela da doença.[11]

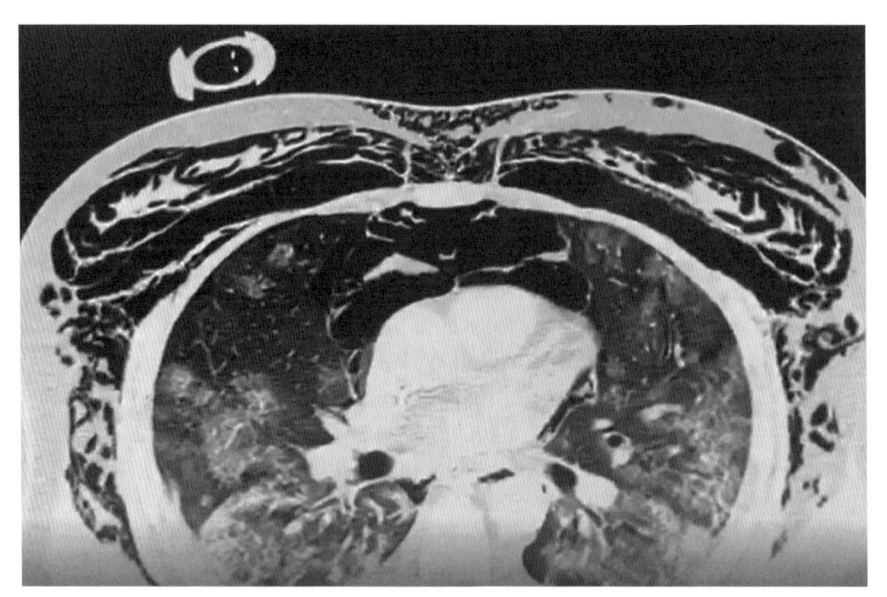

• **FIGURA 4** Presença em tomografia de pneumomediastino, pneumotórax e enfisema de subcutâneo em paciente internado em UTI por COVID-19. Fonte da imagem: arquivo pessoal do autor.

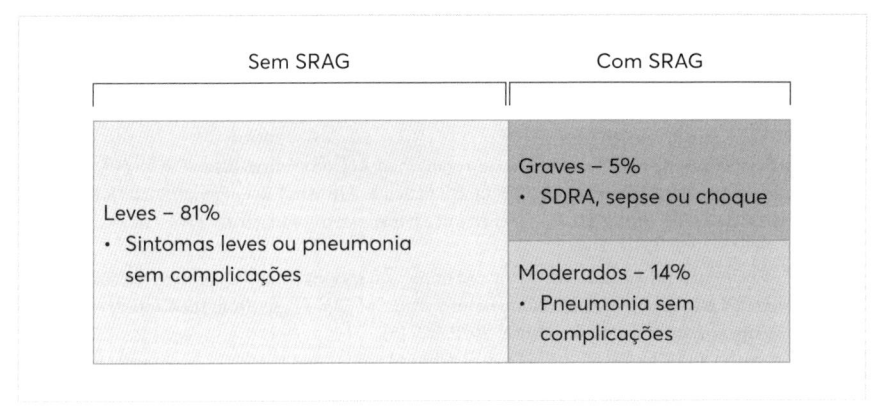

- **FIGURA 5** Classificação das manifestações respiratórias em relação à síndrome respiratória aguda grave (SRAG) e no espectro das síndromes clínicas da COVID-19. Adaptada de: World Health Organization[8]; Wu Z, et al.[14]; Proposta Secretaria Estadual de Saúde[7]. SDRA: síndrome do desconforto respiratório agudo.

REFERÊNCIAS BIBLIOGRÁFICAS

1. Day M. Covid-19: four fifths of cases are asymptomatic, China figures indicate. BMJ [Internet]. 2020;369(April):m1375. Disponível em: http://dx.doi.org/doi:10.1136/bmj.m137.

2. Guan WJ, Ni ZY, Hu Y, Liang WH, Ou CQ, He JX, et al. Clinical characteristics of coronavirus disease 2019 in China. N Engl J Med. 2020. Disponível em: https://doi.org/10.1056/NEJMoa2002032.

3. Chen N, Zhou M, Dong X, Qu J, Gong F, Han Y, et al. Epidemiological and clinical characteristics of 99 cases of 2019 novel coronavirus pneumonia in Wuhan, China: a descriptive study. Lancet [Internet]. 2020;395(10223):507-13.

4. Perez-Padilla R, De La Rosa-Zamboni D, Ponce De Leon S, Hernandez M, Quiñones-Falconi F, Bautista E, et al. Pneumonia and respiratory failure from swine-origin influenza A (H1N1) in Mexico. N Engl J Med. 2009;361(7):680-9.

5. Lechien JR, Estomba CMC, Siati DR De, Horoi M. Olfactory and gustatory dysfunctions as a clinical presentation of mild-to-moderate forms of the coronavirus disease (COVID - 19): a multicenter European study. Eur Arch Oto-Rhino-Laryngology [Internet]. 2020;2(0123456789). Disponível em: https://doi.org/10.1007/s00405-020-05965-1.

6. Zhou F, Yu T, Du R, Fan G, Liu Y, Liu Z, et al. Clinical course and risk factors for mortality of adult inpatients with COVID-19 in Wuhan, China: a retrospective cohort study. Lancet [Internet]. 2020;395(10229):1054-62.

7. Proposta Secretaria Estadual de Saúde; Atendimento COVID-19. 2020;130(55):2020. Disponível em: http://www.imprensaoficial.com.br/DO/GatewayPDF.aspx?link=/2020/executivo%20secao%20i/marco/20/pag_0032_422baff2f78d22d3bb030c91ee9c041c.pdf.

8. World Health Organization. Clinical management of severe acute respiratory infection when COVID-19 is suspected (v1.2). Who [Internet]. 2020;1-21. Disponível em: https://www.who.int/publications-detail/clinical-management-of-severe-acute-respiratory-infection-when-novel-coronavirus-(ncov)-infection-is-suspected.

9. The ARDS Definition Task Force. Acute respiratory distress syndrome: The Berlin Definition. JAMA. 2012;307(23):2526-33.

10. Cox MJ, Loman N, Bogaert D, Grady JO. Co-infections: potentially lethal and unexplored in CO-VID-19. The Lancet Microbe [Internet]. 2020;5247(20):30009.

11. Shi H, Han X, Jiang N, Cao Y, Alwalid O, Gu J, et al. Radiological findings from 81 patients with COVID-19 pneumonia in Wuhan, China: A descriptive study. Lancet Infect Dis [Internet]. 2020;20(4):425-34.

12. Salehi S, Abedi A, Balakrishnan S, Gholamrezanezhad A. Coronavirus disease 2019 (COVID-19): A systematic review of imaging findings in 919 patients. AJR Am J Roentgenol. 2020;(July):1-7.

13. Ministério da Saúde. Protocolo de manejo clínico para o novo coronavírus (2019 – nCov). 2020;13-6.

14. Wu Z, McGoogan JM. Characteristics of and important lessons from the coronavirus disease 2019 (COVID-19) outbreak in China: Summary of a report of 72314 cases from the Chinese Center for Disease Control and Prevention. JAMA. 2020;323(13).

15. Yang X, Yu Y, Xu J, Shu H, Xia J, Liu H, et al. Clinical course and outcomes of critically ill patients with SARS-CoV-2 pneumonia in Wuhan, China: A single-centered, retrospective, observational study. Lancet Respir Med [Internet]. 2020;8(5):475-81.

16. Proposta Secretaria Estadual de Saúde; Atendimento COVID-19; 2020;130(55):2020. Disponível em: http://www.imprensaoficial.com.br/DO/GatewayPDF.aspx?link=/2020/executivo%20 secao%20i/marco/20/pag_0032_422baff2f78d22d3bb030c91ee9c041c.pdf.

17. Oran DP, Topol EJ. The Proportion of SARS-CoV-2 infections that are asymptomatic: A systematic review. Ann Intern Med. 2021.

18. Kasper MR, Geibe JR, Sears CL, Riegodedios AJ, Luse T, Von Thun AM, et al. An outbreak of Covid-19 on an aircraft carrier. N Engl J Med. 2020;383(25):2417.

19. Wu Z, McGoogan JM. Characteristics of and important lessons from the coronavirus disease 2019 (COVID-19) outbreak in China: Summary of a report of 72 314 cases From the Chinese Center for Disease Control and Prevention. JAMA. 2020;323(13):1239.

20. Guan WJ, Ni ZY, Hu Y, Liang WH, Ou CQ, He JX, et al., China Medical Treatment Expert Group for Covid-19. Clinical Characteristics of Coronavirus Disease 2019 in China. N Engl J Med. 2020;382(18):1708.

21. Zayet S, Kadiane-Oussou NJ, Lepiller Q, Zahra H, Royer PY, Toko L, et al. Clinical features of COVID-19 and influenza: a comparative study on Nord Franche-Comte cluster. Microbes Infect. 2020;22(9):481.

22. Libby P, Lüscher T. COVID-19 is, in the end, an endothelial disease. Eur Heart J. 2020;41(32):3038.

23. Panigada M, Bottino N, Tagliabue P, Grasselli G, Novembrino C, Chantarangkul V, Pesenti A, Peyvandi F, Tripodi A. Hypercoagulability of COVID-19 patients in intensive care unit: A report of thromboelastography findings and other parameters of hemostasis. J Thromb Haemost. 2020;18(7):1738.

24. Poissy J, Goutay J, Caplan M, Parmentier E, Duburcq T, Lassalle F, et al. Haemostasis COVID-19 Group. Pulmonary embolism in patients with COVID-19: Awareness of an increased prevalence. Circulation. 2020;142(2):184.

25. Klok FA, Kruip MJHA, van der Meer NJM, Arbous MS, Gommers DAMPJ, Kant KM, et al. Incidence of thrombotic complications in critically ill ICU patients with COVID-19. Thromb Res. 2020;191:145.

26. American Society of Hematology. COVID-19 and pulmonar embolism: Frequently asked questions. Disponível em: https://www.hematology.org/covid-19/covid-19-and-pulmonary-embolism. Acesso em 28/03/2021.

27. Lansbury L, Lim B, Baskaran V, Lim WS. Co-infections in people with COVID-19: a systematic review and meta-analysis. J Infect. 2020;81:266-75.

28. Sara MK, George J, Taylor H, Leigh SL, Robin A, Kathryn D, et al. Prevalence of co-infection at the time of hospital admissional in COVID-19 patients, a multicenter study. Open Fórum Infectious Disease. 2021;8(1).

29. López Vega JM, Parra Gordo ML, Diez Tascón A, et al. Pneumomediastinum and sponta- neous pneumothorax as an extrapulmonary complication of COVID-19 disease. Emerg Radiol. 2020;27:727-30.
30. Mohan V, Tauseen RA. Spontaneous pneumomediastinum in COVID-19. BMJ Case Reports CP. 2020;13:e236519.
31. Shan S, et al. Spontaneous pneumomediastinum, pneumothorax and subcutaneous emphysema in COVID-19: Case report and literature review. Rev Inst Med Trop S Paulo. 2020;62:e76.
32. Eddy F, Jeremy RB, Laurent B, Carolyn SC, Niall DF, Arthur SS, et al. COVID-19 associated acute respiratory distress syndrome: Is a different approach to management warranted? The Lancet Res- piratory Medicine. 2020.
33. Serpa Neto A, Cardoso SO, Manetta JA, Pereira VG, Espósito DC, Pasqualucci MO, et al. Asso- ciation between use of lung-protective ventilation with lower tidal volumes and clinical outcomes among patients without acute respiratory distress syndrome: a meta-analysis. JAMA. 2012 Oct 24;308(16):1651-9.
34. Brandão Neto RA, Marchini JF, Marino LO, et al. Mortality and other outcomes of patients with coronavirus pneumonia admitted to the emergency department: A prospective observational Bra- zilian study. PLoS ONE. 2021;16(1): e0244532.

10

Manifestações cardiovasculares

Kartagena Martins Barreto Borges
Alexandre de Matos Soeiro
Vinícius Machado Correia
Fernando Rabioglio Giugni
Melina de Oliveira Valdo

INTRODUÇÃO

Manifestações cardiovasculares foram descritas em pacientes infectados por SARS-Cov-2 e estão relacionadas ao aumento da mortalidade. Ademais, fatores de risco cardiovascular estão presentes em uma porcentagem considerável desses pacientes e também se associam a pior desfecho clínico. Em um estudo com 1.099 pacientes hospitalizados por COVID-19, as comorbidades mais comuns eram hipertensão (14,9%), diabetes (7,4%) e doença arterial coronariana (2,5%). Dentre os casos mais graves, a prevalência de tais comorbidades era ainda maior.[1] Em outro estudo com 44.672 pacientes confirmados para COVID-19, pacientes com doença cardiovascular compuseram 4,2% dos casos confirmados e 22,7% de todos os casos fatais, com uma taxa de mortalidade de 10,5%. A taxa de mortalidade de casos em pacientes com hipertensão foi de 6%, com diabetes foi de 7,3% e com doença respiratória crônica foi de 6,3%.[2]

ORIGEM DA INJÚRIA MIOCÁRDICA

A evolução clínica da COVID-19 pode ser dividida em três fases de acordo com a fisiopatologia da doença (Figura 1). Na primeira fase, que ocorre nos 5 dias iniciais de sintomas, ocorre uma replicação viral intensa com baixa resposta do hospedeiro, sendo predominante a resposta inata (macrófagos e monócitos) e comum a presença de linfopenia. Na segunda fase, também denominada fase pulmonar, entre 5 e 10 dias do início dos sintomas, o paciente pode cursar com pneumonia viral, detectada clinicamente e por meio dos exames de imagem. A terceira fase é caracterizada por elevação de marcadores inflamatórios (PCR, IL-6, ferritina, TNF-alfa) e cardíacos (troponina, BNP), secundária a resposta inflamatória sistêmica exacerbada e tempestade citocinérgica. Essa descarga inflamatória coincide com a lesão miocárdica.

É incerta a fisiopatologia da lesão miocárdica pela COVID-19. Há três hipóteses distintas para explicá-la (Figura 2), nas quais a infecção pode levar ao dano miocárdico:

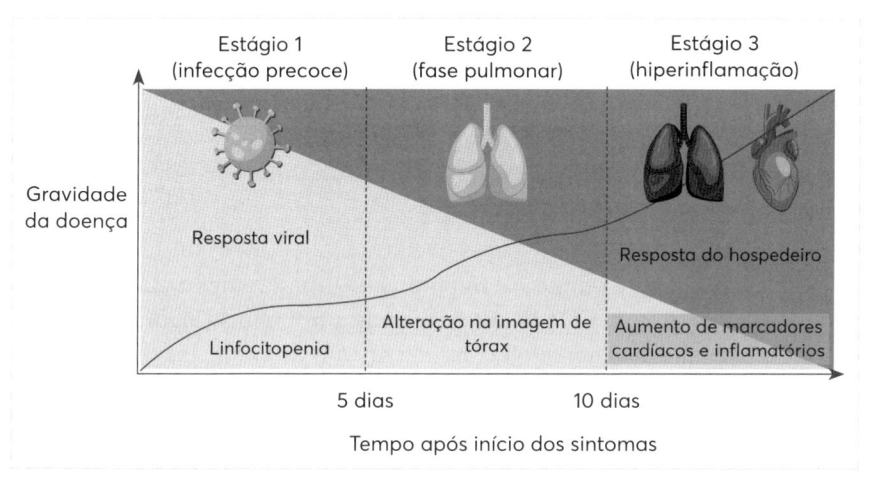

• **FIGURA 1** Fases da COVID-19. Adaptada de AHA.

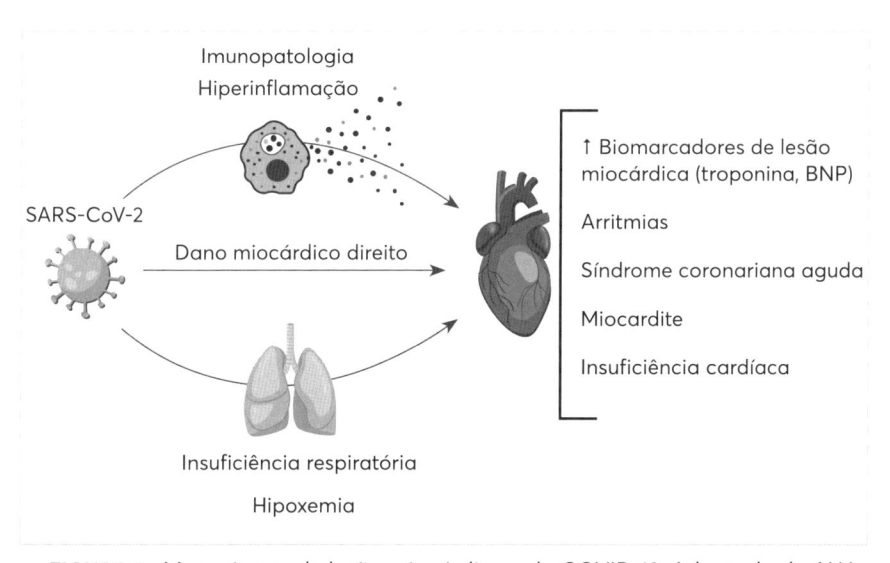

• **FIGURA 2** Mecanismos de lesão miocárdica pela COVID-19. Adaptada de AHA.

1. Associação à resposta inflamatória sistêmica. As citocinas produzidas na terceira fase da doença, como IL-6, IL-17 e outras decorrentes da ativação de linfócitos T, poderiam levar à lesão e disfunção de cardiomiócitos.
2. Lesão viral direta. O vírus poderia causar dano miocárdico direto por infectar os cardiomiócitos e levar ao recrutamento de linfócitos e consequente miocardite. Além disso, o SARS-CoV-2 poderia levar a dano microvascular e isquemia tecidual através da entrada pelos receptores ECA2 presentes nos vasos sanguíneos. Tais receptores também se encontram nos pulmões, rins e intestino.
3. Hipóxia tecidual. A hipoxemia causada pela infecção pulmonar por SARS-CoV-2 levaria à hipóxia tecidual e consequente dano miocárdico.

MARCADORES PROGNÓSTICOS

Marcadores como D-dímero e troponina estão associados a maior mortalidade nos pacientes com COVID-19, sobretudo a troponina (Figura 3). Em um estudo, a mortalidade aumentou com incremento da idade, maior pontuação no SOFA e altos níveis de D-dímero na admissão.[3] Pacientes com elevação de troponina (TnT) apresentaram maior incidência de complicações cardíacas, como arritmias malignas, assim como de outros sistemas, como síndrome do desconforto respiratório agudo (SDRA), lesão renal aguda e coagulopatia aguda, além de maior mortalidade comparados aos que possuíam TnT em níveis normais (59,6% vs 8.,9%, respectivamente; $P < 0,001$).[4]

MANIFESTAÇÕES CARDIOVASCULARES DA COVID-19

Miocardite

Miocardite foi identificada em pacientes com COVID-19 e deve ser suspeitada em pacientes com dor torácica aguda, alteração do segmento ST no eletrocardiograma, arritmias e instabilidade hemodinâmica, além de dilatação do ventrículo esquerdo, hipocontratilidade global/multissegmentar no ECO *point of care* e aumento significativo do BNP/NT-proBNP, sem evidência de doença arterial coronariana. O padrão-ouro de diagnóstico reconhecido tanto pela AHA quanto pela ESC é a biópsia endomiocárdica, porém ambas reconhecem a dificuldade de aplicação do método. Ressonância magnética cardíaca é o método de imagem preferível para investigação diagnóstica através dos critérios de Lake Louise: edema miocárdico em T2, aumento significativo da intensidade de sinal nas imagens com a técnica de realce global precoce, presença de

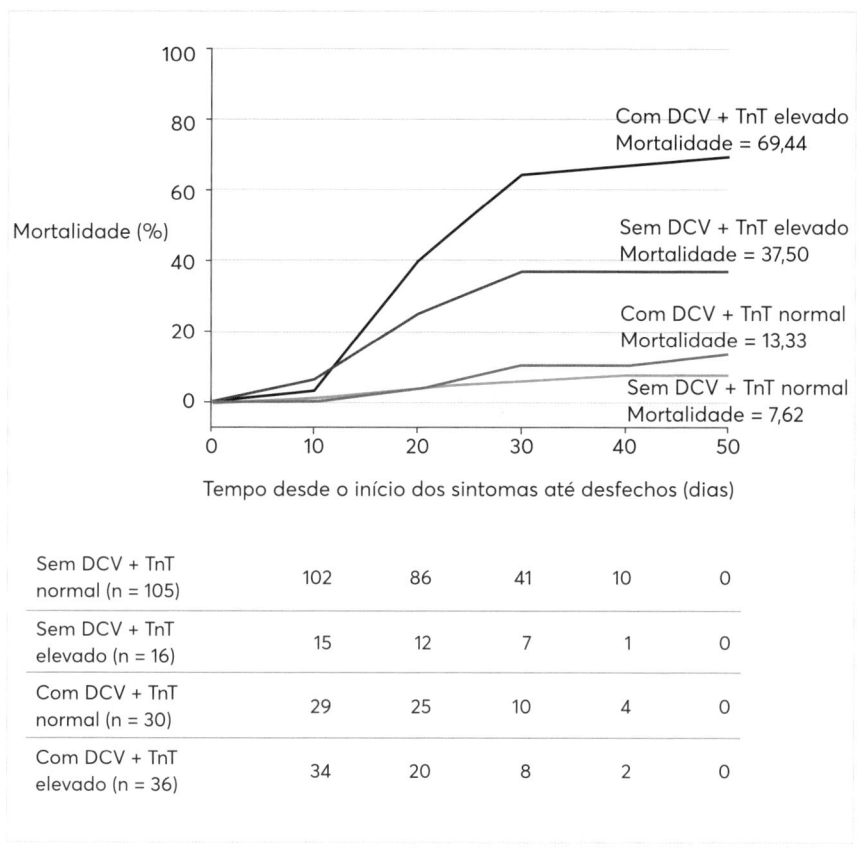

- **FIGURA 3** Mortalidade de pacientes com COVID-19 com/sem doença cardiovascular e com/sem elevação dos níveis de troponina.[4]

DCV: doença cardiovascular; TnT: troponina T.

áreas de necrose e/ou fibrose na sequência de realce tardio. A presença de 2 dos 3 critérios resulta em uma acurácia de 78%, sensibilidade de 67%, especificidade de 91%, valor preditivo positivo de 91% e valor preditivo negativo de 69% para o diagnóstico de miocardite.[5]

Casos de miocardite fulminante foram descritos, porém não costumam ocorrer na terceira fase da doença (Figura 1), mas sim mais tardiamente na evolução da doença (Figura 4).[6]

Não há tratamento específico para miocardite aguda por COVID-19 com benefício comprovado. O uso dos corticoides no contexto geral da infecção foi associado a aumento da mortalidade, aumento da permanência hospitalar e de infecções bacterianas, segundo metanálise composta de estudos retrospectivos.[7]

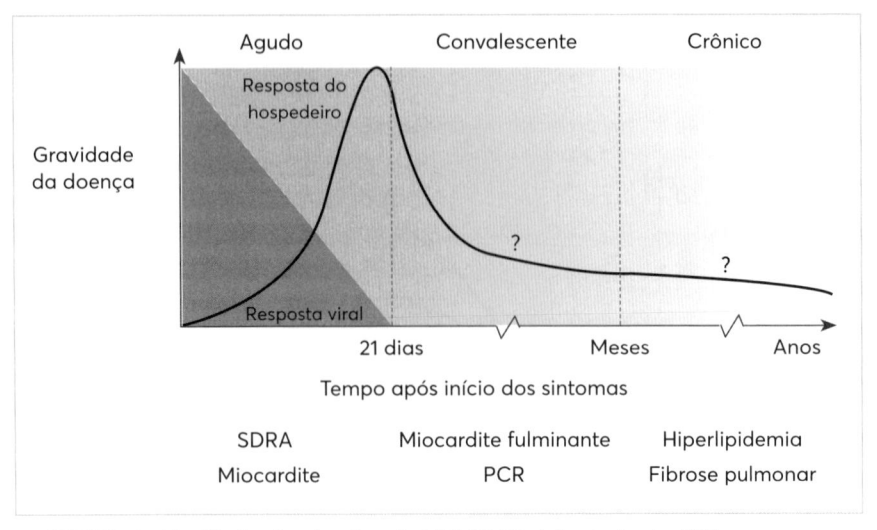

- **FIGURA 4** Manifestações tardias da COVID-19. Adaptada de AHA.

PCR: parada cardiorrespiratória; SDRA: síndrome do desconforto respiratório agudo.

A American Heart Association (AHA) sugere:

- Evitar a ressuscitação excessiva do fluido, pois balanço hídrico positivo está associado a maior mortalidade.
- A pré-carga mais alta pode ser desejável quando houver disfunção significativa do ventrículo direito (VD) e/ou estados de pressão expiratória final positiva alta (PEEP).
- Objetivar uma pressão arterial média (PAM) de 60-65 mmHg.
- A droga vasoativa de escolha em pacientes com PAM abaixo do alvo é a noradrenalina.
- Considerar dobutamina no cenário de disfunção cardíaca.
- Para choque refratário, considerar vasopressina e/ou epinefrina.

Arritmias

A ocorrência de arritmias na infecção pelo SARS-Cov-2 está relacionada com a fisiopatologia exposta anteriormente, mas também com o uso de medicações testadas em vários estudos em andamento. Em um estudo, cerca de 16,7% das pessoas apresentaram arritmia, sendo 44,4% internadas na UTI. Existe uma preocupação particular com a hipocalemia na doença COVID-19 como resultado da interação do SARS-CoV-2 com o sistema renina-angiotensina-aldosterona, pois sabe-se que a hipocalemia aumenta a vulnerabilidade a diversas arritmias. As recomendações para o tratamento de arritmias seguem um padrão semelhante para pacientes não COVID-19, com otimização de eletrólitos, correção de gatilhos (incluindo revisão de medicações) e monitoramento de eletrocardiograma para pacientes com QTc longo ou com medicamentos conhecidos por prolongar o intervalo QTc, como por exemplo azitromicina. Vale lembrar que a hidroxicloroquina, utilizada de maneira indevida para tratamento da COVID-19, também aumenta o intervalo QTc. Discutiremos as arritmias de maneira mais aprofundada em capítulo específico.

Insuficiência cardíaca

Episódios de insuficiência cardíaca (IC) aguda, nova ou crônica descompensada estão sendo diagnosticados com frequência em pacientes com COVID-19. Segundo coorte chinesa com 191 pacientes, 44 (23%) tiveram insuficiência cardíaca descompensada, dos quais 28 sobreviveram e 16 morreram.[3]

O principal desafio nos pacientes com IC crônica descompensada é que muitos são admitidos com queixa de tosse e dispneia, sendo difícil descartar a suspeita de infecção por SARS-CoV-2 associada. Além disso, a congestão pulmonar causada pela IC apresenta um padrão em vidro fosco na tomografia computadorizada (TC) de tórax semelhante ao padrão do COVID-19, o que também dificulta a exclusão de COVID-19. Isso é relevante, pois os casos suspeitos de COVID-19 devem ser manejados em local isolado dos demais pacientes. Assim, se levantarmos a suspeita de COVID-19 como um fator desencadeante da descompensação da IC, devemos isolar o paciente e coletar RT-PCR para SARS-CoV-2, mantendo-o isolado até o resultado.

Outro cenário é a IC aguda nova causada por SARS-CoV-2, podendo ser secundária a miocardite aguda, arritmias, infarto agudo do miocárdio e até mesmo Takotsubo. A apresentação clínica, comorbidades cardiovasculares preexistentes, achados de imagem torácica (por exemplo, cardiomegalia e/ou derrame pleural bilateral) e elevação de BNP/NT-proBNP são ferramentas de extrema importância para o diagnóstico de IC. O ecocardiograma transtorácico *point-of-care* é uma ferramenta útil para avaliação desses casos, com atenção para evitar a contaminação do paciente pelo pessoal e/ou pelo equipamento.

O manejo dos pacientes com IC aguda no pronto-socorro deve ser orientado por *guidelines*, não havendo diferença entre pacientes com e sem COVID-19.

Síndromes coronarianas agudas

Pesquisas recentes têm mostrado casos de pacientes que evoluíram com infarto agudo do miocárdio (Figura 5), isquemia intestinal e disfunção de múltiplos órgãos, nos quais foram realizadas análises histopatológicas que evidenciaram infiltrado inflamatório e presença de vírus em células endoteliais. Esses achados sugerem que a infecção por SARS-CoV-2 facilita a indução de endotelite tanto pela ação direta do vírus quanto pela resposta imune do hospedeiro.[8]

- Síndrome coronariana aguda sem supradesnivelamento do segmento ST (SCASSST): os pacientes que apresentam SCASSST devem ser manejados de acordo com a estratificação de risco. Grupos chineses e a AHA sugerem que os pacientes de muito alto risco (conforme definido na Figura 6) devam ir ao cateterismo imediatamente (em até 2 horas). Para os demais pacientes, o ideal seria realizar o RT-PCR para SARS-CoV-2 na admissão e, para os pacientes negativos, seguir a estratificação de risco habitual em alto, intermediário e baixo risco, e definir a estratégia a partir disso. Se RT-PCR for positivo para SARS-CoV-2, o paciente deveria receber tratamento clínico habitual para SCASSST e programar CATE após melhora da infecção viral. Pela ESC (European Society of Cardiology) (Figura 6), a conduta é a mesma para os pacientes de muito alto risco. Nos pacientes de alto risco, a estratégia invasiva deve ser precoce (< 24 horas), podendo ser em maior tempo dependendo dos resultados de testes para PCR SARS-CoV-2. Se positivo, o paciente deve ser referenciado para serviço destinado a pacientes com COVID-19 e que possua sala de hemodinâmica. Naqueles com risco intermediário, recomenda-se buscar diagnósticos diferenciais como infarto agudo do miocárdio (IAM) tipo II, miocardite, injúria miocárdica pela insuficiência respiratória, disfunção de múltiplos órgãos ou Takotsubo. Se aventada a hipótese de algum desses, a estratégia de estratificação não invasiva deve ser considerada, sendo a angiotomografia de coronárias o exame preferível para tais casos. Dependendo da estrutura e da demanda dos serviços de hemodinâmica locais, manejo ambulatorial pode ser considerado com plano de acompanhamento estabelecido. Isso difere dos pacientes sem COVID-19, pois aqueles com risco intermediário deveriam ser estratificados invasivamente em até 72 h da admissão.
- Infarto agudo do miocárdio com elevação do segmento ST (IAMCSST): este é um tema controverso, pois alguns especialistas, como grupos chineses e a AHA, advogam que, devido à situação de pandemia atual, em casos em que a trombólise é aceitável, a prioridade deveria ser a segurança da equipe. A segurança da equipe, no entanto, não deve ser entendida apenas como da equipe do serviço de hemodinâmica, mas deve ser homogênea em departamento de emergência, unidade de terapia intensiva, radiologia, serviço de hemodinâmica etc. Dessa forma, em serviços de hemodinâmica sem sala com pressão negativa, para pacientes suspeitos ou confirmados para CO-

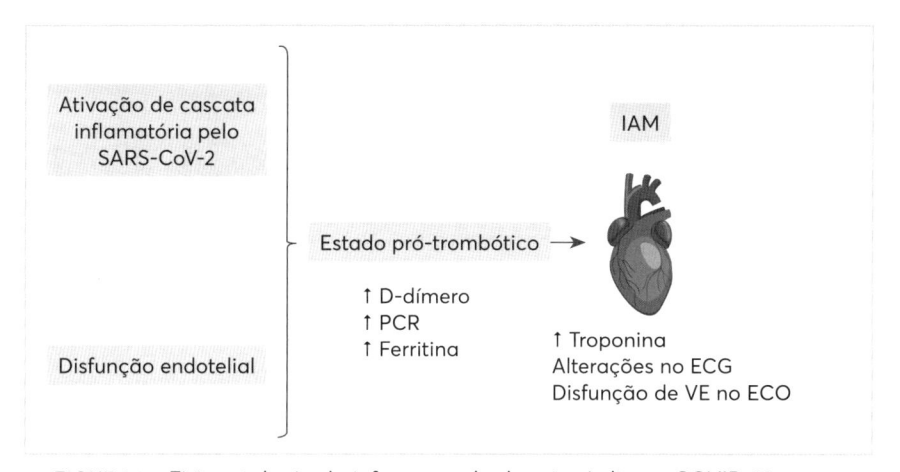

- **FIGURA 5** Fisiopatologia do infarto agudo do miocárdio na COVID-19.
ECG: eletrocardiograma; ECO: ecocardiograma; IAM: infarto agudo do miocárdio; PCR: proteína C-reativa; VE: ventrículo esquerdo.

VID-19, orientam priorizar a trombólise em relação ao cateterismo cardíaco. Faz-se exceção aos casos em que a dor tiver se iniciado há mais de 12 horas ou se a trombólise for contraindicada ou ineficaz, situação na qual a abordagem invasiva é preferível. Para os casos nos quais se afastou a suspeita de COVID-19 (história clínica, RT-PCR e TC de tórax), o manejo é similar ao do paciente sem COVID-19, ou seja, cateterismo coronariano imediato. A ESC defende que a intervenção coronariana percutânea primária pode ser atrasada em até 60 minutos para preparo e segurança da equipe no atual contexto da epidemia (Figura 7). Se o paciente não possuir teste diagnóstico para SARS-CoV-2, deve-se considerá-lo como potencial infectado.

- Cuidados especiais nos centros de hemodinâmica em tempos de CO-VID-19: algumas precauções específicas devem ser adotadas pelos centros de hemodinâmica para receber casos de COVID-19 (Figura 8).

- Racional para cada realidade: essas observações sobre as diferenças no manejo da SCA em tempos de COVID-19 podem parecer impactantes, mas deve-se considerar a assimetria dos impactos da pandemia e da disponibilidade de recursos, como serviços de hemodinâmica com as precauções preconizadas para a equipe de saúde. Em situações de maior sobrecarga do sistema, pode ser compreensível o aumento de trombólises em IAMCSST. Por outro lado, em locais com a situação da pandemia mais controlada e que disponham de serviços de hemodinâmica preparados para receber casos de COVID-19, o cateterismo continua sendo a primeira opção para reperfusão em pacientes com IAMCSST. Vale ressaltar que no contexto de

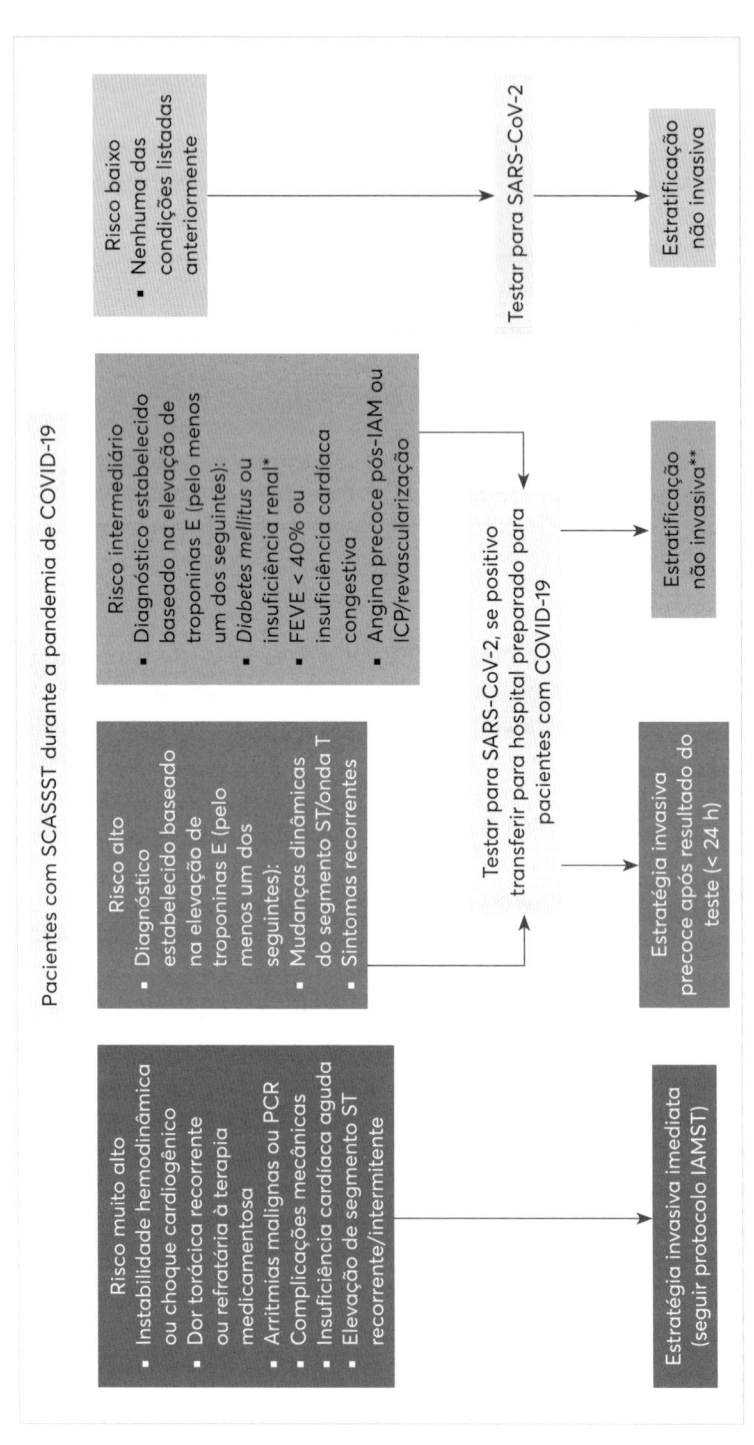

- **FIGURA 6** Recomendações para o manejo da síndrome coronariana aguda sem supradesnivelamento do segmento ST (SCASSST) durante a pandemia de COVID-19. Adaptada de ESC, 2020.

*Taxa de filtração glomerular < 60 mL/min/1,73 m². **Angiografia de coronárias por tomografia computadorizada se disponível. FEVE: fração de ejeção de ventrículo esquerdo; IAMST: infarto agudo do miocárdio sem supradesnivelamento do segmento ST; ICP: intervenção coronariana percutânea; PCR: parada cardiorrespiratória.

IAMSSST também devemos priorizar o cateterismo cardíaco precoce, caso o serviço possua estrutura para pacientes com COVID-19.

OUTRAS MANIFESTAÇÕES

- Cardiomiopatia de Takotsubo: a pandemia foi considerada um *trigger* para cardiomiopatia induzida pelo estresse, também conhecida como síndrome de Takotsubo. Notou-se um aumento de 4 vezes na incidência dessa cardiomiopatia durante a pandemia.[12] Em uma revisão sistemática composta por casos de pacientes infectados por COVID-19 que desenvolveram síndrome de Takotsubo, 12 casos foram reportados, com idade média de 70,8 anos, sendo a maioria mulheres (66,6%), tempo entre primeiro dia de sintomas e manifestação da síndrome de 8,3 dias e recuperação em 90,9% dos casos.[12] O quadro clínico dos pacientes é composto por dor torácica retroesternal súbita, eletrocardiograma evidenciando alterações do segmento ST e ecocardiograma com abaulamento apical, típico da síndrome. O tratamento consiste em suporte hemodinâmico de acordo com a manifestação clínica.
- Doença de Kawasaki: é definida como uma vasculite de médios vasos que afeta quase exclusivamente crianças. Na fase aguda da doença, pode haver comprometimento hemodinâmico, definido como síndrome do choque da doença de Kawasaki e síndrome da ativação macrofagocitária, similar à linfo-histiocitose hemofagocítica. Uma coorte composta por 19 pacientes infectados por SARS-CoV-2 antes da pandemia e 10 pacientes após início da pandemia mostrou aumento da incidência em 30 vezes da doença, além de maior envolvimento cardíaco como síndrome do choque da doença de Kawasaki (50% dos pacientes) e síndrome da ativação macrofagocitária (50% dos pacientes).[13]

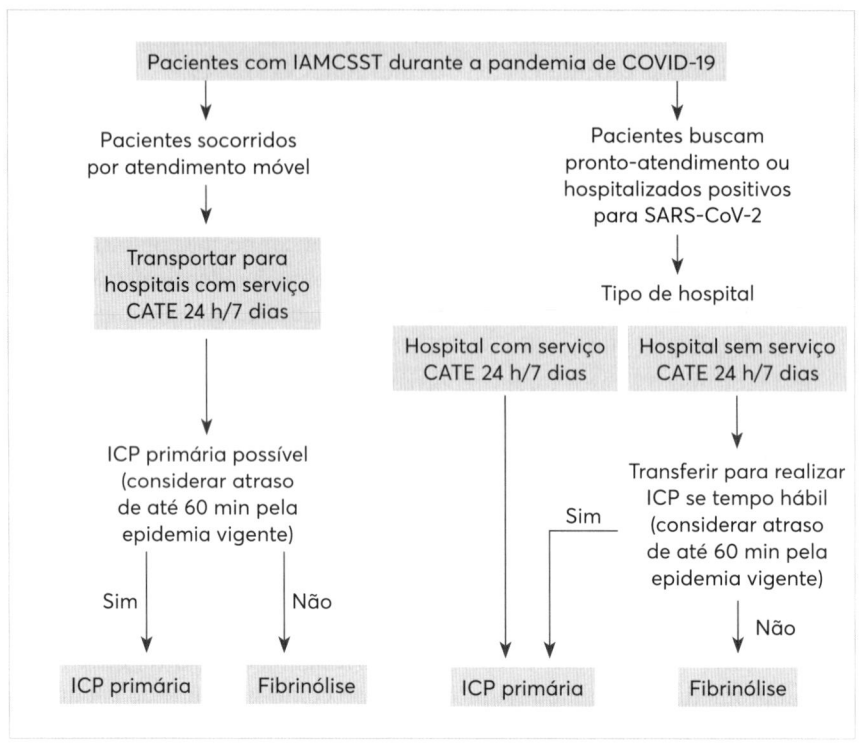

- **FIGURA 7** Recomendações para o manejo de infarto agudo do miocárdio com elevação do segmento ST (IAMCSST) durante pandemia de COVID-19 (ESC,2020)

CATE: cateterismo coronariano; ICP: intervenção coronariana percutânea.

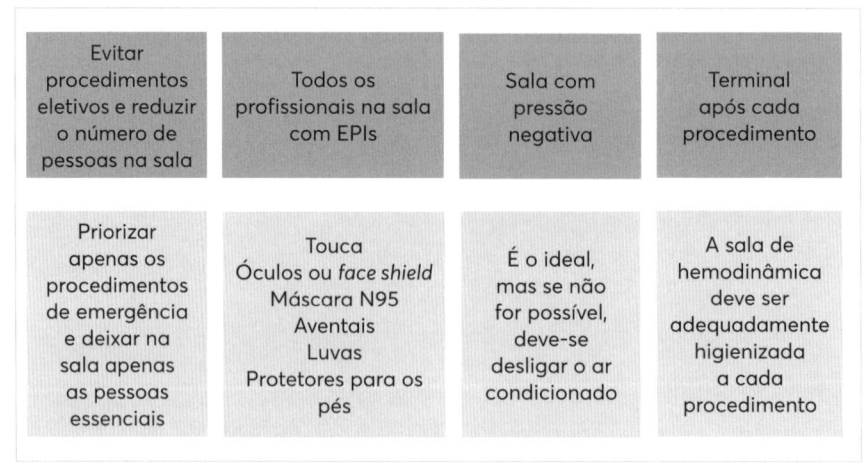

- **FIGURA 8** Cuidados especiais nos centros de hemodinâmica durante a COVID-19.

EPI: equipamento de proteção individual.

REFERÊNCIAS BIBLIOGRÁFICAS

1. Guan W, Ni Z, Hu Y, Liang W, Ou C, He J, et al. Clinical characteristics of coronavirus disease 2019 in China. New England Journal of Medicine. 2020;382(18):1708-20. Disponível em: http://dx.doi.org/10.1056/nejmoa2002032.

2. The Novel Coronavirus Pneumonia Emergency Response Epidemiology Team. The epidemiological characteristics of an outbreak of 2019 novel coronavirus diseases (COVID-19) – China, 2020[J]. China CDC Weekly. 2020;2(8):113-22. Disponível em: doi:10.46234/ccdcw2020.032.

3. Zhou F, Yu T, Du R, Fan G, Liu Y, Liu Z, et al. Clinical course and risk factors for mortality of adult inpatients with COVID-19 in Wuhan, China: a retrospective cohort study. The Lancet. 2020;395(10229):1054-62. Disponível em: http://dx.doi.org/10.1016/s0140-6736(20)30566-3.

4. Guo T, Fan Y, Chen M, Wu X, Zhang L, He T, et al. Cardiovascular implications of fatal outcomes of patients with coronavirus disease 2019 (COVID-19). JAMA Cardiology. 27 mar. 2020;1-8. Disponível em: http://dx.doi.org/10.1001/jamacardio.2020.1017;

5. Siripanthong B, Nazarian S, Muser D, et al. Recognizing COVID-19-related myocarditis: The possible pathophysiology and proposed guideline for diagnosis and management. Heart Rhythm. 2020;17(9):1463-71. doi:10.1016/j.hrthm.2020.05.001;

6. Akhmerov A, Marbén E. COVID-19 and the heart. Circ Res. 2020;126(10):1443-55. Disponível em: doi:10.1161/CIRCRESAHA.120.31705.

7. Yang Z, Liu J, Zhou Y, Zhao X, Zhao Q, Liu J. The effect of corticosteroid treatment on patients with coronavirus infection: a systematic review and meta-analysis. Journal of Infection. abr. 2020;1-8. Disponível em: http://dx.doi.org/10.1016/j.jinf.2020.03.062.

8. Varga Z, Flammer AJ, Steiger P, Haberecker M, Andermatt R, Zinkernagel AS, et al. Endothelial cell infection and endotheliitis in COVID-19. The Lancet. 2020;395(10234):1417-8. Disponível em: http://dx.doi.org/10.1016/s0140-6736(20)30937-5.

9. Basu-ray I, Soos MP. Cardiac manifestations of coronavirus (COVID-19) [Updated 2020 Apr 12]. In: StatPearls [Internet]. Treasure Island (FL): StatPearls Publishing; 2020 Jan.

10. Han Y, Zeng H, Jiang H, Yang Y, Yuan Z, et al. CSC Expert Consensus on principles of clinical management of patients with severe emergent cardiovascular diseases during the COVID-19 epidemic. Circulation. 27 mar. 2020;1-21. Disponível em: http://dx.doi.org/10.1161/circulationaha.120.047011.

11. Akhmerov A, Marbén E. COVID-19 and the heart. Circ Res. 2020;126(10):1443-55. Disponível em: doi:10.1161/CIRCRESAHA.120.31705.

12. Singh S, Desai R, Gandhi Z, et al. Takotsubo syndrome in patients with COVID-19: a systematic review of published cases [published online ahead of print, 2020 Oct 6]. SN Compr Clin Med. 2020;1-7. doi:10.1007/s42399-020-00557-w

13. Verdoni L, Mazza A, Gervasoni A, Martelli L, Ruggeri M, Ciuffreda M, Bonanomi E, D'Antiga L. An outbreak of severe Kawasaki-like disease at the Italian epicentre of the SARS-CoV-2 epidemic: an observational cohort study. Lancet. 2020 Jun 6;395(10239):1771-8. doi: 10.1016/S0140-6736(20)-31103-X.

Manifestações gastrointestinais na COVID-19

Victor Van Vaisberg
Lucas Gonçalves Dias Barreto
Pedro Henrique Veras Ayres da Silva
Lucas Lentini Herling de Oliveira

A presença de sintomas gastrointestinais é frequente em séries de casos de indivíduos acometidos pela COVID-19, porém sua incidência é bastante variável. Alguns estudos descrevem presença em 1/3 dos pacientes. Naqueles pacientes com infecção mais grave progredindo para síndrome do desconforto respiratório agudo (SDRA) e necessidade de UTI, 1/3 deles apresentam diarreia na admissão e 1/5 náuseas e vômitos. Neste capítulo, discutiremos as manifestações luminais e hepáticas da COVID-19 em seus aspectos clínicos, laboratoriais e fisiopatológicos diante das evidências disponíveis ao momento. No final descreveremos outras patologias gastrointestinais que são associadas com a COVID-19.

MANIFESTAÇÕES LUMINAIS (TABELA 1)

Os sintomas gastrointestinais raramente são manifestação isolada da doença, contudo podem chegar a preceder outros sintomas em alguns dias em até 20% dos casos. Desses sintomas, o mais comum é anorexia, seguido por diarreia e náuseas. Já dor abdominal e vômitos são sintomas menos frequentes. O objetivo do tratamento é de suporte, e pacientes devem receber terapêuticas com intuito sintomático.[1,2]

Os sintomas luminais da COVID-19 costumam ser de intensidade leve a moderada e passageiros, e em alguns estudos foram preditores de evolução favorável. A presença de sintomas importantes, como dor abdominal intensa, grande volume de diarreia e vômitos incoercíveis deve chamar a atenção para diagnósticos diferenciais e outras causas de abdome agudo, e não deve ser interpretada inicialmente apenas como manifestação da COVID-19. Nesses casos, o benefício de investigação laboratorial adicional e exames de imagem deve ser discutido, considerando que múltiplas complicações já foram relatadas, como pseudo-obstrução colônica, trombose mesentérica e isquemia mesentérica.[2-8]

• **TABELA 1** Manifestações clínicas luminais na COVID-19

Comuns	Pensar em diagnósticos diferenciais
• Anorexia.	• Dor abdominal intensa.
• Diarreia.	• Grande volume de diarreia.
• Náuseas e vômitos.	• Vômitos incoercíveis.
• Dor abdominal leve a moderada.	

Fisiopatologia

A fisiopatologia dos sintomas luminais não está elucidada, e aceita-se que seja multifatorial, por ação medicamentosa, resposta inflamatória, microtrombos na lâmina própria e submucosa e agressão viral direta à mucosa intestinal. Um pequeno estudo austríaco detectou maiores níveis de calprotectina fecal em pacientes com diarreia em relação a pacientes sem diarreia, podendo sugerir um possível mecanismo inflamatório.

Drogas que foram usadas no tratamento da COVID-19, como azitromicina, hidroxicloroquina e lopinavir-ritonavir cursam sabidamente com intolerância gastrointestinal. Por outra teoria, o intestino e os pulmões compartilhariam um sistema de imunidade de mucosa único através de um eixo-pulmão-intestino, e eventos pulmonares poderiam causar respostas intestinais remotas e vice-versa.

Sabe-se que SARS-CoV-2 pode apresentar tropismo gastrointestinal. Há substrato biológico para penetração direta dos vírus em enterócitos, uma vez que essas células expressam o receptor viral de entrada em células humanas ACE2. Algumas séries de casos reportaram em torno de 50% de detecção de RNA viral por rRT-PCR nas fezes, porém em um relato esse número chegou a 81,8%. Em uma dessas séries, um caso foi submetido a exames endoscópicos, e partículas virais foram identificadas por imuno-histoquímica em estômago, duodeno e reto. Além disso, o clareamento viral nas fezes também pode ocorrer mais tardiamente do que nas vias aéreas, sendo sua ocorrência observada aproximadamente 11 dias depois do clareamento viral das vias aéreas superiores em uma série de casos.[9-15]

O significado desse tipo de achado ainda é indeterminado, pois há evidências conflitantes quanto à detecção viral nas fezes e sintomas gastrointestinais, doença sistêmica mais grave e prognóstico. A presença de vírus nas fezes e a sua replicação em sistema de cultura de células com sucesso a partir de partículas virais obtidas de amostras clínicas sugere uma possível via de transmissão oral--fecal, contudo ainda não houve relatos de infecção confirmada por essa via.[16-19]

As incertezas nesse contexto levaram a ponderações de ordem prática. O Food and Drug Administration americano emitiu alerta de segurança quanto a novas medidas em transplantes de fezes, haja vista um potencial de contaminação nesse tipo de tratamento.[20,21]

MANIFESTAÇÕES HEPÁTICAS (TABELA 2)

A lesão hepática na COVID-19 ocorre com incidência muito variável entre as diferentes casuísticas. A maioria dos casos é leve, de resolução espontânea e tem predomínio hepatocelular. A Tabela 2 apresenta os principais achados laboratoriais descritos na lesão hepática no contexto de COVID-19. Até o momento, não há registro de disfunção hepática aguda grave em nenhum paciente, seja entre internados em UTI ou até mesmo em pacientes com antecedente de hepatopatia crônica.[22,23]

Aumento de transaminases foi mais frequente em pacientes graves do que em não graves em séries de casos, e sua elevação associou-se com outros marcadores de inflamação sistêmica, como febre elevada e aumento de proteína C-reativa, aumento de procalcitonina e linfopenia. Entretanto, o caráter prognóstico do aumento de transaminases é incerto, pois alguns estudos observaram uma elevação em pacientes que morreram em comparação com sobreviventes, e outro não.[24-28]

Existem estudos de coorte retrospectivos que associam elevações de enzimas hepáticas com piores desfechos,[34,35] como por exemplo necessidade de internação em UTI, ventilação mecânica, terapia de suporte renal e morte. A maior dessas coortes, feita por Phipps et al.[34] com 2.273 pacientes que testaram positivo para COVID-19, mostrou que aumentos graves de ALT na primeira avaliação (definido como aumento de mais de 5× dos níveis séricos) estavam presentes em 6,4% dos casos e foram associados de maneira independente aos desfechos mais graves já descritos.

A fisiopatologia do dano hepático, e sobretudo da elevação de transaminases, é múltipla. Podem contribuir condições próprias ao doente crítico, como hepatite isquêmica ou congestiva, e pelo estado pró-inflamatório, isto é, lesão indireta por citocinas e outros mediadores. Drogas usadas no manejo clínico, como antimicrobianos, imunomoduladores, vasopressores, sedativos e outros podem levar a hepatotoxicidade e, nesses casos, as alterações tendem a ser mais tardias, e podem ser mais graves. Efeito citopático viral no fígado também é uma hipótese, apesar de os achados disponíveis de uma única autópsia publicada até o momento serem indeterminados, podendo ter origem viral

• **TABELA 2** Alterações laboratoriais em lesão e função hepática em pacientes hospitalizados pela COVID-19

Parâmetro laboratorial alterado	Incidência
Alanina aminotransferase (ALT/TGP)	18-28%
Aspartato aminotransferase (AST/TGO)	18-78%
Albumina	98%
Bilirrubina total	5-6%
Creatinofosfoquinase (CPK)	5%
Desidrogenase láctica (DHL)	35-98%
Fosfatase alcalina (FA)	< 4%
Gama glutamil transferase (GGT)	18-54%
Tempo de protrombina (TP)	2%

Modificada de Bringham and Women's Hospital COVID-19 clinical guidelines.

ou medicamentosa. Outro betacoronavírus, o SARS-CoV-1, foi atribuído a casos de hepatites virais no passado, e o receptor de entrada do SARS-CoV-2, ACE2, foi identificado em colangiócitos e hepatócitos, podendo ser um sinal de que essas células podem ser infectadas e sofrer efeito citopático.[29-31]

A American Association for the Study of Liver Diseases (AASLD) emitiu um documento com considerações clínicas e recomendações. Orientam que todo paciente internado por COVID-19 tenha sua bioquímica hepática mensurada regularmente, e que essa avaliação deve ser feita com mais frequência em pacientes que recebam drogas potencialmente hepatotóxicas, como redemsivir e tocilizumab. Pontos mais importantes da abordagem ao paciente com elevação de transaminases na COVID-19 estão na Figura 1.[31]

A elevação de marcadores que poderiam sugerir dano pancreático, como amilase e lipase, também foi reportada em séries de casos. A fisiopatologia e a correlação clínica desses achados, contudo, continuam ainda não bem compreendidas.[32,33]

OUTRAS MANIFESTAÇÕES

Colecistite aguda já foi descrita principalmente nos pacientes críticos internados em UTI. Nesse contexto, a etiologia alitiásica tem grande importância, em que a inflamação da parede do órgão ocorre por hipoperfusão e insuficiência vascular. Pacientes em ventilação mecânica e nutrição parenteral total também apresentam maior risco. Em literatura ainda não é descartada a possibilidade de lesão viral direta ao órgão, apesar de não serem descritas partículas

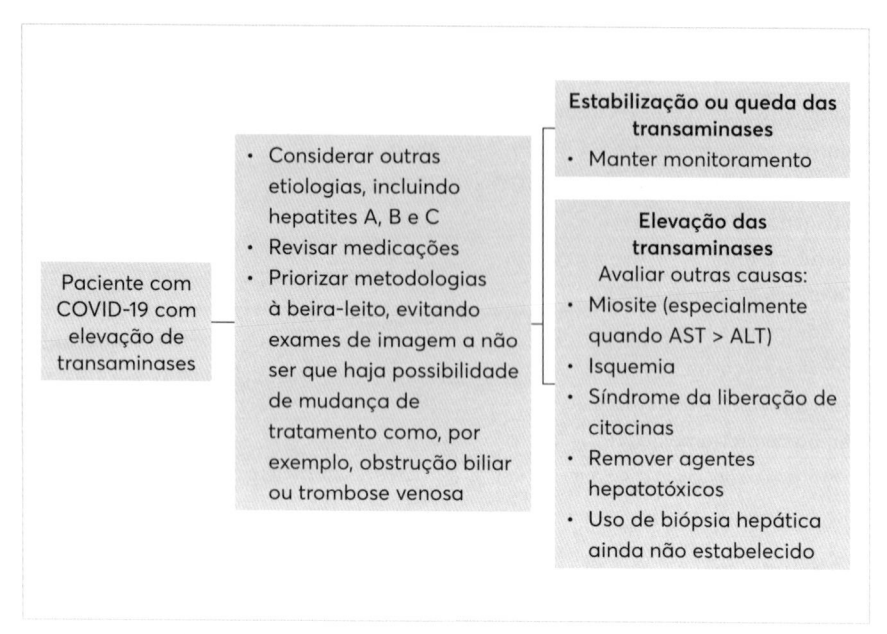

• **FIGURA 1**   Abordagem do paciente com COVID-19 e elevação das transaminases. Modificada de American Association of Liver Diseases.[31]

ALT: alanina aminotransferase; AST: aspartato aminotransferase.

virais isoladas na bile. Referente ao manejo desses pacientes, a maioria dos relatos de caso foi em pacientes em ambiente de terapia intensiva que foram submetidos a colecistostomia para drenagem de via biliar.[36,37] Além disso, um estudo multicêntrico em mais de 90 países com 1.128 pacientes com COVID confirmada mostrou que esses pacientes apresentam mortalidade de 24,8% no período perioperatório,[38] trazendo a discussão sobre tentar postergar nesses pacientes procedimentos cirúrgicos maiores.

Pancreatite aguda também é descrita especialmente nos casos mais graves da doença, podendo progredir para as mesmas complicações locais, como pseudocisto e necrose pancreática. A hipótese de lesão viral direta ao pâncreas existe, porém ainda não é confirmada,[39] e o tratamento desses pacientes não muda em relação aos que não têm COVID-19.

A mais temida das complicações é a isquemia mesentérica, com incidência relatada em até 4% em pacientes com COVID-19 internados em UTI.[40] Como muitos dos pacientes podem estar sedados e intubados, o diagnóstico pode não ser feito pela forma mais clássica de dor abdominal intensa e dissociação da queixa com relação ao exame físico. No paciente crítico, a isquemia pode se apresentar como aumento de necessidade de droga vasoativa, acidose metabólica com hiperlactatemia e distensão abdominal. O diagnóstico é confirmado por tomografia com contraste evidenciando afilamento de parede de alças intestinais, pneumatose intestinal e aeroportia. Quando o diagnóstico é feito, a conduta é cirúrgica para inspeção e ressecção de alças inviáveis caso o paciente tenha condições de ser submetido ao procedimento. A mortalidade em casos de isquemia mesenterica é descrita próxima a 40%.

REFERÊNCIAS BIBLIOGRÁFICAS

1. Sultan S, Altayar O, Siddique SM, Davitkov P, Feuerstein JD, Lim JK, et al. AGA institute rapid review of the gastrointestinal and liver manifestations of COVID-19, meta-analysis of international data, and recommendations for the consultative management of patients with COVID-19. Gastroenterology. 2020;159(1):320-34.e27.
2. Redd WD, Zhou JC, Hathorn KE, McCarty TR, Bazarbashi AN, Thompson CC, et al. Prevalence and characteristics of gastrointestinal symptoms in patients with SARS-CoV-2 infection in the United States: A multicenter cohort study. Gastroenterology. 2020.
3. Xiao F, Tang M, Zheng X, Liu Y, Li X, Shan H. Evidence for gastrointestinal infection of SARS--CoV-2. Gastroenterology. 2020;158(6):1831-3.e3.
4. Luo S, Zhang X, Xu H. Don't overlook digestive symptoms in patients with 2019 novel coronavirus disease (COVID-19). Clin Gastroenterol Hepatol. 2020.
5. Pan L, Mu M, Yang P, Sun Y, Wang R, Yan J, et al. Clinical characteristics of COVID-19 patients with digestive symptoms in Hubei, China: A descriptive, cross-sectional, multicenter study. Am J Gastroenterol. 2020;115(5):766-73.
6. D'Amico F, Baumgart DC, Danese S, Peyrin-Biroulet L. Diarrhea during COVID-19 infection: pathogenesis, epidemiology, prevention and management. Clin Gastroenterol Hepatol. 2020.
7. Kaafarani HMA, El Moheb M, Hwabejire JO, Naar L, Christensen MA, Breen K, et al. Gastrointestinal complications in critically ill patients with COVID-19. Ann Surg. 2020;272(2):e61-e2.
8. Azouz E, Yang S, Monnier-Cholley L, Arrivé L. Systemic arterial thrombosis and acute mesenteric ischemia in a patient with COVID-19. Intensive Care Med. 2020;46(7):1464-5.
9. Wu Y, Guo C, Tang L, Hong Z, Zhou J, Dong X, et al. Prolonged presence of SARS-CoV-2 viral RNA in faecal samples. Lancet Gastroenterol Hepatol. 2020;5(5):434-5.
10. Qi F, Qian S, Zhang S, Zhang Z. Single cell RNA sequencing of 13 human tissues identify cell types and receptors of human coronaviruses. Biochem Biophys Res Commun. 2020;526(1):135-40.
11. Young BE, Ong SWX, Kalimuddin S, Low JG, Tan SY, Loh J, et al. Epidemiologic features and clinical course of patients infected with SARS-CoV-2 in Singapore. JAMA. 2020.
12. Amirian ES. Potential fecal transmission of SARS-CoV-2: Current evidence and implications for public health. Int J Infect Dis. 2020.
13. Zhang J, Wang S, Xue Y. Fecal specimen diagnosis 2019 novel coronavirus-infected pneumonia. J Med Virol. 2020.
14. Bhayana R, Som A, Li MD, Carey DE, Anderson MA, Blake MA, et al. Abdominal imaging findings in COVID-19: Preliminary observations. Radiology. 2020;297(1):E207-E15.
15. Effenberger M, Grabherr F, Mayr L, Schwaerzler J, Nairz M, Seifert M, et al. Faecal calprotectin indicates intestinal inflammation in COVID-19. Gut. 2020;69(8):1543-4.
16. Yong Z, Cao C, Shuangli Z, Chang S, Dongyan W, Jingdong S, et al. Isolation of 2019-nCoV from a stool specimen of a laboratory-confirmed case of the coronavirus disease 2019 (COVID-19)[J]. China CDC Weekly. 2020.

17. WHO. Modes of transmission of virus causing COVID-19: Implications for IPC precaution recommendations. 2020. Disponível em: https://www.who.int/news-room/commentaries/detail/modes-of-transmission-of-virus-causing-covid-19-implications-for-ipc-precaution-recommendations.

18. Liu J, Cui M, Yang T, Yao P. Correlation between gastrointestinal symptoms and disease severity in patients with COVID-19: A systematic review and meta-analysis. BMJ Open Gastroenterol. 2020;7(1).

19. Cheung KS, Hung IFN, Chan PPY, Lung KC, Tso E, Liu R, et al. Gastrointestinal manifestations of SARS-CoV-2 infection and virus load in fecal samples from a Hong Kong cohort: Systematic review and meta-analysis. Gastroenterology. 2020;159(1):81-95.

20. American College of Gastroenterology. Joint GI Society Message on PPE During COVID-19. 2020.

21. USFDA. Safety alert regarding use of fecal microbiota for transplantation and additional safety protections pertaining to SARS-CoV-2 and COVID-19 | FDA. 2020. Disponível em: https://www.fda.gov/vaccines-blood-biologics/safety-availability-biologics/safety-alert-regarding-use-fecal-microbiota-transplantation-and-additional-safety-protections.

22. Xu Z, Shi L, Wang Y, Zhang J, Huang L, Zhang C, et al. Pathological findings of COVID-19 associated with acute respiratory distress syndrome. Lancet Respir Med. 2020;8(4):420-2.

23. Bangash MN, Patel J, Parekh D. COVID-19 and the liver: little cause for concern. Lancet Gastroenterol Hepatol. 2020.

24. Guan WJ, Ni ZY, Hu Y, Liang WH, Ou CQ, He JX, et al. Clinical Characteristics of Coronavirus Disease 2019 in China. N Engl J Med. 2020;382(18):1708-20.

25. Wang D, Hu B, Hu C, Zhu F, Liu X, Zhang J, et al. Clinical characteristics of 138 hospitalized patients with 2019 novel coronavirus-infected pneumonia in Wuhan, China. JAMA. 2020.

26. Shi H, Han X, Jiang N, Cao Y, Alwalid O, Gu J, et al. Radiological findings from 81 patients with COVID-19 pneumonia in Wuhan, China: A descriptive study. Lancet Infect Dis. 2020;20(4):425-34.

27. Yang X, Yu Y, Xu J, Shu H, Xia J, Liu H, et al. Clinical course and outcomes of critically ill patients with SARS-CoV-2 pneumonia in Wuhan, China: A single-centered, retrospective, observational study. Lancet Respir Med. 2020;8(5):475-81.

28. Zhou F, Yu T, Du R, Fan G, Liu Y, Liu Z, et al. Clinical course and risk factors for mortality of adult inpatients with COVID-19 in Wuhan, China: a retrospective cohort study. Lancet. 2020;395(10229):1054-62.

29. Chai X, Hu L, Zhang Y, Han W, Lu Z, Ke A, et al. Specific ACE2 expression in cholangiocytes may cause liver damage after 2019-nCoV infection. 2020.

30. Chau TN, Lee KC, Yao H, Tsang TY, Chow TC, Yeung YC, et al. SARS-associated viral hepatitis caused by a novel coronavirus: report of three cases. Hepatology. 2004;39(2):302-10.

31. American Association of Liver Diseases. Clinical best practice advice for hepatology and liver transplant providers during the COVID-19 pandemic: AASLD Expert Panel Consensus Statement 2020. Disponível em: www.aaalsd.org.

32. McNabb-Baltar J, Jin DX, Grover AS, Redd WD, Zhou JC, Hathorn KE, et al. Lipase elevation in patients with COVID-19. Am J Gastroenterol. 2020;115(8):1286-8.

33. Wang F, Wang H, Fan J, Zhang Y, Zhao Q. Pancreatic injury patterns in patients with coronavirus disease 19 pneumonia. Gastroenterology. 2020;159(1):367-70.

34. Phipps MM, Barraza LH, LaSota ED, Sobieszczyk ME, Pereira MR, Zheng EX, et al. Acute liver injury in COVID-19: Prevalence and association with clinical outcomes in a large U.S. cohort. Hepatology. 2020;72(3):807.

35. Suresh Kumar VC, Harne PS, Mukherjee S, Gupta K, Masood U, Sharma AV, et al. Transaminitis is an indicator of mortality in patients with COVID-19: A retrospective cohort study. World J Hepatol. 2020;12(9):619.

36. Mattone E, Sofia M, Schembari E, Palumbo V, Bonaccorso R, Randazzo V, et al. Acute acalculous cholecystitis on a COVID-19 patient: a case report. Ann Med Surg (Lond). 2020;58:73.

37. Ying M, Lu B, Pan J, Lu G, Zhou S, Wang D, et al., From the COVID-19 Investigating and Research Team. COVID-19 with acute cholecystitis: a case report. BMC Infect Dis. 2020;20(1):437.

38. COVIDSurg Collaborative. Mortality and pulmonary complications in patients undergoing surgery with perioperative SARS-CoV-2 infection: an international cohort study. Lancet. 2020;396(10243):27.

39. de-Madaria E, Capurso G. COVID-19 and acute pancreatitis: examining the causality. Nat Rev Gastroenterol Hepatol. 2021;18(1):3.

40. Kaafarani HMA, El Moheb M, Hwabejire JO, Naar L, Christensen MA, Breen K, et al. Gastrointestinal complications in critically ill patients with COVID-19. Ann Surg. 2020;272(2):e61.

41. Silva FAFD, Brito BB, Santos MLC, et al. COVID-19 gastrointestinal manifestations: a systematic review. Rev Soc Bras Med Trop. 2020.

42. American Association of Liver Diseases. Clinical best practice advice for hepatology and liver transplant providers during the COVID-19 pandemic: AASLD Expert Panel Consensus Statement 2021. Disponível em: www.aaalsd.org.

43. Kulkarni, AV, Kumar, P, Tevethia, HV, et al. Systematic review with meta-analysis: liver manifestations and outcomes in COVID-19. Aliment Pharmacol Ther. 2020;52:584-99.

44. Jin X, Lian JS, Hu JH, et al. Epidemiological, clinical and virological characteristics of 74 cases of coronavirus-infected disease 2019 (COVID-19) with gastrointestinal symptoms. Gut. 2020;69:1002–9.

12

Manifestações renais da COVID-19

Fernando Onuchic
Guilherme Parise Santa Catharina
Vinícius Machado Correia

INTRODUÇÃO

No contexto das repercussões sistêmicas da infecção pelo SARS-CoV-2, o acometimento renal se destaca como importante fator de morbidade e pior prognóstico nesses pacientes. A ocorrência de lesão renal aguda (LRA) associada a infecções por betacoronavírus já havia sido descrita em epidemias prévias (como de SARS-CoV-1 e MERS).[1]

Com o quadro pandêmico que se desenhou no início do ano de 2020 e vem se prolongando até o presente momento, essa grave disfunção aparece cada vez mais em evidência, gerando internações mais prolongadas, necessidade de medidas invasivas, maiores custos e sobrecarga ao sistema de saúde, e principalmente, indicando pior prognóstico na evolução desse subgrupo de pacientes.

Além disso, dentre os vários grupos de risco para desenvolver a forma grave da doença, diversos estudos mostram que pacientes com nefropatias prévias apresentam risco significativamente maior, com maiores probabilidades de internação hospitalar, morbidade e mortalidade associadas ao vírus. Estudos recentes apontam mortalidade de aproximadamente 30-50% em pacientes com doença renal crônica (DRC) dialítica internados por COVID-19;[2-4] nos pacientes atendidos no departamento de emergência do HCFMUSP essa mortalidade se aproximou de 60% e essa foi uma complicação tardia, ocorrendo usualmente após 14 dias do início dos sintomas. Por conta da alta prevalência global de DRC, estimada atualmente em 10-15%,[5] e subindo a cada ano, torna-se necessário um cuidado especial com essa subpopulação, especialmente em casos internados.

Pacientes com DRC, especialmente secundária a *diabetes mellitus*, apresentam maior risco de desenvolvimento de LRA por um aumento da expressão dos receptores da enzima conversora de angiotensina 1 (ECA1) e uma redução da expressão dos receptores da ECA2, o que leva a um estado pró-inflamatório e pró-fibrótico renal.[6]

PATOGÊNESE

A patogênese do dano renal associado à COVID-19 ainda não é totalmente esclarecida, mas estudos demonstram uma etiologia multifatorial, com diversos mecanismos envolvidos. Sabe-se que o vírus apresenta tropismo por células tubulares renais, sendo até já comprovada a presença de proteínas do nucleocapsídeo viral dentro desse tipo celular em pacientes infectados. Isso se deve ao fato de que essas células, especialmente nos túbulos proximais, apresentam expressão do receptor da ECA2 em quantidade até maior que em tecido pulmonar. Essa proteína, por sua vez, atua como receptor celular para a proteína S (*spike*) do vírus entrar na célula e iniciar a infecção. Achados histológicos também comprovam um dano principalmente tubular (com glomérulos relativamente preservados). Dessa forma, o efeito citopático viral por si só já parece ser nocivo sobre o rim, e a vulnerabilidade de pacientes a esse efeito parece estar correlacionada com variantes genéticas que influenciam a expressão de ECA2 em células renais.[7]

Contudo, estudos patológicos recentes apontam cada vez mais para outros mecanismos como principais causadores de lesão renal por COVID-19. Repercussões sistêmicas como disfunções hemodinâmicas, tempestade de citocinas, hipoxemia severa e coagulopatia/vasculopatia podem provocar diversas disfunções orgânicas, e dentre elas a renal é bastante comum. Pacientes podem apresentar LRA pré-renal por conta de hipoperfusão renal e vasoplegia, evoluindo para necrose tubular aguda (NTA). Além disso, a presença de microtrombos em vasos renais, associados à coagulopatia provocada pelo vírus, parece exercer um papel nesse processo.[7]

A rabdomiólise também pode estar associada, menos frequentemente, ao processo de lesão renal. Pacientes com apresentação grave da infecção por SARS-CoV-2 ocasionalmente apresentam importante elevação de creatinofosfoquinase (CPK). Um estudo chinês com análise de biópsias renais pós-*mortem* identificou a presença de grânulos de hemossiderina no epitélio tubular com a presença de cilindros pigmentados. A etiologia da rabdomiólise no contexto da COVID-19 ainda não é bem definida, podendo ser secundária a drogas, hiperventilação ou mesmo efeito citotóxico viral direto no músculo.[8]

• **TABELA 1** Mecanismos associados à lesão renal aguda (LRA) por COVID-19[9]
▪ Interação com receptor ECA2
▪ Resposta imune viral
▪ Tempestade de citocinas
▪ Hipoxemia
▪ Ingestão oral reduzida
▪ Choque
▪ Efeitos protrombóticos
▪ Disfunção de múltiplos órgãos

Em 2020, diversos padrões de lesões histológicas foram descritos em pacientes acometidos pela COVID-19, dentre eles: glomerulopatia colapsante e doença de lesão mínima (ambas em pacientes com variantes APOL1 de alto risco); glomerulopatia membranosa; glomerulonefrite anti-MBG; necrose tubular aguda; e, nos casos de rins transplantados, rejeição. Entretanto, não há evidência clara da ação viral direta no glomérulo, uma vez que a maior parte das coortes não encontrou a presença de SARS-CoV-2 por hibridização *in situ*, imuno-histoquímica ou microscopia eletrônica, sugerindo que o mecanismo de lesão glomerular possa ser mediado por citocinas e respostas imunes adaptativas.[9]

Há descrição de alguns casos de glomerulopatia colapsante, principalmente em pacientes afro-americanos, provavelmente associada à presença do alelo APOL1 e de receptores ECA2 nos podócitos dessa população. Tal complicação é frequentemente descrita em associação com outras infecções virais (principalmente HIV), porém no contexto da pandemia atual, diversos casos vêm sendo descritos. Essa manifestação clínica também vem sendo chamada de COVAN (*COVID associated nephropathy*), e apresenta prognóstico renal muito preservado.[18-20]

MANIFESTAÇÕES CLÍNICAS

As manifestações renais pelo SARS-CoV-2 mais comuns são proteinúria e hematúria isoladas (com incidências de 44% e 27%, respectivamente)[10] ou, em casos mais graves, podem cursar com LRA.

A LRA pela COVID-19, assim como as outras manifestações da doença, ocorre em um espectro bastante amplo, a depender do paciente. A incidência dela nesses pacientes tem alguma discordância entre os estudos, porém em todos se mostra elevada e preocupante. Existe uma variabilidade na incidência de LRA de acordo com a população estudada, porém de maneira geral ela ocorre em cerca de 15% dos casos, chegando a 50% dos pacientes que necessitam de internação hospitalar. Aproximadamente 5% dos pacientes necessitam de terapia renal substitutiva (TRS).[5,11]

Hoje sabemos que a presença de LRA, a despeito da etiologia, é fator de risco independente para mortalidade, principalmente em ambiente de terapia intensiva.[12] Fator de risco que se repete nas casuísticas de pacientes acometidos pela COVID-19: pacientes com disfunção renal apresentaram quadros respiratórios mais graves, maior necessidade de ventilação mecânica, maior tempo de internação e maior mortalidade.[11,13,14]

Além disso, a gravidade da disfunção renal parece também se relacionar com prognóstico pior. Em um trabalho chinês de 333 pacientes, observou-se correlação entre gravidade da LRA e mortalidade: LRA KDIGO I 25%, LRA KDIGO II 75% e LRA KDIGO III 91%.[13] Cabe ressaltar que pacientes que evoluem com indicação de TSR apresentam prognóstico especialmente reservado, com mortalidade > 90%.[15]

- **TABELA 2** Estadiamento da LRA (KDIGO, 2012)[16]

Estágio	Aumento de creatinina	Débito urinário
I	1,5-1,9x o valor basal em 7 dias ou ≥ 0,3 mg/dL em 48 h	< 0,5 mL/kg/h por 6-12 h
II	2,0-2,9x o valor basal	< 0,5 mL/kg/h por ≥ 12 h
III	> 3x o valor basal ou ≥ 4,0 mg/dL ou início de TRS	< 0,3 mL/kg/h por ≥ 24 h ou anúria ≥ 12 horas

A recuperação da função renal nos pacientes internados que desenvolvem LRA parece ser mais lenta do que o habitual. Coortes sugerem que cerca de 30% dos pacientes que necessitaram de TRS durante a hospitalização recebem alta ainda em diálise.[17]

Além disso, quando comparados aos pacientes que desenvolveram LRA de outras etiologias, os pacientes acometidos pela COVID-19 apresentaram progressão da DRC mais rápida e uma menor recuperação da função. Esse comportamento da taxa de filtração glomerular pós-COVID reforça a necessidade da monitorização da função renal neste grupo de pacientes, bem como a gravidade relacionada à disfunção renal nessa doença.[17]

PARTICULARIDADES NO MANEJO

Diante dos dados apresentados, a monitorização regular da função renal é recomendada na abordagem do paciente com COVID-19, especialmente em casos mais graves que evoluam com necessidade de internação hospitalar. É necessário se manter atento a sinais clínicos e laboratoriais de disfunção do órgão (balanço hídrico, anasarca, oligúria, aumento de escórias nitrogenadas, desbalanço eletrolítico ou acidobásico).

Assim como em qualquer episódio de LRA, é importante prevenir o agravamento da lesão renal. Cuidados recomendados:[16]

1. Evitar drogas nefrotóxicas e drogas que interfiram no *feedback* tubuloglomerular: suspender anti-inflamatórios não esteroidais (AINE), inibidores da enzima conversora de angiotensina (IECA) e bloqueadores dos receptores da angiotensina (BRA); corrigir antibióticos pela função renal; dosar nível sanguíneo quando possível (p. ex., vancomicina).
2. Garantir a volemia adequada – expansão volêmica para pacientes desidratados e evitar soluções intravenosas desnecessárias.
3. Garantir perfusão tecidual – de maneira geral, pressão arterial média (PAM) > 65 mmHg – e atentar para sinais de hipoperfusão (hiperlactatemia, aumento de tempo de enchimento capilar e livedo reticular pré-patelar, entre outros).
4. Monitorização adequada de diurese e balanço hídrico.
5. Controle laboratorial de função renal e eletrólitos.
6. Evitar hiperglicemia.
7. Manter oxigenação adequada.

Tendo em vista o perfil pró-trombótico que os pacientes com COVID-19 apresentam, é discutível a manutenção dos análogos da eritropoietina – medicação frequentemente de uso crônico por pacientes portadores de DRC. Essa classe sabidamente aumenta o risco de trombose e poderia ser nociva neste cenário. Não há consenso na literatura orientando quanto à necessidade de suspensão por ora, sendo orientado abordar riscos e benefícios caso a caso e limitar seu uso na fase aguda da doença, se possível.[21,22]

As indicações de TRS seguem as mesmas que nos demais pacientes com LRA. Devido à instabilidade clínica e hemodinâmica de grande parte dos pacientes com COVID-19, modos mais fisiológicos de TRS podem ser preferidos inicialmente, tal como terapias contínuas, estendidas ou híbridas.

A retirada de citocinas inflamatórias por meio de terapias extracorpóreas tem sido muito estudada nos últimos anos e teve um destaque especial durante a pandemia, uma vez que a doença está envolvida com tempestade de citocinas. Métodos que utilizam *clearance* convectivo (como hemofiltração) e filtros de adsorção são capazes de retirar partículas de maior peso molecular, como interleucinas,[23] entretanto ainda não há evidência suficiente para indicar seu uso. A TRS deve ser vista como uma terapia de suporte renal, respeitando as indicações clássicas como hipervolemia, distúrbios acidobásicos e eletrolíticos, intoxicações. Até o momento não há embasamento científico para indicação de terapias extracorpóreas para *clearance* de mediadores inflamatórios isoladamente, quando não houver indicação renal associada.

Os pacientes com DRC terminal, em programa de hemodiálise ambulatorialmente, são especialmente vulneráveis do ponto de vista epidemiológico. É uma população com exposição muito maior que a média e impossibilitada de seguir orientações de distanciamento social, uma vez que requer visitas regulares a serviços de saúde (hospitais ou clínicas de diálise), ao menos 3 vezes por semana. Diante disso, torna-se altamente necessário ter atenção especial a essa população, com orientação de medidas de proteção efetivas [uso de equipamentos de proteção individual (EPIs), distanciamento entre pacientes em clínicas, cuidados com higiene], bem como rastreamento ativo de casos suspeitos nesse subgrupo.[24]

A população de transplantados renais também se caracteriza como grupo de risco para doença, uma vez que o uso contínuo de medicações imunossupressoras pode agravar a severidade da infecção. O papel que essas drogas exercem no desfecho da doença, tal como melhor momento para suspendê-las, não é totalmente elucidado, já que a remoção inadvertida dessas drogas pode levar à rejeição do enxerto e consequentemente piora do quadro clínico. Recomenda-se que a decisão seja individualizada e compartilhada com grupo de transplante renal experiente, levando em conta a gravidade do caso e o risco imunológico do paciente; caso optado pela sua suspensão, é necessário monitorizar sinais de rejeição de enxerto.

No momento, a conduta mais aceita é baseada na estratificação de risco deste paciente:[25]

- Casos leves (sem necessidade de hospitalização): manutenção da imunossupressão basal. Após publicação do estudo RECOVERY,[26] considerar a troca de prednisona por dexametasona 6 mg/dia (dose equivalente a prednisona 37,5 mg/dia).
- Casos moderados (necessidade de internação hospitalar e O_2 suplementar, porém em ambiente de enfermaria): com base na experiência do tratamento de outras infecções virais associadas a transplante renal, como BK vírus e citomegalovírus, considerar a suspensão (ou redução de 50% na dose) dos antimetabólitos (micofenolato e azatioprina) e manutenção dos inibidores de calcineurina (ciclosporina e tacrolimo).
- Casos graves (internação em UTI, necessidade de ventilação mecânica): considerar a suspensão da imunossupressão e manutenção somente com corticoide parenteral: metilprednisolona (60-80 mg/dia). Em pacientes com choque refratário, considerar hidrocortisona 300 mg/dia.[24]

REFERÊNCIAS BIBLIOGRÁFICAS

1. Pei G, Zhang Z, Peng J, Liu L, Zhang C, Yu C, et al. Renal involvement and early prognosis in patients with COVID-19 pneumonia. Journal of the American Society of Nephrology. 2020:ASN.2020030276.

2. Valeri AM, Robbins-Juarez SY, Stevens JS, Ahn W, Rao MK, Radhakrishnan J, et al. Presentation and outcomes of patients with ESKD and COVID-19. J Am Soc Nephrol. 2020;31(7):1409. Epub 2020 May 28.

3. Flythe JE, Assimon MM, Tugman MJ, Chang EH, Gupta S, Shah J, et al., STOP-COVID Investigators. Characteristics and outcomes of individuals with pre-existing kidney disease and COVID-19 admitted to intensive care units in the United States. Am J Kidney Dis. 2021;77(2):190. Epub 2020 Sep 19.

4. Hsu CM, et al. COVID-19 among US dialysis patients: Risk factors and outcomes from a national dialysis provider. Am J Kidney Dis. 2021 Jan 17;S0272-6386(21)00025-1.

5. Hill NR, Fatoba ST, Oke JL, et al. Global prevalence of chronic kidney disease – A systematic review and meta-analysis. PLoS One. 2016;11(7):e0158765.

6. Batlle D, Soler MJ, Sparks MA, Hiremath S, South AM, Welling PA, et al. Acute kidney injury in COVID-19: Emerging evidence of a distinct pathophysiology. Journal of the American Society of Nephrology. 2020:ASN.2020040419.

7. Zhang Y, Zhang H. Genetic roadmap for kidney involvement of severe acute respiratory syndrome Coronavirus 2 (SARS-CoV-2) Infection. Clinical Journal of the American Society of Nephrology. 2020.

8. Su H, Yang M, Wan C, Yi LX, Tang F, Zhu HY, et al. Renal histopathological analysis of 26 postmortem findings of patients with COVID-19 in China. Kidney Int. 2020.

9. Kudose S, et al. Kidney biopsy findings in patients with COVID-19. JASN. 2020;31:1959-68.

10. Cheng Y, et al. Kidney disease is associated with in-hospital death of patients with COVID-19. Kidney International. 2020.

11. Robbins-Juarez SY, Qian L, King KL, Stevens JS, Husain SA, Radhakrishnan J, et al. Outcomes for patients with COVID-19 and acute kidney injury: A systematic review and meta-analysis. Kidney Int Rep. 2020;5(8):1149. Epub 2020 Jun 25.

12. Uchino S, et al. Acute renal failure in critically ill patients: A multinational, multicenter study. JAMA. 2005 Aug 17;294(7):813-8.

13. Pei G, et al. Renal involvement and early prognosis in patients with COVID-19 pneumonia. Journal of The American Society of Nephrology. 2020.

14. Bowe B, Cai M, Xie Y, Gibson AK, Maddukuri G, Al-Aly Z. Acute kidney injury in a national cohort of hospitalized US veterans with COVID-19. Clin J Am Soc Nephrol. 2020;16(1):14. Epub 2020 Nov 16.

15. Richardson S, et al. Presenting characteristics, comorbidities, and outcomes among 5700 patients hospitalized with COVID-19 in the New York City area. Journal of the American Medical Association. 2020.

16. KDIGO Clinical practice guideline for acute kidney injury. Kidney International Supplements. 2012.

17. Ng JH, Hirsch JS, Hazzan A, et al. Outcomes among patients hospitalized with COVID-19 and acute kidney injury. Am J Kidney Dis. 2021.

18. Larsen CP, et al. Collapsing glomerulopathy in a patient with coronavirus disease 2019 (COVID-19). Kidney International Reports. 2020.

19. Kissling S, Rotman S, Gerber C, Halfon M, Lamoth F, Comte D, Lhopitallier L, et al. Collapsing glomerulopathy in a COVID-19 patient. Kidney Int. 2020;98(1):228. Epub 2020 Apr 15.

20. Peleg Y, Kudose S, D'Agati V, Siddall E, Ahmad S, Nickolas T, et al. Acute kidney injury due to collapsing glomerulopathy following COVID-19 infection. Kidney Int Rep. 2020;5(6):940. Epub 2020 Apr 28.

21. Fishbane S, Hirsch JS. Erythropoiesis-stimulating agent treatment in patients with COVID-19. Am J Kidney Dis. 2020;76(3):303. Epub 2020 May 29.

22. Leventhal J, Angeletti A, Cravedi P. EPO in patients with COVID-19: More than an erythropoietic hormone. Am J Kidney Dis. 2020;76(3):441. Epub 2020 Jun 10.

23. Heering P, et al. Cytokine removal and cardiovascular hemodynamics in septic patients with continuous venovenous hemofiltration. Intensive Care Med. 1997 Mar;23(3):288-96.

24. Gleeson SE, Formica RN, Marin EP. Outpatient management of the kidney transplant recipient during the SARS-CoV-2 virus pandemic. Clinical Journal of the American Society of Nephrology. 2020:CJN.04510420.

25. Maggiore U, et al. How should I manage immunosuppression in a kidney transplant patient with COVID-19? An ERA-EDTA DESCARTES expert opinion. Nephrol Dial Transplant. 2020 Jun 1;35(6):899-904.

26. RECOVERY Collaborative Group, Horby P, Lim WS, et al. Dexamethasone in hospitalized patients with Covid-19. N Engl J Med. 2021.

27. Brandão Neto RA, Marchini JF, Marino LO, et al. Mortality and other outcomes of patients with coronavirus pneumonia admitted to the emergency department: A prospective observational Brazilian study. PLoS ONE. 16(1):e0244532.

13

Alterações imunológicas e metabólicas na COVID-19

Victor Van Vaisberg
Ricardo Vasserman de Oliveira
Lucas Lentini Herling de Oliveira

Uma série de fenômenos imunes e metabólicos parecem ser elementos--chave na ocorrência de formas graves da COVID-19, e um maior entendimento de como esses processos ocorrem, e suas consequências no organismo, são um potencial substrato para ações terapêuticas. Nesse contexto, o objetivo deste capítulo é discutir, sob ótica clínica, algumas das evidências científicas disponíveis no momento nesses dois campos de estudo e suas possíveis implicações práticas.

MANIFESTAÇÕES IMUNOLÓGICAS

A evolução clínica da doença, como comentado em outros capítulos deste livro, ocorre ao longo de três fases que se sucedem cronologicamente: infecção precoce, fase pulmonar e forma grave da doença (Figura 1). Apenas uma pequena parcela dos indivíduos acometidos desenvolverá a forma grave da doença, e a provável razão disso é a resposta imune do hospedeiro. Nesses casos, trata-se de uma resposta anômala que ao mesmo tempo que provoca um *status* hiperinflamatório leva à persistência viral que terá seu efeito citopático direto.

Em séries de casos prévias, pacientes graves mostraram-se clinicamente mais inflamados, com elevação de marcadores classicamente associados à inflamação, como proteína C-reativa, procalcitonina e ferritina. Febre persistente e linfopenia, que também podem estar associadas à inflamação, também foram mais frequentes.[1-3]

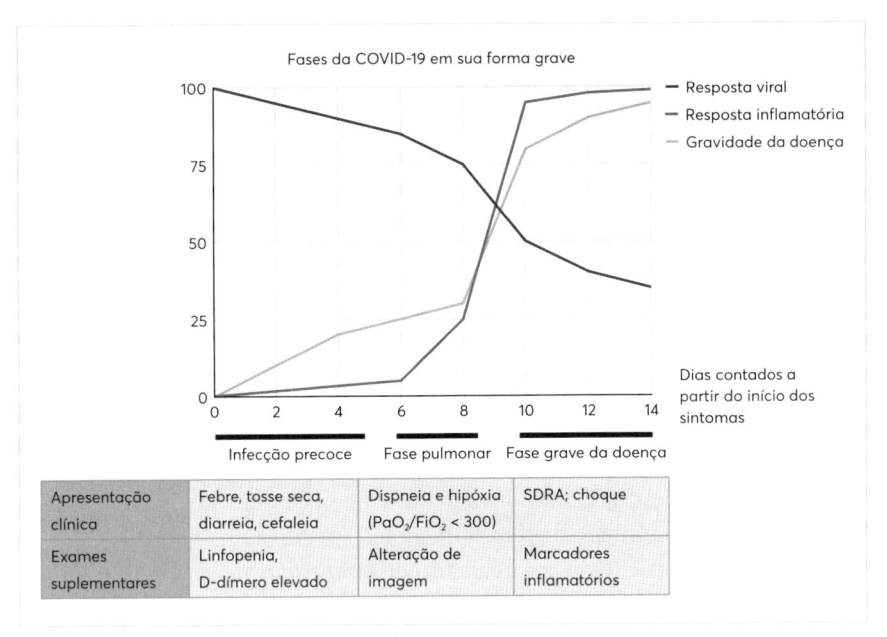

Fases da COVID-19 em sua forma grave

— Resposta viral
— Resposta inflamatória
— Gravidade da doença

Dias contados a partir do início dos sintomas

	Infecção precoce	Fase pulmonar	Fase grave da doença
Apresentação clínica	Febre, tosse seca, diarreia, cefaleia	Dispneia e hipóxia (PaO_2/FiO_2 < 300)	SDRA; choque
Exames suplementares	Linfopenia, D-dímero elevado	Alteração de imagem	Marcadores inflamatórios

- **FIGURA 1** Classificação dos estados da COVID-19.
Adaptada de Siddiqu HK, Mehra MR. COVID-19 illness in native and immunosuppressed states: a clinical therapeutic staging proposal. Journal of Heart and Lung Transplantation. doi: 10.1016/j.healun.2020.03.012. FiO_2: fração inspirada de oxigênio; PaO_2: pressão arterial de oxigênio; SDRA: síndrome do desconforto respiratório agudo.

Uma observação da prática clínica é a ocorrência de choque em pacientes graves com COVID-19 – assunto discutido em detalhes em outro capítulo deste livro. Interessante notar que uma parcela desses pacientes manifestou claros sinais de choque com disfunção de microcirculação: extremidades frias, livedo reticular e pulsos fracos – independentemente da presença ou não de hipotensão – associados a disfunções sistêmicas, como acidose metabólica, disfunção hepática e renal. Uma vez que em vários desses casos a etiologia do choque não pôde ser identificada, excluindo também possíveis focos infecciosos, foi proposto que as manifestações clínicas em pacientes graves fossem decorrentes de *sepse viral*. Em uma fase mais tardia no curso da doença, à semelhança da sepse bacteriana, poderia ocorrer imunossupressão. A depleção de linfócitos T CD4+ e CD8+, clinicamente evidente pela linfopenia, poderia também explicar o porquê de um grande número de doentes com COVID-19 padecerem de infecções secundárias.[2,4,5]

De maneira simplificada, a resposta imune ao vírus começaria no nível pulmonar pela agressão viral direta. Indivíduos que não desenvolvem a forma grave de doença provavelmente conseguem fazer o clareamento viral e o processo infeccioso-inflamatório se encerra.

Em outros indivíduos acontece um predomínio de resposta Th1, na qual macrófagos ou outras células apresentadoras de antígenos (APC) expõem partículas virais a linfócitos T CD4+ nos linfonodos. A interação entre essas células faz com que esses macrófagos liberem IL-12, que estimula a diferenciação do linfócito T CD4+ em *T helper 1* (Th1). Os Th1 produzem interferon-gama (IFN-γ), que tem a capacidade de estimular macrófagos a destruir patógenos fagocitados, além de ativar linfócitos T citotóxicos, com capacidade de destruir células infectadas por vírus.

Além disso, as células Th1 liberam outras citocinas pró-inflamatórias, como IL-6, promovendo a migração de novas células imunes para o sítio da infecção, como monócitos, macrófagos e linfócitos T. Essas células, por sua vez, produzirão mais IFN-γ, estimulando novamente a liberação de citocinas pró-inflamatórias em um fenômeno de retroalimentação positiva.

O excesso dessas citocinas é chamado de *tempestade de citocinas*, e seria o principal elemento fisiopatológico das formas graves de doença. Conferindo plausibilidade biológica, pacientes com COVID-19 têm níveis elevados de citocinas pró-inflamatórias e quimiocinas envolvidas nas vias citadas, como IL-2, IL-6, IL-7, IL-10, G-CSF, MCP1, MIP1-α e TNF-α (Tabela 1). Em uma série de casos, os níveis de IL-6 aumentaram progressivamente com o tempo em indivíduos infectados, e estavam mais elevados em pacientes que morreram do que em sobreviventes.[6-9]

• **TABELA 1** Citocinas inflamatórias e suas principais ações

Secretadas por macrófagos	
IL-6	Causa febre e estimula produção de proteínas de fase aguda
IL-12	Induz diferenciação de células T CD4+ em Th1
TNF-α	Mediador do choque séptico; ativador de endotélio; recrutamento de leucócitos
Secretada por todas as células T	
IL-2	Estimula o crescimento de células T citotóxicas, reguladoras, *helper* e células NK
Secretada por Th1	
IFN-γ	Estimula macrófagos a destruir patógenos fagocitados e ativa linfócitos T citotóxicos e células NK. Inibe a diferenciação de linfócitos T CD4+ em Th2
Secretada por Th2	
IL-10	Atenua resposta inflamatória. Diminui a produção de citocinas por células Th1. Inibe macrófagos ativados

Adaptada de Le, Tao, et al. First aid. McGraw Hill Education; 2016.

Reforça essa linha de raciocínio o fato de outras doenças virais também terem grande componente inflamatório influenciando sua apresentação. Similarmente, estudos prévios identificaram que casos mais graves de MERS-CoV apresentavam níveis mais elevados de IL-6 e TNF-α. O padrão Th1, presente na COVID-19, também ocorria na doença induzida por SARS-CoV-1. Casos severos de influenza também estariam associados a um fenômeno análogo à tempestade de citocinas.[10,11]

Outra condição clínica que poderia surgir no contexto de hiperativação imune seria a linfo-histiocitose hemofagocítica secundária (LHHs), também conhecida como síndrome hemofagocítica. Trata-se de uma disfunção de múltiplos sistemas secundária à produção elevada de citocinas em um contexto inflamatório ou infeccioso. É classicamente descrita em contexto de sepse, infecções virais e doenças reumatológicas, como doença de Still do adulto e artrite idiopática juvenil. São manifestações-chave da doença febre persistente, citopenias e hiperferritinemia. Os achados clínicos típicos são usados para compor um escore para calcular a probabilidade para linfo-histiocitose hemofagocítica secundária, o *Hscore* (Tabela 2). Pacientes COVID-19 graves com alta probabilidade para LHHs poderiam se beneficiar de tratamento específico para essa condição.[12]

- **TABELA 2** *Hscore* para probabilidade de linfo-histiocitose hemofagocítica secundária

Parâmetro	Valor	Pontos	Parâmetro	Valor	Pontos
Temperatura (°C)	< 38,4	0	Fibrinogênio (mg/dL)	> 250	0
	38,4-39,4	33		≤ 250	30
	> 39,4	49	Ferritina (ug/L)	< 200	0
Organomegalia	Nenhuma	0		200-600	35
	Hepato ou esplenomegalia	23		> 600	50
	Hepatoesplenomegalia	38	AST (UI)	< 30	0
Citopenias*	Uma linhagem	0		≥ 30	19
	Duas linhagens	24	Hemofagocitose em aspirado de medula	Não	0
	Três linhagens	34		Sim	35
Triglicérides (mg/dL)	< 131	0	Imunodepressão conhecida	Não	0
	131-450	44		Sim	18
	> 450	64			

Um *Hscore* maior que 169 tem sensibilidade de 93% e especificidade de 86% para linfo-histiocitose hemofagocítica secundária.
*Define-se como hemoglobina ≤ 9,2 g/dL, leucopenia ≤ 5.000 células/mm³ ou plaquetas ≤ 110.000 células/mm³. UI: Unidade Internacional.
Modificada de Mehta et al.[12]

Em um momento inicial de enfrentamento à pandemia, o modelo proposto fez muito sentido, sendo usado para esclarecer vários fenômenos os quais não conseguíamos explicar. Hoje, apesar de haver plausibilidade biológica e ensaios *in vivo* e *in vitro* que corroborem parcialmente com essa linha de raciocínio, uma série de questionamentos é realizada. Alguns estudos não identificaram níveis tão elevados de IL-6 que realmente implicassem em uma *tempestade de citocinas*.

Em paralelo, até mesmo o real papel patológico da suposta *tempestade de citocinas* foi questionado, ponderando-se que esse estado inflamatório pudesse ser, na verdade, apenas uma resposta fisiológica a uma agressão viral.

Por fim, comparativamente a outras patologias que intercorrem com grande descarga inflamatória, como infecção por Epstein-Barr vírus ou influenza, os níveis observados de IL-6 na COVID-19 são menores.[13-16]

Muito do exposto se reflete no nosso entendimento sobre a terapêutica da doença. Ao passo que o estudo RECOVERY mostrou que certos pacientes provavelmente têm benefício de algum grau de imunossupressão com o emprego de corticoterapia, outros tratamentos que bloquearam os eixos mencionados não foram eficazes. Mesmo em patologias em que há benefício clínico pelo bloqueio do receptor de IL-6, como artrite reumatoide e arterite de células gigantes, o nível circulante dessa quimiocina nesses cenários clínicos é baixo.[17,18]

Em suma, ainda há um longo caminho a ser trilhado quanto ao entendimento fisiopatológico da COVID-19 e a expressão clínica de certas vias moleculares envolvidas. Um maior grau de compreensão sobre essa questão provavelmente impactaria positivamente na seleção de eventuais drogas candidatas no tratamento.

MANIFESTAÇÕES METABÓLICAS E ENDOCRINOLÓGICAS

A glicemia de indivíduos internados sabidamente diabéticos ou que estejam sob o risco de desenvolver diabetes na internação (p.ex.: pré-diabéticos com descompensação infecciosa aguda) deve ser vigiada rigorosamente. Há séries de casos relatando estados hiperglicêmicos agudos, estado hiperglicêmico hiperosmolar ou cetoacidose diabética em pacientes com COVID-19 na admissão hospitalar ou evoluindo com essas condições durante o curso da doença.

Interessante notar que esses relatos estendem-se a pacientes que tinham excelente controle glicêmico prévio, inclusive sem diagnóstico de *diabetes mellitus* prévio. Assim, exames adicionais (pH, eletrólitos e cetonemia/cetonúria) devem ser considerados individualmente para estratificar possíveis quadros de descompensação aguda. A melhor terapêutica nesses casos é controversa. Se por um lado insulina endovenosa deve ser considerada precocemente em pacientes instáveis hemodinamicamente, uma vez que a absorção de insulina subcutânea torna-se errática, esse tipo de protocolo gera mais entradas no leito com maior consumo de equipamentos de proteção individual e possível maior risco de contaminação pela equipe médica.[19-21]

Inicialmente, o *diabetes mellitus* foi apontado em séries de casos como fator de risco para a forma grave da doença. Contudo, a observação de descontrole glicêmico em pacientes previamente euglicêmicos, incluindo estados hiperglicêmicos agudos e as grandes doses de insulina necessárias para atingir euglicemia em pacientes com COVID-19 levaram à hipótese de que o vírus também seria responsável pela ocorrência ou piora do *diabetes mellitus*. Mecanismos possíveis seriam o aumento da resistência à insulina ou diminuição direta da função de células betapancreáticas em indivíduos acometidos. Dano pancreático também foi reportado em duas séries de casos, marcado por aumento da dosagem sérica de lipase. Contudo, a repercussão clínica desses achados ainda não é clara.[20,22,23]

Outros elementos que, juntamente com o *diabetes mellitus*, compõem a *síndrome metabólica*, como hipertensão, obesidade e doença hepática gordurosa não alcoólica, são fatores de risco para forma grave de doença causada pelo coronavírus (Tabela 3).

- **TABELA 3** Fatores de risco para formas graves de COVID-19

- *Diabetes mellitus.*
- Hipertensão arterial.
- Obesidade.
- Doença hepática gordurosa.

O tecido adiposo, na qualidade de órgão endócrino, promove ativação do inflamossoma por múltiplas vias de imunidade inata. A obesidade também promove endotelite, que ao associar-se à disfunção endotelial na COVID-19 poderia provocar piores desfechos. Indivíduos mal-nutridos, seja por desnutrição ou por obesidade, apresentam desfechos desfavoráveis em infecções virais, como H1N1. Considerando a associação de doença cardiovascular e COVID-19, também se recomenda que esses pacientes plurimetabólicos com COVID-19 em uso de estatina tenham sua medicação mantida.[20,24-27]

A ocorrência de formas graves e a maior letalidade em homens podem associar-se a questões hormonais. Em uma vertente de pensamento, o gênero seria uma variável de confusão, estando na verdade ligado ao risco de síndrome metabólica, e essa síndrome, como mencionado, ser associada ao risco de apresentar formas graves ou morrer por COVID-19.

Por outro lado, múltiplas diferenças biológicas também poderiam explicar essas apresentações distintas. Homens e mulheres sabidamente têm perfis hormonais distintos, e isso poderia influenciar a resposta imune. Inclusive, a administração de hormônios sexuais em pacientes é alvo de estudo em estudos randomizados-controlados em andamento para COVID-19. Também sabemos da existência de receptores imunológicos que participam da resposta imune viral, como o *toll-like receptor 7*, que são associados exclusivamente ao cromossomo X, apresentado em duplicidade no gênero feminino. Interessantemente, mulheres têm risco aumentado de desenvolver doenças autoimunes em relação a homens por mecanismos ainda não elucidados. Essas diferenças no funcionamento do sistema imune entre os gêneros poderiam, de alguma maneira, justificar as questões levantadas.[3,5,21,28,29]

Ao mesmo tempo que as evidências discutidas neste capítulo parecem direcionar alguns pontos importantes para a compreensão da COVID-19 como entidade clínica, ainda existem muitas questões que precisamos compreender melhor. É um assunto dinâmico, e a maior disponiblidade de evidências com o transcorrer da pandemia deverá trazer novos nortes.

REFERÊNCIAS BIBLIOGRÁFICAS

1. Liu F, Li L, Xu M, Wu J, Luo D, Zhu Y, et al. Prognostic value of interleukin-6, C-reactive protein, and procalcitonin in patients with COVID-19. J Clin Virol. 2020;127:104370.
2. Tay MZ, Poh CM, Rénia L, MacAry PA, Ng LFP. The trinity of COVID-19: immunity, inflammation and intervention. Nat Rev Immunol. 2020.
3. Felsenstein S, Herbert JA, McNamara PS, Hedrich CM. COVID-19: Immunology and treatment options. Clin Immunol. 2020;215:108448.
4. Li H, Liu L, Zhang D, Xu J, Dai H, Tang N, et al. SARS-CoV-2 and viral sepsis: observations and hypotheses. Lancet. 2020.
5. Huang C, Wang Y, Li X, Ren L, Zhao J, Hu Y, et al. Clinical features of patients infected with 2019 novel coronavirus in Wuhan, China. Lancet. 2020;395(10223):497-506.
6. Liu J, Li S, Liang B, Wang X, Wang H, Li W, et al. Longitudinal characteristics of lymphocyte responses and cytokine profiles in the peripheral blood of SARS-CoV-2 infected patients. EBioMedicine. 2020;55:102763.
7. Guan WJ, Ni ZY, Hu Y, Liang WH, Ou CQ, He JX, et al. Clinical characteristics of coronavirus disease 2019 in China. N Engl J Med. 2020;382(18):1708-20.
8. Jose RJ, Manuel A. COVID-19 cytokine storm: the interplay between inflammation and coagulation. Lancet Respir Med. 2020.
9. Quartuccio L, Semerano L, Benucci M, Boissier MC, De Vita S. Urgent avenues in the treatment of COVID-19: Targeting downstream inflammation to prevent catastrophic syndrome. Joint Bone Spine. 2020;87(3):191-3.
10. Kim ES, Choe PG, Park WB, Oh HS, Kim EJ, Nam EY, et al. Clinical progression and cytokine profiles of Middle East respiratory syndrome coronavirus infection. J Korean Med Sci. 2016;31(11):1717-25.
11. Iwasaki A, Pillai PS. Innate immunity to influenza virus infection. Nat Rev Immunol. 2014;14(5):315-28.

12. Mehta P, McAuley DF, Brown M, Sanchez E, Tattersall RS, Manson JJ, et al. COVID-19: consider cytokine storm syndromes and immunosuppression. Lancet. 2020;395(10229):1033-4.
13. Liu BM, Martins TB, Peterson LK, Hill HR. Clinical significance of measuring serum cytokine levels as inflammatory biomarkers in adult and pediatric COVID-19 cases: A review. Cytokine. 2021;142:155478.
14. Chen LYC, Hoiland RL, Stukas S, Wellington CL, Sekhon MS. Confronting the controversy: interleukin-6 and the COVID-19 cytokine storm syndrome. Eur Respir J. 2020;56(4).
15. Sinha P, Matthay MA, Calfee CS. Is a "cytokine storm" relevant to COVID-19? JAMA Intern Med. 2020;180(9):1152-4.
16. Leisman DE, Deutschman CS, Legrand M. Facing COVID-19 in the ICU: vascular dysfunction, thrombosis, and dysregulated inflammation. Intensive Care Med. 2020;46(6):1105-8.
17. Horby P, Lim WS, Emberson JR, Mafham M, Bell JL, Linsell L, et al. Dexamethasone in hospitalized patients with Covid-19. N Engl J Med. 2021;384(8):693-704.
18. Wang D, Fu B, Peng Z, Yang D, Han M, Li M, et al. Tocilizumab in patients with moderate or severe COVID-19: a randomized, controlled, open-label, multicenter trial. Front Med. 2021.
19. Kim NY, Ha E, Moon JS, Lee YH, Choi EY. Acute hyperglycemic crises with coronavirus disease-19: Case reports. Diabetes Metab J. 2020;44(2):349-53.
20. Bornstein SR, Rubino F, Khunti K, Mingrone G, Hopkins D, Birkenfeld AL, et al. Practical recommendations for the management of diabetes in patients with COVID-19. Lancet Diabetes Endocrinol. 2020.
21. Gorthi RS, Kamel G, Dhindsa S, Nayak RP. COVID-19 presenting with diabetic ketoacidosis: A case series. AACE Clin Case Rep. 2021;7(1):6-9.
22. McNabb-Baltar J, Jin DX, Grover AS, Redd WD, Zhou JC, Hathorn KE, et al. Lipase elevation in patients with COVID-19. Am J Gastroenterol. 2020;115(8):1286-8.
23. Wang F, Wang H, Fan J, Zhang Y, Zhao Q. Pancreatic injury patterns in patients with coronavirus disease 19 pneumonia. Gastroenterology. 2020;159(1):367-70.
24. Muscogiuri G, Pugliese G, Barrea L, Savastano S, Colao A. Obesity: The "Achilles heel" for COVID-19? Metabolism. 2020;108:154251.
25. Malavazos AE, Corsi Romanelli MM, Bandera F, Iacobellis G. Targeting the adipose tissue in COVID-19. Obesity (Silver Spring). 2020.
26. Zheng KI, Gao F, Wang XB, Sun QF, Pan KH, Wang TY, et al. Obesity as a risk factor for greater severity of COVID-19 in patients with metabolic associated fatty liver disease. Metabolism. 2020:154244.
27. De Bandt JP, Monin C. Obesity, nutrients and the immune system in the era of COVID-19. Nutrients. 2021;13(2).
28. Zhou F, Yu T, Du R, Fan G, Liu Y, Liu Z, et al. Clinical course and risk factors for mortality of adult inpatients with COVID-19 in Wuhan, China: a retrospective cohort study. Lancet. 2020;395(10229):1054-62.
29. Wu C, Chen X, Cai Y, Xia J, Zhou X, Xu S, et al. Risk factors associated with acute respiratory distress syndrome and death in patients with coronavirus disease 2019 pneumonia in Wuhan, China. JAMA Intern Med. 2020.
30. Le, Tao, et al. First aid. McGraw Hill Education; 2016.

14 Manifestações hematológicas da COVID-19

Luiza Lapolla Perruso
Felipe Melo Nogueira
Paula Ribeiro Villaça
Lucas Lentini Herling de Oliveira

ERITRÓCITOS

A anemia é comumente vista na evolução do quadro, mas não na apresentação inicial. Ela se desenvolve por mecanismos multifatoriais que incluem a inflamação e as múltiplas coletas de amostras de sangue e tem padrão normocítico normocrômico predominantemente, sem esboçar características de hemólise. Há, sim, aumento de desidrogenase lática nestes pacientes, mas que provavelmente constituem isoformas não eritrocitárias. Mesmo comparando pacientes graves e não graves, não há diferenças significativas entre os valores de hemoglobina.[1]

LEUCÓCITOS

Contagem diferencial

- Linfócitos: o compartimento leucocitário que mais apresenta evidências de alterações quantitativas e qualitativas, até o presente momento, é o **linfocitário**. A contagem de linfócitos à admissão é por si só um marcador de prognóstico, e linfopenia foi descrita em 83,2% dos 1.009 pacientes que compuseram um dos primeiros estudos observacionais da China, publicado em março de 2020 no *NEJM*.[1] Pacientes graves têm em média 800 linfócitos (600-1.000), enquanto não graves apresentam-se com média de 1.000 (800-1.400). Quando comparados a indivíduos saudáveis e até mesmo doentes por COVID-19, mas com quadros leves, os mais graves apresentam menores contagens de linfócitos TCD4, TCD8 (mantendo uma relação CD4/CD8 normal) e B. No compartimento NK, não houve diferenças entre os grupos.

- Neutrófilos: correlação significativa entre pacientes que esboçam um quadro clínico mais grave com maiores contagens absolutas de leucócitos, neutrófilos totais e relações neutrófilo-linfócitos maiores (em torno de 3-5,5) à admissão.[2]
- Eosinófilos: é também descrita correlação entre eosinopenia e quadros mais graves, geralmente com contagens de eosinófilos iguais a zero.[3]

Avaliação funcional

Estudos que avaliaram as respostas linfocitárias e os perfis de citocinas na COVID-19 sugerem que uma "tempestade de citocinas" – composta predominantemente por IL-6, IL-2, IFN-γ, TNF-α, IL-4 e IL-10 – que se sucede entre o 4º-6º dias da doença (e coincide com o período de maior linfopenia) pode ser um fator determinante para os piores desfechos.[4,5] É com esse argumento, inclusive, que se justifica o uso do tocilizumab para o tratamento da doença – droga que ainda não tem benefício comprovado e irrefutável em ensaios clínicos.

PLAQUETAS E HEMOSTASIA

Contagem de plaquetas

A contagem plaquetária por si só tem valor prognóstico quando está diminuída à admissão, sendo a plaquetopenia moderada ($< 100.000/mm^3$) preditor de severidade do quadro.[9] Argumenta-se, ainda, que a progressão da gravidade da plaquetopenia acompanha o risco relativo de morte, como ilustrado na Tabela 1.[11]

- **TABELA 1** Relação do nadir plaquetário com risco relativo de óbito

Nadir plaquetário	Risco relativo de óbito (IC95%)	P
100.000-150.000	3,42 (2,36-4,96)	< 0,001
50.000-100.000	9,99 (7,16-13,94)	< 0,001
0-50.000	13,68 (9,89-18,92)	< 0,001

Adaptada de Yang X, Yang Q, Wang, et al. Thrombocytopenia and its associations with mortality in patients with COVID-19. J Thromb Haemost. 2020;00:1-4.

Convém pontuar que tais estudos podem apresentar fatores de confundimento: seriam os pacientes mais graves por estarem plaquetopênicos, ou a sua gravidade e a síndrome de disfunção múltipla de órgãos geraram a plaquetopenia?

Uma metanálise com 1.427 pacientes argumentou que um paciente plaquetopênico tem *odds ratio* 5x maior de ter doença grave por COVID-19.[9] A tendência, ainda, é que os quadros mais graves mantenham a plaquetopenia ao longo de toda a internação.

Hemostasia

É também a tempestade de citocinas o provável pontapé inicial para o dano endotelial difuso, cujas manifestações vasculares lembram as das vasculites, e envolvem trombose microvascular, microtrombos hialinos, e até mesmo ativação de anticorpos antifosfolípides.[7]

O que se sugere é que haja uma relação direta entre alteração de parâmetros da coagulação e gravidade dos casos, e é comprovado que os pacientes infectados apresentam mais eventos tromboembólicos comparados aos não infectados, mesmo em uso de quimioprofilaxia.[16] Há diversas séries de casos reportados de tromboembolismo venoso (TEV), sobretudo tromboembolismo pulmonar, em internados em UTI por COVID-19, e a incidência varia de 20-43% destes pacientes.

Os parâmetros da coagulação que apresentaram correlação estatisticamente significativa com mortalidade encontram-se na Tabela 2.[8]

• TABELA 2

Parâmetro	Valor normal	Sobreviventes	Não sobreviventes
Tempo de protrombina	11,5-14,5 seg	13,6 (13-14,3)	15,5 (14,4-16,3)
D-dímero	< 0,5 ug/mL	0,61 (0,35-1,29)	2,12 (0,77-5,27)
Produtos da degradação da fibrina	< 5,0 ug/mL	4,0 (4,0-4,3)	7,6 (4,0-23,4)

Adaptada de Tang N et al. Abnormal coagulation parameters are associated with poor prognosis in patients with novel coronavirus pneumonia. J Thromb Haemost. 2020;18:844-7.

Ainda a respeito da dosagem do D-dímero, estudos retrospectivos chineses já demonstraram relação entre os níveis dele com a mortalidade, com seus valores progressivamente maiores ao longo dos dias de doença.[23] Ainda assim, não há dados que sustentem o argumento de anticoagular plenamente um paciente com base somente em níveis de D-dímero. A Figura 1 mostra o gráfico adaptado de Zhou et al.

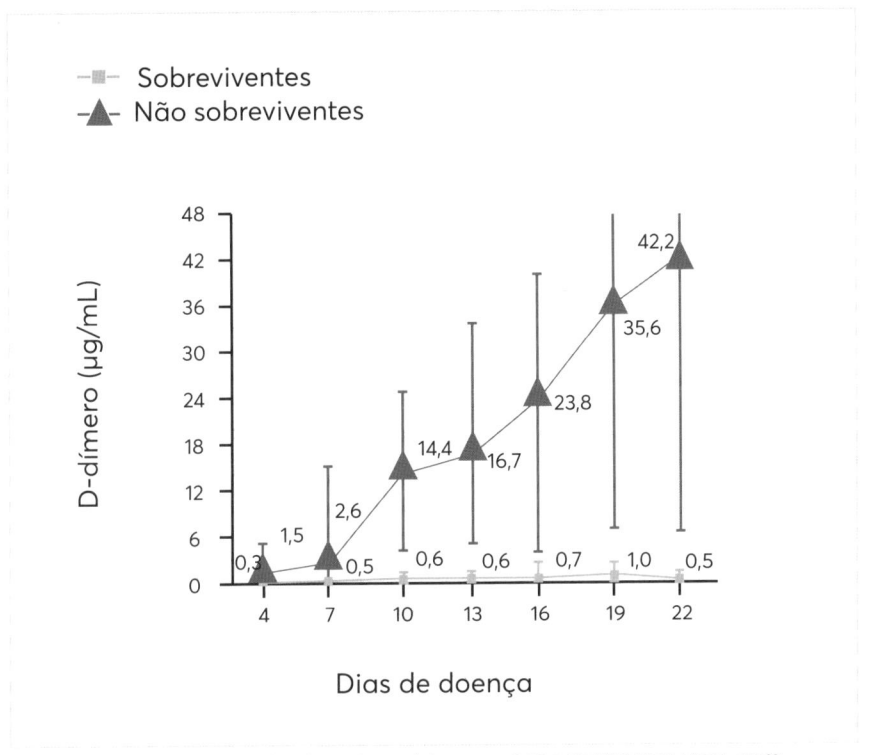

- **FIGURA 1** Adaptada de Zhou F, et al. Lancet. 2020;395(10229):1054-62.[23]

Um estudo publicado no *NEJM* observou, ainda, que de 216 pacientes infectados por SARS-CoV-2, 20% tinham prolongamento de tempo de tromboplastina parcial ativada (PTTa). Destes, 91% testaram positivos para a presença de anticoagulante lúpico, com 2 métodos diferentes de testagem usados, e com persistência do prolongamento do PTTa após o teste da mistura 50:50. Com esse achado, o estudo argumenta que o uso da quimioprofilaxia de TEV com heparina não deve se protelado, mesmo nos pacientes com PTTa alargado.[19]

Coagulação intravascular disseminada (CIVD)

A coagulação intravascular disseminada que ocorre em decorrência da CO-VID-19 guarda algumas características peculiares: costuma iniciar em torno do 4º dia de evolução, levando aos altos valores de D-dímeros mesmo em casos com pouca expressão clínica, e tem expressão clínica marcada por trombose (e não sangramento, como pode ocorrer em outros perfis de CIVD). Evolui com piora importante do 10º ao 14º dia, e a hipofibrinogenemia neste contexto também tem valor prognóstico para casos mais graves. Ao utilizarmos o *DIC* (*disseminated intravascular coagulopathy*) *score*, há uma diferença evidente entre os não sobreviventes e os sobreviventes – 71% dos não sobreviventes tiveram pontuação ≥ 5 pontos, enquanto apenas 0,6% dos sobreviventes (que correspondeu a 1 paciente no estudo) tiveram *DIC score* considerado positivo para CIVD. [8]

A sepse é uma causa clara e estabelecida de coagulação intravascular disseminada, e pode ser um fator que contribui para a CIVD ao longo da internação do paciente infectado por SARS-CoV-2, mas convém ressaltar que a própria infecção viral pode deflagrar o processo trombótico sozinha.

Apesar de o sangramento não ser a apresentação mais comum deste tipo de CIVD por COVID, a recomendação de manejo de sangramento ativo pela Sociedade Americana de Hematologia (ASH) é: transfusão de plaquetas caso contagem menor que 50.000/mm³, transfusão de plasma fresco congelado se INR < 1,8 e concentrado de fibrinogênio ou crioprecipitado caso o fibrinogênio esteja menor que 1,5 g/L.

No Hospital das Clínicas da FMUSP, indica-se a transfusão de crioprecipitado na dose de 1 UI/10 kg de peso com o objetivo de manter fibrinogênio ≥ 200 mg/dL e manter a plaquetometria ≥ 20.000/mm³. Em caso de sangramento ou perspectiva de procedimento invasivo, recomenda-se plaquetometria ≥ 50.000/mm³.

O tromboelastograma no paciente infectado

Pacientes infectados, sobretudo aqueles cujo quadro é grave, apresentaram tromboelastogramas com padrões de hipercoagulabilidade e baixa atividade fibrinolítica, que é o que ocorre na CIVD.[14,15]

As alterações mais frequentemente relatadas encontram-se na Tabela 3.

· **TABELA 3**

Parâmetro	Alteração	Incidência nos infectados	Significado
MCF (*maximum clot firmness*)	Aumento (média 68 mm em infectados e 62 mm no controle)	83%	Provavelmente decorrente de hiperfibrinogenemia, sem evidências consistentes sobre participação plaquetária neste processo

(continua)

• **TABELA 3**   (continuação)

Parâmetro	Alteração	Incidência nos infectados	Significado
Ângulo α	Mais obtuso (em torno de 78,8°)	72%	Dinâmica acelerada de formação do coágulo
LY30 (*lysis under 30 min after clotting time*)	Abaixo do limite inferior da normalidade	100%	Diminuição da fibrinólise

Uso de heparina

Com base no mecanismo fisiopatológico da CIVD por COVID-19, muitos estudos emergiram propondo benefícios na administração de heparina além da anticoagulação já conhecida. Em meio à euforia do uso da droga, alguns estudos inclusive propuseram um efeito anti-inflamatório e de proteção endotelial desta droga por meio da ativação de vias de sinalização da MAPK e NF-κB.[6] Convém pontuar, entretanto, que o embasamento de tais argumentos provém de modelos experimentais de culturas celulares endoteliais, sem evidências clínicas até o momento.[12]

O que há de evidências clínicas?

Um estudo envolvendo 449 pacientes na China não conseguiu mostrar diferença de mortalidade em 28 dias entre os pacientes que fizeram uso de heparina por pelo menos 7 dias na internação (de baixo peso molecular 40-60 mg/d ou não fracionada 10.000-15.000 UI/d) e os que não fizeram.[10] A análise de subgrupo sugeriu que a heparina poderia ter efeito protetor naqueles pacientes que tivessem *SIC score* ≥ 4[1] ou que tivessem D-dímero mais elevado. Contudo, estudos mais recentes já evidenciaram que o D-dímero elevado não é suficiente para guiar a anticoagulação deste paciente, e também não há um *cutoff* que determine mudanças de conduta.

Estudos mais recentes também já apontam que o uso de anticoagulação terapêutica guiado somente pelo risco trombótico ou por parâmetros laboratoriais, na ausência de trombose documentada, aumenta taxas de sangramento (inclusive fatal) sem resultar em benefício de sobrevida.[26,27] Já a dose intermediária de heparina também não se mostrou eficaz em reduzir desfechos como mortalidade, taxa de trombose venosa ou arterial e necessidade de suporte por

---

1   *SIC* (*sepsis-induced coagulopathy*) *score* é uma adaptação do *DIC score* proposta pela International Society of Thrombosis and Haemostasis em 2019.[13]

membrana de oxigenação extracorpórea (ECMO), segundo ensaio clínico INS-PIRATION publicado em março de 2021 no *JAMA*.[28] Por se tratar de evidência clínica muito recente, alguns *guidelines* ainda mencionam a dose intermediária a grupos de pacientes de alto risco trombótico sem trombose manifesta.

O QUE AS SOCIEDADES RECOMENDAM?

Associação Brasileira de Hematologia e Hemoterapia (ABHH)[24]

A ABHH recomenda, baseada nos dados de que o paciente infectado pela COVID-19 apresenta maior risco tromboembólico[24] e que a trombose aumenta de forma independente o risco relativo de óbito[25], que todo paciente infectado receba tromboprofilaxia, em qualquer ambiente em que esteja internado. As doses consideradas profiláticas pela ABHH seguem na Tabela 4.

- **TABELA 4**

	Dose padrão	Correções pelo IMC	Correções pela função renal
Enoxaparina	40 mg SC 1xd	80-99 kg: 40-60 mg 1xd ≥ 100 kg: 80 mg 1xd Ou IMC 30-40 kg/m²: 40-60 mg 1xd IMC > 40 kg/m²: 2xd IMC > 50 kg/m²: 60 mg 2xd	ClCr 15-29 mL/min: administrar 50% da dose ClCr < 15 mL/min: preferir heparina não fracionada
Heparina não fracionada	5.000 UI SC 2xd	IMC > 30 kg/m²: 5.000-7.500 3xd	Sem alterações
Dalteparina	5.000 UI SC 1xd	100-139 kg: 7.500 UI 2xd 140-180 kg: 5.000 UI 2xd	ClCr ≤ 30 mL/min: 5.000 UI 1xd
Nadroparina	3.800 UI SC 1xd	> 70 kg: 5.700 UI 1xd	ClCr 30-50 mL/min: 25% da dose
Fondaparinux	2,5 mg SC 1xd	Sem alterações	ClCr 20-29 mL/min: 2,5 mg em dias alternados
Bemiparina	3.500 UI SC 1xd	< 60 kg: 2.500 UI 1xd	ClCr ≤ 30 mL/min: 25% da dose
Tinzaparina	50 UI/kg/d	Sem alterações	ClCr < 20 mL/min: contraindicada

ClCr: *clearance* de creatinina; IMC: índice de massa corporal.

American Society of Hematology (ASH)[22]

A ASH recomenda o uso de doses profiláticas em detrimento de doses terapêuticas ou mesmo intermediárias aos pacientes com COVID-19 confirmada, caso eles não apresentem evento tromboembólico agudo. Essa indicação se mantém mesmo se o paciente apresentar um quadro grave da doença, por eles definido como aquele que necessita de internação em UTI.

O guia de recomendações da Organização Mundial da Saúde (World Health Organization – WHO), publicado em janeiro de 2021, também endossa o uso de anticoagulação profilática aos pacientes sem evidência de evento tromboembólico, pontuando que o uso inadvertido de doses intermediárias ou terapêuticas aumenta o risco de sangramentos ameaçadores à vida sem evidência clara de benefício no paciente sem trombose.

Protocolo de anticoagulação HC-FMUSP

- TABELA 5

		Sem alto risco trombótico	Alto risco trombótico*
		ClCr > 30	ClCr > 30
Enoxaparina	< 80 kg	40 mg 1xd	1 mg/kg/d
	80-120 kg	60 mg 1xd	1 mg/kg/d
	> 120 kg	40 mg 12/12 h	0,5 mg/kg 12/12 h com dose máxima 60 mg/12 h
		ClCr < 30	ClCr < 30
Heparina não fracionada	< 80 kg	5.000 UI 12/12 h	Se já em anticoagulação plena: infusão EV contínua em bomba com alvo de atividade anti-Xa de 0,3-0,7 UI/mL ou TTPA entre 2-3**
	> 80 kg	5.000 UI 8/8 h	

* Define-se por alto risco trombótico: neoplasia em atividade, antecedente de trombose, internação em UTI, cirurgia recente, gestação/puerpério, suporte ventilatório e coagulação no circuito de hemodiálise. Ainda, se paciente já em uso de anticoagulação oral com varfarina e ClCr > 30mL/min, sugere-se enoxaparina 1 mg/kg 12/12 h ou 1,5 mg/kg/d.
** É preferível monitorizar a anticoagulação a partir da atividade anti-Xa, já que o aumento de fator VIII pode ocorrer na COVID-19 e falsear resultados alterados de TTPA.
Adaptada do protocolo institucional confeccionado pelo Grupo de Trombose e Hemostasia HC-FMUSP (Dra. Paula Villaça, Dra. Erica Okazaki e Dra. Cynthia Rotschild).
ClCr: *clearance* de creatinina; TTPA: tempo de tromboplastina parcial ativada.

Além disso, segundo o protocolo do hospital, em caso de plaquetopenia, não é necessário mudar a dose do anticoagulante caso seja $\geq$ 50.000/mm³. Caso a plaquetometria esteja entre 25.000-50.000/mm³, recomenda-se reduzir a dose do anticoagulante em 50%, e estando < 25.000/mm³, o ideal é suspendê-lo. Caso haja altíssimo risco trombótico, há que se considerar a transfusão de plaquetas a fim de viabilizar contagem de ao menos 25.000/mm³ de modo a reconciliar a anticoagulação, que deverá também ser associada a medidas antitrombóticas mecânicas.

O protocolo ainda recomenda que a solicitação de hemograma completo com reticulócitos, tempo de protrombina e tromboplastina parcial ativado seja feita a cada 2-3 dias em pacientes internados em enfermaria e diariamente naqueles internados em UTI. Já o D-dímero deve ser solicitado a cada 3-5 dias nos internados em enfermaria, e em dias alternados aos internados em UTI.

· **TABELA 6** Manifestações hematológicas laboratoriais básicas da COVID-19

Série	Alterações encontradas
Eritrócitos	Anemia normocítica e normocrônica
Leucócitos	Leucócitos totais aumentados nos casos mais graves
	Linfopenia – manifestação mais comum
	Neutrófilos elevados e relação neutrófilo/linfócito elevada (3-5,5)
	Eosinopenia nos casos mais graves
Plaquetas	Plaquetopenia < 100.000 como preditor de gravidade

REFERÊNCIAS BIBLIOGRÁFICAS

1. Guan WJ, Ni ZY, Hu Y, Liang WH, Ou CQ, He JX, et al.S; China Medical Treatment Expert Group for Covid-19. Clinical characteristics of coronavirus disease 2019 in China. N Engl J Med. 2020 Feb 28.
2. Qin C, Zhou L, Hu Z, Zhang S, Yang S, Tao Y, et al. Dysregulation of immune response in patients with coronavirus 2019 (COVID-19) in Wuhan, China. Clinical Infectious Diseases. 2020 Mar 12.
3. Henry BM, de Oliveira MHS, Benoit S, Plebani M, Lippi G. Hematologic, biochemical and immune biomarker abnormalities associated with severe illness and mortality in coronavirus disease 2019 (COVID-19): a meta-analysis. Clinical Chemistry and Laboratory Medicine (CCLM). 2020 April 10.
4. Wang F, Nie J, Wang H, Zhao Q, Xiong Y, Deng L, et al. Characteristics of peripheral lymphocyte subset alteration in COVID-19 pneumonia. J Infect Dis. 2020 Mar 30.
5. Zhang W, Zhao Y, Zhang F, et al. The use of anti-inflammatory drugs in the treatment of people with severe coronavirus disease 2019 (COVID-19): The perspectives of clinical immunologists from China [published online ahead of print, 2020 Mar 25]. Clin Immunol. 2020;214:108393.
6. Thachil J, et al. The versatile heparin in COVID-19. J Thromb Haemost. 2020 Mar 25.
7. Xu Z, Shi L, Wang Y, Zhang J, Huang L, Zhang C, et al.. Pathological findings of COVID-19 associated with acute respiratory distress syndrome. Lancet Respir Med. 2020 Apr;8(4):420-2.
8. Tang N, Li D, Wang X, Sun Z. Abnormal coagulation parameters are associated with poor prognosis in patients with novel coronavirus pneumonia. J Thromb Haemost. 2020 Apr;18(4):844-7.
9. Lippi G, Plebani M, Henry BM. Thrombocytopenia is associated with severe coronavirus disease 2019 (COVID-19) infections: A meta-analysis. Clin Chim Acta. 2020 Mar 13;506:145-8.

10. Tang N, Bai H, Chen X, Gong J, Li D, Sun Z. Anticoagulant treatment is associated with decreased mortality in severe coronavirus disease 2019 patients with coagulopathy. J Thromb Haemost. 2020;18:1094-9.

11. Yang X, Yang Q, Wang, et al. Thrombocytopenia and its associations with mortality in patients with COVID-19. J Thromb Haemost. 2020;00:1-4.

12. Ma J, Bai J. Protective effects of heparin on endothelial cells in sepsis. Int J Clin Exp Med. 2015;8(4):5547-52.

13. Iba T, Levy JH, Warkentin TE, et al. Diagnosis and management of sepsis-induced coagulopathy and disseminated intravascular coagulation. J Thromb Haemost. 2019;17(11):1989-94.

14. Panigada M, Bottino N, Tagliabue P, Grasselli G, Novembrino C, Chantarangkul V, et al. Hypercoagulability of COVID-19 patients in intensive care unit. A report of thromboelastography findings and other parameters of hemostasis. J Thromb Haemost. 2020.

15. Spiezia L, et al. COVID-19-related severe hypercoagulability in patients admitted to intensive care unit for acute respiratory failure. Thrombosis and Haemostasis. 2020 Apr 21.

16. Klok FA, Kruip MJHA, van der Meer NJM et al. Incidence of thrombotic complications in critically ill ICU patients with COVID-19. Thrombosis Research. 2020.

17. Marietta M, Ageno W, Artoni A, De Candia E, Gresele P, Marchetti M, et al. COVID-19 and haemostasis: a position paper from Italian Society on Thrombosis and Haemostasis (SISET). Blood Transfus. 2020.

18. Cohen AT, et al. Extended thromboprophylaxis with betrixaban in acutely ill medical patients. N Engl J Med. 2019.

19. Bowles L, et al. Lupus anticoagulant and abnormal coagulation tests in patients with Covid-19. N Engl J Med. May 5, 2020.

20. Barbar S, Noventa F, Rossetto V, Ferrari A, Brandolin B, Perlati M, et al. A risk assessment model for the identification of hospitalized medical patients at risk for venous thromboembolism: The Padua Prediction Score. J Thromb Haemost. 2010 Nov;8(11):2450-7.

21. Rosenberg DJ, Press A, Fishbein J, Lesser M, McCullagh L, McGinn T, et al. External validation of the IMPROVE Bleeding Risk Assessment Model in medical patients. Thromb Haemost. 2016 Aug 30;116(3):530-6.

22. Cuker A, Tseng EK, Nieuwlaat R, Angchaisuksiri P, Blair C, Dane K, et al. American Society of Hematology 2021 guidelines on the use of anticoagulation for thromboprophylaxis in patients with COVID-19. Blood Adv. 2021;5(3):872-88.

23. Zhou F, Yu T, Du R, Fan G, Liu Y, Liu Z, et al. Clinical course and risk factors for mortality of adult inpatients with COVID-19 in Wuhan, China: A retrospective cohort study. Lancet. 2020;395(10229):1054-62.

24. Helms J, Tacquard C, Severac F, Leonard-Lorant I, Ohana M, Delabranche X, et al. High risk of thrombosis in patients with severe SARS-CoV-2 infection: A multicenter prospective cohort study. Intensive Care Med. 2020.

25. Middeldorp S, Coppens M, van Haaps TF, Foppen M, Vlaar AP, Muller MCA, et al. Incidence of venous thromboembolism in hospitalized patients with COVID-19. J Thromb Haemost. 2020.

26. Al-Samkari H, Karp Leaf RS, Dzik WH, et al. COVID-19 and coagulation: Bleeding and thrombotic manifestations of SARS-CoV-2 infection. Blood. 2020;136(4):489-50.

27. Paranjpe I, Fuster V, Lala A, et al. Association of treatment dose anticoagulation with in-hospital survival among hospitalized patients with COVID-19. J Am Coll Cardiol. 2020;76(1):122-4.

28. INSPIRATION Investigators. Effect of intermediate-dose vs standard-dose prophylactic anticoagulation on thrombotic events, extracorporeal membrane oxygenation treatment, or mortality among patients with COVID-19 admitted to the intensive care unit: The INSPIRATION Randomized Clinical Trial. JAMA. 2021.

15

Manifestações cutâneas da COVID-19

Isadora Rosan
João de Magalhães Avancini Ferreira Alves
Denise Miyamoto
Tatiana Villas Boas Gabbi
Paula Silva Ferreira
Ana Carolina Linhares Silveira
Lucas Lentini Herling de Oliveira

INTRODUÇÃO

A infecção pelo SARS-CoV-2 ou COVID-19 é uma doença infecciosa de acometimento majoritariamente respiratório, mas que pode afetar múltiplos órgãos. Desde a emergência da pandemia, inúmeras manifestações cutâneas têm sido descritas. As publicações que relacionam lesões dermatológicas com a doença são estudos observacionais e variam entre relatos isolados e séries de casos com metodologias variadas e, por vezes, discutíveis.[1]

Estabelecer uma relação causal entre as lesões de pele descritas até o momento e a infecção pelo SARS-CoV-2 não é uma tarefa simples. Fatores como limitações dos métodos diagnósticos, avaliação clínica e laboratorial heterogênea dos casos, dificuldade de acesso a exames diagnósticos e relatos de lesões cutâneas não específicas tornam ainda mais difícil estabelecer essa relação. Uma enorme heterogeneidade, tanto nas lesões dermatológicas descritas quanto nos períodos de latência, manifestações associadas e resultados de testes diagnósticos, foi publicada na literatura. Trabalhos com número expressivo de casos relatam, inclusive, a ausência de manifestações cutâneas específicas nos pacientes com COVID-19. Por esse motivo, recomendamos cautela e discernimento ao avaliar essas informações.[2,3]

O objetivo deste capítulo é apresentar as principais manifestações cutâneas já descritas em pacientes acometidos pela COVID-19 e as dificuldades em correlacioná-las diretamente com a infecção viral.

CLASSIFICAÇÃO

As manifestações cutâneas já descritas possuem mecanismos patogênicos desconhecidos e podem ser divididas majoritariamente em 5 grupos:[4]

- Lesões urticariformes.
- Erupções maculopapulares.
- Erupções papulovesiculares.
- Lesões acrais "perniose-símiles".
- Livedo e lesões necróticas.

Lesões urticariformes

As lesões urticariformes consistem em placas eritêmato-edematosas de natureza efêmera (Figura 1) e foram observadas em 19% dos casos de lesões dermatológicas em pacientes com COVID-19. Elas podem surgir ainda no período prodrômico da doença, no início ou após a instalação dos sintomas. A

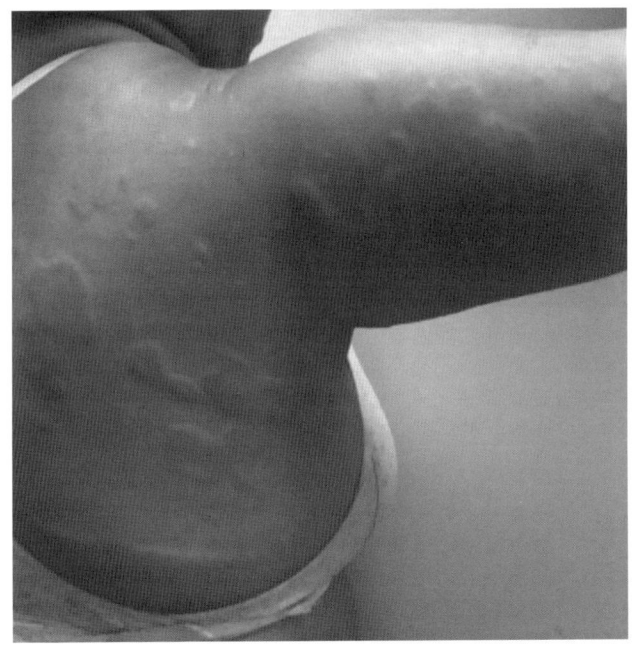

· **FIGURA 1** Urticas no dorso alto e região proximal do membro superior (fotografia de paciente não diagnosticado com COVID-19, para ilustração da morfologia das lesões).

distribuição tende a ser disseminada, incluindo frequentemente o tronco. Lesões palmares também foram descritas. A duração do quadro tende a ser igual ou menor do que 7 dias.[1,4]

A presença de lesões urticariformes nesses pacientes não é um dado surpreendente, visto que infecções virais são fatores desencadeantes conhecidos e frequentes para erupção urticariforme e urticária. Outra causa conhecida dessas lesões são os medicamentos, alguns deles muito frequentemente administrados em pacientes hospitalizados ou mesmo ambulatoriais sintomáticos, como antipiréticos, anti-inflamatórios e antibióticos.[5] Portanto, ainda é difícil estabelecer uma relação causal direta entre a COVID-19 e as lesões urticariformes.

Erupção maculopapular

É a manifestação dermatológica mais comumente descrita, presente em 47% dos casos com acometimento dermatológico relatados. Assim como outros exantemas desencadeados por infecções virais, o padrão é caracterizado como exantema maculopapular, com lesões eritematosas disseminadas alternadas com áreas de pele sã (Figura 2) e resolução em menos de 7 dias. Na maioria dos casos, seu surgimento coincide com o aparecimento dos sintomas

• **FIGURA 2** Exantema na região peitoral e abdominal (fotografia de paciente não diagnosticado com COVID-19, para ilustração da morfologia das lesões).

sistêmicos, porém, em pelo menos um terço dos pacientes, as lesões surgiram após os demais sintomas. Os sintomas sistêmicos mais comumente relatados nos casos de erupção maculopapular foram tosse, febre, dispneia e astenia, provavelmente devido à alta prevalência desses sintomas na COVID-19.[1,4]

Alguns relatos de casos evidenciaram distribuição perifolicular das lesões, além de graus variados de descamação. Lesões flexurais, petéquias, lesões papuloescamosas (pitiríase rósea-símiles) e lesões em alvo semelhantes ao eritema polimorfo também foram descritas. O prurido é de intensidade variável e, por vezes, ausente.[1,4]

Uso recente de medicamentos foi relatado frequentemente (78%) nesse grupo de doentes.[3] Infecções e uso de medicamentos são as principais causas de exantema maculopapular, portanto, apesar dos relatos frequentes desse tipo de erupção em pacientes infectados, a definição da relação de causa e efeito das lesões com a COVID-19 é desafiadora.

Erupções vesiculares

Esse padrão (Figura 3) representa 9% das lesões cutâneas descritas, na maioria das vezes associado à doença sistêmica de gravidade intermediária, afetando principalmente pacientes de meia-idade. Apresentam localização preferencial no tronco e nos membros[4] ou podem ser difusas, algumas com

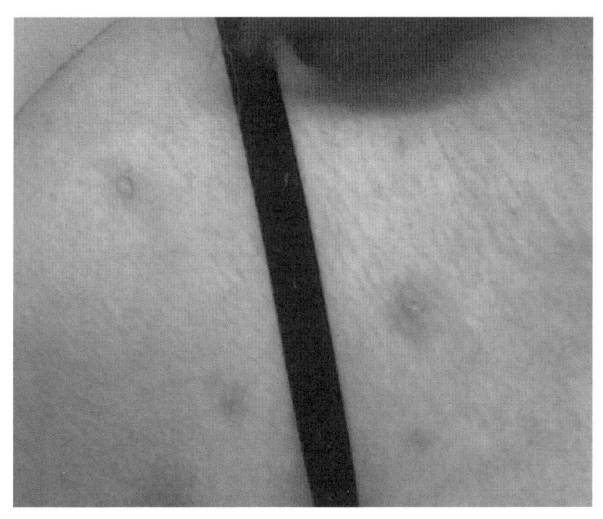

· **FIGURA 3** Lesões vesiculares no tórax anterior (fotografia de paciente não diagnosticado com COVID-19, para ilustração da morfologia das lesões). Imagem gentilmente cedida pelo Dr. Anderson Alves Costa.

caráter monomórfico (diferentemente do padrão observado na varicela). O prurido é leve ou ausente.[1,4]

Lesões acrais perniose-símiles

Lesões acrais semelhantes à perniose (Figura 4) foram descritas logo no início da pandemia e designadas por alguns autores como "*COVID toes*" ou dedos dos pés da COVID. Essas lesões representam 19% dos acometimentos dermatológicos relatados.

Caracterizam-se por pápulas ou placas eritêmato-edematosas nas extremidades, podendo haver áreas violáceas ou purpúricas, vesículas, pústulas e edema digital, lembrando lesões de perniose. Apesar de predominarem nos pés, lesões nos quirodáctilos também foram descritas. Dor e prurido são sintomas relatados em cerca de um terço dos pacientes. Usualmente, as lesões manifestam-se de forma assimétrica.[4]

É interessante ressaltar que a maioria dos pacientes com lesões descritas como *COVID toes* testaram negativo quando submetidos a exames diagnósticos de reação em cadeia da polimerase e sorologia para SARS-CoV-2.[2]

Alguns trabalhos que defendem a correlação entre essas lesões e a COVID-19 citam como justificativa o fato de que o quadro clínico e epidemiológico é atípico, não correspondendo ao clássico eritema pérnio desencadeado pelo frio.[6] Segundo as publicações científicas, as lesões de *COVID toes* foram observadas

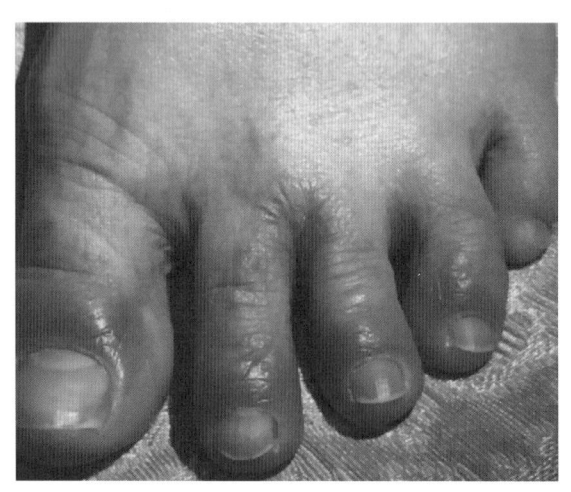

• **FIGURA 4** Lesões do tipo perniose nas falanges distais e interdígitos do pé esquerdo (fotografia de paciente não diagnosticado com COVID-19, para ilustração da morfologia das lesões). Imagem gentilmente cedida pela Dra. Ana Paula Lie Tiba.

predominantemente em pacientes jovens, confinados em casa e durante a primavera, sem exposição ao frio, comorbidades ou outros fatores causadores. Nesses relatos, a duração média do quadro cutâneo foi de 12 dias, com início mais tardio quando comparado às manifestações pulmonares. As lesões foram associadas a uma doença sistêmica mais branda, com menor frequência de necessidade de internação e de cuidados de terapia intensiva e menor mortalidade.[4]

Porém, devemos sempre ter em mente a dificuldade de classificar as lesões perniose-símile como uma manifestação direta da COVID-19. Fatores como desenho observacional dos estudos e baixa taxa de positividade dos testes diagnósticos entre os pacientes com as lesões suscitam dúvidas sobre a correlação causal entre a infecção e a lesão dermatológica.[2,6]

Em estudo publicado pelo grupo responsável pelas avaliações dermatológicas dos pacientes internados no maior centro de referência da pandemia no Brasil, dentre os 98 pacientes hospitalizados examinados, apenas um paciente apresentou áreas acrais de eritema. Porém, ele possuía antecedente pessoal de lúpus eritematoso sistêmico, sendo este o fator etiológico mais provável para as lesões.[3]

Livedo e necrose

Correspondem a 6% dos casos dermatológicos descritos. Os pacientes demonstraram diferentes graus de lesão sugerindo doença vascular oclusiva, incluindo áreas de isquemia. Lesões necróticas (Figura 5) e livedo (Figura 6) foram incomuns, sendo a maior parte dos casos descrita em pacientes idosos e

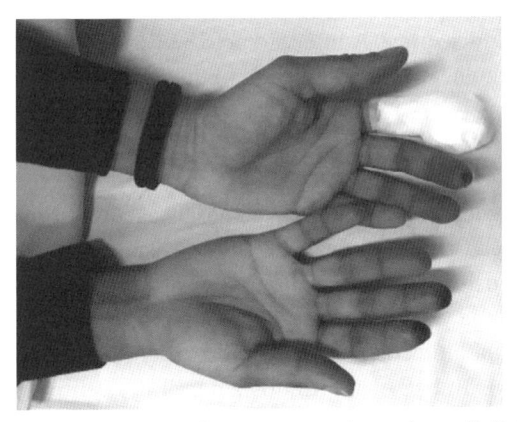

• **FIGURA 5** Acrocianose associada à necrose das polpas digitais do segundo e terceiro quirodáctilos da mão direita e terceiro quirodáctilo da mão esquerda (fotografia de paciente não diagnosticado com COVID-19, para ilustração da morfologia das lesões).

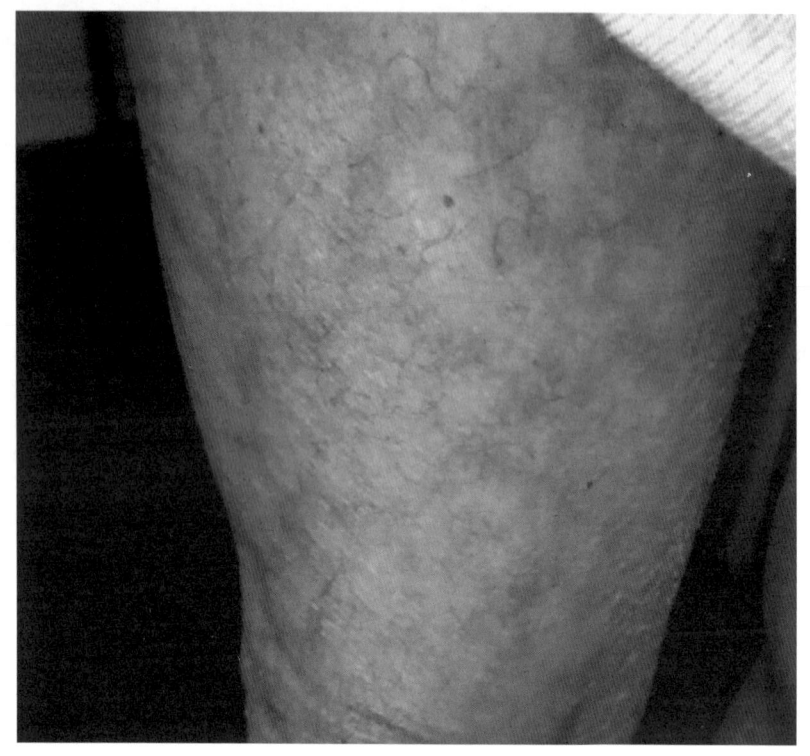

• **FIGURA 6** Livedo reticular na coxa direita (fotografia de paciente não diagnosticado com COVID-19, para ilustração da morfologia das lesões).

com doença sistêmica grave. A infecção pelo SARS-CoV-2 foi relacionada com alterações de coagulação e dano vascular, o que poderia justificar as lesões.[4]

CONCLUSÃO

A maioria das lesões dermatológicas descritas até o momento como relacionadas à COVID-19 não são específicas e possuem diversos agentes causadores possíveis, incluindo outras infecções virais e uso de medicamentos. Não é esperado que uma doença viral isoladamente possa manifestar-se por tantos quadros dermatológicos distintos, que não coexistem no mesmo doente. Além disso, alguns trabalhos realizados em grandes centros de referência não evidenciaram lesões dermatológicas incomuns em pacientes com COVID-19 confirmada.[3] Dessa forma, parece precipitado estabelecer correlação entre as lesões dermatológicas descritas e a infecção e mais estudos são necessários para que se prove relação de causalidade.

REFERÊNCIAS BIBLIOGRÁFICAS

1. Marzano AV, Genovese G, Moltrasio C, Gaspari V, Vezzoli P, Maione V, et al., Italian SkinCovid-19 Network of the Italian Society of Dermatology and Sexually Transmitted Diseases (SIDeMaST). The clinical spectrum of COVID-19-associated cutaneous manifestations: An Italian multicentre study of 200 adult patients. Journal of the American Academy of Dermatology. 2021.
2. Vesely MD, Perkins SH. Caution in the time of rashes and COVID-19. J Am Acad Dermatol. 2020 Oct;83(4):e321-e322.
3. Avancini J, Miyamoto D, Arnone M, Gabbi TVB, Ferreira PS, Festa-Neto C, et al. Absence of specific cutaneous manifestations of severe acute respiratory syndrome coronavirus 2 in a reference center in Brazil. J Am Acad Dermatol. 2021 Jan;84(1):e67.
4. Galvan Casas C, Catala A, Carretero Hernandez G, et al. Classification of the cutaneous manifestations of COVID-19: A rapid prospective nationwide consensus study in Spain with 375 cases. Br J Dermatol. 2020;183(1):71-7.
5. Català A, Galván-Casas C, Carretero-Hernández G, Rodríguez-Jiménez P, Fernández-Nieto D, Rodríguez-Villa A, et al. Maculopapular eruptions associated to COVID-19: A subanalysis of the COVID-Piel study. Dermatol Ther. 2020 Nov;33(6):e14170.
6. Deutsch A, Blasiak R, Keyes A, Wu J, Marmon S, Asrani F, et al. COVID toes: Phenomenon or epiphenomenon? J Am Acad Dermatol. 2020 Nov;83(5):e347-e348.

16

Oftalmologia no contexto da pandemia da COVID-19

Bernardo Procaci Kestelman
Júlia Castelan Bastian
Renata Martins Maia
Vinicius Zofoli de Oliveira

O OLHO NA COVID-19

O olho é uma porta de entrada para diversos vírus no organismo, os quais podem ocasionar processos infecciosos locais ou mesmo acometer órgãos distantes. A superfície do olho está exposta a aerossóis e gotículas, sendo um local potencial para replicação viral, com acesso à via aérea através do ducto nasolacrimal. Através do sistema de drenagem da lágrima, o vírus pode ser transportado da mucosa ocular para o meato inferior nasal, facilitando assim sua entrada na via aérea (Figura 1).

Além dessa correlação anatômica entre o olho e as vias respiratórias, existem receptores nas células epiteliais distribuídos pela superfície ocular que estão presentes também no trato respiratório humano, fato que contribui para o tropismo de diversos vírus respiratórios pelo olho.[1] Em vista disso, vírus como adenovírus, influenza e coronavírus são capazes de causar complicações oculares em indivíduos infectados, bem como estabelecer uma infecção respiratória após a exposição ocular.[1]

No início da pandemia pelo SARS-CoV-2, suspeitou-se que o olho pudesse atuar como porta de entrada para o vírus no organismo, devido a relatos de profissionais de saúde que contraíram a doença, apesar de utilizarem proteção respiratória adequada. Um estudo feito em Wuang, na China, demonstrou que existe a possibilidade de infecção por SARS-CoV-2 pela via ocular, sendo essencial o uso de óculos de proteção pelo médico durante o atendimento dos pacientes.[2,3] Além disso, estudos recentes detectaram a presença de RNA do novo coronavírus em amostras coletadas da conjuntiva de pacientes com doença confirmada, evidenciando, assim, a presença do vírus no olho.[4-6] No entanto,

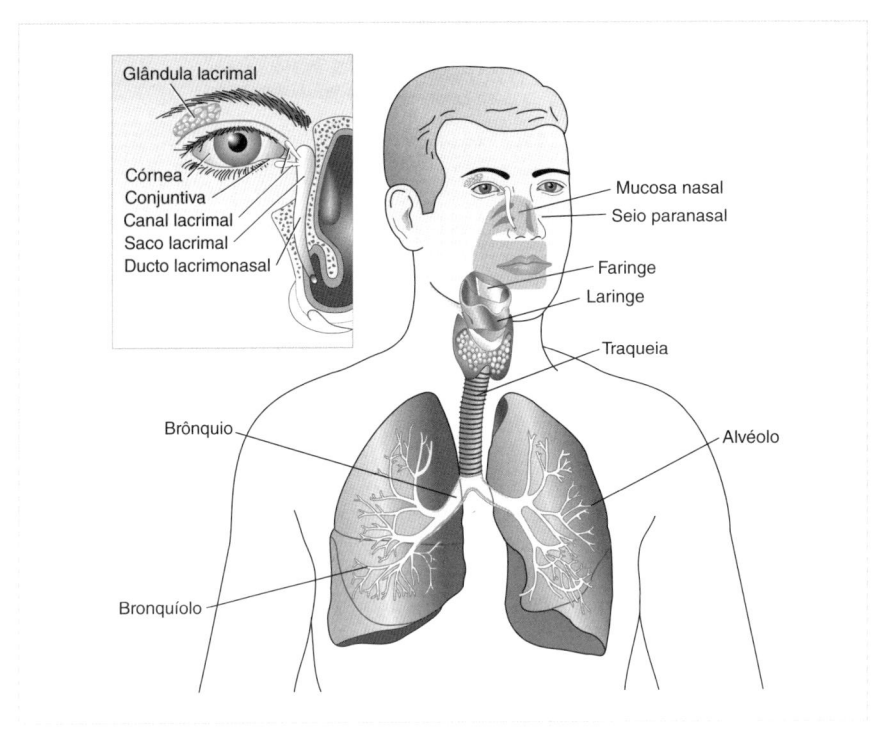

· **FIGURA 1** Continuidade anatômica do olho com a via aérea superior.
Adaptada de Belser et al.[1]

apesar das evidências de que a lágrima possa ser uma fonte de infecção, ainda não foi confirmada a viabilidade do vírus detectado no filme lacrimal.[7]

Além de atuar como porta de entrada para o SARS-CoV-2, o olho em si também pode ser acometido pelo coronavírus. Wu et al. descreveram os principais sinais oculares encontrados no exame físico dos pacientes com COVID-19, sendo eles: hiperemia conjuntival, folículos na conjuntiva tarsal, quemose, epífora e secreções aumentadas.[5] Nesta série de casos publicada em fevereiro pelo *JAMA* (*Journal of the American Medical Association*), foram descritos os achados oftalmológicos presentes em 38 pacientes infectados por COVID-19: 5% apresentaram positividade viral na conjuntiva e 31,6% apresentaram manifestações oculares consistentes com conjuntivite.[5] Outros relatos de caso também obtiveram esses achados, como uma série de casos publicada no *NEJM* (*New England Journal of Medicine*) em fevereiro de 2020, englobando 1.099 pacientes de 522 hospitais, com infecção confirmada pelo SARS-CoV-2, observando 9 pacientes (0,8%) com congestão conjuntival.[9] A Tabela 1 mostra os principais sinais e sintomas oculares dos pacientes acometidos pela COVID-19.

• **TABELA 1**   Principais sinais e sintomas oculares na COVID-19

Sinais oculares do paciente com COVID-19
• Hiperemia conjuntival
• Folículos
• Quemose
• Epífora
• Aumento de secreções oculares
Sintomas oculares do paciente com COVID-19
• Prurido
• Sensação de corpo estranho
• Vermelhidão
• Lacrimejamento
• Alterações visuais (mais raras)

Adaptada de Wu P, et al.[5] e Zhou Y, et al.[8]

Além das manifestações de superfície ocular, alterações no segmento posterior também foram relatadas em pacientes acometidos pelo novo coronavírus. Um artigo do *JAMA Ophthalmology*, publicado em fevereiro de 2021, relatou o caso de uma paciente do sexo feminino de 50 anos, internada com um quadro grave de infecção pelo SARS-Cov-2, que apresentou redução na acuidade visual (borramento da visão), dor ocular, comprometimento na visão de cores/contraste e um defeito pupilar aferente relativo; todas manifestações compatíveis com neurite óptica, a qual ocasionou perda visual irreversível.[10] Ainda não é claro, contudo, se o acometimento do nervo óptico é direto ou se é decorrente de processos imunomediados em resposta à presença do vírus.

No que se refere ao acometimento da retina pelo SARS-CoV-2, uma série de casos recente realizada na UNIFESP (Universidade Federal de São Paulo) e publicada na revista *The Lancet* analisou a retina de 12 pacientes com COVID-19 confirmada (por PCR ou sorologia), após 11 a 33 dias dos sintomas iniciais. Os pesquisadores foram os primeiros a encontrarem alterações retinianas observadas no exame de OCT (*Optical Coherence Tomography*) e de fundo de olho. Foram detectadas lesões hiper-refletivas nas camadas mais internas da retina e fenômenos vasculares, como micro-hemorragias e exsudatos algodonosos.[11] Além disso, um estudo publicado pela *Ocular Immunology and Inflammation* realizou a autópsia dos olhos de 14 pacientes que faleceram por COVID-19. Nestes, o RNA do vírus SARS-CoV-2 foi identificado em 3 pacientes através de uma análise por PCR (reação de cadeia de polimerase).[12]

Apesar dos achados desses estudos, ainda não é consenso entre as autoridades científicas se há relação entre os sintomas oculares e a ação direta do vírus no olho. A AAO (American Academy of Ophthalmology) sugeriu que os sinais de conjuntivite presentes no doente crítico com COVID-19 podem não ser causados pela ação direta do vírus, mas sim pelo deslocamento de fluido para o terceiro espaço e/ou pelo aumento da pressão venosa dos pacientes em ventilação mecânica.[13] Em pacientes com quadros leves, também interroga-se se os sintomas de congestão ocular e olho vermelho poderiam ter causas não infecciosas, como o olho seco decorrente do tempo prolongado de exposição a telas e leitura, os quais se tornaram hábitos mais comuns durante o período de quarentena.

É importante ressaltar também que, na maioria dos estudos realizados até o momento, o exame oftalmológico completo incluindo mapeamento de retina não foi realizado devido às dificuldades logísticas durante a pandemia. Desse modo, atualmente ainda não se tem conhecimento aprofundado e bem consolidado a respeito das alterações oculares associadas à infecção pelo novo coronavírus, sendo esse um tema promissor para novos estudos.

AFECÇÕES OFTALMOLÓGICAS NO PACIENTE DE UTI

O paciente internado em unidade de terapia intensiva (UTI) pode apresentar complicações nos mais diversos sistemas, incluindo alterações oftalmológicas, que demandam atenção e cuidados específicos. Esses pacientes requerem internações prolongadas, constituindo um importante fator de risco para ceratite de exposição, por exemplo. Nesse contexto, é frequente que os médicos não oftalmologistas tenham dúvidas sobre o manejo dos quadros oculares, muitas vezes sem acesso à avaliação de um oftalmologista.

O filme lacrimal protege o olho de trauma, ressecamento e infecções, além de oxigenar a córnea. Sua distribuição adequada sobre a superfície ocular é essencial para a saúde do olho, que depende do reflexo de piscar, de uma frequência de piscadas adequada e da capacidade de fechamento completo da pálpebra. Qualquer disfunção nesses mecanismos pode levar a dano ao epitélio da córnea que, quando não tratado adequadamente, pode evoluir para infecção bacteriana, afilamento da córnea, cicatrizes, endoftalmite e até perfuração ocular. A utilização de bloqueadores neuromusculares e sedativos contribui para a incidência de ceratite de exposição, ao inibir a ação do músculo orbicular do olho, com diminuição do reflexo de piscar e o aumento da incidência de lagoftalmo. Esta última pode chegar a 60% nesses pacientes, além de causar uma menor eficiência do reflexo de Bell, o qual protege a córnea quando se fecha o olho.[14-18]

Além disso, o desequilíbrio hídrico e o aumento da permeabilidade vascular, comuns no paciente crítico, podem causar edema conjuntival, dificultando ainda mais o fechamento ocular. A ventilação com pressão positiva também promove edema conjuntival ao aumentar a pressão venosa do paciente e reduzir a drenagem sanguínea do olho. Uma outra prática comum nas UTIs, a aspiração traqueal, pode levar à aerossolização de patógenos respiratórios com contaminação do epitélio da córnea, aumentando o risco para infecções bacterianas.[15,19] Por fim, a posição prona, bastante adotada em pacientes com COVID-19, é também um fator de risco para a ceratopatia de exposição.[17]

A ceratopatia de exposição é caracterizada por microerosões no epitélio corneano, de aspecto ponteado e superficial, mais comumente envolvendo o terço inferior exposto da córnea (Figura 2). Caso a exposição se mantenha, essas microerosões podem coalescer, formando defeitos maiores.[14-18] A ceratopatia de exposição pode ocorrer em 3,6% a 60% dos pacientes em UTI, com

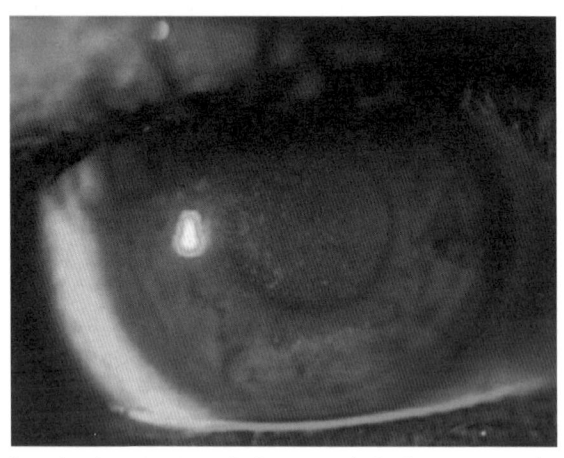

• **FIGURA 2** Ceratite de exposição. Defeito epitelial inferior mostrado sob luz azul difusa; o defeito se apresenta como pontos ou placas amarelo-esverdeadas na córnea mediante uso de colírio de fluoresceína sódica.

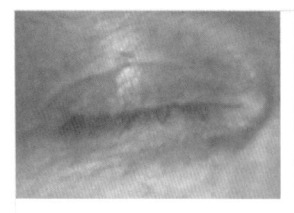 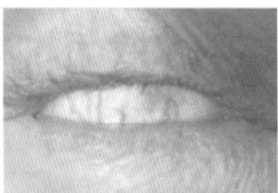 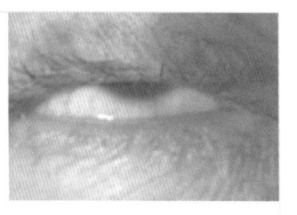

Grau 0: sem exposição	Grau 1: exposição conjuntival sem exposição corneana	Grau 2: exposição limbar ou corneana

• **FIGURA 3** Classificação do lagoftalmo. No grau 0 observa-se ausência de exposição; no grau 1 há exposição conjuntival sem exposição corneana; e no grau 2 há exposição limbar ou corneana. Adaptada de Hearne BJ.[19]

um pico de incidência entre 2 e 7 dias após a admissão.[18] Assim, para evitar esse quadro, deve-se sempre atentar para a exposição corneana ou lagoftalmo no paciente internado, realizando um *screening* ativo e classificando o grau do lagoftalmo (Figura 3). Essa é uma avaliação rápida e pode ser feita à beira-leito, junto com o restante do exame físico habitual do paciente.

Adicionalmente, a avaliação da presença do reflexo de Bell é fundamental e deve ser realizada durante o exame clínico diário nas UTIs para definir o risco de lesão corneana. O examinador realiza a abertura palpebral do paciente e o orienta a tentar fechá-la, observando a posição corneana no olho avaliado. Caso o paciente realize movimentação ocular com posicionamento da córnea superiormente, afirmamos que o reflexo de Bell está presente, como observamos na Figura 4. Caso não ocorra movimento ocular o paciente terá um reflexo ausente. A presença adequada desse reflexo configura proteção contra danos corneanos na medida que diminui a exposição ao ambiente externo. Os pacientes com fenômeno de Bell ausente devem ser submetidos a *screening* de lesões corneanas com maior frequência.

O risco de lesão ocular tem relação direta com o grau de exposição da superfície ocular e de edema de conjuntiva.[15,16] Desta forma, a principal medida a ser realizada é o rastreamento ativo de exposição ocular, associada a manutenção de uma boa lubrificação ocular e fechamento das pálpebras nos pacientes em cuidados intensivos. Os pacientes devem ser inspecionados quanto a edema palpebral, hiperemia conjuntival, turvação corneana e perda epitelial. Esta última é mais facilmente observada através de colírio de fluoresceína sódica 1% (corante capaz de impregnar áreas desepitelizadas) e observação do olho sob fonte de luz difusa com filtro azul cobalto (Figura 4). Existem no mercado lanternas com filtro azul cobalto que podem ser empregadas no contexto da

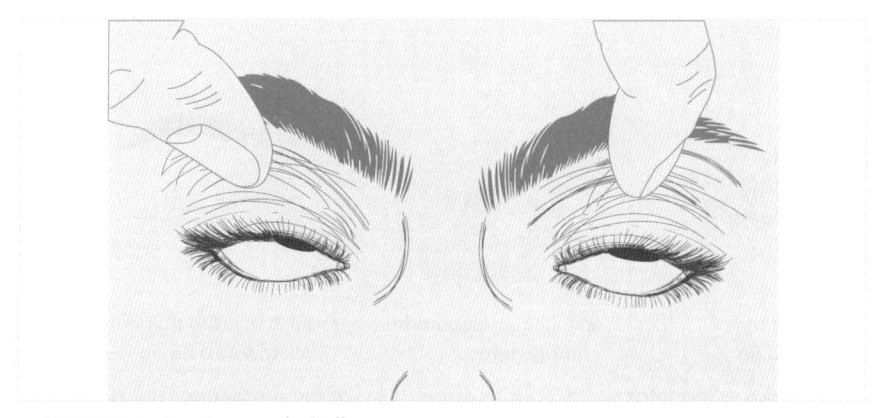

• **FIGURA 4** Fenômeno de Bell.

UTI para uma avaliação prática da córnea à beira-leito, sem necessidade de instrumentos específicos do oftalmologista. Em um estudo, o exame realizado por intensivistas apresentou sensibilidade de 77,8% e especificidade de 96,7%, quando comparado ao exame do oftalmologista.[16] Ou seja, o rastreamento é eficiente mesmo na ausência do especialista, e sua realização tem papel fundamental no manejo ocular do paciente crítico.

Havendo lagoftalmo, há indicação de realização de profilaxia para lesão corneana de acordo com o grau de exposição. Na exposição apenas da conjuntiva, deve-se instilar colírios de lágrima artificial com conservantes (uma gota a cada 4 horas) ou sem conservantes (uma gota a cada 2 horas), ou pomadas lubrificantes (Epitegel, Liposic®, Vidisic®, AdaptisGel®). A Tabela 2 mostra os principais colírios sem conservantes, que podem ser usados em frequência superior a 4/4 h. A Figura 5 mostra a técnica correta de aplicação das pomadas, no fórnice conjuntival. Caso haja exposição limbar ou corneana, é necessária a oclusão palpebral, a qual pode ser feita com Micropore® (conforme apresentado na Figura 4), colocando-o horizontalmente sobre toda a fenda palpebral. A troca da oclusão deve ser realizada preferencialmente de 4 a 6 vezes por dia, sempre lavando o resíduo de pomada com soro fisiológico (preferencialmente aquecido, atentando para não esfregar a córnea), examinando-se o olho, e, por fim, aplicando nova camada de pomada antes da nova oclusão.[15,19]

- **TABELA 2** Principais colírios sem conservantes disponíveis no mercado (podem ser utilizados em posologia superior a 4/4 h)

• Hyabak®
• Optive UD®
• Hylo Gel®
• Systane Ultra®

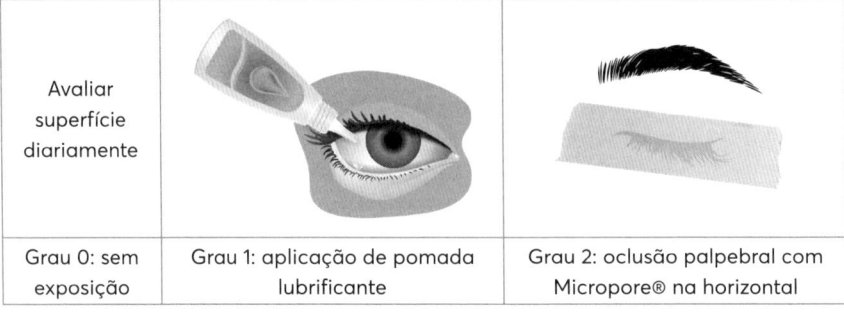

Avaliar superfície diariamente		
Grau 0: sem exposição	Grau 1: aplicação de pomada lubrificante	Grau 2: oclusão palpebral com Micropore® na horizontal

- **FIGURA 5** Condutas nos diferentes graus de lagoftalmo sugeridas por Hearne BJ, et al. Eye care in the intensive care unit. Journal of the Intensive Care Society. 2018.

Uma outra opção para a exposição conjuntival ou corneana é a confecção de uma câmara úmida a fim de diminuir a perda de lágrima na evaporação para o ar ambiente. A câmara úmida pode ser feita com curativo filme transparente como Opsite® ou similares e pomada lubrificante; com óculos de natação; ou ainda com dispositivos específicos como mostra a Figura 6. Metanálises mostram uma menor incidência de ceratopatia de exposição quando utilizadas câmaras úmidas em comparação com uso de pomada lubrificante sem câmara úmida.[15]

Entretanto, há casos em que, devido à quemose intensa, ou em função de uma proptose de base, a oclusão com câmara úmida ou Micropore® não é possível. Nestes casos, além da câmara úmida, pode-se realizar a oclusão parcial ou total da fenda palpebral através da blefarorrafia, uma sutura temporária das pálpebras (Figura 7). O procedimento da blefarorrafia deve ser realizado por um oftalmologista e deve ser revisado periodicamente.[19]

As principais complicações da ceratopatia de exposição são a formação de cicatrizes corneanas com comprometimento visual e as úlceras de córnea (Figura 8). É imprescindível a avaliação de um oftalmologista quando há suspeita

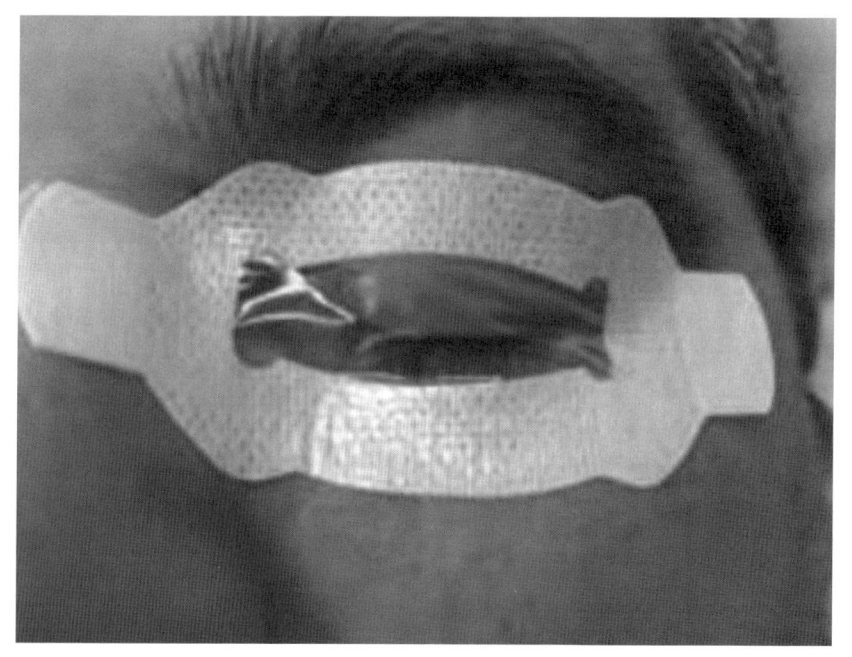

· **FIGURA 6** Exemplo de câmara úmida, o Eyepro®. Fonte: https://www.henleys-med.com/products/eyepro.

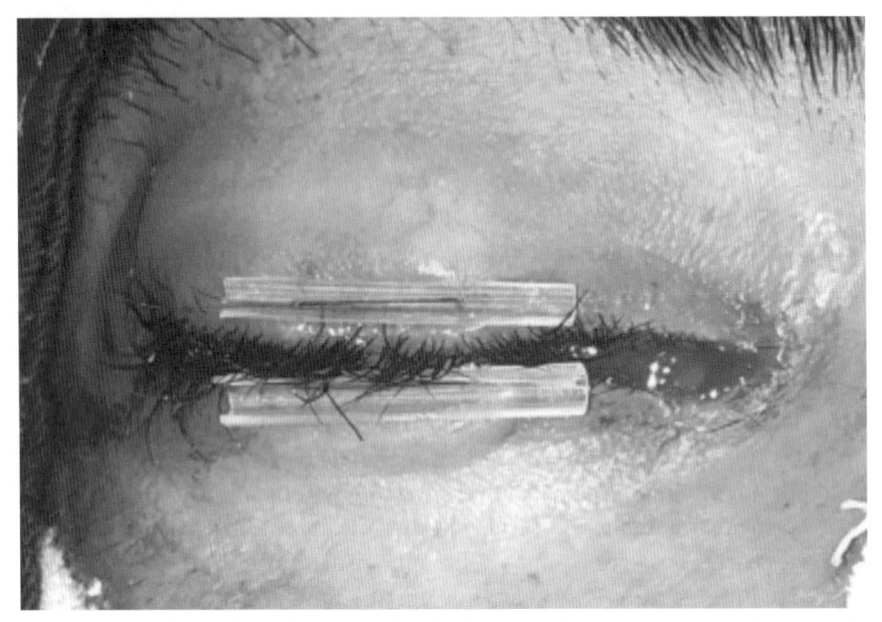

- **FIGURA 7**   Exemplo de blefarorrafia. Realizada pela Dra. Ahlys Ayumi Nagai Miyazaki, residente do Serviço de Oftalmologia do HC-FMUSP.

de úlcera corneana ou quando o tratamento para a doença epitelial não está surtindo efeito. Entretanto, visto que em muitos locais não há oftalmologista de fácil acesso nas UTIs, na impossibilidade de avaliação oftalmológica, é importante que o clínico reconheça os sinais para o diagnóstico clínico e esteja apto a iniciar o tratamento.

Os principais sinais e sintomas da úlcera de córnea são dor ocular importante, redução da acuidade visual, hiperemia conjuntival moderada a intensa, infiltrado corneano e hipópio (pus na câmara anterior do olho – Figura 9). O tratamento da úlcera de córnea geralmente é feito com otimização da lubrificação ocular, oclusão apropriada do olho e com a administração de colírios antibióticos fortificados, em regimes de administração de hora em hora nas primeiras 48 horas. A escolha da antibioticoterapia inicial é empírica e de amplo espectro, mas deve ser individualizada, principalmente nos casos de pacientes com internação hospitalar prolongada. A escolha do antibiótico é direcionada de acordo com o microrganismo de maior risco para cada situação. A Tabela 3 traz os fatores de risco para cada tipo de úlcera corneana e alguns dos esquemas de tratamento iniciais.

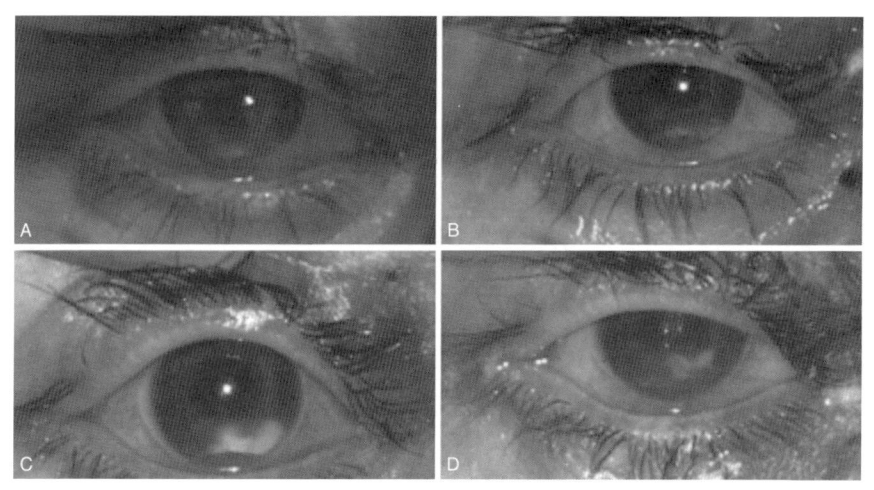

• **FIGURA 8** Evolução de caso de ceratopatia de exposição. Defeito epitelial mostrando aumento com a evolução do quadro apesar do uso de pomada lubrificante (A, B), evoluindo, no quarto dia de tratamento com lubrificantes, para úlcera de córnea (C). Note o aspecto infiltrativo da lesão com bordos mal limitados e piora da hiperemia conjuntival. O paciente apresentava lagoftalmo importante e não foi realizada câmara úmida ou oclusão palpebral. Alguns dias após o tratamento com colírios de antibióticos fortificados, houve melhora parcial do quadro (D). Arquivo pessoal.

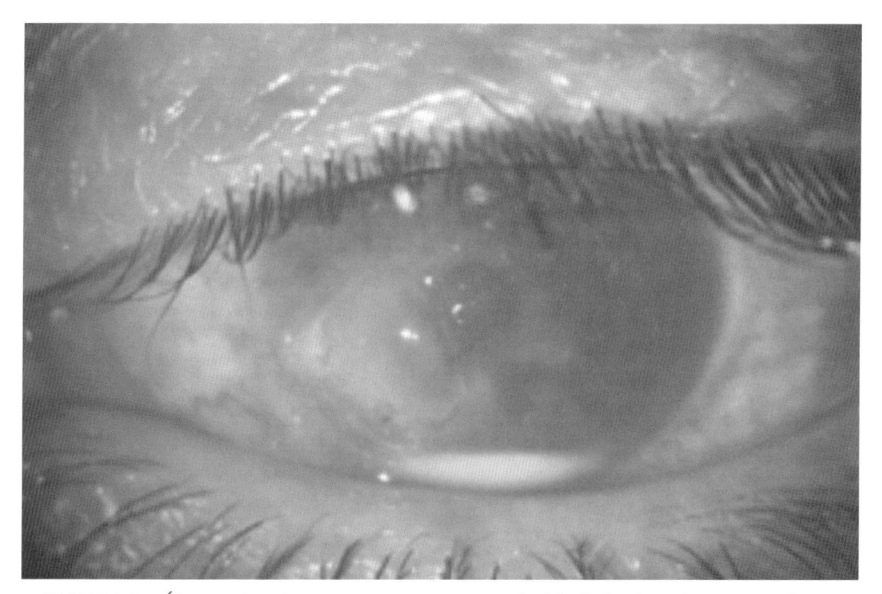

• **FIGURA 9** Úlcera de córnea com a presença de hipópio. Arquivo pessoal.

- **TABELA 3**   Fatores de risco para úlcera corneana, principais microrganismos e esquemas de tratamento

Etiologia provável da úlcera	Microrganismos	Fatores de risco	Esquemas de colírios antibióticos
Bacteriana	*Staphylococcus aureus*, *Pseudomonas sp.*, *Streptococcus sp.*, *Moraxella sp.*	Desepitelização traumática, cirurgia ocular prévia	• Pequeno infiltrado na periferia da córnea que não cora com fluoresceína 1%: moxifloxacino/ gatifloxacino/ciprofloxacino colírio de 3/3 h • Infiltrado periférico < 2 mm que cora com fluoresceína 1%: moxifloxacino/gatifloxacino/ ciprofloxacino colírio de 1/1 h • Úlceras maiores que 1-2 mm no eixo visual, com hipópio ou que não respondem ao tratamento inicial: cefazolina 5% + gentamicina 1,2% colírio de 1/1 h
Fúngica	*Fusarium sp.*, *Aspergillus sp.*, *Candida sp.*	História de trauma com materiais vegetais, usuários crônicos de colírio de corticoide, diabéticos, imunossupressão	• Natamicina 5% de 1/1 h • Anfotericina B 0,5% de 1/1 h • Se úlceras muito profundas ou imunossupressão: cetoconazol 200 mg VO de 12/12 h
Viral	Herpes simples tipo I	História prévia de vesículas orais, imunossupressão, uso de corticoide tópico ou sistêmico	• Envolvimento exclusivo da pálpebra e conjuntiva: aciclovir 3% pomada oftálmica 5x/dia por 7-14 dias • Acometimento da córnea: aciclovir 3% pomada 5x/dia por 14-21 dias
	Herpes-zóster	Idosos, imunossupressão adquirida	• Imunocompetentes: aciclovir VO 800 mg 5x/dia por 7-10 dias • Imunossuprimidos: aciclovir EV 5-10 mg/kg de 8/8 h por 7-14 dias seguido pelo aciclovir VO 800 mg 5x/dia por várias semanas

Adaptada de Ehlers JP.[20]

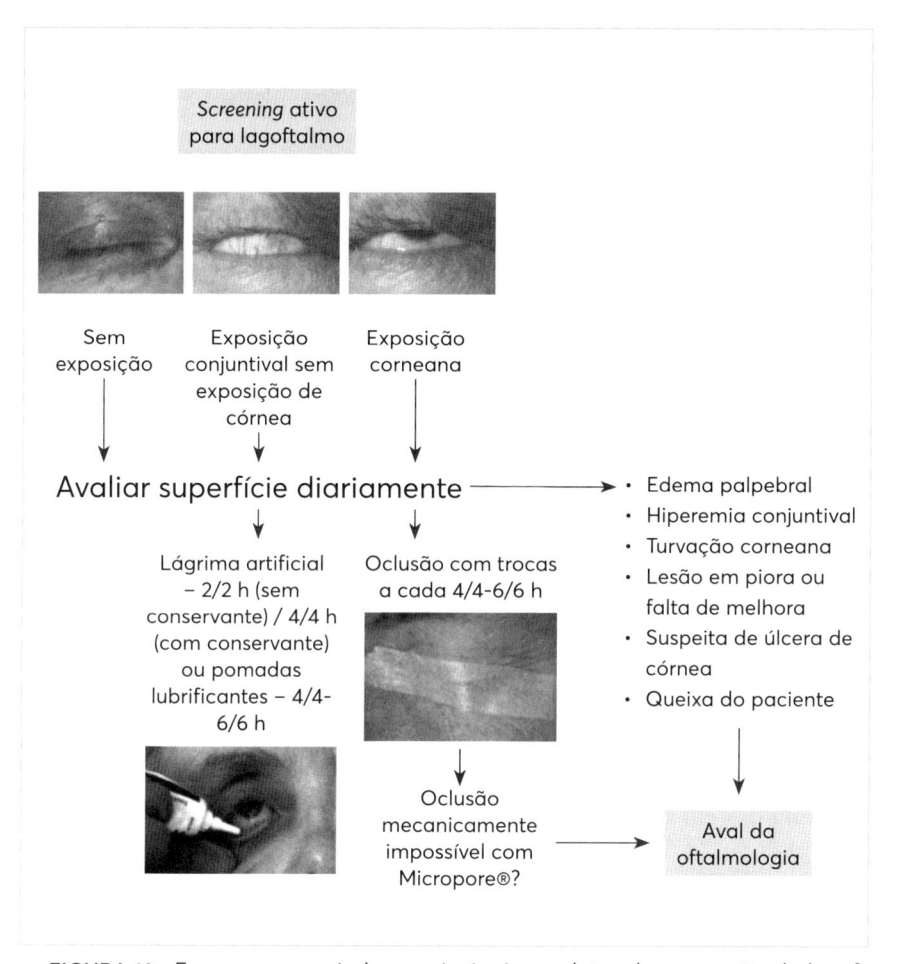

• **FIGURA 10** Esquema resumindo as principais condutas de prevenção do lagoftalmo e ceratopatia de exposição.

Vale lembrar que o ambiente de UTI é colonizado por bactérias mais resistentes a antibióticos, podendo haver a necessidade de escalonamento dos colírios. Nessas situações, deve-se sempre solicitar a avaliação do oftalmologista para coleta do material corneano (antibiograma e cultura), antes do início dos colírios, a fim de aumentar a sensibilidade, conforme o *Manual de Coletas em Oftalmologia* do HCFMUSP. No entanto, vale ressaltar que o início da antibioticoterapia deve ser realizado imediatamente após a coleta do material. Quando essa não for disponível, não se deve retardar o início da antibioticoterapia tópica.

ASSOCIAÇÃO ENTRE USO DE HIDROXICLOROQUINA/ CLOROQUINA E MANIFESTAÇÕES OCULARES

O crescente uso inadvertido de hidroxicloroquina e cloroquina no tratamento da infecção pelo vírus SARS-CoV-2 tem atraído maior atenção aos efeitos colaterais associados a essas medicações. A toxicidade ocular que ocorre secundária ao uso de tais medicações pode atingir a córnea, o corpo ciliar e a retina. A maculopatia por cloroquina/hidroxicloroquina é o evento ocular mais temido, devido à natureza irreversível da lesão. Sendo assim, o diagnóstico precoce é essencial para a interrupção do uso da droga.

A maculopatia pode ser inicialmente assintomática, evoluindo para alterações da visão de cor ou escotomas paracentrais. Nas fases mais tardias, pode apresentar-se como redução da acuidade visual grave. A maculopatia é causada pela destruição de cones e bastonetes maculares, com o padrão típico de *bull's eye* na retinografia; com achados bilaterais e simétricos (Figura 11).

Os fatores de risco mais importantes são: dose diária por peso real e duração do uso. Doses de hidroxicloroquina > 5,0 mg/kg/dia e cloroquina > 2,3 mg/kg/dia aumentam o risco de toxicidade (Tabela 4). O risco é menor nos primeiros 5 anos de tratamento. Outros fatores de risco são: doença renal, uso concomitante de outras drogas (por exemplo: tamoxifeno) e outras doenças maculares associadas. [21,22] Os protocolos atualmente empregados no combate ao coronavírus fazem uso das mais variadas dosagens, desde 300 mg/dia até 2.000 mg/dia, em alguns estudos. O tempo de tratamento também é variado, a maioria de 5 a 14 dias, porém alguns por mais tempo.[23]

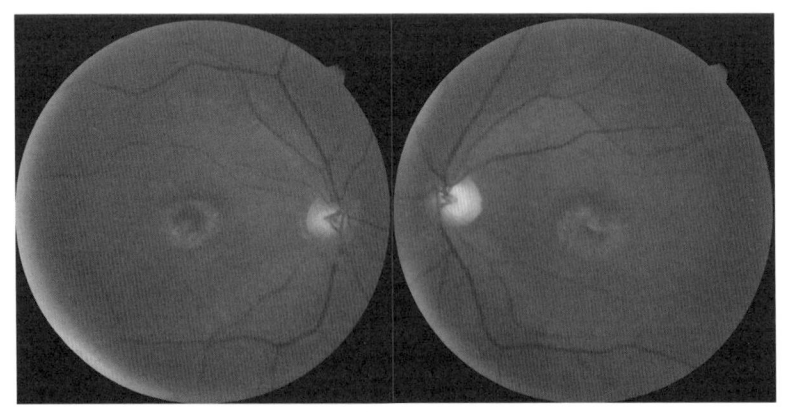

• **FIGURA 11**   Retinografia colorida mostrando a maculopatia em *bull's eye* bilateral, estágio avançado de maculopatia por hidroxicloroquina. Agradecimento ao Dr. Alex Higashi, médico do serviço de oftalmologia do HCFMUSP.

- **TABELA 4** Fatores de risco associados ao uso de hidroxicloroquina e cloroquina para o desenvolvimento de maculopatia

• Hidroxicloroquina > 5,0 mg/kg/dia
• Cloroquina > 2,3 mg/kg/dia
• > 5 anos de tratamento
• Doença renal
• Uso concomitante de outras drogas (p. ex.: tamoxifeno)
• Outras doenças maculares associadas

Nos casos em que são utilizadas doses mais altas por curtos períodos de tempo, o risco de maculopatia irreversível é desconhecido. Em vista disso, todos os pacientes devem ser informados do potencial de toxicidade macular antes de iniciar o uso da medicação. A prevenção primária é recomendada com um exame oftalmológico completo antes do início do tratamento ou durante o primeiro ano de uso. O *screening* anual é realizado após 5 anos de uso, ou mais precocemente se o paciente apresentar os fatores de risco. O *screening* deve conter um exame de campo visual 10-02 e OCT (tomografia de coerência óptica).[24]

Testes complementares funcionais e anatômicos adicionais como a campimetria visual e o OCT da retina, antes do início do tratamento para COVID-19, provavelmente não são necessários pela curta duração do tratamento. Além disso, sua execução poderia potencialmente aumentar a transmissão do vírus. Até que se aprenda mais sobre a toxicidade associada aos regimes de cloroquina e hidroxicloroquina usados no tratamento da COVID-19, a Academia Americana de Oftalmologia recomenda que as decisões sejam tomadas individualmente, levando em consideração as doenças retinianas já previamente existentes em cada paciente.[13, 25]

Além do acometimento retiniano, também podem ocorrer alterações corneanas causadas pela deposição da medicação no epitélio da córnea, quadro denominado córnea *verticillata* (Figura 12). Os pacientes podem ter queixa de fotofobia, apesar de ser incomum. Portanto, excluindo-se raros casos, esta alteração provoca pouca repercussão visual e apresenta reversão completa após a descontinuação da droga.[21, 22]

TÓPICOS ESSENCIAIS

- Existe a possibilidade de infecção por SARS-CoV-2 pela via ocular, apesar de ser rara na população em geral.
- Além de atuar como porta de entrada, o olho também pode ser acometido, direta ou indiretamente, pelo coronavírus, sendo a conjuntivite folicular a forma mais comum.

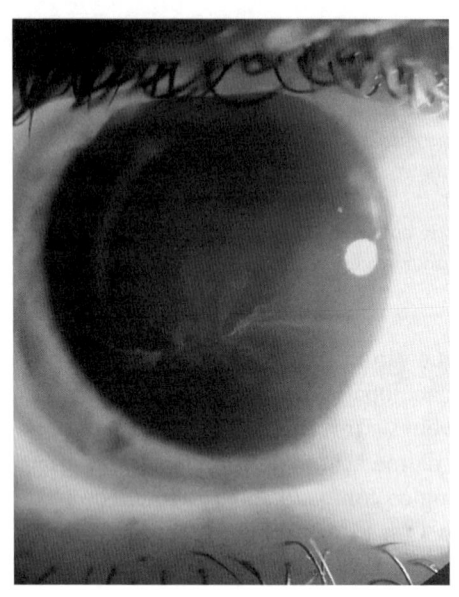

- **FIGURA 12**   Córnea *verticillata*, deposição de complexo medicamentoso-lipídico na membrana basal do epitélio corneano. Tais complexos são resistentes à ação enzimática e se acumulam. Alteração é mais bem vista com a técnica biomicroscópica de campo negro. Agradecimento ao Dr. Daniel de Souza Costa, preceptor do Serviço de Oftalmologia do HCFMUSP.

- A AAO (American Academy of Ophthalmology) concluiu: a relação entre os sintomas oculares e a ação direta do vírus ainda é controversa.
- Internações prolongadas em UTI constituem fator de risco para ceratite de exposição. Bloqueadores neuromusculares e sedativos contribuem para essa incidência ao inibir a ação do músculo orbicular do olho, com diminuição do reflexo de piscar e aumento da incidência de lagoftalmo.
- Deve-se sempre atentar para a exposição corneana ou lagoftalmo no paciente internado, realizando um *screening* ativo e classificando o grau do lagoftalmo.
- Na exposição apenas da conjuntiva: instilar colírios de lágrima artificial sem conservantes, uma gota a cada 2 horas, ou com conservantes, uma gota a cada 4 horas.
- Caso haja exposição limbar ou corneana, é necessária a oclusão palpebral. Ela pode ser feita com Micropore® ou com curativos do tipo câmara úmida.
- O tratamento da úlcera de córnea geralmente é feito com otimização da lubrificação ocular, oclusão apropriada do olho e administração de colírios antibióticos fortificados em regimes de administração de hora em hora nas primeiras 48 horas. A escolha de antibióticos é empírica e direcionada aos microrganismos mais prováveis.

- Os fatores de risco mais importantes para maculopatia por cloroquina são: dose diária por peso real e duração do uso.
  - Hidroxicloroquina > 5,0 mg/kg/dia/cloroquina > 2,3 mg/kg/dia.
  - > 5 anos de tratamento.
  - Doença renal.
  - Uso concomitante de outras drogas (por exemplo: tamoxifeno).
  - Outras doenças maculares associadas.
- O *screening* anual com campo visual 10-02 e OCT (tomografia de coerência óptica) é realizado após 5 anos de uso, ou mais precocemente se o paciente apresentar os fatores de risco.

AGRADECIMENTOS

Agradecemos especialmente ao Dr. Bernardo Procaci Kestelman, Dra. Júlia Castelan Bastian, Dr. Leandro Bortolon Bissoli, Dra. Maria Beatriz Lacerda Coelho de Paula, Dra. Regina Sayuri Shiotuki, Dra. Renata Martins Maia e Dra. Yana Catunda Mourão por estarem conosco no cuidado dos pacientes acometidos pela COVID-19. Agradecemos também à Dra. Verônica Bresciani Giglio pela revisão e auxílio na formulação do capítulo.

Os autores declaram não terem conflitos de interesse.

REFERÊNCIAS BIBLIOGRÁFICAS

1. Belser JA, Rota PA, Tumpey TM. Ocular tropism of respiratory viruses. Microbiol Mol Biol Rev. 2013;77(1):144-56.
2. Lu CW, Liu XF, Jia ZF2019-nCoV transmission through the ocular surface must not be ignored. Lancet (London, England). 2020:395(10224);e39.
3. Li JPO, Lam DSC, Chen Y, Ting DSW. Novel Coronavirus disease 2019 (COVID-19): The importance of recognising possible early ocular manifestation and using protective eyewear. Br J Ophthalmol. 2020;104(3):297-8.
4. Sun X, Zhang X, Chen X, Chen L, Deng C, Zou X, et al. The infection evidence of SARS-COV-2 in ocular surface: a single-center cross-sectional study. MedRxiv. 2020.
5. Wu P, Duan F, Luo C, Liu Q, Qu X, Liang L, et al. Characteristics of ocular findings of patients with coronavirus disease 2019 (covid-19) in Hubei Province, China. JAMA Ophthalmology. 2020.
6. Xia J, Tong J, Liu M, Shen Y, Guo D. Evaluation of coronavirus in tears and conjunctival secretions of patients with SARS-CoV-2 infection. Journal of Medical Virology. 2020.
7. Loon SC, Teoh SCB, Oon LLE, Se-Thoe SY, Ling AE, Leo YS, et al. The severe acute respiratory syndrome coronavirus in tears. British Journal of Ophthalmology. 2004;88(7):861-3.
8. Zhou Y, et al. Ocular findings and proportion with conjunctival SARS-COV-2 in COVID-19 patients. Ophthalmology. 2020.
9. Guan WJ, Ni ZY, HuY, Liang,WH, Ou CQ, He JX, et al. Clinical characteristics of coronavirus disease 2019 in China. New England Journal of Medicine. 2020.
10. François J, Collery A, Hayek G, Sot M, Zaidi M, Lhuillier L, et al. Coronavirus disease 2019–associated ocular neuropathy with panuveitis. JAMA Ophthalmology. 2021;139(2):247.

11. Marinho P, Marcos A, Romano A, Nascimento H, Belfort R. Retinal findings in patients with CO-VID-19. The Lancet. 2020.

12. Casagrande M, Fitzek A, Püschel K, Aleshcheva G, Schultheiss H, Berneking L, et al. Detection of SARS-CoV-2 in human retinal biopsies of deceased COVID-19 patients. Ocular Immunology and Inflammation. 2020;28(5):721-5.

13. Chodosh J, Holland N, Yeh S. Important coronavirus updates for ophthalmologists. 2020, April 26. Disponível em: https://www.aao.org/headline/alert-important-coronavirus-context.

14. Hartford J, Trief D. Exposure keratopathy. 2020, February 19. Disponível em: https://eyewiki.aao.org/Exposure_Keratopathy.

15. Rosenberg JB, Eisen LA. Eye care in the intensive care unit: narrative review and meta-analysis. Critical Care Medicine. 2008;36(12):3151-5.

16. McHugh J, Alexander P, Kalhoro A, Ionides A. Screening for ocular surface disease in the intensive care unit. Eye. 2008;22(12):1465-8.

17. Mercieca F, Suresh P, Morton A, Tullo A. Ocular surface disease in intensive care unit patients. Eye. 1999;13(2):231-6.

18. Grixti A, Sadri M, Edgar J, Datta AV. Common ocular surface disorders in patients in intensive care units. The Ocular Surface. 2012;10(1):26-42.

19. Hearne BJ, Hearne EG, Montgomery H, Lightman SL. Eye care in the intensive care unit. Journal of the Intensive Care Society. 2018;19(4):345-50.

20. Ehlers JP, Shah CP. The Wills eye manual: Office and emergency room diagnosis and treatment of eye disease. Philadelphia, Lippincott Williams & Wilkins, 2008.

21. Raizman MB, Hamrah P, Holland EJ, Kim T, Mah FS, Rapuano CJ, et al. Drug-induced corneal epithelial changes. Survey of Ophthalmology. 2017;62(3):286-301.

22. Savage DE, Plotnik R, Wozniak RA. Short-term, high-dose hydroxychloroquine corneal toxicity. American Journal of Ophthalmology Case Reports. 2020;100713.

23. Cortegiani A, Ingoglia G, Ippolito M, Giarratano A, Einav S. A systematic review on the efficacy and safety of chloroquine for the treatment of COVID-19. Journal of Critical Care. 2020.

24. Marmor MF, Kellner U, Lai TY, Melles RB, Mieler WF. Recommendations on screening for chloroquine and hydroxychloroquine retinopathy (2016 revision). Ophthalmology. 2016;123(6):1386-94.

25. Ruamviboonsuk P, Lai T, Chang A, Lai C, Mieler W, Lam D AAO. Updates guidance on use of chloroquine and hydroxychloroquine. 2020, March 27. Disponível em: https://eyewire.news/articles/aao-updates-guidance-on-use-of-chloroquine-and-hydroxychloroquine/.

17

COVID-19 no ciclo gravídico-puerperal

Deborah Teodoro
Juliana Alves Pereira Matiuck Diniz

INTRODUÇÃO

Os dados sobre a infecção pelo SARS-CoV-2 durante a gravidez e o puerpério ainda são limitados e baseados em sua maioria em estudos não controlados. Gestantes e puérperas até 2 semanas após o parto são consideradas grupos de risco para complicações pela COVID-19,[1] pois apesar da grande maioria das pacientes deste grupo diagnosticadas com a infecção evoluírem bem, a taxa de casos graves e a necessidade de internação e suporte ventilatório são bem superiores quando comparadas às de mulheres não grávidas da mesma faixa etária. Devido às modificações gravídicas (cardiovasculares, pulmonares, hematológicas e imunológicas), gestantes são mais suscetíveis a apresentarem formas graves e letais da patologia, como também vemos com H1N1.[2]

A apresentação clínica da COVID-19 mais frequente na gravidez, assim como na população geral, cursa com sintomas leves, sendo comuns febre e tosse.[3,4] Segundo os dados de novembro do Centers for Disease Control and Prevention (CDC), 10,5% das gestantes sintomáticas com SARS-CoV-2 confirmado necessitam de cuidados em unidade de terapia intensiva e 2,9% são submetidas à ventilação invasiva.[5] Comorbidades como obesidade, diabetes, asma e hipertensão podem tornar as mulheres grávidas mais suscetíveis aos efeitos mais severos da COVID-19.[6]

Inicialmente, as evidências sugeriam que gestantes não apresentavam sinais e sintomas diferentes ou maior gravidade da doença,[7] porém ao longo da pandemia foi verificado maior risco de complicações maternas principalmente no último trimestre da gravidez e no puerpério, como síndromes hipertensivas, partos prematuros, 3 vezes mais eventos tromboembólicos, até 30 vezes mais chance de infarto agudo do miocárdio e aumento dos casos de morte materna.[8]

De acordo com o boletim epidemiológico do Ministério da Saúde, até dezembro de 2020 a incidência de síndrome respiratória aguda grave (SRAG) em gestantes foi de 1% (10.504 casos notificados). Destas, 356 (3,4%) evoluíram para óbito, 70,8% (252) com COVID-19 confirmada. Mais da metade das gestantes (188) com óbito por SRAG estavam no 3º trimestre.[9]

RESULTADOS PERINATAIS

Até o momento, não há evidências robustas que comprovem a transmissão vertical do SARS-CoV-2,[10,11] apesar de já existirem poucos casos descritos de placentas positivas para o vírus e alguns casos suspeitos de infecção intraútero. Para os recém-nascidos (RNs) infectados, a principal via de transmissão é horizontal pelos cuidadores ou contato em ambiente contaminado[12] e na grande maioria das vezes o quadro neonatal é leve.

A capacidade de transmissão do SARS-CoV-2 pelo sangue ainda é incerta. Foi descrita viremia transitória e com baixa carga viral em 1% dos pacientes sintomáticos, sugerindo que a via placentária de transmissão viral seja provável, mas não frequente.[13] Em relação ao aleitamento materno, fragmentos de RNA viral foram encontrados por RT-qPCR em algumas amostras de leite de mulheres infectadas pelo SARS-CoV-2, mas na etapa de isolamento do vírus no leite não foram encontradas partículas virais viáveis para replicação e capazes de levar à infecção. A Organização Mundial da Saúde (OMS) entende que os benefícios do aleitamento materno superam muito o baixo risco da transmissão vertical, devendo manter o aleitamento sempre que possível.

As consequências que a infecção pelo SARS-CoV-2 pode trazer à gestação ainda não são tão esclarecidas. Sabe-se que infecções por outros vírus respiratórios podem levar a aborto, ruptura prematura de membranas, parto prematuro, restrição de crescimento intrauterino, morte fetal intrauterina e morte materna.[14-15] Especificamente para a SARS-CoV-2, temos relatos de maior risco de parto prematuro (cerca de 25-30%) e de resultados fetais/neonatais adversos nos casos graves. Os mecanismos potenciais incluem alterações na placenta e doenças respiratórias maternas graves, que podem levar a insuficiência placentária, oligoâmnio, restrição de crescimento intrauterino e sofrimento/morte fetal.[16] Com o conhecimento adquirido até o momento, os critérios de vigilância fetal devem ser realizados no sentido de verificar o crescimento fetal, o volume de líquido amniótico e se há indícios no doppler de insuficiência placentária, após a detecção e cura da COVID-19 em gestantes. Nos casos graves, a preocupação com a vitalidade fetal acompanha o quadro materno.

Há poucos dados sobre gestantes infectadas na primeira metade da gestação. Até o momento não há relatos de teratogenicidade, mas notou-se um aparente aumento de restrição de crescimento fetal (relacionado ao cenário de inflamação, hipóxia e estado pró-trombótico materno). Além disso, sabe-se que febre no início da gravidez pode estar associada a um aumento de malformações congênitas, sendo os defeitos do tubo neural os mais comumente descritos,[17] salientando importância do uso de antitérmico quando necessário.

É imprescindível que a paciente mantenha acompanhamento regular com o profissional da saúde após infecção para verificação de possíveis complicações na gravidez.[12] Deve ser priorizada também a realização de ultrassonografia morfológica e controle da curva de crescimento fetal.

SEGUIMENTO PRÉ-NATAL

Devemos manter a rotina pré-natal de todas as gestantes durante a pandemia, mas para aquelas de baixo risco obstétrico é possível espaçar consultas e exames. Avaliar também a possibilidade da telemedicina para checar resultados. Para as de alto risco, deve-se individualizar o calendário de consultas conforme a necessidade.

Adotar medidas que minimizem o risco de exposição das pacientes e profissionais de saúde nos atendimentos, conforme a Tabela 1.

· **TABELA 1** Medidas para reduzir risco de exposição à COVID-19 no pré-natal

· Espaçar os horários das consultas
· Evitar a presença de acompanhantes
· Orientar uso de máscara
· Manter medidas de precaução-padrão
· Triagem de sintomas por telefone antes da consulta e novamente na chegada ao serviço e aferir temperatura
· Em caso de paciente sintomática, adiar a consulta se possível e orientar comparecimento ao pronto atendimento de referência

Deve-se afastar do trabalho na linha de frente gestantes/lactantes que sejam profissionais de saúde ou com atividade/local de trabalho insalubre (Lei n. 13.287/16); para as que não se encaixam na lei citada, mas trabalham em locais de grande contato com público, orienta-se fazer relatório ao empregador dizendo se tratar de grupo de risco, solicitando avaliar mudança de função ou *home office* durante o período da pandemia. Possíveis códigos do CID-10 a serem utilizados em atestados a depender de cada caso: B34.2 (infecção por coronavírus de localização não especificada), Z35.7 (supervisão de gravidez de alto risco devido a problemas sociais) ou Z20 (contato com e exposição a doenças transmissíveis).[5]

Orientar **vacinação para influenza** às gestantes a fim de evitar complicações pelo H1N1 ou por coinfecção ao coronavírus.

- Para pacientes sem sinais de infecção:
  - Orientar medidas de precaução-padrão e a permanecer em casa sempre que possível.
  - Pacientes com indicação de profilaxia de pré-eclâmpsia com ácido acetilsalicílico (AAS) não devem suspender a medicação.
  - Sugestão de otimização dos atendimentos:[18,19]
    - Coordenar ultrassom (USG) morfológico de primeiro trimestre com 1ª visita ao obstetra e coleta de exames iniciais da gestação (resultados podem ser informados por contato telefônico).
    - Coordenar USG morfológico de segundo trimestre com 2ª visita ao obstetra, com aproximadamente 20 semanas.
    - USG de terceiro trimestre para avaliação de peso fetal deve ser avaliado caso a caso.
- Para gestantes sintomáticas (febre e/ou sintomas respiratórios) sem sinais de gravidade:
  - Tentar adiar atendimento eletivo para após 10-14 dias do início dos sintomas. Caso não seja possível, atendê-la no último horário da agenda, em uso de equipamentos de proteção individual (EPIs), e realizar limpeza terminal no local.
  - Orientar uso de máscara cirúrgica, isolamento domiciliar, sintomas de gravidade e local a procurar em caso de piora/sinais de gravidade.
  - Manter contato telefônico para saber da evolução e possível piora do quadro.
  - Se disponível: realizar teste diagnóstico para COVID-19.
  - Para pacientes com COVID-19 positivo, dadas as preocupações teóricas com resultados fetais adversos, é recomendável controle mensal do crescimento fetal a partir de 28 semanas e realização de vitalidade fetal semanal até o parto.[18]
- Para gestantes sintomáticas que venham ao pré-natal <u>com</u> um ou mais sinais de gravidade:
  - Encaminhar com urgência para atendimento em ambiente hospitalar de referência.

- **TABELA 2** Critérios de internação

FR ≥ 24 ou desconforto respiratório	Descompensação de doença de base
SatO$_2$ < 95%	Oligúria
Hipotensão arterial	Nível de consciência alterado
Alteração do tempo de enchimento capilar	Diminuição da movimentação fetal (em idade gestacional viável)
Febre persistente (vários dias ou sem resposta ao antipirético)	

FR: frequência respiratória; SatO$_2$: saturação de oxigênio.

MANEJO DE COVID-19 EM GESTANTES NO PRONTO ATENDIMENTO E INTERNAÇÃO

Para gestantes, utilizamos os mesmos critérios diagnósticos de caso suspeito e confirmado da população geral. A Figura 1 apresenta em resumo o manejo da infecção. É preciso sempre pensar em diagnóstico diferencial com outras doenças que podem ter apresentação semelhante, como influenza, corioamnionite (no caso de febre, taquicardia materna e fetal), pré-eclâmpsia e síndrome HELLP (elevação de transaminases).[18]

Doença leve

Paciente sem emergência obstétrica e sem critérios de internação pela COVID-19 pode ser tratada em casa.[19,20]

O tratamento é sintomático. Até o momento, não há tratamento antiviral recomendado para casos leves de COVID-19. Orientações:

- Isolamento domiciliar por 10 dias (gestante e outros moradores da casa). Obs.: para casos graves, o tempo de isolamento é de 20 dias após início dos sintomas.
- Uso de máscara cirúrgica quando em contato com as outras pessoas.
- Antitérmico: **paracetamol** (1ª opção); dipirona (2ª opção).
- Repouso, alimentação balanceada, hidratação adequada por via oral.

- Se critérios para **síndrome gripal**:

Febre (mesmo que referida) + tosse ou odinofagia

Na definição atual pelo M.S. não é necessário apresentar mialgia, cefaleia ou artralgia

↓

Prescrever oseltamivir 75 mg VO 12/12 h por 5 dias, pois também pode ser uma infecção pelo vírus Influenza, iniciar de preferência nas primeiras 48 h de sintomas; notificar

Se possível, contato telefônico a cada 48 h para reavaliação.
- Orientar sinais de alarme para retorno (dispneia em repouso ou com deambulação, má aceitação de hidratação oral, hemoptise, dor/pressão torácica, tontura, queixas obstétricas).

Doença moderada

- Inclui as pacientes com síndrome respiratória aguda grave (Sat < 95%, dispneia, descompensação de doença de base) ou evidência radiológica de acometimento do trato respiratório inferior ou com emergência obstétrica. Elas devem ser encaminhadas à internação. O manejo é semelhante ao da paciente não gestante.
- Colher teste diagnóstico para COVID-19, PCR para SARS-CoV-2 idealmente entre 3º e 7º dia de sintomas, além de rastreio de outras infecções respiratórias virais e bacterianas (devido ao risco de coinfecções).
- Iniciar oseltamivir (cobertura para H1N1 por 5 dias ou até teste negativo para esse vírus) e se suspeita de infecção bacteriana associada: início de antibioticoterapia, geralmente ceftriaxone 2 g/dia + azitromicina 500 mg/dia.
- Notificar.
- Imagem de tórax (RX, USG ou TC permitidos em qualquer idade gestacional, se possível com proteção abdominal) e laboratoriais.
- Monitorização de sinais vitais maternos e fetais.
- Considerar oxigenoterapia precoce (alvo de $SatO_2 \geq 95\%$ e/ou $pO_2 \geq 70$ mmHg).
- Prevenção de sobrecarga de fluidos: utilizar fluidos intravenosos de maneira conservadora, a menos que haja instabilidade cardiovascular.
- Profilaxia farmacológica para tromboembolismo venoso (TEV) com heparina com as seguintes doses segundo o manual do Ministério da Saúde:

- – Baixo peso molecular: se < 80 kg: 40 mg/dia; se 80-120 kg: 60 mg/dia; acima de 120 kg: 40 mg 12/12 h. Suspender 12 h antes de procedimento cirúrgico/anestésico.
- – Não fracionada: < 60 kg: 5.000 U 12/12 h; 60-90 kg: 5.000 U 8/8 h; > 90 kg: 7.500 U 8/8 h.
- – A heparina não fracionada é preferida em casos de provável parto próximo. Seu antídoto é a protamina.
- – Obs.: a heparinização plena deve ser utilizada em casos de TEV confirmada e pode ser considerada em casos com isquemia de membros ou hipóxia refratária.
- Avaliação de vitalidade fetal diária para fetos em idade gestacional viável: USG doppler e cardiotocografia, esta última a partir de 28 semanas.
- Considerar administração de corticosteroides para maturação pulmonar fetal entre 24 e 33 semanas e 6 dias de gestação se houver chance de evolução para parto nos próximos 7 dias. Pode-se utilizar betametasona 12 mg IM, duas doses com intervalo de 24 h ou dexametasona 6 mg intramuscular de 12 em 12 h (4 doses). Preferir o uso da dexametasona, uma vez que foi o corticoide mais estudado na COVID-19 demonstrando benefício no tratamento da inflamação intersticial pulmonar materna.[21] Para as pacientes com indicação de corticoterapia pela infecção, em geral sendo essa indicação a necessidade de oxigenioterapia, após o esquema citado para maturação pulmonar fetal, continuar o uso de dexametasona 6 mg/dia (EV ou VO) até completar 10 dias ou até a alta hospitalar, o que ocorrer primeiro.
- Indicações para transferência à UTI: choque, disfunção de órgãos, insuficiência respiratória, instabilidade hemodinâmica.

Doença grave

É definida quando a paciente apresenta um dos critérios da Tabela 3.

- **TABELA 3** Critérios de doença grave pelo UpToDate

SatO$_2$ ≤ 93%	PaO$_2$/FiO$_2$ < 300
FR > 30 por minuto	Infiltrado pulmonar > 50%

A maior parte do manejo da paciente grave é semelhante ao da população geral, porém existem mudanças fisiológicas da gravidez que precisam ser levadas em consideração: aumento do débito cardíaco (frequência cardíaca e volume sistólico), diminuição da resistência vascular sistêmica, maior ventilação minuto (impulsionada pela frequência respiratória), alcalose respiratória compensada fisiológica, aumento da taxa de filtração glomerular e volume de distribuição, volume plasmático expandido e alterações na cascata de coagulação.

A intubação deve ser considerada precocemente, devido ao aumento do edema das vias aéreas e do risco de aspiração na gravidez, além da capacidade residual funcional limitada. O posicionamento prono na gravidez já foi relatado e pode ser considerado, discutindo-se com o obstetra sua viabilidade principalmente a depender da idade gestacional.[22] Embora não existam estudos avaliando o impacto dessa manobra durante a gestação em mulheres com COVID-19, a posição prona se mostrou segura para gestantes e seus fetos em pacientes sem outras doenças maternas.[23] Assim, esse posicionamento pode ser utilizado para melhora da capacidade respiratória. Deve ser indicado em situações em que há dificuldade de manter a oxigenação de gestantes > 95% ou de puérperas > 92%.[24] Gestantes ou puérperas sedadas e em intubação orotraqueal (IOT) poderão ficar pronadas por até 16 a 21 horas. Durante a pronação, recomenda-se a utilização de placas de hidrocoloide e espumas de poliuretano nas áreas mais propensas à formação de escaras. Em caso de pronação de gestantes, especialmente após a 24ª semana, pode haver limitações pelo aumento do volume abdominal; realizar avaliação de vitalidade fetal antes e após a mudança de posição e deve-se tomar cuidado especial com a proteção do abdome, com uso de macas especiais para pronação ou a colocação de coxins, rolos de lençóis que permitam o posicionamento mais adequado.

As taxas de trabalho de parto prematuro espontâneo nas pacientes graves são altas. Taquicardia materna inexplicada, hipertensão, aumento dos requisitos de sedação e taquipneia devem chamar atenção a um possível trabalho de parto silencioso. Grávidas com idade gestacional viável devem ser internadas em serviços com disponibilidade no local de equipe capacitada e material para parto.

Dependendo da idade gestacional, do estado clínico materno e da viabilidade e vitalidade fetal, deve-se considerar a antecipação do parto. O parto pode se tornar necessário em circunstâncias em que se pensa que a oxigenação ou a ventilação estão prejudicadas pela gravidez, ou em que há sofrimento fetal agudo. Um fluxo adequado sobre a organização para o parto, incluindo o local do parto, o processo de transporte e o pessoal envolvido, deve ocorrer e levar em consideração a idade gestacional e a estabilidade materna.[7,25]

A Figura 1 resume o manejo da gestante com suspeita de COVID-19.

ASSISTÊNCIA AO PARTO

O tipo e o momento do parto devem ser individualizados com base no estado clínico da paciente, idade gestacional e condição fetal. A via de parto

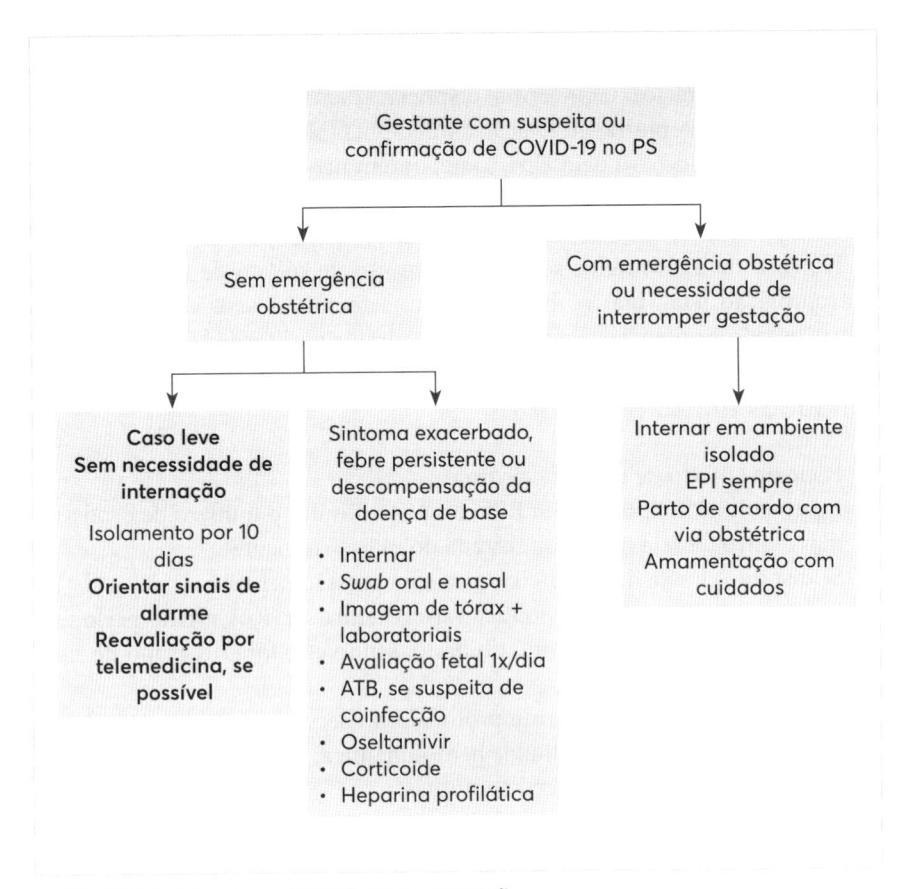

- **FIGURA 1** Manejo da COVID-19 na gestação.
ATB: antibioticoterapia; EPI: equipamento de proteção individual; PS: pronto-socorro; T: temperatura.

é obstétrica. Apesar de o parto vaginal não ser contraindicado, pacientes em SRAG em geral não toleram o trabalho de parto. Alto percentual de partos tem sido realizado via cesárea devido à condição grave das pacientes e à grande incidência de sofrimento fetal agudo. Deve-se considerar também que nas tentativas de parto vaginal há exposição significativa e prolongada da equipe de saúde, dada a longa duração do contato com a paciente, as exalações repetidas e a exposição substancial a fluidos corporais.[26]

No caso de trabalho de parto prematuro (TPP), não há consenso sobre inibição. A tocólise não é contraindicada, mas deve ser individualizada com base no *status* materno, idade gestacional e risco de progressão do trabalho de parto prematuro. No caso de realização da tocólise, optar por uso de antagonistas do receptor de ocitocina (acetato de atosibana). Está contraindicado o uso de terbutalina (agonistas beta-adrenérgico) devido aos efeitos colaterais cardiopulmonares (dor torácica, taquicardia, dispneia, edema agudo de pulmão), e há controvérsia na literatura em relação à nifedipina (bloqueador de canal de cálcio), sendo liberado uso pelo UpToDate, porém não recomendado por outros autores, uma vez que essa medicação leva a vasodilatação sistêmica e pulmonar potente, podendo piorar a hipotensão e a função pulmonar.[3,18]

No caso de TPP, muitos serviços fazem uso de sulfato de magnésio para neuroproteção fetal, mas os benefícios desta terapia devem ser ponderados contra os riscos potenciais de depressão respiratória materna.[6]

Cuidados em sala de parto

- Paciente em uso de máscara cirúrgica.
- Equipe multidisciplinar com EPI completo; limitar o número de profissionais dentro da sala de parto (entrada do mais experiente).
- Se disponível, sala de parto/cirúrgica com pressão negativa.
- Restringir acompanhante (política variável entre serviços, alguns permitem entrada somente no momento do parto, sendo este fora do grupo de risco e com uso de EPI).
- Analgesia/anestesia: conforme protocolo do serviço; considerar analgesia precoce para evitar instabilidade hemodinâmica.
- Monitorização materna e fetal contínuas.
- Se parto vaginal e evolução para dificuldade respiratória: abreviar período expulsivo com fórcipe ou vácuo.
- Se parto cesárea: restringir o uso do cautério pela geração de aerossol.
- Amniotomia: dados limitados não sugerem transmissão materno-fetal – não há contraindicação de sua realização para o gerenciamento do trabalho de parto.[26]
- Clampeamento do cordão: não há evidências suficientes sobre se o pinçamento tardio aumenta o risco de infecção do RN por contato direto, então por ora a recomendação é o clampeamento imediato.[27]
- Se possível, realizar os primeiros cuidados do RN em sala adjacente à da mãe – se não, manter distância de no mínimo 2 m.
- Contato pele a pele está contraindicado logo após o nascimento.
- Amamentação na primeira hora está adiada para momento em que os cuidados de higiene e medidas de prevenção possam ser adotados.
- No pós-parto, o tecido placentário, embriões e fetos abortados devem ser tratados como tecidos infecciosos e manejados adequadamente.
- Recomenda-se também uso de protetor facial sobre a máscara cirúrgica pela equipe de assistência ao parto de pacientes assintomáticas durante a pandemia, medida embasada após estudo em Nova York apresentando

13,5% de parturientes assintomáticas com SARS-CoV-2 positivo em oro-faringe.[28] Algumas instituições orientam sempre que possível realizar tes-tagem das pacientes que internam para parto, mesmo que assintomáticas.

ASSISTÊNCIA AO PUERPÉRIO

Pode-se manter alojamento conjunto, se for o desejo da mãe, sendo adota-dos os seguintes cuidados (Tabela 4).

• **TABELA 4** Medidas para manutenção de alojamento conjunto
• Quarto privativo ao binômio com distância de 2 metros entre leito materno e berço
• Mãe deve usar máscara cirúrgica e lavar as mãos sempre que for tocar o recém--nascido ou amamentar[29]
• Sempre orientar isolamento do binômio, mas caso seja permitido pelo serviço e desejo da paciente a presença de acompanhante, este deve ser único, não pode ser de grupo de risco e a família deve estar ciente dos riscos de contaminação. Evitar ao máximo a circulação deste indivíduo nas demais áreas do hospital. Uso contínuo de máscara cirúrgica (manual)
• Visitas estão contraindicadas durante internação

Apesar de ainda não haver consenso na literatura, não há contraindicações à amamentação nem à ordenha de leite materno. O leite humano é a melhor fonte de nutrição e ajuda a proteger os recém-nascidos contra diversas doenças no início da vida. Os estudos sugerem que o SARS-CoV-2 não é transmitido pelo leite humano de mães com COVID-19, apesar de algumas amostras virem positivas, até o momento sem determinação se as partículas virais apresenta-vam potencial de replicação. O CDC, a OMS e a AAP sugerem que os bene-fícios da amamentação no cenário de COVID-19 parecem superar os riscos potenciais de transmissão viral da mãe para o bebê.[30]

A amamentação está liberada de acordo com condições clínicas, desejo e capa-cidade materna. As mães que desejam amamentar diretamente são incentivadas a praticar rigorosa higiene das mãos e usar máscara cirúrgica durante o processo.

Se mãe e RN estiverem em boas condições clínicas, tentar alta hospitalar precoce (após 48 h de vida). Lembrar que o puerpério tem efeito na coagulação (risco de TEV aumenta mais de 20 vezes), por isso alguns serviços tendem a utilizar heparina profilática nos primeiros 14 dias pós-parto, se diagnóstico de COVID na internação.

Normalmente as pacientes retornam para consulta pós-parto em 4-6 semanas, e é neste momento em geral que se inicia a contracepção. Porém, 10 a 40% das puérperas já faltavam nesta consulta antes da pandemia, número que tende a aumentar com as recomendações de permanecer em casa e evitar ida a serviços de saúde sem necessidade. Deve-se então priorizar prescrição de método anticoncepcional no pós-operatório imediato, antes da alta. Os métodos indicados são não hormonais ou que contêm somente progestagênios, com risco infinitamente menor de trombose venosa ou arterial em relação aos combinados com estrogênio.[31]

No puerpério, obedecendo aos critérios de elegibilidade da OMS, é recomendado uso de:

- Métodos de longa duração (DIU-cobre, SIU-LNG, implante de etonogestrel) → inserção do DIU nas primeiras 48 h ou após 4 semanas.
- Métodos de curta duração: pílulas de progestagênio (desogestrel ou minipílulas, que podem ser iniciadas a qualquer momento) e injetável trimestral (medroxiprogesterona, que pode ser iniciada somente 6 semanas após o parto).
- Preservativos.

A prescrição de contraceptivos, seja no puerpério ou fora dele, é considerada serviço essencial durante a pandemia.[32] Seu uso reduz 40% das mortes maternas por reduzir as gestações não planejadas, além de reduzir a chance de curto intervalo intergestacional (< 18 meses).[33]

Métodos de contracepção oral combinada não são contraindicados em mulheres com COVID-19 positivo sem patologias prévias que impeçam uso de estrógeno, uma vez que o risco de TEV na gravidez e no puerpério é muito maior que com o uso da medicação.[34] Porém, para pacientes com quadro pulmonar grave pela COVID-19 ou com redução da mobilidade por exemplo por internação, deve-se evitar temporariamente o uso de métodos que contenham estrogênio.[1]

VACINAÇÃO

Os estudos que embasaram a aprovação das vacinas atualmente disponíveis no Brasil (Coronavac, que utiliza vírus inativado, vacina da AstraZeneca com tecnologia de vetor viral e vacina da Pfizer de RNA mensageiro) não incluíram gestantes, portanto não se tem informações definitivas sobre os seus reais efeitos na gravidez. As vacinas de vírus inativados, como a Coronavac, são consideradas categoria B (permitidas na gestação) e nos estudos realizados em animais não foram observados eventos teratogênicos.

A recomendação fornecida pela nota técnica do Ministério da Saúde em 26.04.2021 é que todas as gestantes e puérperas devem ser consideradas como grupo prioritário para vacinação contra COVID-19. A imunização deve ser realizada em uma primeira fase para as pacientes com alto risco de contágio devido ao seu trabalho ou na presença de comorbidades que aumentem o risco de complicações pela COVID-19, como obesidade, diabetes, hipertensão arterial, outras doenças cardiovasculares, asma, imunossupressão, transplanta-das, doença autoimune e doença renal crônica. Porém, mais tarde, no início de maio, a Anvisa emitiu uma nota orientando não utilizar por enquanto a vacina da AstraZeneca em gestantes por não estar previsto em bula seu uso neste gru-po e pelo risco de efeitos adversos. Ainda é controverso também se devemos evitar a vacinação no primeiro trimestre por falta de estudos. Por fim, lembrar que a decisão de vacinar ou não deve ser compartilhada entre o médico e a própria gestante, ponderando os riscos e respeitando o desejo da mulher.[35,36]

Puérperas e lactantes podem tomar a vacina sem a necessidade de inter-romper a amamentação.[36]

Essas recomendações podem ser alteradas na medida em que surgirem no-vas evidências.

REFERÊNCIAS BIBLIOGRÁFICAS

1. Ministério da Saúde, Secretaria de Atenção Primária à Saúde. Manual de recomendações para a as-sistência à gestante e puérpera frente à pandemia de Covid-19. Brasília: Ministério da Saúde; 2020.
2. Kujawski SA, Wong KK, Collins JP, Epstein L, Killerby ME, Midgley CM, et al. First 12 patients with coronavirus disease 2019 (COVID-19) in the United States. 2020.
3. Zaigham M, Andersson O. Maternal and perinatal outcomes with COVID-19: A systematic review of 108 pregnancies. Acta Obstet Gynecol Scand. 2020.
4. Breslin N, Baptiste C, Gyamfi-Bannerman C, Miller R, Martinez R, Bernstein K, et al. COVID-19 infection among asymptomatic and symptomatic pregnant women: Two weeks of confirmed pre-sentations to an affiliated pair of New York City hospitals. Am J Obstet Gynecol MFM. 2020;100118.
5. https://www.cdc.gov/mmwr/volumes/69/wr/pdfs/mm6944-H.pdf.
6. ACOG. https://www.acog.org/clinical-information/physician-faqs/covid-19-faqs-for-ob-gyns--obstetrics. 2020.
7. Deng L, Li C, Zeng Q, Liu X, Li X, Zhang H, et al. Arbidol combined with LPV/r versus LPV/r alone against Corona Virus Disease 2019: A retrospective cohort study. J Infect. 2020.
8. Jering KS, Claggett BL, Cunningham JW, et al. Clinical characteristics and outcomes of hospitalized women giving birth with and without COVID-19. JAMA Intern Med. Published online January 15, 2021. doi:10.1001/jamainternmed.2020.9241.
9. Secretaria de Vigilância em Saúde, Ministério da Saúde do Brasil. Boletim Epidemiológico Espe-cial. Doença pelo coronavírus Covid-19. Semana Epidemiológica 44.
10. Wang Z, Yang B, Li Q, Wen L, Zhang R. Clinical features of 69 cases with coronavirus disease 2019 in Wuhan, China. Clin Infect Dis. 2020.
11. Han W, Quan B, Guo Y, Zhang J, Lu Y, Feng G, et al. The course of clinical diagnosis and treatment of a case infected with coronavirus disease 2019. J Med Virol. 2020;92(5):461-3.
12. Young BE, Ong SWX, Kalimuddin S, Low JG, Tan SY, Loh J, et al. Epidemiologic features and clinical course of patients infected with SARS-CoV-2 in Singapore. JAMA. 2020;323(15):1488-94.
13. Wiersinga WJ, Rhodes A, Cheng AC, Peacock SJ, Prescott HC. Pathophysiology, transmission, diagnosis, and treatment of coronavirus disease 2019 (COVID-19): A review. JAMA. Published online July 10, 2020. doi:10.1001/jama.2020.12839.
14. Schwartz DA, Graham AL. Potential maternal and infant outcomes from coronavirus 2019-NCOV (SARS-CoV-2) infecting pregnant women: Lessons from SARS, MERS, and other human corona-virus infections. Viruses. 2020;12(2).

15. Wang Z, Chen X, Lu Y, Chen F, Zhang W. Clinical characteristics and therapeutic procedure for four cases with 2019 novel coronavirus pneumonia receiving combined Chinese and Western medicine treatment. Biosci Trends. 2020;14(1).

16. Lambelet V, Vouga M, Pomar L, et al. SARS-CoV-2 in the context of past coronaviruses epidemics: Consideration for prenatal care [published online ahead of print, 2020 May 26]. Prenat Diagn. 2020. 10.1002/pd.5759. doi:10.1002/pd.5759.

17. Moretti ME, Bar-Oz B, Fried S, Koren G. Maternal hyperthermia and the risk for neural tube defects in offspring: Systematic review and meta-analysis. Epidemiology. 2005;16(2):216-9.

18. Brigham and Women's Hospital: Khady Diouf MD SREM. Clinical presentation and clinical course of covid-19 in pregnancy. 2020.

19. The Society for Maternal-Fetal Medicine. COVID-19 ultrasound practice suggestions. Soc Matern Med. 2020.

20. The Society for Maternal-Fetal Medicine. Coronavirus (COVID-19) and pregnancy: What maternal-fetal medicine subspecialists need to know. 2020;1-7.

21. Veljkovic V, Vergara-Alert J, Segalés J, Paessler S. Use of the informational spectrum methodology for rapid biological analysis of the novel coronavirus 2019-nCoV: prediction of potential receptor, natural reservoir, tropism and therapeutic/vaccine target. F1000Research. 2020;9:52.

22. Dennis AT, Hardy L, Leeton L. The prone position in healthy pregnant women and in women with preeclampsia – A pilot study. BMC Pregnancy Childbirth. 2018;18(1).

23. Oliveira C, Lopes MAB, Rodrigues AS, Zugaib M, Francisco RPV. Influence of the prone position on a stretcher for pregnant women on maternal and fetal hemodynamic parameters and comfort in pregnancy. Clinics (Sao Paulo). 2017;72(6):325-32.

24. Tolcher MC, McKinney JR, Eppes CS, Muigai D, Shamshirsaz A, Guntupalli KK, et al. Prone positioning for pregnant women with hypoxemia due to Coronavirus Disease 2019 (COVID-19). Obstet Gynecol. 2020;136.

25. Kim JY. Letter to the editor: Case of the index patient who caused tertiary transmission of coronavirus disease 2019 in Korea: The application of lopinavir/ritonavir for the treatment of COVID-19 pneumonia monitored by quantitative RT-PCR. J Korean Med Sci. 2020;35(7).

26. Society for Maternal-Fetal Medicine and Society for Obstetric and Anesthesia and Perinatology. Labor and delivery COVID-19 considerations. 2020. Disponível em: https://s3.amazonaws.com/cdn. smfm.org/media/2277/SMFM-SOAP_COVID_LD_Considerations_3-27-20_(final)_PDF.pdf.

27. Poon LC, Yang H, Kapur A, Melamed N, Dao B, Divakar H, et al. Global interim guidance on coronavirus disease 2019 (COVID-19) during pregnancy and puerperium from FIGO and allied partners: Information for healthcare professionals. Int J Gynaecol Obstet. 2020.

28. Desmond Sutton D, Fuchs K, D'Alton M, Goffman D. Universal screening for SARS-CoV-2 in women admitted for delivery. N Engl J Med. Published April 13, 2020. doi: 10.1056/NEJMc2009316.

29. Ministério da Saúde. https://coronavirus.saude.gov.br/. 2020.

30. Chen H, Guo J, Wang C, Luo F, Yu X, Zhang W, et al. Clinical characteristics and intrauterine vertical transmission potential of COVID-19 infection in nine pregnant women: a retrospective review of medical records. Lancet. 2020;395(10226):809-15.

31. Tepper NK, Whiteman MK, Marchbanks PA, James AH, Curtis KM. Progestin-only contraception and thromboembolism: A systematic review. Contraception. 2016;94(6):678-700.

32. FSRH. Provision of contraception by maternity services after childbirth during the Covid-19 outbreak.

33. Cleland J, Conde-Agudelo A, Peterson H, Ross J, Tsui A. Contraception and health. Lancet. 2012;380(9837):149-56.

34. UNFPA. Sexual and reproductive health and rights: Modern contraceptives and other medical supply needs, including for COVID-19 prevention, protection and response. 2020. Disponível em: https://www.unfpa.org/resources/sexual-and-reproductive-health-and-rights-modern-contraceptives-and-other-medical-supply.

35. https://www.febrasgo.org.br/pt/noticias/item/1207-recomendacao-febrasgo-na-vacinacao-gestantes-e-lactantes-contra-covid-19.

36. https://www.sogesp.com.br/media/2527/nt-vacinacao-gestantes-peurperas-e-lactantes.pdf.

18

COVID-19 e pacientes oncológicos

Ana Paula Messias
Renata Rodrigues da Cunha Colombo Bonadio

A pandemia do coronavírus 2019 (COVID-19) impactou de forma expressiva o manejo de pacientes com câncer, gerando uma série de desafios à prática clínica.[1] No período da pandemia, os serviços de saúde necessitaram de diversos ajustes para permitir o atendimento adequado a pacientes com SARS-CoV-2, sem deixar de fornecer o suporte necessário a outras patologias graves e potencialmente ameaçadoras à vida, como o câncer. Além dessa sobrecarga aos serviços de saúde, os pacientes oncológicos demandam especial atenção no cenário de pandemia perante a possível suscetibilidade a adquirir a infecção, assim como ao desenvolvimento de quadros severos da doença.

Em termos da suscetibilidade à infecção, isso se dá especialmente pelas idas frequentes a serviços de saúde para realização de tratamentos quimioterápicos e radioterápicos, além de necessidade de atendimento médico por complicações da doença ou de seu tratamento, aumentando assim o risco de exposição ao SARS-CoV-2. Apesar da tentativa de minimizar a ida presencial de pacientes oncológicos aos serviços de saúde durante a pandemia, por meio da realização de teleconsultas e adiamento de consultas e exames de seguimento quando possível, o comparecimento presencial aos serviços permaneceu necessário para muitos pacientes.

Já em relação ao risco de formas severas de COVID-19, sabe-se que pacientes com quadros oncológicos avançados apresentam muitas vezes alterações inflamatórias e prejuízo à funcionalidade que aumentam seu risco de complicações infecciosas. Além disso, os tratamentos citotóxicos resultam em mielossupressão e alterações imunes que colaboram para o risco de infecções graves. De fato, a literatura sobre infecções por SARS-CoV-2 em pacientes oncológicos corrobora o risco aumentado de formas severas de COVID-19 nessa população. Com o objetivo de estimar com mais robustez a mortalidade dos pacientes com câncer e infectados por COVID-19 foi publicada uma revisão sistemática, que avaliou 52 publicações até julho/2020. A revisão mostra que a mortalidade por COVID-19 entre pacientes com câncer está em torno de 26%, variando de 3,7% a 61,5% entre os estudos incluídos.[2] Ressalta-se que os estudos apresentavam populações com características e regiões diferentes, com dados coletados também em momentos diversos da pandemia.

A alta mortalidade nesse grupo de pacientes é alarmante e reforça a necessidade de medidas para proteger os pacientes oncológicos. Sabemos, porém, que o câncer engloba na verdade um grupo heterogêneo de doenças. Portanto, rotular todos os pacientes com câncer como mais suscetíveis a COVID-19 não parece ser informativo. Na tentativa de refinar mais as características dos pacientes oncológicos, foi realizado um estudo retrospectivo que recrutou 1.004 pacientes com câncer em atividade internados com diagnóstico de COVID-19, de março a maio de 2020. Os resultados evidenciaram que a mortalidade foi significativamente associada com o aumento da idade. Além disso, pacientes com neoplasias hematológicas parecem ter risco aumentado para o desenvolvimento de formas graves de COVID-19, incluindo aqueles com leucemia, mieloma múltiplo e linfoma. Um dado interessante no estudo foi a baixa taxa de admissão de pacientes com câncer na unidade de terapia intensiva (UTI), o que poderia impactar diretamente na mortalidade desta população. Como conclusão, o estudo sugere que as taxas de mortalidade de COVID-19 em pacientes com câncer que vão ao hospital são altas, particularmente em pacientes mais idosos e com neoplasias hematológicas, e que nem todos os pacientes com câncer são afetados igualmente.[3] Vale ressaltar que os pacientes com câncer de pulmão estavam sub-representados na população do estudo e outros estudos sugerem risco aumentado de óbito por COVID-19 entre pacientes com câncer de pulmão, assim como entre pacientes com metástases pulmonares.[4]

Uma outra série retrospectiva, ainda não publicada, apresentada no congresso da European Society for Medical Oncology (ESMO) de 2020, que incluiu 78.603 pacientes participantes do banco de dados do Consórcio Internacional de Infecções Respiratórias Graves Agudas Emergentes (ISARIC), também aponta uma mortalidade elevada, de cerca de 42%, entre pacientes internados com câncer e COVID-19. Ressalta-se novamente a diferença nas taxas de admissão em UTI, com pacientes com câncer tendo sido menos encaminhados a UTI e menos submetidos a ventilação mecânica que aqueles sem câncer. Dos 1.680 pacientes em vigência de tratamento oncológico, somente 159 foram encaminhados à UTI (9,5%), sendo que dos pacientes sem câncer 14,6% dos pacientes foram encaminhados à UTI. Nesse sentido, um dos questionamentos que se levanta é se a menor admissão à UTI poderia ser também um fator contribuinte para a mortalidade elevada entre pacientes oncológicos.[5]

Além do impacto atual que vemos diariamente no hospital, devemos esperar consequências a longo prazo. Quando se fala em câncer, o prognóstico é fortemente influenciado pelo tempo entre o diagnóstico e o tratamento. Já é descrita uma queda nos casos diagnosticados de câncer nos EUA durante a pandemia. No período, houve uma queda importante na realização de exames de rastreamento para câncer. Dados americanos mostraram uma queda de 78% nas taxas de rastreamento do câncer de colo uterino.[6] No caso do câncer de mama, a queda média na realização de imagens de rastreamento do câncer de mama foi de 61,7%, chegando a um declínio máximo de 94,6%.[7] Procedimentos e cirurgias consideradas eletivas foram cancelados ou postergados para preservar a capacidade de internação de pacientes com COVID-19. A pesquisa clínica em oncologia também sofreu os impactos da pandemia, tendo sido necessárias interrupções nas operações dos ensaios clínicos, limitando o acesso de pacientes a terapias em estudo.[8]

Em junho de 2020, foi publicado um editorial na *Science* que utilizou um modelo matemático de projeção de mortalidade acumulada de cânceres de mama e cólon, isto é, pacientes que morrerão a mais nos próximos 10 anos pela pandemia atual. Essa projeção sugere quase 10.000 mortes em excesso por câncer de mama e colorretal. Isso representa um aumento de aproximadamente 1% nas mortes por esses tipos de tumores durante um período em que esperaríamos ver quase 1.000.000 de mortes por esses dois tipos de doenças. Trata-se de uma análise conservadora, que não contempla outros tumores ou mesmo especificidades de cada região.[9] Não há dúvida de que a pandemia causou atraso no diagnóstico e no tratamento dos pacientes e ainda não se sabe qual será o impacto final desse atraso.

Com relação às recomendações referentes ao tratamento oncológico durante a pandemia de COVID-19, não existem evidências para a recomendação de atrasos ou descontinuação do tratamento indicado em função da pandemia. Existe, na verdade, uma preocupação de que tais atrasos possam resultar em prejuízos aos desfechos oncológicos de alguns pacientes. Assim, é necessário avaliar caso a caso, pesando o potencial risco de se atrasar ou interromper o tratamento e o benefício de se prevenir a infecção por COVID-19. Deve-se ponderar o risco de recidiva ou progressão se o tratamento for postergado ou modificado, o número de ciclos já completados e a tolerância do paciente ao tratamento, tendo sempre em vista os objetivos de cuidado. Nesse sentido, em tratamentos com intuito curativo, deve-se evitar ao máximo atrasos que possam prejudicar a chance de cura dos pacientes. Já no caso de pacientes em remissão que estão recebendo terapia de manutenção, suspender ou interromper o tratamento pode ser uma opção. No caso de doenças metastáticas incuráveis, deve-se considerar cuidadosamente se a terapia paliativa indicada irá resultar em ganhos clinicamente significativos de tempo de vida e/ou qualidade de vida para o paciente. Nesse cenário, com frequência, a chance pequena de benefício de tratamentos em linhas avançadas não justifica o risco de se frequentar serviços de saúde rotineiramente durante a pandemia. Dessa forma, é importante individualizar e contextualizar toda terapia indicada, compartilhando a decisão com o paciente e familiares.

Não existe até o momento orientação específica sobre testar pacientes oncológicos para COVID-19. Mantém-se a recomendação utilizada para os outros pacientes. Parece ser razoável que, conforme os testes tornem-se mais acessíveis, pacientes assintomáticos em programação de receber algum tratamento imunossupressor sejam testados. Nossa impressão atual é que o limiar de suspeição em pacientes oncológicos deve ser baixo, perante o grande número de pacientes oligossintomáticos diagnosticados e a rápida evolução desfavorável.

Outro tópico essencial é a vacinação. Ainda não há dados de segurança/ eficácia da vacina na população de pacientes oncológicos, já que esse grupo foi com frequência excluído de estudos clínicos de vacinação. No entanto, pesando-se o risco-benefício e a experiência prévia com outras vacinas, a orientação de sociedades nacionais e internacionais de oncologia clínica é de que sejam recomendadas vacinas contra COVID-19 para pacientes com câncer. Quanto às tecnologias empregadas, de modo geral, vacinas vivas e aquelas de vetores competentes para replicação são contraindicadas em pacientes em terapia imunossupressora. A recomendação, pelo Centro de Controle e Prevenção de Doenças (CDC), é de se discutir com o paciente, explicar sobre a importância de se manter as medidas protetoras até o momento estabelecidas, e recomendar a vacinação.[10,11]

Em conclusão, o manejo de pacientes oncológicos durante a pandemia de COVID-19 é uma tarefa complexa, com diversos aspectos a serem considerados. Nesse contexto, médicos e pacientes precisam lidar com um balanço entre o risco de os pacientes oncológicos serem infectados por SARS-CoV-2 e desenvolverem quadros graves e a consequência dos atrasos de diagnóstico e tratamento causados pela pandemia. Algumas semanas ou meses de atraso do tratamento oncológico podem ter um impacto direto na sobrevida desses pacientes. Dessa forma, a condução desses pacientes tanto no cenário intra-hospitalar quanto ambulatorial é extremamente desafiadora e, por isso, o relato de experiências em grandes centros, o desenvolvimento de ferramentas para auxílio nas tomadas de decisões e o compartilhamento de decisões com os pacientes se tornam fundamentais no cenário atual.

REFERÊNCIAS BIBLIOGRÁFICAS

1. del Pilar Estevez-Diz M, et al. Management of cervical cancer patients during the COVID-19 pandemic: a challenge for developing countries. Ecancermedicalscience. 2020;14.

2. Saini KS, et al. Mortality in patients with cancer and coronavirus disease 2019: A systematic review and pooled analysis of 52 studies. European Journal of Cancer. 2020.

3. Lee LYW, et al. COVID-19 prevalence and mortality in patients with cancer and the effect of primary tumour subtype and patient demographics: a prospective cohort study. Lancet Oncol. 2020.

4. De Melo AC, Thuler LCS, Da Silva JL, et al. Cancer in patients with COVID-19: A report from the Brazilian National Cancer Institute. PLoS One. 2020;15(10).

5. Palmieri C, et al. Dados prospectivos dos primeiros 7.026 pacientes hospitalizados com câncer e COVID-19. ESMO. 2020.

6. Miller MJ, et al. Impact of COVID-19 on cervical cancer screening rates among women aged 21–65 years in a large integrated health care system – Southern California, January 1–September 30, 2019, and January 1–September 30, 2020. Morbidity and Mortality Weekly Report. 2021;70.4:109.

7. Yin K, et al. Breast imaging, breast surgery, and cancer genetics in the age of COVID-19. Cancer. 2020;126.20:4466-72.

8. Arai RJ, et al. Managing oncology clinical trials during COVID-19 pandemic. Elsevier Inc; 2020.

9. Sharpless NE. COVID-19 and cancer. Science. 2020.

10. Centers for Disease Control and Prevention. Vaccines and immunizations home. January 2020.

11. ESMO statements for vaccination against COVID-19 in patients with cancer. January 2020.

19

Cuidados paliativos no contexto da pandemia de COVID-19

Gisela Biagio Llobet
Paula Sepulveda Mesquita
Lucas Lentini Herling de Oliveira
Sabrina Corrêa da Costa Ribeiro

INTRODUÇÃO

"Cuidados Paliativos consistem na assistência, promovida por uma equipe multidisciplinar, que objetiva a melhoria da qualidade de vida do paciente e seus familiares, diante de uma doença que ameace a vida, por meio da prevenção e alívio do sofrimento, da identificação precoce, avaliação impecável e tratamento da dor e demais sintomas físicos, sociais, psicológicos e espirituais."

OMS, 2002

Apesar de ser um direito universal, intrínseco ao direito à saúde, apenas 14% dos mais de 40 milhões de pacientes com necessidade de cuidado paliativo realmente recebem essa atenção.[1] Durante a pandemia de COVID-19, a importância dos cuidados paliativos tem sido enfatizada, dado o aumento descomunal de sofrimento em todo o mundo.[2] Equipes especializadas têm se reorganizado para suprir o aumento da demanda assistencial, além de promover a capacitação de outros profissionais quanto ao manejo de situações complexas de fim de vida, por meio de aulas e fluxogramas disponíveis *online*, treinamentos, retaguarda de especialistas disponíveis por telefone e iniciativas voltadas ao acolhimento das equipes de saúde.[3]

Este capítulo tem como objetivo fornecer algumas orientações básicas para auxiliar o generalista a realizar comunicação empática, estabelecer objetivos de cuidado e promover alívio de sofrimento nessa situação desafiadora em que nos encontramos.

IDENTIFICAÇÃO DE PACIENTES COM NECESSIDADE DE CUIDADOS PALIATIVOS

Idealmente, o cuidado paliativo deve ser integrado ao tratamento no momento do diagnóstico de uma doença ameaçadora à vida. Esse acompanhamento aumenta a satisfação dos pacientes e familiares, favorece o esclarecimento dos objetivos de cuidado, definição de diretivas antecipadas de vontade (que dizem respeito às intervenções que o paciente portador de doença terminal deseja receber, ou não, quando estiver incapacitado de responder por si) e a alocação adequada de recursos de saúde.[4]

Quando esse planejamento não ocorre, a morte parece inesperada e é frequente o uso de terapias potencialmente inadequadas no fim de vida, e mais invasivas do que o paciente desejaria, tendo em vista o desfecho inevitável da doença de base. É essencial a identificação precoce de pacientes que tenham necessidade de abordagem de cuidado paliativo, para iniciar conversas difíceis e fundamentais sobre expectativas, preferências e planejamento de cuidados.

Não existem critérios absolutos para a indicação de cuidados paliativos. Entretanto, há ferramentas de rastreio para apontar pacientes com critérios de terminalidade, ou seja, que estejam se aproximando dos últimos meses ou anos de vida, devido à progressão de doença de base incurável. Esse rastreio deve alertar o médico assistente para a revisão dos objetivos de cuidado do paciente. Na pandemia, pacientes com determinados fatores de risco têm apresentado evolução desfavorável, destacando a relevância de incluir uma avaliação prognóstica direcionada para o planejamento de cuidados. Alguns recursos sugeridos:

- A ferramenta SPICT-BR (disponível em https://www.spict.org.uk/the-spict/spict-br/), validada para a língua portuguesa, elenca indicadores de mau prognóstico gerais e relacionados a doenças específicas, de fácil reconhecimento (Figura 1). Trata-se de avaliação objetiva simples e abrangente que tem se mostrado útil para a tomada de decisão e organização do cuidado.
- A "pergunta surpresa" tradicional ("Você ficaria surpreso se este paciente falecesse em menos de 12 meses?") e modificada ("Você ficaria surpreso se este paciente falecesse em menos de 30 dias ou nesta internação?"), apesar de subjetiva, é um bom gatilho para identificar necessidade de abordagem de cuidado paliativo no departamento de emergência.[5]
- De modo geral, internações frequentes não planejadas, infecções recorrentes e perda de funcionalidade significativa são indicadores associados a terminalidade.

Supportive and Palliative Care Indicators Tool (SPICT-BR™)

THE UNIVERSITY *of* EDINBURGH

NHS Lothian

O SPICT é um guia para identificação de pessoas sob o risco de deterioração e morrendo. Avaliar esse grupo de pessoas para necessidade de suporte e cuidado paliativos.

Procure por indicadores gerais de piora da saúde.

- Internações hospitalares não programadas.
- Capacidade funcional ruim ou em declínio com limitada reversibilidade. (a pessoa passa na cama ou cadeira mais de 50% do dia).
- Dependente de outros para cuidados pessoais devido a problemas físicos e/ou de saúde mental. `É necessário maior suporte para o cuidador.
- Perda de peso significativa nos últimos 3-6 meses e/ ou um baixo índice de massa corporal.
- Sintomas persistentes apesar do tratamento otimizado das condições de base.
- A pessoa ou sua família solicita cuidados paliativos, interrupção ou limitação do tratamento ou um foco na qualidade de vida.

Procure por quaisquer indicadores clínicos de uma ou mais das condições avançadas.

Câncer

Capacidade funcional em declínio devido a progressão do câncer.

Estado físico muito debilitado para tratamento do câncer ou tratamento para controle dos sintomas.

Demencia/ fragilidade

Incapaz de vestir-se, caminhar ou comer sem ajuda.

Redução da ingestão de alimentos e líquidos e dificuldades na deglutição.

Incontinência urinária e fecal.

Incapaz de manter contato verbal; pouca interação social.

Fratura de fêmur, múltiplas quedas.

Episódios frequentes de febre ou infecções; pneumonia aspirativa.

Doença neurológica

Deterioração progressiva da capacidade física e/ou da função cognitiva mesmo com terapia otimizada.

Problemas da fala com dificuldade progressiva de comunicação e/ou deglutição.

Pneumonia aspirativa recorrente; falta de ar ou insuficiência respiratória.

Doença cardiovascular

Classe funcional III/IV de NYHA-insuficiência cardíaca ou doença coronariana extensa e intratável com:

- falta de ar ou dor precordial em repouso ou aos mínimos esforços.

Doença vascular periférica grave e inoperável.

Doença respiratória

Doença respiratória crônica grave com:

- falta de ar em repouso ou aos mínimos esforços entre as exacerbações.

Necessidade de oxigênioterapia por longo prazo.

Já precisou de ventilação para insuficiência respiratória ou ventilação é contraindicada.

Deterioração e sob o risco de morrer de qualquer outra condição ou complicação que não seja reversível.

Doença renal

Estágios 4 e 5 de doença renal crônica (TFG< 30ml/mi) com piora clínica.

Insuficiência renal complicando outras condições limitantes ou tratamentos.

Decisão de suspender a diálise devido à piora clínica ou intolerância ao tratamento.

Doença hepática

Cirrose avançada com uma ou mais complicações no último ano:

- Ascite resistente a diuréticos
- Encefalopatia hepática
- Síndrome hepatorrenal
- Peritonite bacteriana
- Sangramentos recorrentes de varizes esofágicas

Transplante hepático é contraindicado.

Revisar o cuidado atual e planejar o cuidado para o futuro.

- Reavaliar o tratamento atual e medicação para que o paciente receba o cuidado otimizado.
- Considere o encaminhamento para avaliação de um especialista se os sintomas ou necessidades forem complexos e difíceis de manejar.
- Acordar sobre objetivos do cuidado atual e futuro e planejar o cuidado com a pessoa e sua família.
- Planejar com antecedência caso a pessoa esteja em risco de perda cognitiva.
- Registre em prontuário, comunique e coordene o plano geral de cuidados.

Para mais informações e atualizações, cadastre-se no SPICT website (www.spict.org.uk)

SPICT™, abril 2016

- **FIGURA 1** *Supportive and Palliative Care Indicators Tool* (SPICT-BR™).

Adaptada de: The University of Edinburgh, NHS Lothian.

- Para pacientes admitidos com COVID-19, um escore de funcionalidade baixo (*Palliative Performance Score* ≤ 70%) esteve associado a mortalidade quase 3 vezes maior.[6]
- Pacientes internados com COVID-19, idade avançada e uso de suporte orgânico invasivo têm elevada mortalidade, podendo superar 70% para aqueles em uso de ventilação mecânica, droga vasoativa e terapia de substituição renal.[7]

Prognosticar com acurácia é uma habilidade complexa na prática clínica e é apenas um dos muitos dados que devem ser analisados na elaboração de um plano de cuidados. Assim, cabe ressaltar que tais ferramentas não devem ser utilizadas como único determinante para a indicação de cuidados paliativos exclusivos. Porém, aliar esse rastreio às informações sobre a gravidade e o potencial de reversibilidade de uma condição aguda auxilia na definição da proposta de cuidados mais adequada para o paciente, concordante com seus objetivos e possibilidades terapêuticas.

DELIBERAÇÃO MORAL E TOMADA DE DECISÃO

A tomada de decisões em saúde é um processo complexo e com atribuições assimétricas entre os envolvidos. Deve levar em conta aspectos biográficos, biológicos, técnicos e ético-legais, que concernem de forma distinta os profissionais da saúde, paciente e família. Aliar esses patamares diferentes de conhecimento, direitos e deveres na escolha de um plano adequado é desafiador.

A tomada de decisão compartilhada se opõe aos extremos da medicina paternalista, em que o médico faz escolhas terapêuticas cruciais sem a participação do paciente/família, e da medicina defensiva, em que as modalidades terapêuticas são oferecidas como um "cardápio" para o paciente ou familiar, buscando transferir a eles a responsabilidade por decisões técnicas.

A deliberação moral deve nortear esse processo. Nessa reflexão estruturada, o profissional da saúde apropria-se dos fatos (doença de base e fase evolutiva, funcionalidade, tratamentos disponíveis e desfechos possíveis, utilizando medicina baseada em evidências) e busca compreender os valores, biografia e expectativas do paciente para estabelecerem, juntos, os objetivos de cuidado que façam sentido naquele cenário.

A família deve ser incluída sempre que possível, pois está intrincada no cuidado ao paciente e traz valores, expectativas e desejos próprios, além da responsabilidade de responder pelo paciente quando estiver incapacitado. A discussão em equipe multiprofissional agrega conhecimento técnico e perspectivas relevantes à análise global para traçar os planos de tratamento mais adequados. Essas possibilidades são, então, discutidas com o paciente e/ou seu representante, explicando objetivos, riscos e consequências potenciais para cada decisão, levando em conta aspectos legais e éticos pertinentes.[8]

PLANEJAMENTO DE CUIDADOS

Objetivos de cuidado

Trata-se de conceito amplo que abrange as expectativas de saúde desejadas pelo paciente. Pode envolver o prolongamento da vida a qualquer custo, a garantia de conforto, a participação em eventos específicos (como despedidas ou comemorações), o local e cuidados desejados próximo à morte. Esses objetivos podem ser mutáveis conforme a evolução do quadro de base, a resposta aos tratamentos instituídos e as reflexões do paciente e família diante das experiências vividas.

Enquanto para a maior parte dos pacientes com uma doença infecciosa aguda o objetivo é a cura completa, utilizando todos os recursos disponíveis, para muitos pacientes o objetivo será controle de sintomas para promover conforto e evitar sofrimento. Em um quadro de disfunções orgânicas múltiplas causadas pelo SARS-CoV-2, mesmo sendo de etiologia infecciosa e, portanto, potencialmente reversível, a cura pode ser improvável. Essa decisão muitas vezes é difícil para o generalista, mas é importante que haja esse tipo de reflexão acerca de cada paciente. Uma vez avaliado o caso, é importante estabelecer um plano de cuidado em conjunto com o paciente e/ou família (Figura 2).

Plano avançado de cuidados

O planejamento avançado de cuidados proporciona a compreensão e o compartilhamento dos valores, objetivos de cuidado e preferências por tratamento do paciente, estimulando a discussão dessas preferências com seus familiares e equipes de saúde. O resultado é o desenvolvimento de uma proposta personalizada de assistência, que contempla cenários diferentes de evolução e busca guiar as escolhas mais apropriadas em um momento de intercorrência.

Para pacientes acometidos pelo novo coronavírus, o desenvolvimento da doença é algo inesperado e a piora rápida pode dificultar que essas discussões ocorram em tempo hábil. Ainda assim, esse diálogo deve ser inserido no cuidado. Deve-se tomar alguns minutos para acessar expectativas e objetivos de cuidado com o próprio paciente ou com sua família o mais precocemente possível. Prever a possibilidade de deterioração clínica deve desencadear conversas honestas sobre os cenários de evolução mais prováveis.

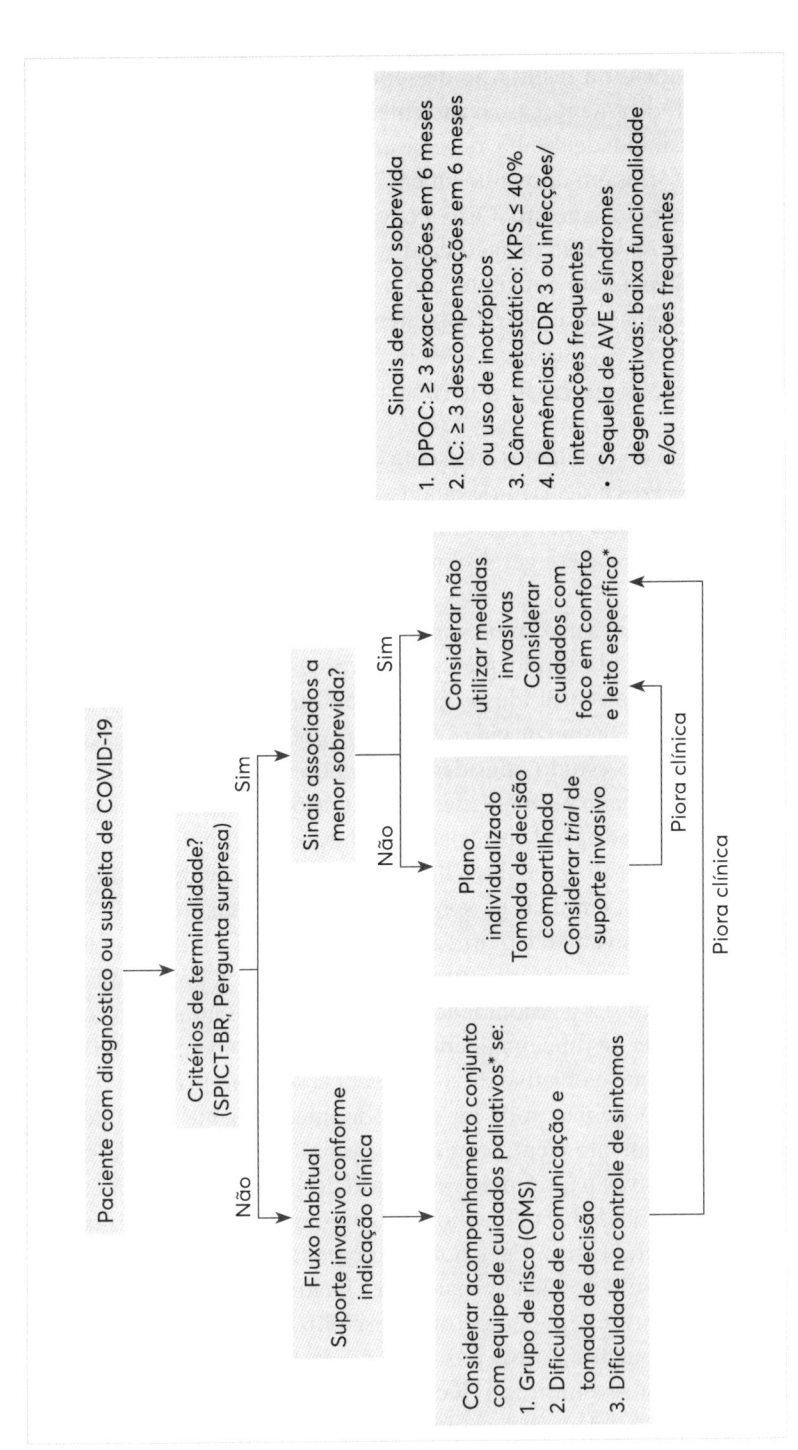

• **FIGURA 2** Cuidados paliativos na pandemia de COVID-19 (adaptado do fluxograma institucional do HC-FMUSP).

* Se disponível. AVE: acidente vascular encefálico; CDR: *Clinical Dementia Rating*; DPOC: doença pulmonar obstrutiva crônica; IC: insuficiência cardíaca; K: potássio; KPS: *Karnofsky Performance Score*.

O plano pode incluir a instituição de suporte avançado de vida, que deve ser reavaliado periodicamente caso o paciente não apresente resposta satisfatória. Se houver possibilidade de alta, deve-se analisar a rede de suporte e prever os cuidados necessários em domicílio ou em hospital de retaguarda, incluindo esses elementos no planejamento. Caso a opção mais adequada seja o manejo conservador, sem a realização de medidas invasivas, o paciente e a família devem ser assegurados quanto à manutenção de todas as intervenções benéficas e proporcionais voltadas ao alívio de sofrimento.

Avaliação do benefício de suporte invasivo

Como a minoria dos pacientes apresenta diretivas antecipadas de vontade definidas, muitas vezes a decisão de quanto suporte oferecer em uma intercorrência aguda é tomada pelo plantonista da sala de emergência ou UTI, em um cenário desfavorável e em geral sem conhecimento dos desejos e valores do paciente.

Ao indicar suporte invasivo, muitas vezes consideramos que a prioridade do paciente é prolongar a vida, sendo que isso não é necessariamente verdade. Um estudo realizado em pacientes idosos evidenciou que 70% deles privilegiam qualidade de vida sobre tempo de vida.[9] Além disso, 60% ou mais dos pacientes entrevistados em outro estudo consideraram a necessidade de respirar com aparelhos ou ficar acamado permanentemente situações "piores que a morte".[10] Além disso, a mortalidade geral entre pacientes intubados com COVID-19 em um estudo realizado no Hospital das Clínicas foi de 55,9%, evidenciando uma chance menor que uma em duas de sobrevivência na população geral, sendo esses números progressivamente piores conforme aumenta a idade do paciente.[11] A decisão de intubar deve ser realizada com base em um prognóstico realista, que considere tanto a possibilidade de óbito apesar da intubação como a possibilidade de perda de funcionalidade e dependência após uma internação prolongada, mesmo que o objetivo de sobrevivência seja cumprido.

Essa responsabilidade não pode ser delegada integralmente à família, que não possui o conhecimento científico necessário para tais escolhas. A indicação de medidas invasivas para suporte avançado de vida é uma decisão técnica, pois pressupõe habilidade em diagnosticar, prognosticar e estimar taxas de sucesso ou de falha terapêutica. Cabe ponderar o benefício que a medida pode trazer ao paciente contra potenciais malefícios, incluindo nessa deliberação o quadro de base, discussão em equipe multidisciplinar, valores e preferências do paciente e consequências prováveis de cada decisão terapêutica. Apenas condutas que tenham real indicação técnica e embasamento ético devem ser apresentadas para discussão com o paciente e a família.

Ouchi et al. propuseram um guia rápido para abordagem de valores e preferências em pacientes idosos com insuficiência respiratória[12] que tem o objetivo de avaliar a funcionalidade basal e as prioridades de cuidado baseadas em valores do paciente. O foco é mantido nos potenciais desfechos e prioridades do paciente e não em procedimentos específicos. Através de alguns passos e perguntas a equipe pode avaliar que desfechos o paciente julgaria aceitáveis e fazer recomendações que podem variar de foco total em prolongamento da vida (intubação, hemodiálise) ao foco total em conforto (controle de sintomas sem medidas prolongadoras de vida), sendo possível também estabelecer um limite terapêutico (o paciente receberá todas as medicações e intervenções para prolongar a vida à exceção de intubação – o que inclui interfaces não invasivas de suporte como o cateter nasal de alto fluxo).

Para pacientes que já se encontram em fase final de vida por conta de doença prévia avançada e incurável, a morte é inevitável em um curto espaço de tempo. Portanto, não estão indicados procedimentos artificiais sustentadores da vida, que não podem reverter a doença de base. Essas intervenções apenas prolongariam o processo de morte, à custa de sofrimento, promovendo distanásia. Essa realidade deve ser compartilhada com paciente/família de forma compassiva. Se o paciente não se beneficiar de suporte invasivo, é importante frisar que isso não significa "cessar esforços", mas sim focar em conforto e dignidade. Nunca se deve dizer que não há mais nada a fazer, porque isso nunca é verdadeiro. O sofrimento sempre pode e deve ser mitigado. Mesmo se não houver mais tratamento voltado à cura da doença, é imperativo continuar cuidando do paciente e da família.

Pandemia e escassez de recursos

Durante a pandemia de COVID-19, outro fator que pode interferir no cuidado é a limitação de recursos decorrente da sobrecarga dos serviços de saúde, forçando médicos a escolherem quais pacientes priorizar para intervenções que não estão disponíveis para todos. No cenário da medicina de catástrofes, é preciso direcionar recursos escassos aos pacientes com maior probabilidade de sobreviver, garantindo, porém, que o sofrimento seja aliviado independentemente do prognóstico.[13] Tais decisões devem ser idealmente tomadas por comitês de triagem, compostos por profissionais de saúde que não participem da assistência direta ao paciente e pautadas em protocolos oficiais segundo cada instituição, enquanto todos os esforços devem ser empreendidos para ampliar os recursos e atender a todos que deles necessitam. A idade não deve ser utilizada como critério isolado para excluir pacientes da possibilidade de receber recursos de terapia intensiva. Nenhum grupo da sociedade deve ser discriminado em protocolos de alocação.[14]

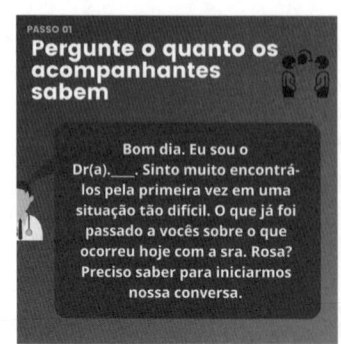

PASSO 01

Pergunte o quanto os acompanhantes sabem

Bom dia. Eu sou o Dr(a).___. Sinto muito encontrá-los pela primeira vez em uma situação tão difícil. O que já foi passado a vocês sobre o que ocorreu hoje com a sra. Rosa? Preciso saber para iniciarmos nossa conversa.

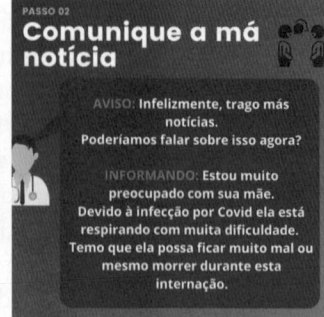

PASSO 02

Comunique a má notícia

AVISO: Infelizmente, trago más notícias. Poderíamos falar sobre isso agora?

INFORMANDO: Estou muito preocupado com sua mãe. Devido à infecção por Covid ela está respirando com muita dificuldade. Temo que ela possa ficar muito mal ou mesmo morrer durante esta internação.

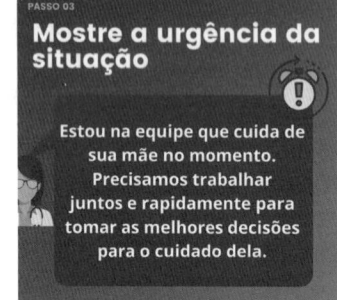

PASSO 03

Mostre a urgência da situação

Estou na equipe que cuida de sua mãe no momento. Precisamos trabalhar juntos e rapidamente para tomar as melhores decisões para o cuidado dela.

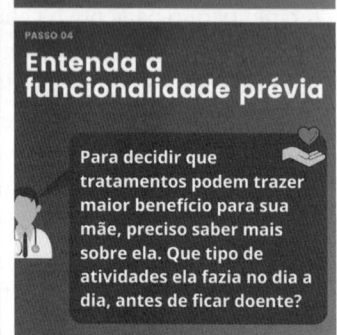

PASSO 04

Entenda a funcionalidade prévia

Para decidir que tratamentos podem trazer maior benefício para sua mãe, preciso saber mais sobre ela. Que tipo de atividades ela fazia no dia a dia, antes de ficar doente?

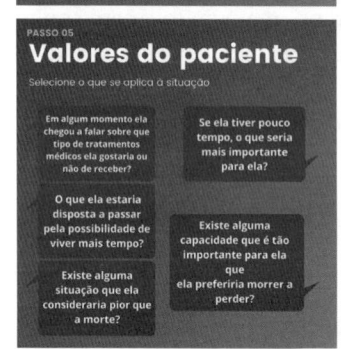

PASSO 05

Valores do paciente

Selecione o que se aplica à situação

Em algum momento ela chegou a falar sobre que tipo de tratamentos médicos ela gostaria ou não de receber?

Se ela tiver pouco tempo, o que seria mais importante para ela?

O que ela estaria disposta a passar pela possibilidade de viver mais tempo?

Existe alguma capacidade que é tão importante para ela que ela preferiria morrer a perder?

Existe alguma situação que ela consideraria pior que a morte?

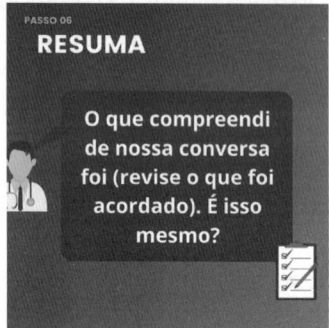

PASSO 06

RESUMA

O que compreendi de nossa conversa foi (revise o que foi acordado). É isso mesmo?

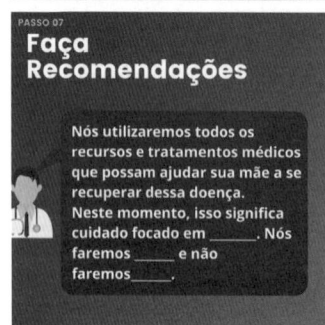

PASSO 07

Faça Recomendações

Nós utilizaremos todos os recursos e tratamentos médicos que possam ajudar sua mãe a se recuperar dessa doença. Neste momento, isso significa cuidado focado em _____. Nós faremos _____ e não faremos_____.

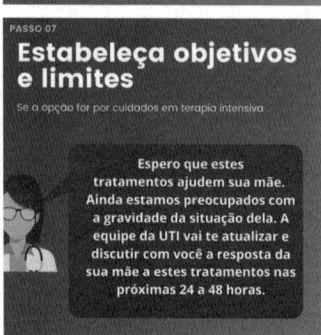

PASSO 07

Estabeleça objetivos e limites

Se a opção for por cuidados em terapia intensiva

Espero que estes tratamentos ajudem sua mãe. Ainda estamos preocupados com a gravidade da situação dela. A equipe da UTI vai te atualizar e discutir com você a resposta da sua mãe a estes tratamentos nas próximas 24 a 48 horas.

• **FIGURA 3**

O protocolo publicado pela AMIB em 1º de maio de 2020, com o apoio de sociedades como ABRAMEDE, SBGG e ANCP prevê a utilização de critérios técnicos como o escore SOFA, a presença de comorbidades e o escore de funcionalidade ECOG para priorização de recursos com o objetivo de salvar o maior número de vidas. A principal crítica a esse protocolo é, em um país extremamente desigual, tratar como iguais pessoas que tiveram acesso a recursos e oportunidades diferentes. Alguns protocolos americanos objetivam corrigir essa "desigualdade" retirando pontos (portanto, dando prioridade a pacientes que habitem em bairros mais pobres ou com pior acesso a saúde).[14]

Objetivos do cuidado nos últimos dias ou horas de vida

Nesta fase, o curso da doença é inexorável e o desfecho será o óbito. Assim, todos os cuidados devem ser voltados ao conforto. Deve-se rever todo o plano de cuidados, suspendendo intervenções fúteis e adequando a prescrição para a prevenção de desconforto. Recomenda-se:

1. Suspender exames de rotina, medicações supérfluas (p. ex: estatinas, profilaxias), controle rigoroso de glicemia capilar.
2. Manter medicações cuja suspensão possa provocar efeito rebote ou sintomas em curto prazo (como betabloqueadores ou anticonvulsivantes).
3. Reavaliar o benefício de nutrição enteral e hidratação parenteral. Considerar dieta de conforto (segundo desejo, aceitação e capacidade do paciente) se o paciente apresentar nível neurológico para tal.
4. Reavaliar a periodicidade da monitorização de sinais vitais.
5. Considerar o uso de medicações sintomáticas em bomba de infusão contínua (BIC), com administração intravenosa ou subcutânea (por hipodermóclise).
6. Manter cuidados com a boca, higiene e conforto.
7. Considerar a liberação de visitas de despedida ou promover alternativas com uso de tecnologias (visitas virtuais, mensagens de vídeo ou áudio).

A suspensão de dieta e hidratação merece uma explanação à parte, por ser frequentemente de difícil aceitação pela família. Culturalmente, a nutrição está relacionada a cuidado e conforto, de modo que o jejum pode ser extremamente angustiante. Abordar as crenças e preocupações da família de forma compassiva e transparente é essencial. No fim de vida, as necessidades calóricas ficam drasticamente reduzidas, consequência inerente ao colapso de sistemas. A maior parte dos pacientes não sente fome nem sede nesta fase, e já não é possível nutri-los para que recuperem peso ou condições de combater a intercorrência aguda. Além disso, vias artificiais de nutrição e hidratação podem ser deletérias, ao aumentarem o risco de novas complicações como broncoaspiração e congestão pulmonar, dificultando o controle de sintomas como dispneia e sororoca. Isso é especialmente relevante para pacientes que se encontrem em íleo adinâmico, que é comum nos últimos dias de vida, ou com volemia mal distribuída, que é quase universal para pacientes críticos e em terminalidade.

Explicar essas preocupações para a família é de suma importância para reafirmar que existe um racional de cuidados embasando o início e a suspensão de todas as medidas, e que todas as decisões visam ao bem-estar do paciente.[15] A permissão de visitas para pacientes em fim de vida deve ser ponderada junto à instituição.

MANEJO DE SINTOMAS

O controle adequado de qualquer sintoma pressupõe tratamento de causas reversíveis, medidas não farmacológicas e medidas farmacológicas. Esta seção foca no tratamento dos sintomas mais prevalentes no adoecimento por COVID-19.

Dispneia

Algumas alterações de padrão respiratório podem não trazer desconforto em pacientes não contactuantes, como apneia intermitente, respiração superficial ou com padrão Cheyne-Stokes. Nesses casos, o uso de medicação não resultará em alteração dos parâmetros avaliados ou melhora sintomática aparente.

Morfina é a droga de escolha, porém tem dose-teto para dispneia e alto potencial para intoxicação em pacientes com disfunção renal, que podem se beneficiar de fentanil como alternativa.[15,16] Para pacientes nas últimas horas de vida, mesmo com disfunção renal grave, o risco de intoxicação perde relevância diante da necessidade de controle sintomático rápido. Uma ressalva importante é que opioides nunca devem ser usados com intuito sedativo. Caso o sintoma não esteja controlado, o adequado é associar sedativo, e não aumentar a infusão do opioide até provocar rebaixamento do nível de consciência.

Manejo prático da dispneia

- Medidas não farmacológicas: otimizar o posicionamento (sentado ou pronado), usar técnicas de relaxamento e resfriar a temperatura do quarto ou do rosto com compressas frias.[17]
- Tratamento farmacológico: morfina 1-2 mg IV ou SC 4/4 h (reavaliar de 15/15 min, repetir até 3 vezes).

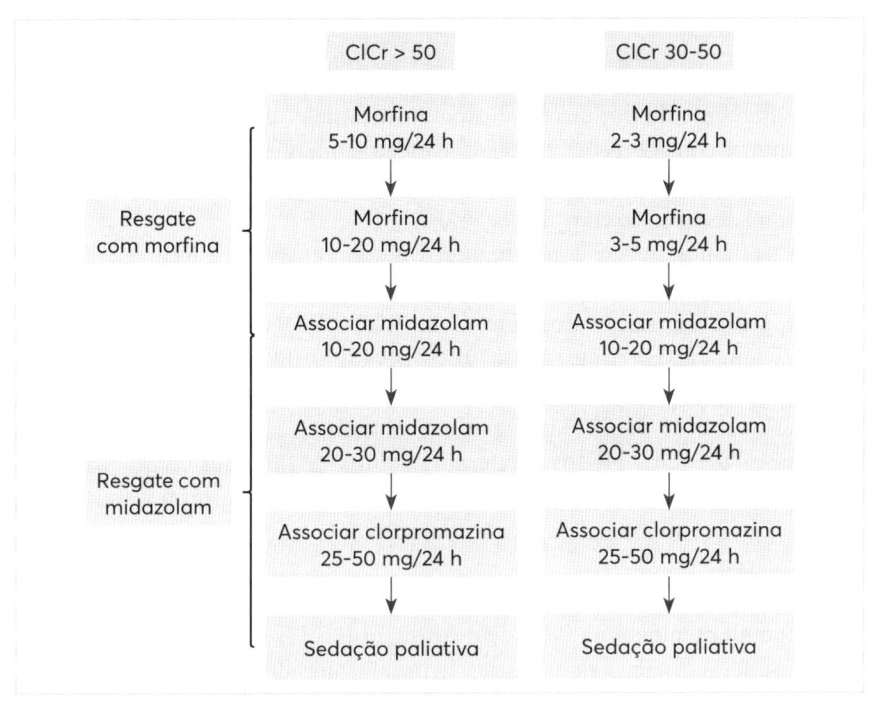

• **FIGURA 4**

Após controle do sintoma, sugere-se iniciar medicação em BIC, com reavaliação a cada 3-4 horas. Realizar resgates com 1/5 a 1/6 da dose total nas 24 h (p. ex: 2 mg 4/4 h = 12 mg/dia, resgate seria 2 mg), até de 30 em 30 minutos. Caso o sintoma persista, associar benzodiazepínico para possível ansiedade contribuindo para dispneia total (em referência aos diversos fatores que modulam a determinação, interpretação e expressão do sintoma). Sugere-se associar clorpromazina em casos refratários, apesar de não haver evidência científica que comprove seu uso para controle de dispneia, estando essa recomendação baseada na prática clínica.

Como guia prático, sugere-se o fluxograma da Figura 4 (desenvolvido pelo Dr. Douglas Crispim, médico geriatra e paliativista, presidente da Academia Nacional de Cuidados Paliativos).

Sinais de intoxicação : rebaixamento do nível de consciência, miose e bradipneia (FR < 12): suspender o opioide por 4-6 h, após, considerar reduzir a dose total ou manter suspenso. Se FR < 8, administrar naloxone (atentar para a meia-vida curta do antagonista).

Dor

O tratamento da dor deve utilizar a escada analgésica da OMS como base, com algumas considerações especiais: o escalonamento pode ser feito de forma rápida para o tratamento agressivo da dor e medicações adjuvantes podem não ter tempo hábil para exercer seus efeitos.

Em pacientes pouco contactuantes ou sob ventilação mecânica, utilizar parâmetros não verbais como alerta para desconforto: postura corporal, gemência, tônus da musculatura facial. As escalas PAINAD-Br (disponível em https://www.scielo.br/img/revistas/reeusp/v48n3//0080-6234-reeusp-48-03-462-gf01-pt.jpg) e BPS (disponível em https://www.scielo.br/pdf/rbti/v26n4/0103-507X-rbti-26-04-0373.pdf) podem ser úteis.

Deve-se prevenir efeitos colaterais comuns de opioides como constipação (prescrever laxativo irritativo como o bisacodil 5 mg/noite), monitorar náusea, retenção urinária, agitação paradoxal (comum se escalada rápida) e intoxicação.[18]

Sempre prescrever analgésico simples de horário (p. ex.: dipirona 1 g 6/6 h, independentemente da dose de morfina utilizada) e escalonar para opioide. Considerar rotação de opioides (trocar o opioide utilizado) no caso de desenvolvimento de efeitos adversos intoleráveis, incapacidade em obter analgesia adequada ou escalada rápida. Ao realizar rotação, deve-se reduzir a dose equivalente calculada em 25% (exceto para fentanil) e procurar ajuda de um especialista.[18]

- **TABELA 1** Conversão de opioides

Droga	Dose IV, IM ou SC	Dose VO	Meia-vida (horas)	Duração (horas)
Morfina	10 mg	30 mg	2-3	3-4 (IV)/3-6 (VO)
Tramadol	100 mg	200-300 mg	3-4	4-6
Codeína	–	200 mg	2-4	3-4
Oxicodona	–	15-20 mg	2-3	3-5
Fentanil	100 µg	–	–	–
Metadona	Variável	Variável	12-150	6-8

Doses equianalgésicas de opioides. Adaptada de Blinderman et al.,[15] Swarm et al.[18]

Tosse

Controle com opioides: são eficazes em dose baixa.[19]

Xerostomia

Considerar suspender medicações desnecessárias que possam contribuir para o quadro. Saliva artificial, vaselina nos lábios ou gaze embebida em água podem proporcionar alívio.

Hipersecretividade

Secreções altas, associadas a relaxamento da musculatura orofaríngea com tosse ineficaz podem provocar respiração ruidosa conhecida como "sororoca" ou "ronco da morte". É pouco provável que essa situação cause desconforto em pacientes não contactuantes, porém pode ser aflitiva para a equipe assistente. Posicionar a cabeça lateralizada pode aliviar o quadro. Agentes anticolinérgicos iniciados precocemente podem ser benéficos.[20] É recomendável promover balanço hídrico negativo, com uso de diurético de alça e redução do volume de infusões. Considerar:

- Escopolamina IV ou SC: 20-40 mg de 6/6 h ou 120 mg/24 h em BIC.
- Atropina colírio 1% 2 gotas até de 6/6 h em mucosa sublingual.
- Propantelina tópica retroauricular e submentoniana até de 6/6 h.

Delirium e agitação

Sempre buscar e tratar causas reversíveis. O uso de neurolépticos deve ser feito com a menor dose possível para garantir controle de agitação e segurança do paciente, sem provocar sonolência excessiva. Todo esforço deve ser feito para evitar contenção física nesses pacientes – caso seja necessária, reavaliar a contenção química.[21] Não se recomenda a associação de antipsicóticos. Em caso de agitação terminal ou refratária, deve-se iniciar sedação paliativa. Considerar:

- Haloperidol: 0,5-1 mg SC ou VO até de 8/8 h, considerar 3-5 mg em jovens ou obesos.
- Quetiapina: 12,5-100 mg VO até de 8/8 h.
- Clorpromazina: 12,5-25 mg VO, IV ou SC até de 8/8 h.

Ansiedade e insônia

Promover conforto, esclarecer dúvidas e preocupações, proporcionar contato familiar por meio de soluções tecnológicas, quando possível, pode trazer

alívio. O uso de benzodiazepínicos é recomendado por consenso. Caso a ansiedade seja refratária às medicações por via oral, pode-se considerar dose baixa de midazolam parenteral em bomba de infusão contínua.[17]
Considerar:

- Lorazepam 1 mg VO 1-3xd.
- Clonazepam 0,25-1 mg VO 1-2xd.

Sedação paliativa

A sedação paliativa (SP) é reconhecida como medida eticamente aceitável para alívio de sofrimento refratário, porém deve ser utilizada como último recurso e após consulta com equipe especializada em recursos paliativos. Seu objetivo é controlar sintomas refratários, nunca promover a morte. Propõe-se o seguinte protocolo para o início dessa modalidade terapêutica, adaptado para o cenário COVID-19:[22]

1. Discussão antecipatória:
   A. Situações mais comuns em que SP é indicada: *delirium* hiperativo, dispneia, dor e convulsões refratárias.
   B. Situações emergenciais: hemorragia maciça, dispneia terminal severa, asfixia.
   C. Tenha em mente a probabilidade de o paciente evoluir com alguma dessas condições e, se possível, discuta preemptivamente a possibilidade de SP como plano de contingência.
2. Reavalie causas tratáveis para o sintoma e consulte especialista em cuidados paliativos, se disponível.
3. Obtenha consentimento do paciente ou familiar após explicação do racional por trás da decisão, exceto em situações catastróficas de fim de vida. Em caso de paciente incapaz, solicite ao responsável que indique o desejo provável do paciente. Porém, SP é decisão e responsabilidade médica.
4. Defina o nível de sedação: deve ser a mais superficial possível para obter controle sintomático.
5. Mantenha monitorização de desconforto e cuidados gerais.
6. Reveja indicação de hidratação, nutrição e medicações: não interrompa medicações sintomáticas, especialmente opioides.
7. Cuidados com a família do paciente: acolhimento a distância em boletins.
8. Cuidados com a equipe multiprofissional: alinhar toda a equipe. Em locais em que esta prática não é comum, pode ser necessário explicar seu funcionamento para a equipe, bem como sua indicação.

Medicações (sugestão adaptada do protocolo institucional de sedação paliativa do Instituto do Câncer do Estado de São Paulo):[23]

- Midazolam: 1-2 mg IV ou HDC em *bolus*, repetir a cada 1 h, conforme sintomas, e iniciar 0,5-1 mg/h em BIC, titulando até atingir o nível de sedação desejado. Se > 20 mg/dia, considere associar clorpromazina 25-100 mg/24 h, em BIC. Se insuficiente, suspender as medicações e iniciar:
- Fenobarbital: 1-2 mg/kg/h IV em BIC. Se insuficiente, suspender e iniciar:
- Propofol 1-2 mg/kg/h IV em BIC.

COMUNICAÇÃO

Conversas sobre más notícias

Conversar com pacientes e seus entes queridos sobre situações ameaçadoras à vida é desafiador em qualquer cenário. Porém, na pandemia de COVID-19 essas conversas difíceis estão sendo protagonizadas por médicos com pouco treinamento em comunicação e muitas vezes a distância, limitando o uso da comunicação não verbal, que é essencial para a transmissão da mensagem, expressão de empatia e fortalecimento de vínculo. Ter um roteiro para guiar esses diálogos pode ser de grande valia, desde que exista espaço para flexibilização e o resultado não seja uma comunicação "robotizada". Sugere-se o protocolo SPIKES (Tabela 2).[24]

Uso de tecnologias

Com a restrição ou suspensão de visitas a pacientes com infecção pelo SARS-CoV-2, muitos pacientes estão passando seus últimos dias de vida sozinhos, isolados de família e amigos e em sofrimento. Familiares que deixam seu ente querido no hospital não vivenciam o processo de adoecimento e fim de vida, também sofrendo com a falta de interação. O boletim médico, realizado diariamente a distância, pode ser a única fonte de informações e contato com esse processo dolorido e a principal forma de estabelecer confiança e amparo.

Pessoas com problemas auditivos, visuais e dificuldade de uso de tecnologias são afetadas de forma desproporcional e devem ser implementadas estratégias para reduzir essa disparidade. Muitos serviços têm possibilitado visitas virtuais ou gravação de mensagens de áudio para serem tocadas para os pacientes, utilizando soluções digitais, times de comunicação, alunos de medicina ou voluntários.[25]

• **TABELA 2**   Protocolo SPIKES

S: *Setting up* (preparo)	Reserve alguns minutos, em um espaço adequado e sem interrupções. Revise as informações sobre o caso, se apresente e informe o objetivo da conversa.
P: *Perception* (percepção)	Questione o paciente ou familiar sobre seu conhecimento a respeito do quadro atual. Corrija, de forma respeitosa, percepções errôneas.
I: *Invitation* (convite)	Defina quanta informação o paciente ou familiar gostaria de obter. Idealmente, essa etapa ocorre de forma natural ao longo da conversa.
K: *Knowledge* (conhecimento)	Informe os dados relevantes de forma clara e objetiva, evite linguagem técnica e explicações fisiopatológicas demoradas. Pode--se dividir a informação em diagnóstico, prognóstico, indicação de intervenções específicas e planejamento de cuidados. Use palavras como "infelizmente", "preocupação" e tom de voz baixo e respeitoso.
E: *Emotions* (emoção)	Valide e acolha as emoções que surgirem. Respeite o silêncio.
S: *Strategy and summary* (estratégia e resumo)	Resuma os pontos principais e informe os próximos passos. Pergunte o que o paciente ou familiar entendeu da conversa.

Comunicando óbito

Óbitos na pandemia têm características especiais, com grande potencial para desenvolvimento de luto complicado. Os familiares que não puderam visitar o paciente durante a internação, nem estar presentes na hora da morte, também serão privados da realização de importantes ritos funerários. Pode haver outras pessoas internadas em estado grave que preocupem a família, ou mesmo perdas sucessivas de entes queridos pela mesma doença. A comunicação do óbito em geral tem sido feita por telefone, sem que o familiar possa ao menos olhar nos olhos de quem transmite a mensagem. Sugere-se que a comunicação do óbito seja feita pelo médico, com preparo adequado.[26]

- Revise as informações do caso, confira quem é o cuidador principal a ser avisado e faça a ligação telefônica.
- Apresente-se e certifique-se da identidade do receptor.
- Questione o conhecimento sobre o quadro clínico do paciente e informe brevemente sobre a evolução, se necessário.
- Informe com linguagem clara e empática: "Infelizmente, preciso te informar que seu familiar faleceu hoje".

- Realize escuta mínima, acolha emoções e esclareça dúvidas.
- Siga os trâmites da instituição para liberação do corpo.

EMBASAMENTO ÉTICO E LEGAL

Código Penal

[...] Artigo 13º §2º – A omissão é penalmente relevante quando o omitente devia e podia agir para evitar o resultado.

Na fase final de vida o desfecho do paciente será a morte, independente das intervenções – invasivas ou não – que o médico depreender para seu cuidado. O profissional não poderá ser imputado criminalmente pelo não início de medidas invasivas sustentadoras de vida caso a evolução para morte seja irreversível e independente desses procedimentos. O prontuário tem fé pública e o julgamento clínico do médico deve ser bem registrado, incluindo os critérios para terminalidade.

Código de Ética Médica 2018 – sobre cuidados paliativos

[...] XXII – Nas situações clínicas irreversíveis e terminais, o médico evitará a realização de procedimentos diagnósticos e terapêuticos desnecessários e propiciará aos pacientes sob sua atenção todos os cuidados paliativos apropriados.

Resolução CFM n. 1805/2006 – sobre ajuste terapêutico

Art. 1º É permitido ao médico limitar ou suspender procedimentos e tratamentos que prolonguem a vida do doente em fase terminal, de enfermidade grave e incurável, respeitada a vontade da pessoa ou de seu representante legal.

Art. 2º O doente continuará a receber todos os cuidados necessários para aliviar os sintomas que levam ao sofrimento, assegurada a assistência integral, o conforto físico, psíquico, social e espiritual, inclusive assegurando-lhe o direito da alta hospitalar.

Resolução CFM n. 1995/2012 – sobre diretivas antecipadas de vontade

Art. 1º Definir diretivas antecipadas de vontade como o conjunto de desejos, prévia e expressamente manifestados pelo paciente, sobre cuidados e tratamentos que quer, ou não, receber no momento em que estiver incapacitado de expressar, livre e autonomamente, sua vontade.

Art. 2º Nas decisões sobre cuidados e tratamentos de pacientes que se encontram incapazes de comunicar-se, ou de expressar de maneira livre e independente suas vontades, o médico levará em consideração suas diretivas antecipadas de vontade.

§ 1º Caso o paciente tenha designado um representante para tal fim, suas informações serão levadas em consideração pelo médico. [...]

§ 3º As diretivas antecipadas do paciente prevalecerão sobre qualquer outro parecer não médico, inclusive sobre os desejos dos familiares.

Resolução CFM n. 2232/2019 - Sobre o direito à recusa terapêutica

Art. 1º

A recusa terapêutica é, nos termos da legislação vigente e na forma desta Resolução, um direito do paciente a ser respeitado pelo médico, desde que esse o informe dos riscos e das consequências previsíveis de sua decisão.

Art. 2º

É assegurado ao paciente maior de idade, capaz, lúcido, orientado e consciente, no momento da decisão, o direito de recusa à terapêutica proposta em tratamento eletivo, de acordo com a legislação vigente.

Parágrafo único

O médico, diante da recusa terapêutica do paciente, pode propor outro tratamento quando disponível.

REFERÊNCIAS BIBLIOGRÁFICAS

1. Connor SR, Bermedo MCS. Global atlas of palliative care at the end-of-life. London/Geneva: Worldwide Hospice Palliative Care Alliance/World Health Organization; 2014.
2. Radbruch L, Knaul FM, de Lima L, de Joncheere C, Bhadelia A. The key role of palliative care in response to the COVID-19 tsunami of suffering. Lancet. 2020;395(10235):1467-9.
3. Blinderman CD, Adelman R, Kumaraiah D, Pan CX, Palathra BC, Kaley K, et al. A comprehensive approach to palliative care during the coronavirus pandemic. J Palliat Med. 2020.
4. Bernacki RE, Block SD, American College of Physicians High Value Care Task Force. Communication about serious illness care goals: a review and synthesis of best practices. JAMA Intern Med. 2014;174(12):1994-2003.
5. Ribeiro SCC, Carvalho RT, Rocha JA, Dias RD. Criterion validity and inter-rater reliability of a palliative care screening tool for patients admitted to an emergency department intensive care unit. Palliat Support Care. 2018;16(6):685-91.
6. Fiorentino M, Pentakota SR, Mosenthal AC, Glass NE. The Palliative Performance Scale predicts mortality in hospitalized patients with COVID-19. Palliat Med. 2020:269216320940566.

7. Domecq JP, Lal A, Sheldrick CR, Kumar VK, Boman K, Bolesta S, et al. Outcomes of patients with coronavirus disease 2019 receiving organ support therapies: The International Viral Infection and Respiratory Illness Universal Study Registry. Crit Care Med. 2021;49(3):437-48.

8. Forte DN, Kawai F, Cohen C. A bioethical framework to guide the decision-making process in the care of seriously ill patients. BMC Med Ethics. 2018;19(1):78.

9. Steinhauser KE, Christakis NA, Clipp EC, et al. Factors considered important at the end of life by patients, family, physicians, and other care providers. JAMA. 2000;284:2476-82.

10. Rubin EB, Buehler AE, Halpern SD. States worse than death among hospitalized patients with serious illnesses. JAMA Intern Med. 2016;176:1557-9.

11. Brandão Neto RA, Marchini JF, Marino LO, Alencar JCG, Lazar Neto F, et al. Correction: Mortality and other outcomes of patients with coronavirus disease pneumonia admitted to the emergency department: A prospective observational Brazilian study. PLOS ONE. 2021;16(3):e0248327.

12. Ouchi K, Lawton J, Bowman J, et al. Managing code status. Conversations for seriously ill older adults in respiratory failure. Ann Emerg Med. 2020 Dec;76(6):751-6.

13. Kirkpatrick JN, Hull SC, Fedson S, Mullen B, Goodlin SJ. Scarce-resource allocation and patient triage during the COVID-19 pandemic: JACC Review Topic of the Week. J Am Coll Cardiol. 2020;76(1):85-92.

14. Recomendações da AMIB (Associação de Medicina Intensiva Brasileira), ABRAMEDE (Associação Brasileira de Medicina de Emergência), SBGG (Sociedade Brasileira de Geriatria e Gerontologia) e ANCP (Academia Nacional de Cuidados Paliativos) de alocação de recursos em esgotamento durante a pandemia por COVID-19.

15. Blinderman CD, Billings JA. Comfort care for patients dying in the hospital. N Engl J Med. 2015;373(26):2549-61.

16. Ben-Aharon I, Gafter-Gvili A, Paul M, Leibovici L, Stemmer SM. Interventions for alleviating cancer-related dyspnea: a systematic review. J Clin Oncol. 2008;26(14):2396-404.

17. Lawrie I, Murphy F. COVID-19 and palliative, end of life and bereavement care in secondary care. Role of the specialty and guidance to aid care 2020. Disponível em: https://apmonline.org/. Acessado em: 01/03/2021.

18. Swarm RA, Paice JA, Anghelescu DL, Are M, Bruce JY, Buga S, et al. Adult cancer pain, Version 3.2019, NCCN Clinical Practice Guidelines in Oncology. J Natl Compr Canc Netw. 2019;17(8):977-1007.

19. Chung KF. Drugs to suppress cough. Expert Opin Investig Drugs. 2005;14(1):19-27.

20. Lokker ME, van Zuylen L, van der Rijt CC, van der Heide A. Prevalence, impact, and treatment of death rattle: A systematic review. J Pain Symptom Manage. 2014;47(1):105-22.

21. Grassi L, Caraceni A, Mitchell AJ, Nanni MG, Berardi MA, Caruso R, et al. Management of delirium in palliative care: a review. Curr Psychiatry Rep. 2015;17(3):550.

22. Cherny NI, Radbruch L, Board of the European Association for Palliative Care. European Association for Palliative Care (EAPC) recommended framework for the use of sedation in palliative care. Palliat Med. 2009;23(7):581-93.

23. Carvalho RT, et al. Manual da residência de cuidados paliativos. Barueri: Manole; 2018.

24. Baile WF, Buckman R, Lenzi R, Glober G, Beale EA, Kudelka AP. SPIKES-A six-step protocol for delivering bad news: application to the patient with cancer. Oncologist. 2000;5(4):302-11.

25. Flint L, Kotwal A. The new normal: Key considerations for effective serious illness communication over video or telephone during the coronavirus disease 2019 (COVID-19) pandemic. Ann Intern Med. 2020.

26. Crispim D, Silva M, Cedotti W, Câmara M, Gomes S. Comunicação difícil e COVID-19. Recomendações práticas para comunicação e acolhimento em diferentes cenários da pandemia. 2020. Disponível em: https://www.ibcsinc.org/comunicando-melhor-na-crise. Acessado em 01/03/2021.

COVID-19 na pediatria

Michelle Marcovici
Rafael da Silva Giannasi Severini

INTRODUÇÃO E EPIDEMIOLOGIA

Desde o início da pandemia pelo novo coronavírus SARS-CoV-2, questiona-se sobre a incidência da COVID-19 na faixa etária pediátrica. A estimativa é de que 1 a 5% dos casos da doença sejam em crianças.[1]

Observa-se um número significativamente menor de casos graves, quando comparados aos adultos,[2] sugerindo que a infecção tem apresentação mais leve nas crianças. Essa população tem sido considerada como vetor possível do vírus para os contactantes íntimos, comparável ao que ocorreu com SARS-CoV-1.[3,4]

Várias são as teorias que tentam explicar o porquê da COVID-19 ser menos grave em crianças. Uma recente revisão enumerou algumas hipóteses:[5]

- Imunidade relacionada à idade: resposta inata mais forte e treinada para *clearance* viral, resposta adaptativa fraca com menos inflamação, menor resposta de citocinas pró-inflamatórias.
- Reação cruzada: anticorpos neutralizantes e imunidade por células T contra outros coronavírus circulantes podem gerar proteção cruzada.
- Infecções recorrentes e concorrentes: infecções frequentes podem levar a "treino" na imunidade e coinfecção viral e bacteriana pode auxiliar na resposta ao SARS-CoV-2.
- Colonização da microbiota: diferenças na microbiota de nasofaringe, orofaringe, pulmão e trato gastrointestinal podem influenciar na suscetibilidade ao SARS-CoV-2 e expressão aumentada da enzima conversora de angiotensina 2 (ECA2).

- Melatonina: possui propriedades anti-inflamatórias e antioxidativas, inibindo a calmodulina que aumenta a expressão da ECA2. Crianças têm níveis altos de melatonina.
- Efeitos não esperados das vacinas: vacinas de vírus vivos podem gerar "treino" na imunidade contra COVID-19 grave, ainda que com efeito não duradouro.

Apesar de não corresponderem à maioria dos pacientes com COVID-19, são necessárias estratégias específicas para essa faixa etária, principalmente nos casos graves e de apresentação não respiratória.

APRESENTAÇÃO CLÍNICA – MANIFESTAÇÃO RESPIRATÓRIA

Sintomatologia

A apresentação clínica nos quadros respiratórios é semelhante à dos adultos e pode ser classificada conforme gravidade, conforme demonstrado na Tabela 1.[2]

- **TABELA 1** Classificação da COVID-19 conforme gravidade

Classificação	Sinais e sintomas
Assintomática	Ausência de qualquer sinal, sintoma ou alteração radiológica
Leve	Infecção de vias aéreas superiores, presença ou não de febre, sintomas gastrointestinais como vômito e diarreia podem estar presentes
Moderada	Tosse e febre, com evidência radiológica de pneumonia. Pode haver componente de broncoespasmo, porém sem sinais de desconforto respiratório ou hipoxemia
Severa	Presença de hipoxemia e desconforto respiratório, em geral após evolução de uma semana de quadro leve
Crítica	Evolução rápida para síndrome respiratória aguda grave (SRAG), insuficiência respiratória aguda. Podem estar presentes distúrbios de coagulação, instabilidade hemodinâmica, miocardite e injúria renal aguda

Os casos assintomáticos ou leves correspondem à maioria dos pacientes, sendo que os menores de 1 ano podem evoluir com maior gravidade.[1,2] Dentre aqueles que se apresentam com sintomas, os mais prevalentes são tosse, hiperemia de orofaringe e febre,[6,7] associados a taquipneia e taquicardia na admissão.[6] Outros sintomas, como diarreia, fadiga, mialgia, vômitos e hipoxemia também foram observados, porém em menor frequência.[6]

Os pacientes com comorbidades, como doenças pulmonares, cardíacas, imunodeficiências e desnutrição podem evoluir com doença mais severa.[7] A presença de algum sinal de gravidade ao exame também pode indicar pior prognóstico:

- Taquidispneia (frequência respiratória > 50 irpm entre 2 e 12 meses, > 40 irpm entre 1 e 5 anos e > 30 irpm acima de 5 anos – com criança afebril e sem choro).
- Febre persistente por 3 a 5 dias.
- Alterações do nível de consciência.
- Alteração de enzimas miocárdicas ou hepáticas.
- Acidose metabólica sem explicação.
- Infiltrado radiológico bilateral ou multilobar, derrame pleural ou evolução rápida do quadro pulmonar.
- Menores de 3 meses.
- Complicações extrapulmonares.
- Coinfecções virais ou bacterianas.

Diante de quadro de febre sem sinais localizatórios em lactentes, principalmente nos menores de 3 meses, deve-se incluir a infecção por SARS-CoV-2 entre as hipóteses diagnósticas e, portanto, prosseguir com a investigação mais abrangente do quadro.[8,9]

Exames laboratoriais

Considerando a alta prevalência de infecções virais na faixa etária pediátrica que podem cursar com quadros semelhantes ou ainda mais graves, diante da suspeita clínica de infecção por SARS-CoV-2, é essencial a coleta de material de nasofaringe para RT-PCR e confirmação do agente. Coinfecções virais ou bacterianas podem ultrapassar 50% dos casos, principalmente associação com *Mycoplasma*, vírus sincicial respiratório, Epstein-Barr vírus, citomegalovírus e Influenza.[16]

A recomendação para a população pediátrica é semelhante à dos adultos, sendo indicados coleta de hemograma, PCR (proteína C-reativa), provas inflamatórias, transaminases, CPK (creatinoquinase), DHL (desidrogenase láctica), troponina e D-dímero para crianças suspeitas com quadro grave.[7,14,16]

Diferentemente dos adultos, nas crianças diagnosticadas com COVID-19, não foram evidenciadas alterações significativas de leucograma, a linfopenia foi pouco frequente, PCR e procalcitonina foram discretamente elevados.[7,14,16] Um viés a ser considerado é que a maior parte dos casos pediátricos são leves e, portanto, cursam com poucas alterações laboratoriais.

Exames de imagem

Diante da suspeita clínica de infecção por SARS-CoV-2, recomenda-se a aquisição de exame de imagem para avaliação do parênquima pulmonar. Inicialmente, a radiografia de tórax é bem aceita, porém achados podem ser inespecíficos ou incertos.[7,14,16]

A tomografia de tórax é indicada em alguns casos específicos ou mais graves,[7,14,17] porém não deve ser solicitada indiscriminadamente na população pediátrica pelo risco cumulativo da radiação aumentar a incidência de leucemias e tumores de sistema nervoso central na infância.[18] Os achados radiológicos esperados seguem em concordância com adultos, como padrão em vidro fosco e consolidações, além de maior espessamento de parede brônquica.[17] Vale a pena lembrar que quadros virais em crianças podem cursar com achados semelhantes, não sendo, portanto, alterações específicas do SARS-CoV-2.

O ultrassom de pulmão tem mostrado boa correlação com imagens tomográficas, tanto em adultos como em crianças, com sensibilidade melhor do que a radiografia simples.[19,20] Possui ainda algumas vantagens, como ser livre de

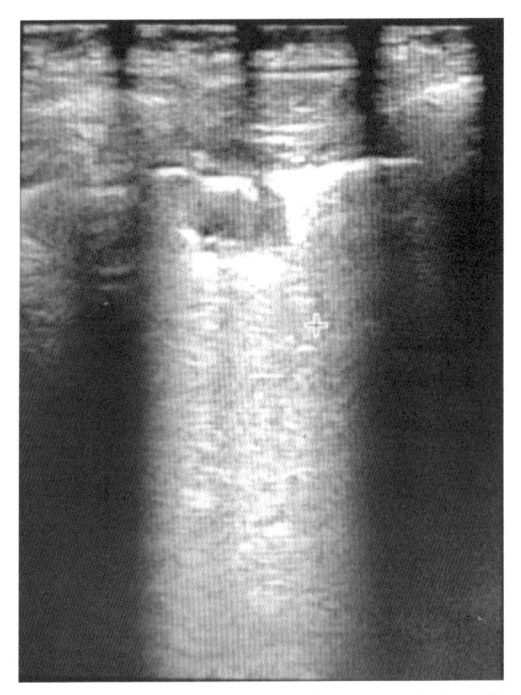

• **FIGURA 1** Imagem de ultrassom com consolidação e linhas B em paciente com diagnóstico de COVID-19 (acervo pessoal).

radiação, podendo ser realizado pelo próprio médico que examina o doente, minimizando o transporte de pacientes instáveis e o risco de contaminação dos profissionais envolvidos no cuidado. A realização do ultrassom de pulmão depende da experiência do examinador e demanda treinamento mínimo para aquisição de imagens adequadas e interpretação delas (Figura 1).

Manejo específico – terapias medicamentosas

Antitérmicos e analgésicos como dipirona (10-25 mg/kg/dose) e paracetamol (5-10 mg/kg/dose) podem ser utilizados. Apesar do uso incerto, não há contraindicação formal ao ibuprofeno (5-10 mg/kg/dose) em infecções por SARS-CoV-2.[7,21]

Antibioticoterapia deve ser instituída na suspeita de coinfecção bacteriana,[7,14,21] ajustando a cobertura adequada para o sítio de infecção e padrão de resistência antimicrobiana local.

O uso de oseltamivir está indicado nos casos de síndrome gripal com fatores de risco ou pacientes com síndrome respiratória aguda grave, conforme orientação do Ministério da Saúde.[21]

O tratamento do broncoespasmo deve seguir as diretrizes de asma, recomendando-se o uso de corticosteroide inalatório ou sistêmico e beta-2 agonistas de curta duração, de preferência em dispositivos dosimetrados.[23] O uso de nebulizadores está associado a maior dispersão de partículas de aerossol.[24]

Considerando que a maior parte dos casos pediátricos são leves, há pouca evidência do uso de terapias medicamentosas associadas. Sendo assim, até o momento, não é recomendado o uso rotineiro em crianças de qualquer medicação específica.[7,14,21]

Manejo específico – via aérea

Diante de um quadro suspeito ou confirmado, o isolamento de gotículas e/ou aerossol deve ser instituído na tentativa de contenção da transmissão do vírus.[22,23]

Para oferta de oxigênio, recomenda-se o uso de máscara não reinalante pela menor dispersão de partículas nessa modalidade (Figura 2).[24-26] O cateter nasal de alto fluxo e o cateter nasal simples também podem ser usados.[20,24]

Deve-se evitar a realização de procedimentos que propiciem a aerossolização de partículas virais, como medicações inalatórias via nebulização, ventilação com bolsa-valva-máscara, aspiração e ventilação não invasiva.[24,27,28] Se for necessária ventilação com bolsa-valva-máscara, fazer uso dos filtros necessários e, de preferência, em duas pessoas para vedação adequada.[29,30]

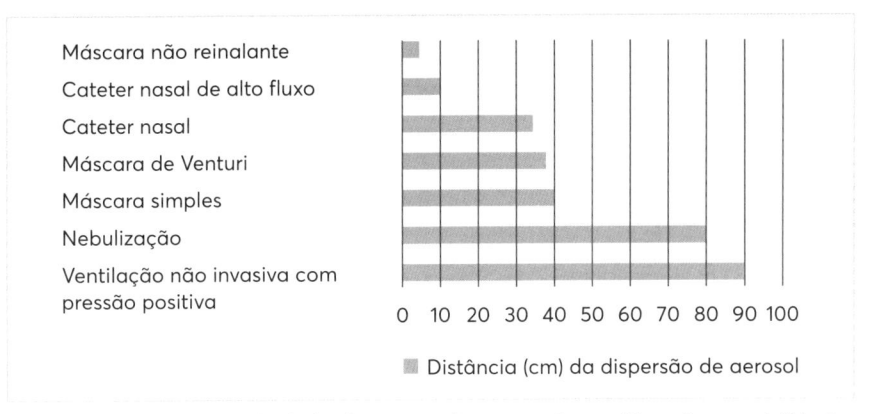

• **FIGURA 2** Distância (cm) da dispersão de aerossol nas diferentes modalidades de oferta de oxigênio.
Adaptada de Whittle JS, et al.[23]

Dispositivos de ventilação não invasiva podem ser utilizados com cautela, desde que com isolamento adequado, evitando exposição ainda maior da equipe de saúde envolvida no cuidado desse paciente.[26,27] Durante ventilação não invasiva, dar preferência para circuito fechado e com uso de filtros adequados.[26,28,30]

Para crianças que necessitem de ventilação mecânica invasiva, garantir a segurança dos profissionais envolvidos no atendimento[26-29] e a preparação do material e da equipe são essenciais para o sucesso na obtenção da via aérea definitiva. A pessoa mais experiente deve ser o responsável por realizar a intubação.[31]

Algumas das recomendações específicas da Organização Mundial da Saúde (OMS)[27] e da Associação de Medicina Intensiva Brasileira (AMIB) para intubação de pacientes pediátricos com suspeita ou confirmação de COVID-19:[31]

- O uso do videolaringoscópio tem sido preconizado como primeira escolha quando disponível.
- Cânulas orotraqueais sempre com *cuff*, de tamanho adequado para a idade.
- Sequência rápida de intubação com quetamina 1-2 mg/kg/dose e rocurônio 0,6-1,2 mg/kg/dose.
- Máscara laríngea de tamanho adequado para idade como medida de resgate.
- Uso de filtros adequados (HME conectada ao dispositivo de bolsa-válvula--máscara ou à cânula, e HEPA na válvula expiratória).
- Aspiração, quando necessária, deve ser feita em circuito fechado.

Por fim, deve-se assegurar uma ventilação protetora, já que esses pacientes evoluem com síndrome do desconforto respiratório agudo pediátrico (SDRA). Os parâmetros ventilatórios incluem baixos volumes correntes (3-6 mL/kg), pressão de platô < 30 cmH_2O, PEEP inicial 5-6 cmH_2O (titular conforme necessidade – evitar ultrapassar 12-14 cmH_2O) e *driving pressure* $\Delta P < 15$ mmH_2O. A hipercapnia permissiva pode ser utilizada (pH 7,15-7,30) [27].

SÍNDROME INFLAMATÓRIA MULTISSISTÊMICA (MIS-C)

No fim de abril de 2020, o Reino Unido emitiu um alerta sobre uma nova manifestação da COVID-19 em crianças, semelhante ao choque tóxico e à doença de Kawasaki, com repercussão hemodinâmica e sintomas gastrointestinais.[32] Quadros semelhantes foram reportados em outros países, sendo posteriormente denominada de síndrome inflamatória multissistêmica associada a COVID-19 (em inglês, *"Multisystem Inflammatory Syndrome in Children"* – MIS-C).[10-12,33-36]

É considerada rara, afetando 2 em 100.000 pacientes menores de 21 anos e geralmente ocorre entre 2 e 4 semanas após a infecção pelo SARS-CoV-2. [36]

A fisiopatologia da MIS-C não foi totalmente esclarecida até o momento. Após uma infecção viral, espera-se que a resposta imune seja eficaz, rápida e bem coordenada. Nos quadros com evolução para MIS-C, aventa-se a hipótese de uma resposta imune desregulada, seja ela exacerbada ou ineficaz ao vírus, associada à hiperinflamação.[36]

Diagnóstico

Os critérios diagnósticos mais utilizados são os do Centers for Disease Control and Prevention (CDC)[37] e da Organização Mundial de Saúde (OMS).[38]

• **TABELA 2** Comparativo entre os critérios diagnósticos de síndrome inflamatória multissistêmica (MIS-C)

CDC	OMS
Idade < 21 anos	Idade 0-19 anos
Febre > 38°C há pelo menos 24 h	Febre > 3 dias
Marcadores inflamatórios (pelo menos 1): aumento de PCR, VHS, fibrinogênio, procalcitonina, D-dímero, ferritina, DHL, IL-6, neutrofilia, linfopenia e hipoalbuminemia	Marcadores inflamatórios: PCR, VHS e procalcitonina

(continua)

- **TABELA 2** Comparativo entre os critérios diagnósticos de síndrome inflamatória multissistêmica (MIS-C) *(continuação)*

CDC	OMS
Envolvimento sistêmico (pelo menos 2): cardíaco, renal, respiratório, hematológico, gastrointestinal, dermatológico ou neurológico	Envolvimento sistêmico (pelo menos 2): *rash* ou conjuntivite não purulenta ou sinais de inflamação cutaneomucosa (mãos, pés e orofaringe), hipotensão ou choque, cardíaco (disfunção miocárdica, pericardite, valvulite, alteração coronariana, aumento de troponina ou BNP), coagulopatia (elevação de D-dímero, tempo de protrombina ou tempo de tromboplastina parcial ativado), gastrointestinal (diarreia, vômitos ou dor abdominal)
Infecção vigente ou recente para SARS-CoV-2 com RT-PCR ou sorologia ou teste antigênico ou exposição a caso suspeito/confirmado até 4 semanas antes do início dos sintomas	Evidência de SARS-CoV-2 (RT-PCR ou sorologia ou teste antigênico) ou contato com outros pacientes com COVID-19
Nenhum outro diagnóstico plausível	Nenhuma outra causa microbiana de inflamação, como sepse bacteriana ou síndrome do choque tóxico estafilocócica ou estreptocócica

BNP: peptídeo natriurético tipo B; CDC: Centers for Disease Control and Prevention; DHL: lactato desidrogenase; IL-6: interleucina 6; OMS: Organização Mundial da Saúde; PCR: proteína C-reativa; RT-PCR: *reverse-transcriptase polymerase chain reaction*; VHS: velocidade de hemossedimentação.

Os sintomas mais frequentes em pacientes com MIS-C são febre persistente (duração superior a 4 dias), manifestações gastrointestinais (dor abdominal, vômitos, diarreia), acometimento cutaneomucoso e conjuntivite.[39-44] Alguns podem evoluir para choque e instabilidade hemodinâmica.[39-44]

A presença de critérios completos para doença de Kawasaki, assim como os acometimentos cardíacos e neurológicos, são manifestações frequentemente relatadas, porém não foram observadas na maioria dos casos.[39-44]

A MIS-C é uma complicação potencialmente grave da COVID-19 em crianças, ainda pouco conhecida e com amplo espectro de manifestações clínicas. Diante do contexto pandêmico, é importante investigar adequadamente qualquer caso suspeito, ainda que o quadro seja leve.

Exames laboratoriais

As alterações de exames laboratoriais e de imagem são amplas e podem variar a depender da apresentação, da gravidade e de cada caso. Na Tabela 3, estão listados os principais achados em pacientes com MIS-C.

• **TABELA 3** Exames laboratoriais e de imagem e suas principais alterações na síndrome inflamatória multissistêmica (MIS-C)

Exames laboratoriais	
Hemograma	Linfopenia (principalmente na fase inicial) Neutrofilia Anemia Plaquetopenia
Provas inflamatórias	Elevação de: • Proteína C-reativa (PCR) • Procalcitonina • D-dímero • Fibrinogênio • Ferritina • Interleucina-6 • Lactato desidrogenase (DHL) • Velocidade de hemossedimentação (VHS)
Proteínas totais e frações	Hipoalbuminemia
Enzimas hepáticas	Aumento de transaminases
Coagulograma	Tempo de protrombina (TP) e tempo de tromboplastina parcial ativada (TTPA) normais ou alargados
Colesterol total e frações	Hipertrigliceridemia
Enzimas cardíacas	Aumento de troponina e creatinoquinase (CK/CK-MB) Aumento de peptídeo natriurético tipo B (BNP)
Exames diagnósticos	A depender da fase da infecção: • 3° ao 6° dia (RT-PCR ou teste antigênico) • A partir do 7° dia (ideal após o 10° dia): sorologia (IgM/IgG)
Exames de imagem	
Ecocardiograma	Alterações de coronária (dilatação e aneurisma) Derrame pericárdico Função ventricular diminuída

(continua)

• **TABELA 3** Exames laboratoriais e de imagem e suas principais alterações na síndrome inflamatória multissistêmica (MIS-C) *(continuação)*

Exames de imagem	
Eletrocardiograma	Alterações compatíveis com infarto agudo do miocárdio
Radiografia/tomografia de tórax	Consolidações e broncopneumonia Padrão de vidro fosco na tomografia
Ultrassonografia pulmonar	Alteração mais comum: linhas-B coalescentes Alterações eventuais: consolidações, broncogramas aéreos, derrame pleural

Adaptada de Simon Junior, 2020. IgG/IgM: imunoglobulinas G e M; RT-PCR: *reverse-transcriptase polymerase chain reaction.*

Tratamento

A MIS-C é uma doença rara, mas potencialmente fatal. O tratamento tem como ênfase o suporte hemodinâmico, ventilatório, cardiocirculatório e renal, que devem seguir as diretrizes pediátricas de cuidados intensivos.[36]

A introdução precoce de antibioticoterapia de amplo espectro (por exemplo, ceftriaxone) faz parte do tratamento de casos suspeitos, dado que a apresentação clínica é muitas vezes semelhante à de choque tóxico e séptico.[36] Na suspeita de choque tóxico (presença de eritrodermia), recomenda-se associação de um inibidor da síntese proteica, como clindamicina ou linezolida.[36]

A imunoglobulina intravenosa está indicada no tratamento de pacientes com instabilidade hemodinâmica ou pacientes com quadro sugestivo de doença de Kawasaki, que deve seguir o tratamento conforme diretriz específica da doença.[36] Outras medicações que podem ser utilizadas incluem corticoides, imunomoduladores, anticoagulantes e antiagregantes plaquetários. O uso dessas medicações não é indicado de rotina, mas deve ser considerado individualmente em conjunto com equipe de especialistas.[36]

Vale reforçar que, apesar de muitos pacientes não apresentarem mais sintomas respiratórios no início da doença, a paramentação adequada de toda a equipe antes do atendimento de casos suspeitos é essencial.

Ao final do capítulo, veja na Figura 4 o fluxograma sugerido para o atendimento de crianças e adolescentes com suspeita de MIS-C.

O prognóstico da MIS-C é incerto, já que é uma doença relativamente nova e não existem estudos de acompanhamento a longo prazo. Embora a MIS-C tenha muitas semelhanças com a doença de Kawasaki e a síndrome do choque tóxico, seu curso pode ser mais grave, necessitando de cuidados intensivos.[36] A maioria das crianças sobrevive, mas várias mortes foram relatadas.[45] Não há dados ainda quanto às complicações a longo prazo e possíveis sequelas em pacientes que se recuperaram da MIS-C.

PARADA CARDIORRESPIRATÓRIA (PCR)

A American Heart Association (AHA) elaborou algumas recomendações específicas no atendimento de uma PCR em pacientes suspeitos ou confirmados para COVID-19:[30]

- Paramentação prévia de todos os profissionais envolvidos no atendimento.
- Limitar o número de profissionais no atendimento.
- Considerar o uso de compressor torácico automático, se disponível.
- Usar filtro HEPA durante ventilação manual ou mecânica.
- Pausar compressões durante a passagem da cânula orotraqueal.
- Manter paciente em ventilação mecânica durante a PCR com FiO_2 100%, modo pressão-controlado, pressão limitada para volume corrente de 6 mL/kg, desligar *triggers*, frequência respiratória de 10 ipm para crianças e adultos e 30 ipm para recém-nascidos.
- Não está bem estabelecida a eficácia das compressões no paciente em posição prona. Porém, deve-se evitar mudar o decúbito pelo risco de desconexão de aparelhos e contaminação da equipe. Colocar desfibriladores adesivos em posição anteroposterior e prover compressões em região de T7-10.
- Se retornar à circulação espontânea, ajustar os parâmetros conforme necessidade.
- Políticas de orientação aos profissionais na linha da frente para determinar o momento adequado para início ou término da ressuscitação.
- Não há dados suficientes para apoiar uso de circulação extracorpórea durante a pandemia.
- Em PCR extra-hospitalar, o uso de dispositivos de barreira para ventilar a criança em PCR pode reduzir risco de contaminação. O desfibrilador externo automático não aumenta a aerossolização e, portanto, não há contraindicação do uso.

RECÉM-NASCIDOS

Não há evidência de transmissão vertical de SARS-CoV-2 até o momento.[46,47]

A Sociedade Brasileira de Pediatria não recomenda a suspensão do aleitamento e orienta que lactantes suspeitas ou confirmadas façam uso de máscaras simples durante o aleitamento. Aquelas que não estiverem seguras quanto à transmissão podem fazer uso de leite materno ordenhado com os devidos cuidados no momento da extração para evitar a contaminação do leite.[48]

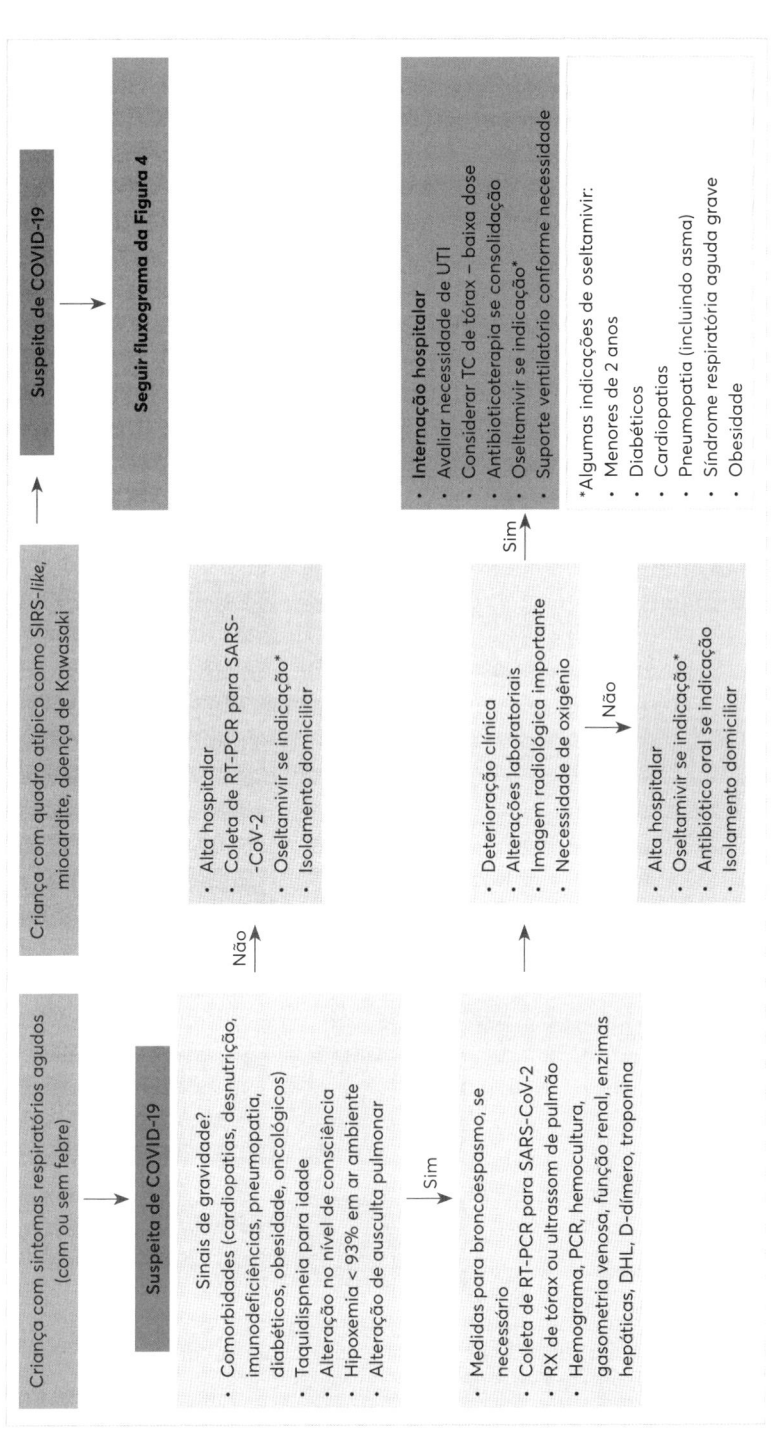

Criança com sintomas respiratórios agudos (com ou sem febre)

Criança com quadro atípico como SIRS-*like*, miocardite, doença de Kawasaki

Suspeita de COVID-19

Seguir fluxograma da Figura 4

Suspeita de COVID-19

Sinais de gravidade?

- Comorbidades (cardiopatias, desnutrição, imunodeficiências, pneumopatia, diabéticos, obesidade, oncológicos)
- Taquidispneia para idade
- Alteração no nível de consciência
- Hipoxemia < 93% em ar ambiente
- Alteração de ausculta pulmonar

Não →

- Alta hospitalar
- Coleta de RT-PCR para SARS-CoV-2
- Oseltamivir se indicação*
- Isolamento domiciliar

Sim ↓

- Medidas para broncoespasmo, se necessário
- Coleta de RT-PCR para SARS-CoV-2
- RX de tórax ou ultrassom de pulmão
- Hemograma, PCR, hemocultura, gasometria venosa, função renal, enzimas hepáticas, DHL, D-dímero, troponina

→

- Deterioração clínica
- Alterações laboratoriais
- Imagem radiológica importante
- Necessidade de oxigênio

Não →

- Alta hospitalar
- Oseltamivir se indicação*
- Antibiótico oral se indicação
- Isolamento domiciliar

Sim ↑

Internação hospitalar
- Avaliar necessidade de UTI
- Considerar TC de tórax – baixa dose
- Antibioticoterapia se consolidação
- Oseltamivir se indicação*
- Suporte ventilatório conforme necessidade

*Algumas indicações de oseltamivir:
- Menores de 2 anos
- Diabéticos
- Cardiopatias
- Pneumopatia (incluindo asma)
- Síndrome respiratória aguda grave
- Obesidade

- **FIGURA 3** Fluxograma de atendimento sugerido para a criança suspeita de COVID-19.

DHL: desidrogenase láctica; RT-PCR: *polimerase chain reaction* para SARS-CoV-2; PCR: proteína C-reativa; RX: raio X; SIRS: síndrome da resposta inflamatória sistêmica; TC: tomografia computadorizada; UTI: unidade de terapia intensiva.

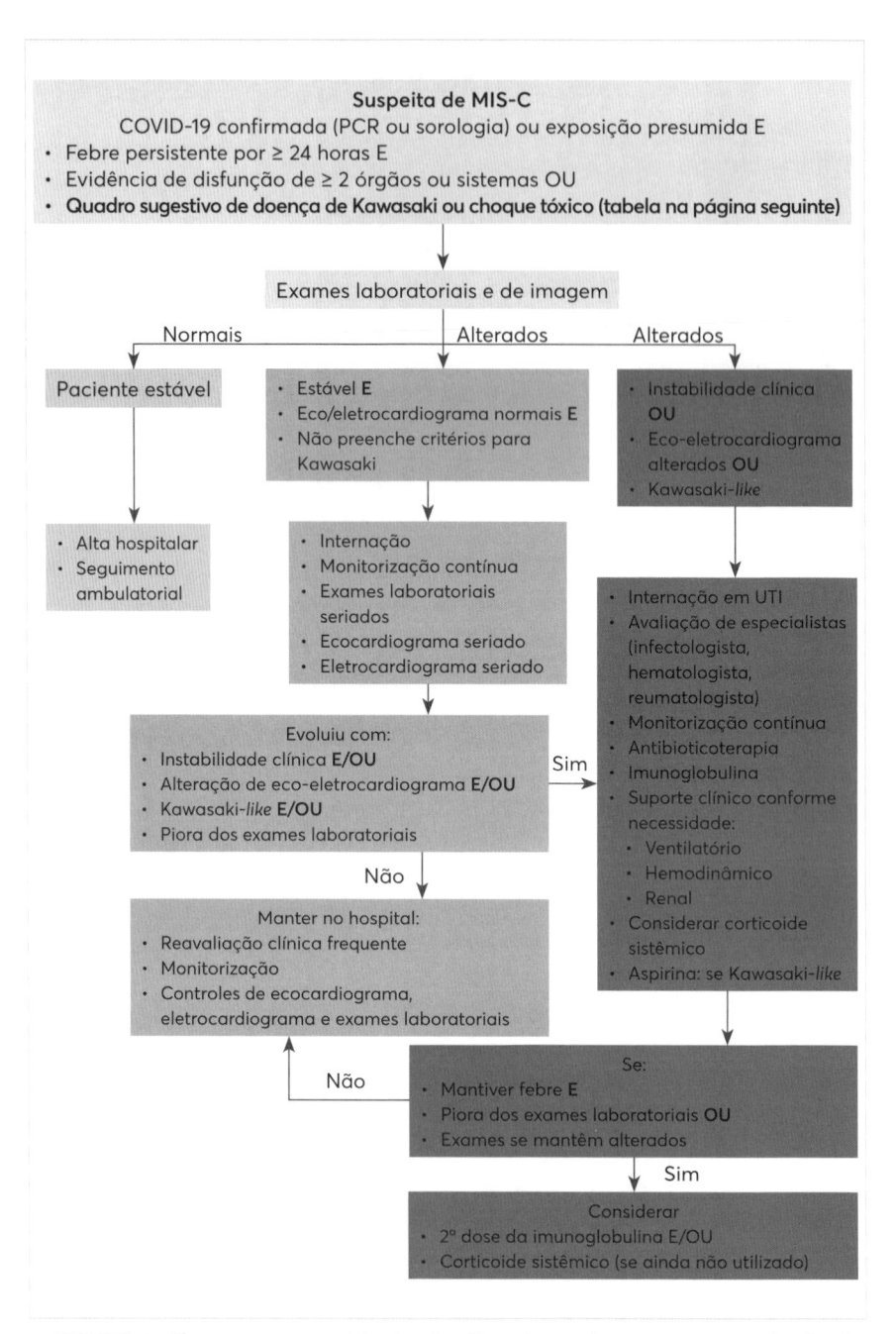

- **FIGURA 4** Fluxograma sugerido de atendimento a crianças com suspeita de síndrome inflamatória multissistêmica (MIS-C). *(continua)*

Fonte: adaptado de Simon Junior, 2020.

Doença de Kawasaki	Exames de imagem sugeridos
Completo: febre não explicada por ≥ 5 dias MAIS 4 dos 5 critérios abaixo Incompleto: febre não explicada por ≥ 5 dias MAIS 2 ou 3 dos 5 critérios abaixo	• Radiografia ou tomografia de tórax • Ultrassonografia de tórax • Eletrocardiograma • Ecocardiograma
1. Conjuntivite 2. Alteração de mucosa oral 3. Alteração de extremidades (edema, descamação de mãos e pés) 4. *Rash* polimórfico 5. Linfoadenopatia cervical (pelo menos 1 linfonodo acima de 1,5 cm de diâmetro)	Exames laboratoriais sugeridos • Hemograma • Albumina • Eletrólitos • PCR ou VHS • DHL • Ferritina
Choque tóxico	• Triglicérides • D-dímero
Um caso provável preenche os 5 critérios abaixo	• Fibrinogênio • Coagulograma • CPK
1. Febre ≥ 38,9°C 2. Eritrodermia 3. Hipotensão 4. Acometimento multissistêmico 5. Ausência de outra etiologia que possa explicar o quadro clínico	• Troponina • BNP • Transaminases • Função renal

• **FIGURA 4** Fluxograma sugerido de atendimento a crianças com suspeita de síndrome inflamatória multissistêmica (MIS-C). *(continuação)*
Fonte: adaptado de Simon Junior, 2020.

CONCLUSÃO

Um dos maiores desafios na pediatria é a diferenciação entre COVID-19 e outras infecções virais mais frequentes. A apresentação clínica é semelhante à dos adultos, sendo que a maioria das crianças é assintomática ou possui quadro leve. Há ainda a síndrome inflamatória multissistêmica (MIS-C) relacionada à COVID-19 em crianças que, apesar de rara, implica em gravidade. Os exames confirmatórios, laboratoriais e de imagem devem ser solicitados para auxiliar no diagnóstico diferencial, identificação de casos potencialmente graves e manejo clínico adequado.

Não há recomendação de tratamento precoce ou terapias medicamentosas associadas aos quadros respiratórios, portanto, medidas de suporte antimicrobiano, nutricional, hemodinâmico e ventilatório devem compor a base do tratamento das crianças infectadas por SARS-CoV-2. Para o manejo da MIS-C, recomendam-se cuidados intensivos como base do tratamento e, em alguns casos, a imunoglobulina endovenosa pode ser indicada.

Este capítulo relata um panorama geral da COVID-19 em crianças com as recomendações mais atualizadas até o momento da sua elaboração. É fundamental ao profissional que presta assistência estar atento às novas publicações que, durante uma pandemia, são renovadas a cada dia.

REFERÊNCIAS BIBLIOGRÁFICAS

1. Ludvigsson JF. Systematic review of COVID-19 in children shows milder cases and a better prognosis than adults. Acta Paediatr. 2020.
2. Dong Y, Mo X, Hu Y, et al. Epidemiological characteristics of 2143 pediatric patients with 2019 coronavirus disease in China. Pediatrics. 2020.
3. Guan WJ, Ni ZY, Hu Y, et al. Clinical characteristics of coronavirus disease 2019 in China. N Engl J Med. 2020.
4. Chan JF, Yuan S, Kok KH, et al. A familial cluster of pneumonia associated with the 2019 novel coronavirus indicating person-to-person transmission: a study of a family cluster. Lancet. 2020;395(10223):514-23.
5. Zimmermann P, Curtis N. Why is COVID-19 less severe in children? A review of the proposed mechanisms underlying the age-related difference in severity of SARS-CoV-2 infections. Arch Dis Child. 2020.
6. Lu X, Zhang L, Du H, Zhang J, Li YY, Qu J, et al. SARS-CoV-2 infection in children. N Engl J Med. 2020;382(17):1663-5.
7. Shen K, Yang Y, Wang T, et al. Diagnosis, treatment, and prevention of 2019 novel coronavirus infection in children: experts' consensus statement. World Journal of Pediatrics. 2020.
8. Nathan N, Prevost B, Corvol H. Atypical presentation of COVID-19 in young infants. The Lancet. 2020.
9. Robbins E, Ilahi Z, Roth P. Febrile infant. The Pediatric Infectious Disease Journal. 2020;39(6):81-2.
10. Verdoni L, Mazza A, Gervasoni A, et al. An outbreak of severe Kawasaki-like disease at the Italian epicentre of the SARS-CoV-2 epidemic: an observational cohort study. Lancet. 2020.
11. Jones VG, Mills M, Suarez D, et al. COVID-19 and Kawasaki disease: novel virus and novel case. Hosp Pediatr. 2020.
12. Riphagen S, Gomez X, Gonzales-Martinez C, et al. Hyperinflammatory shock in children during COVID-19 pandemic. Lancet. 2020.
13. Inciardi RM, Lupi L, Zaccone G, et al. Cardiac involvement in a patient with coronavirus disease 2019 (COVID-19). JAMA Cardiol. 2020.
14. Wu Q, Xing Y, Shi L, et al. Co-infection and other clinical characteristics of COVID-19 in children. Pediatrics. 2020.
15. Henry BM, Lippi G, Plebani M. Laboratory abnormalities in children with novel coronavirus disease 2019. Clin Chem Lab Med. 2020.
16. Pearce MS, Salotti JA, Little MP, et al. Radiation exposure from CT scans in childhood and subsequent risk of leukaemia and brain tumours: a retrospective cohort study. Lancet. 2012;380(9840):499-505.
17. Chen A, Huang J, Liao Y, et al. Differences in clinical and imaging presentation of pediatric patients with COVID-19 in comparison with adults. Radiology: Cardiothoracic Imaging. 2020.
18. Denina M, Scolfaro C, Silvestro E, et al. Lung ultrasound in children with COVID-19. Pediatrics. 2020.
19. Buonsenso D, Piano A, Raffaelli F, et al. Point-of-care lung ultrasound findings in novel coronavirus disease-19 pneumoniae: a case report and potential applications during COVID-19 outbreak. Eur Rev Med. 2020 Mar;24(5):2776-80.
20. Chen ZM, Fu JF, Shu Q, et al. Diagnosis and treatment recommendations for pediatric respiratory infection caused by the 2019 novel coronavirus. World J Pediatr. 2020.

21. Ministério da Saúde, Secretaria de Vigilância em Saúde, Departamento de Vigilância das Doenças Transmissíveis. Protocolo de tratamento de influenza 2017. Brasília: Ministério da Saúde; 2018.
22. Global Initiative for Asthma. Global Strategy for Asthma Management and Prevention 2020.
23. Whittle JS, Pavlov I, Sacchetti AD, et al. Respiratory support for adult patients with COVID-19. JACEP Open. 2020;1:95-101.
24. Zimmermann P, Curtis N. Coronavirus infections in children including COVID-19. The Pediatric Infectious Disease Journal. 2020;39(5):355-68.
25. van Doremalen N, Bushmaker T, Morris DH, et al. Aerosol and surface stability of SARS-CoV-2 as compared with SARS-CoV-1. N Engl J Med. 2020.
26. CDC. Interim infection prevention and control recommendations for patients with suspected or confirmed coronavirus disease 2019 (COVID-19) in healthcare settings. April 2020.
27. WHO. Interim clinical management of severe acute respiratory infection when COVID-19 is suspected. March 2020.
28. Tran K, Cimon K, Severn M, Pessoa-Silva CL, Conly J. Aerosol generating procedures and risk of transmission of acute respiratory infections to healthcare workers: A systematic review. PLoS ONE. 2012;7(4):e35797.
29. AHA. Interim guidance for healthcare providers caring for pediatric patients. March 2020.
30. Interim guidance for basic and advanced life support in adults, children, and neonates with suspected or confirmed COVID-19: From the Emergency Cardiovascular Care Committee and Get With the Guidelines -Resuscitation Adult and Pediatric Task Forces of the American Heart Association in Collaboration with the American Academy of Pediatrics, American Association for Respiratory Care, American College of Emergency Physicians, The Society of Critical Care Anesthesiologists, and American Society of Anesthesiologists: Supporting Organizations: American Association of Critical Care Nurses and National EMS Physicians. Circulation. 2020.
31. Associação de Medicina Intensiva Brasileira. Intubação de pacientes pediátricos com suspeita ou confirmação de COVID-19. AMIB; 2020.
32. COVID-19 and paediatric shock (26.04.2020). NHS London 2020.
33. Guidance: Paediatric multisystem inflammatory syndrome temporally associated with COVID-19. Royal College of Paediatrics and Children's Health. 2020.
34. Safadi MA, Silva CA. The challenging and unpredictable spectrum of COVID-19 in children and adolescents. Rev Paul Pediatr. 2021;39:e2020192.
35. Childhood inflammatory disease related to COVID-19. New York State; 2020.
36. Simon Junior H, Sakano TMS, Rodrigues RM, Eisencraft AP, Carvalho VEL, et al. Multisystem inflammatory syndrome associated with COVID-19 from the pediatric emergency physician's point of view. J Pediatr (Rio J). 2020 Sep 11:S 0021-7557(20)30203-5.
37. CDC. Reporting Multisystem Inflammatory Syndrome in Children (MIS-C). September 2020.
38. OMS. Multisystem inflammatory syndrome in children and adolescents with COVID-19. Scientific brief. May 2020.
39. Feldstein LR, Rose EB, Horwitz SM, Collins JP, Newhams MM, et al. Overcoming COVID-19 Investigators; CDC COVID-19 Response Team. Multisystem inflammatory syndrome in U.S. children and adolescents. N Engl J Med. 2020 Jul 23;383(4):334-46.
40. Godfred-Cato S, Bryant B, Leung J, Oster ME, Conklin L, et al. California MIS-C Response Team. COVID-19-associated multisystem inflammatory syndrome in children – United States, March-July 2020. MMWR Morb Mortal Wkly Rep. 2020 Aug 14;69(32):1074-80.
41. Davies P, Evans C, Kanthimathinathan HK, Lillie J, Brierley J, et al. Intensive care admissions of children with paediatric inflammatory multisystem syndrome temporally associated with SARS-CoV-2 (PIMS-TS) in the UK: A multicentre observational study. Lancet Child Adolesc Health. 2020 Sep;4(9):669-77.

42. Sperotto F, Friedman KG, Son MBF, VanderPluym CJ, Newburger JW, et al. Cardiac manifestations in SARS-CoV-2-associated multisystem inflammatory syndrome in children: a comprehensive review and proposed clinical approach. Eur J Pediatr. 2021 Feb;180(2):307-22.

43. Dolhnikoff M, Ferreira Ferranti J, de Almeida Monteiro RA, Duarte-Neto AN, Soares Gomes-Gouvêa M, et al. SARS-CoV-2 in cardiac tissue of a child with COVID-19-related multisystem inflammatory syndrome. Lancet Child Adolesc Health. 2020 Oct;4(10):790-4.

44. Abdel-Mannan O, Eyre M, Löbel U, Bamford A, Eltze C, et al. Neurologic and radiographic findings associated with COVID-19 infection in children. JAMA Neurol. 2020.

45. Chen H, Guo J, Wang C, et al. Clinical characteristics and intrauterine vertical transmission potential of COVID-19 infection in nine pregnant women: a retrospective review of medical records. Lancet. 2020;395(10226):809-15.

46. Whittaker E, Bamford A, Kenny J, et al. Clinical characteristics of 58 children with a pediatric inflammatory multisystem syndrome temporally associated with SARS-CoV-2. JAMA. 2020;324(3):259-69.

47. Lu Q, Shi Y. Coronavirus disease (COVID-19) and neonate: what neonatologists need to know. J Med Virol. Published online February 25, 2020.

48. Sociedade Brasileira de Pediatria (SBP). O aleitamento materno nos tempos de COVID-19. Nota de alerta n. 9, março de 2020.

21

O cirurgião na COVID-19

Vitor Marcondes Ramos
Carlos Augusto Metdieri Menegozzo
Marcelo Cristiano Rocha

INTRODUÇÃO

A pandemia de COVID-19 trouxe a todos os profissionais novos desafios em suas áreas de atuação, incluindo a cirurgia – eletiva ou de emergência. Sociedades de especialidades cirúrgicas como o Colégio Brasileiro de Cirurgiões (CBC), American College of Surgeons (ACS) e Sociedade Brasileira de Atendimento Integrado ao Trauma (SBAIT) dedicaram-se a, em meio às constantes atualizações e avanços no conhecimento desta nova doença, estabelecer prioridades e diretrizes baseadas em evidência para a melhor assistência aos seus pacientes.

Nosso objetivo neste capítulo é explicitar as principais preocupações e cuidados que os serviços de cirurgia devem ter neste período, de acordo com as principais recomendações das sociedades – em especial do CBC e da ACS. Ressaltamos que a ACS é a entidade associativa dos cirurgiões norte-americanos e traça diretrizes voltadas principalmente à realidade dos EUA. Porém, dada a sua importância global – é a principal associação de cirurgiões do mundo, com diversos membros internacionais –, bem como o caráter global da COVID-19 (embora com importantes alterações locais), julgamos ser importante explicitar as recomendações dessa organização. Devemos atentar, porém, às adaptações à realidade brasileira – considerando-se principalmente as diferenças de momentos epidemiológicos entre os dois países.

Grande parte das recomendações da comunidade cirúrgica são compartilhadas também por outras especialidades médicas, principalmente aquelas abordando a segurança do paciente, política para visitas (suspendendo-as ou, no mínimo, minimizando-as), utilização da telemedicina sempre que possível e cuidados específicos com a via aérea (intubação rápida, em sistema fechado, por médicos especialistas). Neste capítulo abordaremos com mais atenção apenas os cuidados particulares das especialidades cirúrgicas, lembrando sempre a importância de medidas caras também a outras especialidades.

Ao passo que novas evidências científicas e a experiência das equipes de saúde levaram a diversas mudanças nas condutas médicas em pacientes com COVID-19, de maneira geral não houve grandes evoluções e novidades sobre o manejo do paciente cirúrgico – com ou sem a doença – na situação pandêmica. Tratando-se de patologia predominantemente respiratória – embora sejam conhecidos seus efeitos sobre outros sistemas –, as principais recomendações dizem respeito a quais procedimentos devem ser realizados, como e principalmente quando, para que sejam minimizados riscos aos pacientes, profissionais de saúde e à estrutura de organização dos sistemas de saúde.

Uma recomendação que se estende a todos os cenários descritos a seguir é, na medida do possível, a estruturação dos aparelhos de saúde para estabelecimento de unidades de atendimento (sala de emergência, consultórios, leitos de enfermaria ou salas cirúrgicas) distintas para pacientes COVID-19 positivos (ou suspeitos) ou negativos.

RECOMENDAÇÕES PARA CENTROS DE TRAUMA

A primeira recomendação em relação ao atendimento do paciente vítima de trauma diz respeito à organização dos sistemas de atendimento de emergência. As instituições de coordenação regional e os centros de regulação de cada serviço devem priorizar a triagem adequada, evitando a saturação desnecessária de determinados serviços.[1]

Em nível hospitalar, os cirurgiões do trauma devem exercer papel predominante na liderança de adaptação do atendimento, garantindo a rápida ativação de fluxos assistenciais para o atendimento emergencial. Incluem-se aqui o rápido fornecimento de recursos materiais [como distribuição precoce de equipamentos de proteção individual (EPIs)] e o acionamento de times de resposta não só qualificados para atendimento ao trauma, mas também treinados para técnicas de paramentação, desparamentação e cuidados específicos ao paciente com COVID-19.

Em relação aos cuidados assistenciais, deve-se atentar para o atendimento de pacientes potencialmente portadores do novo coronavírus mesmo que assintomáticos – todos os pacientes devem ser, inicialmente, tratados como potenciais transmissores.[2] Entre as recomendações, destacamos:

- **Limitação do número de profissionais da equipe** presente nos atendimentos.

- **Proteção de equipe:** precaução de contato com gotículas para todos os profissionais. Todos os profissionais envolvidos diretamente na assistência ao paciente devem estar paramentados com máscara N95, aventais impermeáveis, *face shield* e dois pares de luvas de procedimento. Devemos lembrar que o atendimento ao paciente politraumatizado é, por essência, local de grande disseminação de aerossóis e líquidos biológicos (como sangue, liquor, urina e fezes).
- **Cuidados com a via aérea:** em qualquer momento de manipulação da via aérea, como a troca do sistema de ventilação (respirador de transporte para respirador da sala de trauma, por exemplo), o tubo deve ser clampeado, evitando a disseminação de aerossol. O uso de filtro HEPA é obrigatório.
- **Anamnese:** questionar, após estabilização inicial, a presença de febre, sintomas respiratórios, histórico ou exposição a COVID-19 e isolamento apropriado.
- **Indicação liberal de tomografia de tórax**: padrão-ouro radiológico para pacientes suspeitos de COVID-19, este exame apresenta indicações importantes também nos traumas de alta energia (como alargamento de mediastino em pacientes estáveis, suspeita de fratura de costelas com contusão pulmonar ou trauma de alta energia cinética). Quando disponível, o limiar para indicação deste exame deve ser mais baixo que na época pré-pandêmica, favorecendo o diagnóstico precoce de pacientes com COVID-19. Como a anamnese é frequentemente impossibilitada ou dificultada pelo nível de consciência do paciente, a tomografia de tórax pode ser um dos únicos sinais diagnósticos para a COVID-19.

CIRURGIAS DE EMERGÊNCIA NÃO TRAUMÁTICA

A sintomatologia gastrointestinal provocada pelo coronavírus é extremamente variável – de 5% a 34%. Considerando-se hiporexia – sintoma menos específico – também como manifestação gastrointestinal, pode chegar próximo a 80%. A distribuição dos sintomas foi estudada principalmente em pequenas ou médias populações, em estudos retrospectivos, com importantes variações, conforme demonstrado na Tabela 1.

• **TABELA 1** Manifestações gastrointestinais de COVID-19 (por estudo)

Autores	População	Sintomas gastrointestinais
Guan et al.[3]	1.099	Náusea/vômitos (5%) Diarreia (3,8%)

(continua)

• **TABELA 1** Manifestações gastrointestinais de COVID-19 (por estudo) *(continuação)*

Autores	População	Sintomas gastrointestinais
Jin et al.[4]	651	Diarreia (8%) Náuseas/vômitos (4,3%)
Goyal et al.[5]	393	Diarreia (23,7%) Náuseas e vômitos (19,1%)
Pan et al.[6]	204	Hiporexia (78,6%) Diarreia (34%) Vômitos (3,9%) Dor abdominal (1,9%)
Zhou et al.[7]	254	Dor abdominal (1,2%) Vômitos (5,9%) Náusea (8,3%) Diarreia (18,1%)

Devido à sintomatologia gastrointestinal, pacientes com COVID-19 com manifestação abdominal sem indicação cirúrgica podem ser erroneamente conduzidos como abdome agudo. A indicação cirúrgica desnecessária, além de levar ao consumo de recursos fundamentais em momento de pandemia, aumenta a gravidade de pacientes com COVID-19 e expõe as equipes cirúrgicas a riscos de contaminação. Algumas recomendações, principalmente ao cirurgião e ao médico emergencista, são de fundamental importância neste momento:

- **Pesquisa ativa de sinais de peritonite**: embora a dor abdominal seja sintoma mencionado por alguns pacientes, sinais de peritonite (descompressão brusca positiva ou defesa abdominal involuntária) são raros.
- **Exames de imagem abdominais**: em casos suspeitos, a indicação de tomografia de abdome e pelve com contraste endovenoso, ou de ultrassonografia de abdome (principalmente em casos suspeitos para afecções de vias biliares), deve ser liberal.
- **Tomografia de tórax**: nos casos em que for solicitada tomografia de abdome, deve-se ampliar o exame para abranger a topografia torácica. Deve-se considerar sua realização em todos os pacientes com afecções cirúrgicas, mesmo naqueles que podem prescindir de tomografia abdominal.[8] Diversos protocolos assistenciais incluíram uma varredura das bases torácicas (tomografia de abdome estendida) em pacientes com indicação de imagem axial abdominal.

Fica claro que, com base nas evidências atuais, a infecção por coronavírus, embora possa mimetizar abdome agudo, não é causa de infecção cirúrgica de urgência. Pacientes com COVID-19 e quadros concomitantes de urgência cirúrgica (apendicite aguda, colecistite aguda, obstrução intestinal em alça fechada etc.) devem ser submetidos ao tratamento operatório conforme condutas estabelecidas na época pré-pandêmica. Embora o manejo conservador de situações específicas – como apendicite aguda não complicada – seja proposto por alguns grupos, não é a conduta padrão-ouro e não deve ser, não obstante a pandemia.

Devemos lembrar sempre que pacientes com coronavírus que necessitem de internação prolongada podem evoluir com complicações que necessitem de tratamento cirúrgico. Pacientes críticos, em uso de altas doses de drogas vasoativas e com múltiplas disfunções são frequentemente acometidos por vasculopatias mesentéricas – inclusive a coagulopatia microvascular pode contribuir para isquemia mesentérica. Apesar disso, não há recomendação formal para anticoagulação terapêutica para prevenção de isquemia mesentérica em pacientes com COVID-19. De maneira semelhante, os distúrbios hidroeletrolíticos, a redução da mobilidade do paciente e sequelas neuromotoras podem favorecer quadros como pseudo-obstrução intestinal.

CIRURGIAS ELETIVAS

Em 13 de março de 2020 – dois dias após a COVID-19 ser declarada pandemia pela Organização Mundial de Saúde – a ACS publicou suas primeiras recomendações sobre cirurgias eletivas.[9] Suas diretrizes baseavam-se na revisão de indicação de todos os procedimentos cirúrgicos ou invasivos (como endoscopia) agendados e minimizá-los ou cancelá-los até que a situação epidemiológica possibilitasse adequação dos serviços de saúde às demandas da pandemia. Tal política visava não só à redução de transmissões, como também racionalizar o uso de recursos dos aparelhos de saúde, direcionando-os aos pacientes com COVID-19 e a demais pacientes em situação de urgência.

No Brasil, o primeiro caso foi detectado em 25 de fevereiro de 2020, levando – em alguns estados como São Paulo – à instalação precoce de medidas de isolamento social e diminuição das atividades consideradas não essenciais. Neste contexto, grande parte de cirurgias necessárias, mas sem caráter de urgência ou emergência, foram canceladas. Neste período, que se estendeu até meados de setembro de 2020, grandes hospitais públicos e privados viram seus centros cirúrgicos transformando-se em UTIs adaptadas – valendo-se do espaço físico, estrutura material e recursos humanos que, já acostumados a pacientes críticos e sob ventilação mecânica, adaptaram-se aos cuidados a pacientes com COVID-19.

Com o cancelamento em larga escala de procedimentos cirúrgicos, uma importante questão se impôs: qual o limite da urgência? Especificamente com o paciente cirúrgico, o que fazer quando o adiamento de um procedimento não emergencial pode levar ao agravo da doença de base ou à redução das chances de sucesso terapêutico? Como explicitado em nota conjunta assinada por sociedades cirúrgicas: "a pandemia não impediu a evolução natural de afecções não relacionadas ao novo coronavírus".[10] Passado o primeiro momento de ápice de novos casos, coube aos cirurgiões e gestores achar formas de responder a estas perguntas.

Em 17 de abril de 2020 a comunidade médica americana já trabalhava com a realidade de terem alcançado o pico epidemiológico, apontando para uma demanda cada vez maior dos serviços de se prepararem para retomada de cirurgias eletivas. Novamente a ACS liberou recomendações,[11,12] desta vez sobre os tópicos que deveriam ser pensados para a retomada das cirurgias. Devido à segunda onda, esta nota foi atualizada em novembro de 2020, reforçando grande parte das recomendações e estratégias previstas em abril.[13]

Após o pico inicial de casos – e mortalidade – de COVID-19 no Brasil entre julho e setembro de 2020, o país assistiu a uma redução relativa (ainda que permanecessem altos) dos índices epidemiológicos desta nova doença. Nesse momento, gradativamente foram retomadas cirurgias eletivas (essenciais ou não essenciais) que, até meados de setembro, encontravam-se suspensas. Não apenas no Sistema Único de Saúde (SUS), mas também no sistema suplementar e particular, retomaram-se cirurgias como hernioplastias, gastroplastias redutoras e até procedimentos estéticos.

A situação epidemiológica brasileira apresentou nova piora a partir do mês de dezembro, com índices de novos infectados, ocupação de leitos hospitalares (UTI e não UTI) e mortalidade progressivamente maiores, culminando com, no final de março de 2021, as piores taxas de novos casos e mortalidade já provocadas por essa doença no Brasil. Nesse contexto, houve novamente uma demanda para que a comunidade médica e, especialmente, cirúrgica se readequasse às novas imposições e restrições. No momento atual brasileiro, muitos blocos cirúrgicos voltaram a ser adaptados a ambientes de terapia intensiva; de maneira semelhante, anestesistas e cirurgiões foram deslocados para o manejo de pacientes críticos tanto com coronavírus quanto com outras afecções de urgências.

O posicionamento do CBC veio sob a forma de documento conjunto[10] assinado por diversas sociedades médicas – além do próprio colégio, a Sociedade Brasileira de Cirurgia Oncológica, Sociedade Brasileira de Ortopedia e Traumatologia (SBOT) e Sociedade Brasileira de Anestesiologia (SBA), entre outros.

As recomendações presentes nesta nota guardam fortes semelhanças com as propostas pela ACS sobre os critérios para retomada de cirurgias eletivas, e seguem resumidas a seguir:

- **Conhecimento da situação epidemiológica:** por conta das importantes diferenças locais da situação de transmissibilidade de COVID-19, o primeiro passo deve ser a identificação dos recursos terapêuticos e diagnósticos relacionados à pandemia. Como critério básico, recomenda-se a redução sustentada de casos novos locais por 14 dias.
- **Preparação dos aparelhos de saúde:** adequação dos sistemas de saúde com recursos materiais (destacando-se leitos de UTI e disponibilidade de EPIs) e humanos necessários ao atendimento de pacientes COVID e sem COVID. Incluem-se aí o treinamento adequado dos profissionais de saúde sobre paramentação e cuidados aos pacientes suspeitos e confirmados para COVID-19.
- **Fluxos institucionais** bem estabelecidos sobre como lidar com pacientes e profissionais COVID-19 (sintomáticos ou não).
- **Política de priorização de casos:** planejamento estratégico da ordem de casos a serem abordados, priorizando-se cirurgias eletivas, mas com grave prejuízo ao paciente em casos de adiamento (como cirurgias oncológicas ou transplantes). Sugere-se a utilização da classificação proposta por Stahel.[14]

- **TABELA 2** Classificação de urgência cirúrgica na COVID-19

Indicação	Tempo para abordagem	Exemplos
Emergência	< 1 h	Traumas com choque Cesárea de emergência Fasceíte necrotizante Obstrução/perfuração abdominal
Urgência	< 24 h	Apendicite aguda Colecistite aguda Fraturas expostas
Urgência eletiva	< 2 semanas	Cesáreas agendadas Fraturas fechadas
Eletivas (essenciais)	1-3 meses	Cirurgias oncológicas Hernioplastias Histerectomia
Eletivas (não essenciais)	> 3 meses	Procedimentos estéticos Gastroplastias redutoras Vasectomia

- **Estratégias de testagem para pacientes:** nota técnica da ANVISA,[15] em conformidade com diretrizes internacionais, indica a realização de triagem pré-operatória de pacientes com RT-PCR em tempo real, quando disponibilizado no aparelho de saúde.

- **Estratégias de testagem para profissionais de saúde:** embora seja realizada rotineiramente em alguns serviços, a testagem em profissionais assintomáticos não encontra forte base na literatura científica.
- **Otimização dos recursos materiais** (exames laboratoriais e radiológicos, leitos de retaguarda de UTI, ventiladores mecânicos, macas etc.) **e humanos** (como anestesia, patologia e radiologia) necessários às abordagens cirúrgicas, visando à redução do tempo de permanência no centro cirúrgico.
- **Reavaliação pré-operatória** constante, com vigilância de possíveis sintomas – mesmo que frustros – para COVID-19, bem como potenciais agravos à saúde por outras causas. Indica-se aí também a necessidade de avaliar o ambiente de recuperação pós-operatória do paciente (inclusive possibilidade de contactantes positivos ou suspeitos).
- **Avaliação de saúde da equipe:** os profissionais de saúde só podem permanecer nas atividades laborais quando do estabelecimento pleno de sua saúde.
- **Formulação de um plano bem estabelecido** e seguro tanto aos pacientes quanto aos profissionais de saúde, incluindo diretrizes específicas (equipe presente durante a intubação, minimizar o número de profissionais presentes durante abordagem cirúrgica e racionalização do uso de EPIs).
- **Alta hospitalar** precoce, sempre que seguro.

QUANDO OPERAR O PACIENTE COM COVID-19?

No início da pandemia, testes para detecção de coronavírus foram indicados de maneira liberal para pacientes submetidos a procedimentos cirúrgicos – eletivos ou não. Estudo publicado em 2021, fruto de uma colaboração internacional,[16] corrobora a utilização de tal estratégia para reduzir a morbimortalidade associada ao ato cirúrgico.

A taxa de mortalidade foi significativamente maior em pacientes com coronavírus – tanto assintomáticos quanto com sintomas resolvidos – submetidos a cirurgias em até 6 semanas após o diagnóstico inicial. A mortalidade volta aos níveis basais após sete semanas; tal intervalo não parece seguro para pacientes que permanecem sintomáticos, pois estes apresentam mortalidade elevada (OR 5,96) mesmo após 7 semanas de infecção. Os dados relativos às complicações pulmonares pós-operatórias, analisados no mesmo estudo, vão de encontro com as recomendações.

A Figura 1 propõe um fluxograma para definição de abordagem cirúrgica eletiva na pandemia. Deve-se considerar também o adiamento em casos de cirurgias com altas demandas de recursos adicionais (como hemoderivados, pós-operatório em UTI, reabilitação pós-operatória prolongada).

VACINA E COVID-19: QUANDO OPERAR?

Ainda que de maneira lenta, a vacinação contra COVID-19 no Brasil avança desde janeiro de 2021. Um questionamento importante para a comunidade

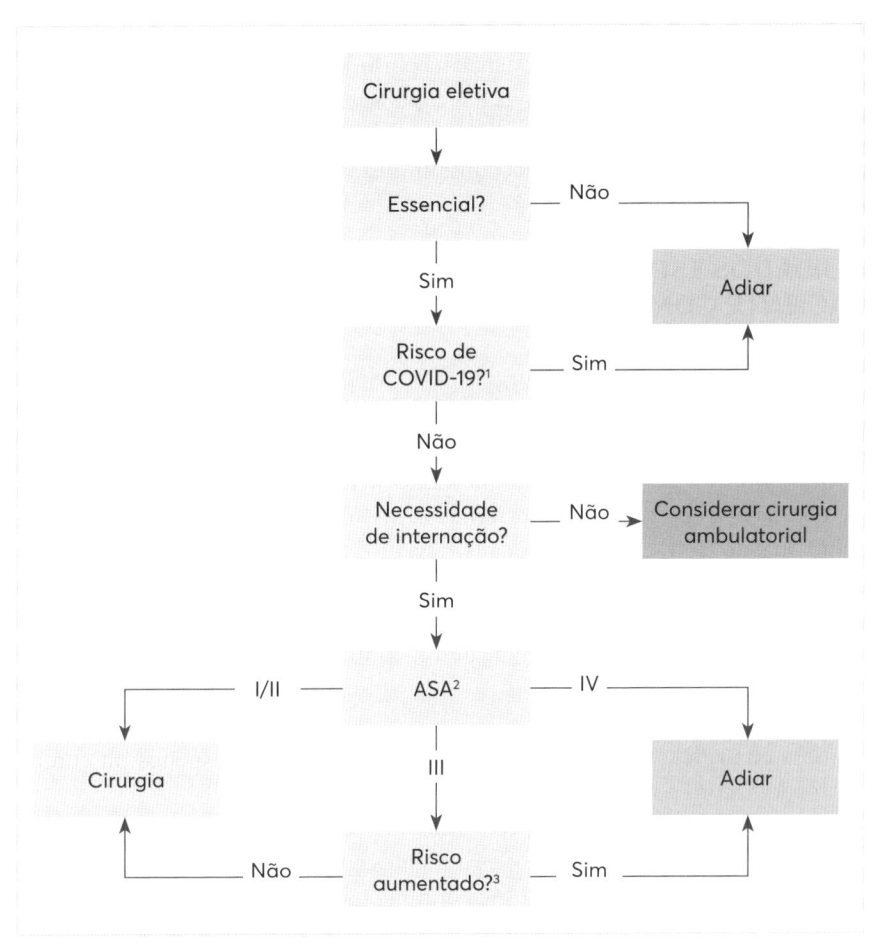

- **FIGURA 1** Manejo de cirurgias eletivas durante a pandemia.

[1] Risco de COVID-19: sintomas respiratórios, febre ou contactuante com diagnóstico.

[2] ASA: classificação de risco cirúrgico da American Society of Anesthesiologists.

[3] Risco aumentado: idade > 65 anos, insuficiência cardíaca, doença pulmonar obstrutiva crônica (DPOC)/asma ou imunodeprimido.

Adaptada livremente de Stahel et al.[14]

cirúrgica envolvia o *timing* de realização de procedimentos cirúrgicos antes ou após a vacinação.

Em nota técnica liberada em 30 de março de 2021,[15] a ANVISA deixa claro que, apesar da ausência de evidência na literatura quanto à necessidade desse intervalo, sugere-se:

- Após a vacinação: sugere-se aguardar pelo menos 7 dias para a realização de procedimentos cirúrgicos. Essa medida visa a evitar confusões sobre possíveis reações à vacina (como febre) e complicações cirúrgicas.
- Após procedimento cirúrgico: não há período mínimo indicado; o paciente deve estar clinicamente estável e recuperado do pós-operatório para administração da vacina. Como os imunizantes disponíveis no Brasil não são de vírus vivos atenuados, não há contraindicações para pacientes imunocomprometidos.

CUIDADOS ESPECIAIS NO CENTRO CIRÚRGICO DO PACIENTE COM COVID-19

A indicação cirúrgica de urgência ou eletiva no paciente contaminado pelo coronavírus impõe a possibilidade de infecção de profissionais de saúde e, consequentemente, contágio cruzado com outros pacientes. Na era da cirurgia minimamente invasiva, questiona-se a possibilidade de transmissão do coronavírus através da dispersão de aerossol produzida pelo pneumoperitônio ou pelo eletrocautério.[17] Na ausência de estudos específicos sobre o tema, extrapolam-se recomendações do manejo de pacientes com outras viremias (notadamente HIV[18] e HPV[19]).

Entre as principais recomendações encontradas na literatura específica e nos protocolos, destacam-se:

- **Sala cirúrgica** específica para pacientes COVID-19 (suspeitos ou confirmados), com sistema de pressão negativa.
- **Limitação do número de profissionais** presentes no procedimento, com possíveis restrições a médicos e residentes em formação.
- **Portas fechadas** da sala cirúrgica durante todo o procedimento.
- **Redução ao mínimo de equipamentos** presentes na sala; caixas de materiais, sets de videolaparoscopia e aparelhos de imagem devem permanecer na sala cirúrgica apenas durante o período de utilização.
- **Escolha de técnica anestésica:** deve-se dar preferência, sempre que possível, à anestesia local ou bloqueio. Caso opte-se por sedação, ofertar fonte de oxigênio sob a máscara respiratória. Para pacientes que se beneficiem

de sedação profunda, indica-se a anestesia geral – o circuito fechado da intubação endotraqueal provoca menos dispersão de aerossóis do que a máscara laríngea.

- **Intubação e extubação:** definição prévia de quem deverá estar presente na sala cirúrgica no momento destes procedimentos, reduzindo ao máximo possível o número de profissionais. Todos os membros da equipe não fundamentais neste momento devem permanecer fora da sala operatória até que a via aérea seja estabelecida e o paciente conectado ao ventilador mecânico em sistema fechado.
- **Uso de EPI:** máscaras N95, dois pares de luvas (há risco de contaminação durante a sua retirada), capote descartável e uso de protetores oculares ou faciais (*face-shields*).
- **Realização do procedimento pelo cirurgião mais experiente,** visando principalmente à redução do tempo cirúrgico.
- **Laparoscopia:** utilizar a menor pressão intra-abdominal de dióxido de carbono possível (entre 10-12 mmHg) e sistemas de filtragem na insuflação e desinsuflação do pneumoperitônio. No caso de cirurgias videoassistidas (quando há incisões além dos trocateres para retirada de peças ou anastomoses), deve-se desinsuflar o pneumoperitônio, uma vez que a incisão maior apresenta uma possível janela para contaminação. Vigilância constante, durante o ato cirúrgico, de vazamentos ao redor das incisões dos trocateres – que deverão ser retirados apenas após o fim do esvaziamento de pneumoperitônio.[20]
- **Bisturi elétrico** deve ser usado o mínimo possível, com potenciais menores, visando à menor produção de aerossóis.
- **Limpeza constante** de instrumental cirúrgico durante o procedimento, a fim de reduzir o risco de contaminação.

CONCLUSÃO

Embora apresente comprometimento multissistêmico bem estabelecido – amplamente explorado nesse livro –, a COVID-19 caracteriza-se primordialmente por seu acometimento pulmonar. Não é, *per se*, moléstia de tratamento cirúrgico. Apesar disso, qualquer médico que se proponha a trabalhar no cenário atual deve sempre lembrar-se de duas coisas:

- Os cuidados necessários aos pacientes cirúrgicos – com coronavírus ou não – devem ser mantidos, sempre levando em conta as particularidades epidemiológicas do momento. Todos os cuidados – quais pacientes operar, como e quando – devem ser pensados com três objetivos principais: o melhor manejo do paciente, os cuidados com os profissionais de saúde e a otimização de recursos (que em situação pandêmica podem tornar-se escassos).

- Apesar de não ser condição de tratamento cirúrgico, a COVID-19 pode levar a diversas complicações que, estas sim, podem necessitar de avaliação e tratamento cirúrgico (como isquemia mesentérica ou pseudo-obstrução colônica).

REFERÊNCIAS BIBLIOGRÁFICAS

1. Colégio Brasileiro de Cirurgiões. Trauma. Recomendações do Colégio Brasileiro de Cirurgiões em Cirurgias de Trauma. Disponível em: https://cbc.org.br/wp-content/uploads/2020/04/Trauma.pdf. Acessado em 22/05/2020.
2. Correia MITD, Ramos RF, von Bahten LC. The surgeons and the covid-19 pandemic. Revista do Colégio Brasileiro de Cirurgiões. 2020;47(1):1-6.
3. Guan WJ, Ni ZY, Hu Y, Liang WH, Ou CQ, He JX, et al. Clinical characteristics of coronavirus disease 2019 in China. N Eng J Med. 2020;382:1708-20.
4. Jin X, Lian JS, Hu JH, Gao J, Zheng L, Zhang YM, et al. Epidemiological, clinical and virological characteristics of 74 cases of coronavirus-infected disease 2019 (COVID-19) with gastrointestinal symptoms. Gut. 2020;1-8.
5. Goyal P, Choi JJ, Pinheiro LC, et al. Clinical characteristics of Covid-19 in New York City. N Eng J Med. Publicado em 17/04/2020. Disponível em: https://www.nejm.org/doi/full/10.1056/NEJMc2010419.
6. Pan L, Mu M, Yang P, Sun Y, Wang R, Yan J, et al. Clinical characteristics of COVID-19 patients with digestive symptoms in Hubei, China. The American Journal of Gastroenterology. 2020;115(May):1.
7. Zhou Z, Zhao N, Shu Y, Han S, Chen B, Shu X. Effect of gastrointestinal symptoms on patients infected with COVID-19. Gastroenterology [Internet]. 2020;1-4. Disponível em: https://doi.org/10.1053/j.gastro.2020.03.020. Acessado em 22/05/2020.
8. Parreira JG. Urgências e emergências cirúrgicas não traumáticas durante a pandemia COVID-19. Colégio Brasileiro de Cirurgiões. Disponível em: https://cbc.org.br/wp-content/uploads/2020/05/Cirurgia-de-urge%CC%82ncias-e-emerge%CC%82ncias-na%CC%83o-trauma%CC%81ticas-durante-a-pandemia-COVID-19.pdf. Acessado em 22/05/2020.
9. American College of Surgeons. COVID-19: Recommendations for management of elective surgical procedures. Disponível em: https://www.facs.org/covid-19/clinical-guidance/elective-surgery/. Acessado em 22/05/2020.
10. Colégio Brasileiro de Cirurgiões, Sociedade Brasileira de Cirurgia Oncológica, Sociedade Brasileira de Ortopedia e Traumatologia e mais entidades cirúrgicas. Orientações para o retorno de cirurgias eletivas durante a pandemia de COVID-19. Disponível em: https://cbc.org.br/. Acessado em 21/05/2020.
11. American College of Surgeons. Local resumption of elective surgery guidance. Disponível em: https://www.facs.org/covid-19/clinical-guidance/resuming-elective-surgery. Acessado em 22/05/2020.
12. American College of Surgeons. Joint Statement: Roadmap for resuming elective surgery after COVID-19 pandemic. Disponível em: https://www.facs.org/covid-19/clinical-guidance/roadmap-elective-surgery. Acessado em 22/05/2020.
13. American College of Surgeons, American Society of Anesthesiologists Association of periOperative Registered Nurses e American Hospital Association. Joint statement: Roadmap for maintaining

essential surgery during COVID-19 pandemic. Disponível em: https://www.facs.org/covid-19/clinical-guidance/nov2020-roadmap. Acessado em 05/04/2021.

14. Stahel PF. How to risk-stratify elective surgery during the COVID-19 pandemic? Patient Safety in Surgery. 2020;14:8. Disponível em: https://doi.org/10.1186/s13037-020-00235-9.

15. Agência Nacional de Vigilância Sanitária. Nota técnica GVIMS/GGTES/ANVISA n. 06/20. Orientações para a prevenção e o controle das infecções pelo novo coronavírus (SARS-CoV-2) em procedimentos cirúrgicos – Revisão: 30/03/2021.

16. COVID Surg Collaborative, Global Surg Collaborative. Timing of surgery following SARS-CoV-2 infection: an international prospective cohort study. Anesthesia. 2021.

17. Zheng MH, Boni L, Fingerhut A. Minimally invasive surgery and the novel coronavirus outbreak: Lessons learned in China and Italy. Ann Surg. Disponível em https://journals.lww.com/annalsofsurgery/pages/default.aspx. Acessado em 22/05/2020.

18. Johnson GK, Robinson WS. Human immunodeficiency virus-1 (HIV-1) in the vapors of surgical power instruments. Journal of Medical Virology. 1991;33(1):47-50.

19. Gloster HM, Roenigk RK. Risk of acquiring human papillomavirus from the plume produced by the carbon dioxide laser in the treatment of warts. Journal of the American Academy of Dermatology. 1995;32(3):436-41.

20. Colégio Brasileiro de Cirurgiões. Laparoscopia. Disponível em: https://cbc.org.br/wp-content/uploads/2020/04/Laparoscopia.pdf. Acessado em 22/05/2020.

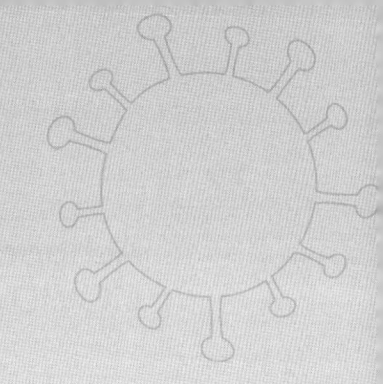

Parte C

Radiologia

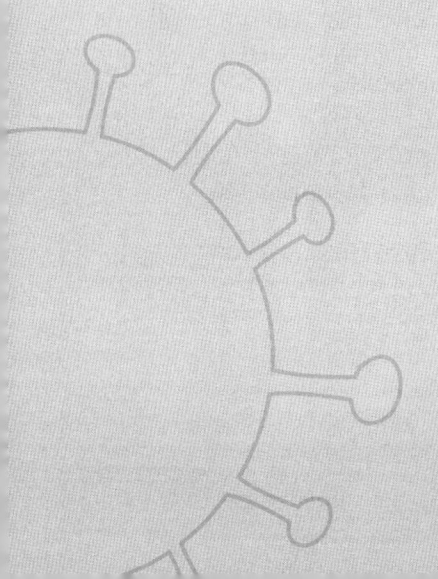

22

Achados radiológicos na COVID-19

Gabriel Abrantes de Queiroz
Eduardo Kaiser Ururahy Nunes Fonseca
Rodrigo de Carvalho Flamini
Vinicius Zofoli de Oliveira
Rodrigo Antonio Brandão Neto

INTRODUÇÃO

Os exames de imagem são ferramentas auxiliares importantes no diagnóstico e seguimento da lesão pulmonar causada pela COVID-19. Já foram publicados alguns guias e consensos quanto à indicação e ao papel desempenhado pelos exames de radiografia e tomografia computadorizada (TC) de tórax no contexto da pandemia. Destaca-se aqui o consenso da Sociedade Fleischner,[1] que leva em conta variáveis importantes na tomada de decisão clínica, como gravidade do acometimento pulmonar, fatores de risco para progressão da doença e a disponibilidade de recursos. Outra importante referência é o guia da Organização Mundial de Saúde (OMS),[13] que foi desenvolvido com a experiência adquirida durante a pandemia em grandes centros de saúde do mundo, com alta representatividade de países e levando em conta suas particularidades.

As recomendações gerais em relação aos exames de imagem são:

- Não estão indicados no rastreamento de COVID-19 em pacientes assintomáticos.

- Não estão indicados em pacientes com suspeita de COVID-19 com acometimento pulmonar leve,* avaliado pela clínica, exceto nos casos que apresentem risco para progressão de doença.**
- Estão indicados em pacientes com acometimento pulmonar moderado/grave, independentemente do resultado do teste laboratorial para COVID-19.
- Estão indicados em pacientes com COVID-19 confirmada, com piora do *status* respiratório.
- O raio X pode ser utilizado para pacientes com COVID-19 em ambientes com recursos restritos e acesso limitado à TC, a menos que ocorra piora do *status* respiratório (situação na qual o exame mais recomendado é a TC).
- Os exames de imagem podem ser usados para auxílio no diagnóstico da COVID-19, quando não há acesso ao RT-PCR, ou mesmo quando o resultado do RT-PCR é negativo no contexto de alta suspeição clínica.
- Raio X diário não é recomendado em pacientes com COVID-19 intubados e estáveis.
- Para pacientes hospitalizados com COVID-19 cujos sintomas melhoraram, a OMS não aconselha o uso de exames de imagem adicionais para a decisão de alta hospitalar.
- TC de tórax está indicada em pacientes com piora funcional e/ou hipoxemia após a recuperação da COVID-19.
- O teste laboratorial para infecção por SARS-CoV-2 está indicado em pacientes com achados incidentais típicos de COVID-19 na TC.***

RADIOGRAFIA DE TÓRAX

A radiografia (Rx) de tórax tem baixa sensibilidade na detecção de alterações iniciais e no diagnóstico de acometimento pulmonar leve pela COVID-19.[1] Nos pacientes hospitalizados, o Rx de tórax pode ser útil no acompa-

---

* Acometimento leve: ausência de evidência de disfunção ou dano pulmonar (p. ex.: ausência de hipoxemia ou dispneia/dispneia leve). Acometimento moderado a grave: presença de evidência de disfunção ou dano pulmonar (hipoxemia ou dispneia moderada a grave).

** Fatores de risco para progressão de doença: decisão clínica baseada na combinação de: idade > 65 anos e presença de comorbidades (p. ex.: doença cardiovascular, diabetes, doenças respiratórias crônicas, hipertensão, imunocomprometidos).

*** Isso vale também para a descoberta de achados suspeitos para envolvimento pulmonar pelo novo coronavírus (SARS-CoV-2) em estudos não dirigidos ao parênquima pulmonar, como tomografias de coluna e abdome que incluem parte do parênquima pulmonar nas imagens. Nestes casos, é papel do radiologista não somente destacar os achados no relatório como também contatar o médico solicitante ou a equipe envolvida no contato direto do paciente para que providencie o imediato isolamento e solicite o teste para COVID-19.

nhamento da progressão da doença e na sugestão de diagnósticos alternativos, como pneumonia lobar (sugestiva de superinfecção bacteriana), pneumotórax e derrame pleural.

Os achados mais comuns do Rx de tórax na COVID-19 são as consolidações e opacidades bilaterais e periféricas, com predomínio nos campos pulmonares inferiores (Figuras 1 e 2).

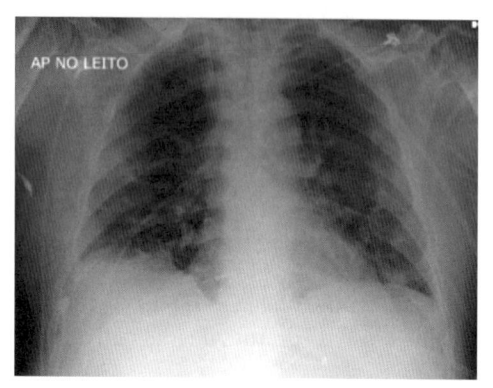

• **FIGURA 1** Radiografia de tórax no leito demonstrando opacidades e focos de consolidação bilaterais com distribuição periférica e leve predomínio nas bases pulmonares.

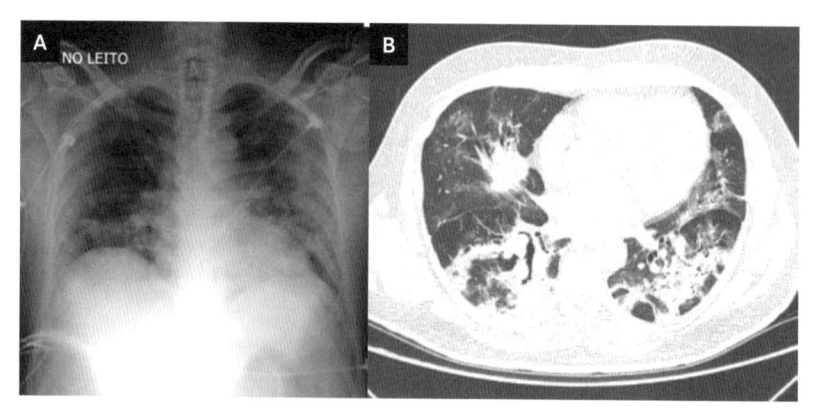

• **FIGURA 2** (A) Radiografia (RX) de tórax realizada no leito demonstrando áreas de consolidação e opacidades bilaterais com predomínio nos campos pulmonares médios e inferiores. (B) Correlação com a tomografia (TC) de tórax evidencia consolidações e opacidades em vidro fosco em múltiplos lobos pulmonares, associadas a espessamento de septos intra e interlobulares – perceba a dificuldade da caracterização da real extensão do acometimento pulmonar e de detecção de parte das alterações no RX. Dessa forma, sugere-se que as radiografias, quando utilizadas em contexto evolutivo, sejam comparadas entre si.

TOMOGRAFIA COMPUTADORIZADA DE TÓRAX

A tomografia de tórax é mais sensível na detecção de alterações parenquimatosas iniciais e na avaliação da progressão de doença, bem como na sugestão de diagnósticos alternativos. Auxilia também no diagnóstico de complicações como o tromboembolismo pulmonar, utilizando-se o protocolo específico com administração intravenosa de contraste iodado.

Achados radiológicos mais comuns

Os padrões mais típicos de imagem na TC de tórax envolvem a distribuição multifocal, bilateral, com predomínio posterior e periférico de:

- Opacidades em vidro fosco* isoladamente.
- Opacidades em vidro fosco associadas a espessamento de septos interlobulares e intralobulares (padrão de pavimentação em mosaico).
- Opacidades em vidro fosco associadas a pequenos focos de consolidação.
- Consolidações alveolares com broncogramas aéreos.

Tem sido observado também o padrão radiológico de pneumonia em organização (opacidades em vidro fosco e consolidações multifocais, subpleurais ou peribrônquicas, com morfologia arredondada, por vezes demonstrando o sinal do halo invertido)[2-5] (Figuras 3 e 4). Na série de Wuhan com 1.099 pacientes, estavam presentes alterações em mais de 86% das TC e 59,1% das radiografias de tórax, demonstrando a diferença na sensibilidade entre os métodos.[6]

Evolução do aspecto da imagem

Inicialmente, a doença pode se apresentar com pequenas opacidades em vidro fosco, eventualmente em um único lobo pulmonar. Ressalta-se que a TC pode não encontrar achados sugestivos de processo inflamatório/infeccioso pulmonar em até 50% dos casos, nos primeiros dois dias após o início dos sintomas gripais.[3]

O padrão mais comum após a manifestação dos sintomas é o de opacidades em vidro fosco, com distribuição bilateral e periférica.[7] A extensão das alterações radiológicas tende a progredir rapidamente, com pico por volta do 6º

---

* A definição destes e de outros termos radiológicos pode ser consultada no Glossário Radiológico ao final do capítulo.

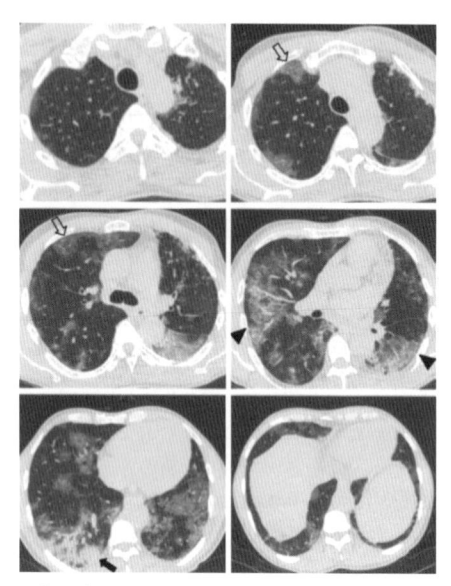

· **FIGURA 3** Tomografia de tórax sem contraste demonstrando os achados típicos: opacidades em vidro fosco periféricas em vários lobos pulmonares (setas vazadas), associadas a focos de consolidação (seta preta) e espessamento de septos interlobulares e intralobulares (cabeças de seta).

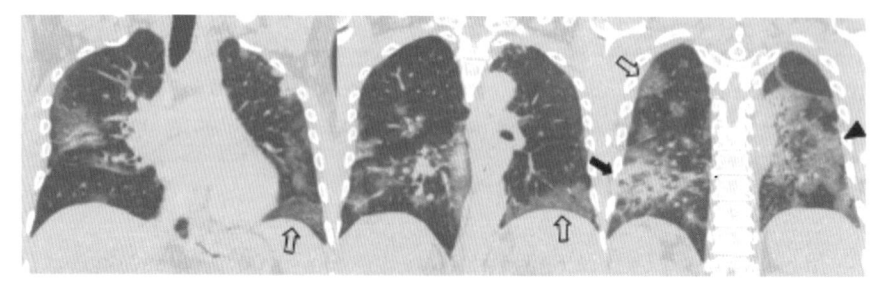

· **FIGURA 4** Tomografia de tórax do mesmo paciente em reformatação coronal demonstrando opacidades em vidro fosco (setas vazadas) bilaterais e periféricas, consolidações (seta preta) e pavimentação em mosaico (cabeça de seta).

ao 11º dia do início do quadro clínico, observando-se em alguns pacientes a evolução de algumas áreas de vidro fosco para consolidações (Figura 5).

O padrão misto, com consolidações associadas a opacidades em vidro fosco e pavimentação em mosaico, começa a aparecer com maior frequência entre o 12º e o 17º dias, sendo considerado o segundo padrão mais comum a partir desta fase da doença.

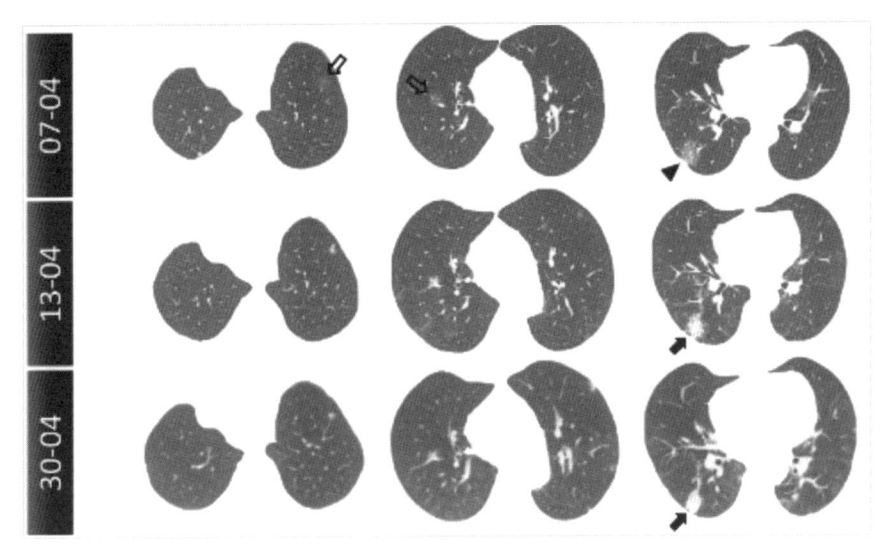

- **FIGURA 5** Controle evolutivo de paciente com COVID-19. No momento inicial (fileira superior), as imagens demonstravam algumas opacidades em vidro fosco arredondadas esparsas (setas vazadas), parte delas com espessamento septal e fino reticulado de permeio (cabeças de seta), com distribuição multilobar bilateral. No controle realizado 6 dias depois (fileira do meio), houve aumento em número e extensão dos achados. Notar que parte das lesões se tornaram consolidações (setas pretas). Novo controle realizado 23 dias após o primeiro estudo (fileira inferior) demonstra redução nas dimensões das alterações pulmonares, parte delas agora com aspecto mais linear e com atelectasias associadas.

Segue-se então uma lenta regressão dos achados, com redução em número e extensão, além de atenuação dos achados tomográficos (Figura 6). A maioria dos pacientes recebe alta com alterações ainda presentes nos exames de imagem, geralmente representadas pelas opacidades em vidro fosco, que podem permanecer mesmo após um mês do início dos sintomas. Derrame pleural ocorre em menos de 5% dos casos.[6] Espessamento pleural foi descrito em 32% dos pacientes em uma série de 81 casos, comparado a 33% dos pacientes com outras pneumonias virais.[7] Efusão pericárdica foi descrita em 5% dos pacientes em uma série de casos.

Podem ocorrer alterações pulmonares que se assemelham à fibrose pulmonar (bandas parenquimatosas, distorção arquitetural, bronquiectasias de tração e faveolamento) que persistem mesmo após 6 meses de doença em mais de um terço (35%) dos pacientes que sobreviveram a quadros mais graves.[14] Essas alterações apresentam associação com fatores como: idade avançada,

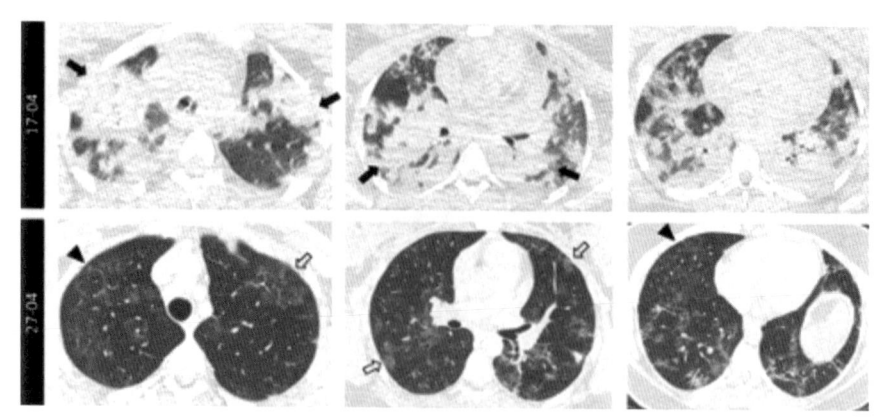

- **FIGURA 6** Controle evolutivo de paciente com COVID-19. No momento inicial (fileira superior) as imagens demonstravam extensas consolidações disseminadas de forma bilateral por ambos os pulmões (setas pretas), envolvendo mais que 50% da extensão do parênquima. O controle realizado após 10 dias (fileira inferior) demonstrou acentuada melhora dos achados, agora dando lugar a áreas de vidro fosco (setas vazadas), parte delas de aspecto mais linear e arqueado (padrão perilobular) (cabeças de seta) – aspecto usualmente encontrado em quadros de pneumonia em organização. Houve simultânea melhora do padrão respiratório do paciente, que foi extubado no período.

síndrome respiratória aguda grave, longa permanência hospitalar e alto grau de acometimento pulmonar na primeira TC de tórax. Os estudos disponíveis atualmente não se estenderam por mais de 6 meses após o início da doença, não sendo claro se as alterações são de fato irreversíveis (condição necessária para que possam conceitualmente ser referidas como fibrose). Por esse motivo, são necessários mais tempo e novos estudos para poder caracterizar se existe uma "doença intersticial pulmonar pós-COVID".[15]

Classificação dos achados radiológicos

Os achados de imagem na TC de tórax foram organizados e classificados pela Sociedade Norte-americana de Radiologia (RSNA) em quatro categorias principais. O objetivo foi facilitar o reconhecimento dos achados pelos radiologistas, melhorar o entendimento pelo médico solicitante e diminuir a variabilidade e o grau de incerteza no relato de achados potencialmente atribuíveis à COVID-19[9] (ver Tabela 1 para descrição dos achados de imagem, sugestões de relatório e casos ilustrativos).

Achados típicos

São aqueles já reportados como frequentemente e mais especificamente vistos na pneumonia pela COVID-19. Os principais diagnósticos diferenciais incluem algumas pneumonias virais (especialmente Influenza) e padrões de lesão pulmonar aguda, particularmente pneumonia em organização (que pode ser idiopática ou secundária, como nos casos de toxicidade por drogas e em doenças do tecido conjuntivo).

Achados indeterminados

São achados já reportados na pneumonia pela COVID-19, mas sem especificidade suficiente para definir um diagnóstico radiológico com alto grau de confiança. Um exemplo seriam áreas difusas de opacidade em vidro fosco sem uma distribuição característica. Esse achado é comum na COVID-19, porém ocorre em uma grande variedade de doenças, como pneumonia por hipersensibilidade aguda, pneumocistose e hemorragia alveolar difusa, sendo difícil a diferenciação apenas pelo padrão de imagem.

Achados atípicos

São aqueles reportados como incomuns ou incaracterísticos de pneumonia pela COVID-19, sendo mais típicos de outras doenças. São exemplos: consolidação lobar ou segmentar na pneumonia bacteriana, cavitação na pneumonia necrotizante e imagens de árvore em brotamento associadas a nódulos centrolobulares nas infecções adquiridas na comunidade/aspirações.

Achados negativos

Ausência de sinais tomográficos atribuíveis à infecção. Especificamente, estão ausentes consolidações e opacidades em vidro fosco. A TC pode ser negativa mesmo em casos com RT-PCR positiva para COVID-19, o que ocorre principalmente nos primeiros dias da doença.[4]

EXTENSÃO DO ACOMETIMENTO PULMONAR

Há diversas formas de estimar a extensão do acometimento pulmonar na infecção pelo novo coronavírus, a quase totalidade delas restrita ao âmbito da pesquisa e criada de forma arbitrária, sem análise comparativa entre escores. Um dos métodos de quantificação utilizado é baseado em um escore descrito para o acometimento pulmonar na síndrome respiratória aguda grave (SARS).[11]

Cada pulmão é dividido em três zonas: superior (parênquima acima da carina), inferior (parênquima abaixo da veia pulmonar inferior) e média (entre superior e inferior); cada zona é avaliada quanto à porcentagem de envolvi-

• **TABELA 1** As quatro categorias para os achados radiológicos em relação à COVID-19, com seus achados de imagem, sugestões de relatório e casos ilustrativos

Padrão	Achados de imagem	Sugestão de relatório	Exemplos
Típico	• Áreas de vidro fosco periféricas e bilaterais, com ou sem consolidação ou pavimentação em mosaico. • Áreas de vidro fosco com morfologia arredondada e distribuição multifocal, com ou sem consolidação ou pavimentação em mosaico. • Sinal do halo invertido ou outros achados de pneumonia em organização.	O conjunto de achados é compatível com processo inflamatório/ infeccioso e a etiologia viral deve ser incluída no diferencial etiológico, particularmente a possibilidade de envolvimento pulmonar pela COVID-19.	
Indeterminado	**Ausência dos achados típicos E:** • Áreas de vidro fosco que não sejam arredondadas ou periféricas, sem distribuição típica, com padrão multifocal, difuso, peri-hilar ou unilateral. • Diminutas áreas de vidro fosco sem distribuição periférica ou morfologia arredondada.	Seu aspecto de imagem é inespecífico e pode ser encontrado em diversas doenças de origem infecciosa e não infecciosa, mesmo em alguns casos de pneumonia viral, inclusive COVID-19.	

(continua)

• **TABELA 1**   As quatro categorias para os achados radiológicos em relação à COVID-19, com seus achados de imagem, sugestões de relatório e casos ilustrativos *(continuação)*

Padrão	Achados de imagem	Sugestão de relatório	Exemplos
Atípico	**Ausência de achados típicos ou indeterminados E presença de:** • Consolidação lobar ou segmentar sem áreas de vidro fosco. • Padrão micronodular (pequenos nódulos centrolobulares ou imagens de árvore em brotamento). • Cavitações pulmonares. • Espessamento liso de septos interlobulares associado a derrame pleural.	O conjunto de achados sugere processo inflamatório/infeccioso pulmonar, muito embora seu aspecto não seja habitualmente relatado nos casos de COVID-19. Considerar inicialmente outros agentes etiológicos no diferencial.	
Negativo	Ausência de sinais tomográficos de processo infeccioso pulmonar.	Ausência de sinais de processo inflamatório/infeccioso pulmonar. Ressalta-se que a tomografia pode ser negativa em alguns casos de COVID-19, sobretudo nos precoces.	

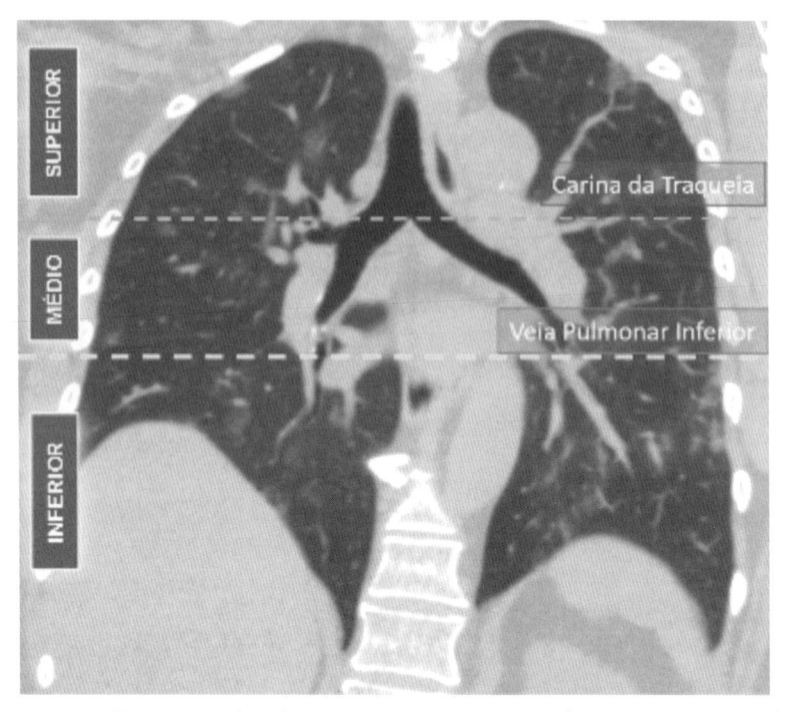

• **FIGURA 7** Esquema utilizado para estimar a extensão do acometimento pulmonar pela COVID-19.

mento pulmonar em uma escala de 0 a 4 (0 = sem envolvimento; 1 = menos de 25% de envolvimento; 2 = entre 25% e 50% de envolvimento; 3 = 50% e 75%; 4 = 75% ou mais de parênquima acometido). O escore final é dado pelo somatório de todas as três zonas de cada lado, com um valor máximo de 24. A Figura 7 ilustra os parâmetros usados nessa quantificação.

Por ser uma quantificação voltada para produção científica, que não é prática para uso no dia a dia, geralmente utiliza-se um escore visual subjetivo em que o envolvimento é estimado como maior ou menor que 50% de todo o parênquima pulmonar.

Outras opções mais objetivas e acuradas são aquelas baseadas na utilização de *softwares* específicos automatizados ou semiautomatizados. No âmbito nacional, destaca-se a iniciativa do Radvid-19,[16] uma plataforma inteligente que usa algoritmos para auxiliar no diagnóstico e na detecção do grau de acometimento dos pacientes com COVID-19.

COMPLICAÇÕES DA COVID-19 E SEU ESPECTRO DE IMAGEM

Atualmente já são reconhecidas complicações associadas ao COVID-19 que podem ser observadas nos exames de imagem. Destacam-se o tromboembolismo pulmonar (TEP), tromboses arteriais e o AVC isquêmico, detectados como falhas de enchimento nos estudos com protocolo específico. Por exemplo: angiotomografia de artérias pulmonares para TEP; TC de crânio + angiotomografia arterial intracraniana para AVC isquêmico; e angiotomografia de aorta total para outros sítios. A falha de enchimento na tomografia corresponde a uma área não contrastada no lúmen arterial, por vezes sendo possível a visualização do trombo hiperatenuante na fase sem contraste nesta mesma topografia. É possível avaliar também a ocorrência de infartos em diferentes órgãos, decorrentes de trombose arterial, geralmente caracterizados por área de hipoatenuação quando no parênquima cerebral, sinal do halo invertido na periferia do parênquima pulmonar, ou ausência da contrastação habitual nos órgãos abdominais parenquimatosos.

Outra complicação possível é a síndrome da resposta inflamatória multissistêmica pediátrica (SIM-P) provavelmente associada à COVID-19, que foi reconhecida pela primeira vez em abril de 2020, afetando principalmente adolescentes e crianças com mais de 5 anos de idade. Esses pacientes apresentam um amplo espectro de achados clínicos, incluindo febre, sintomas gastrointestinais, *rash* cutâneo, além de envolvimento cardiovascular com gravidade variável.[17-18] Entre os achados radiológicos principais está o acometimento pulmonar, com espessamento brônquico e intersticial peri-hilar, atelectasias, consolidações peri-hilares/lobos inferiores, consolidações pulmonares arredondadas associadas a halo em vidro fosco e derrame pleural. No sistema cardiovascular, podem ocorrer aneurismas das artérias coronárias, derrame pericárdico, miocardite e cardiomegalia.[19] Apesar de algumas alterações serem detectáveis nos exames de imagem, somente a ultrassonografia de abdome (para excluir diagnósticos diferenciais), o raio X de tórax e o ecocardiograma (ambos como segunda linha de investigação) estão incluídos na abordagem do paciente com suspeita de SIM-P nos consensos publicados até agora. A ressonância magnética cardíaca e a angiotomografia computadorizada das artérias coronárias podem auxiliar nos casos graves com disfunções miocárdicas ou aneurismas coronarianos.

GLOSSÁRIO RADIOLÓGICO

▪ **Consolidação:** aumento da atenuação do parênquima pulmonar com obscurecimento dos contornos dos vasos e brônquios adjacentes (exceto pelos broncogramas aéreos).

- **Espessamento de septos interlobulares:** caracterizado pela presença de opacidades lineares que delimitam os lóbulos pulmonares secundários, mais facilmente caracterizável na região subpleural, onde tem aspecto de linhas perpendiculares à superfície pleural. Nas regiões centrais dos pulmões, o espessamento dos septos de lóbulos adjacentes resulta no aspecto de arcadas poligonais. O espessamento septal pode ser secundário à alteração de qualquer um de seus componentes (veias, vasos linfáticos ou tecido conectivo) e é um achado comum a várias alterações pulmonares.
- **Espessamento de septos intralobulares:** caracterizados como imagens lineares finas no interior do lóbulo pulmonar secundário e, quando acentuadas, resultam em um aspecto rendilhado fino.
- **Imagens de árvore em brotamento**: opacidades ramificadas centrolobulares, com pequenas nodulações nas extremidades, assemelhando-se ao aspecto do brotamento de algumas árvores. Representam, na maior parte dos casos, bronquíolos dilatados e preenchidos por material patológico, sendo particularmente comuns em processos infecciosos (p. ex.: tuberculose, broncopneumonia e bronquiolite infecciosa), mas podem ser encontrados também em uma série de outras afecções. É considerado achado atípico na infecção pulmonar pelo novo coronavírus (Figura 8).

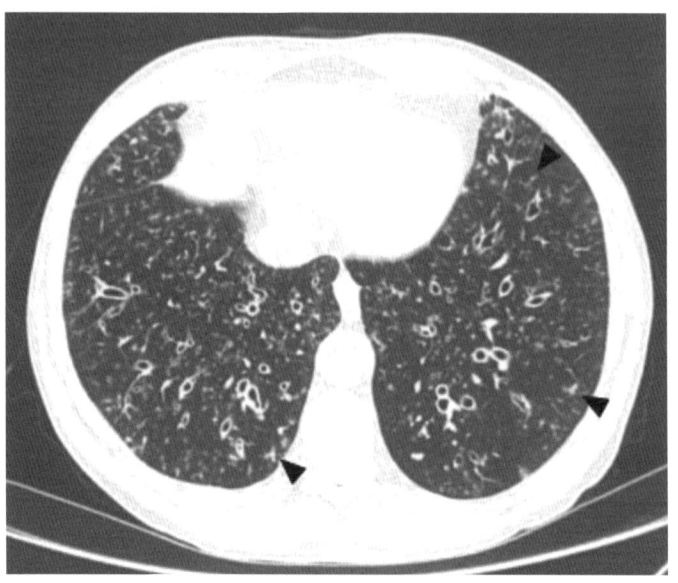

- **FIGURA 8** Tomografia de tórax sem contraste demonstrando múltiplas opacidades centrolobulares, por vezes ramificadas, conferindo o aspecto de árvore em brotamento (cabeças de seta).

- **Opacidade em vidro fosco:** aumento da atenuação do parênquima pulmonar sem obscurecer os contornos dos vasos e brônquios adjacentes. Apesar de frequentemente ser descrita nos casos de COVID-19, é um achado inespecífico, podendo ser encontrada em afecções pulmonares de diversas etiologias.
- **Padrão nodular centrolobular:** distribuição de pequenos nódulos que ocupam a porção central do lóbulo pulmonar secundário, em geral relacionado a doenças do bronquíolo, da artéria pulmonar ou da bainha conjuntiva peribroncovascular. A principal característica tomográfica é que eles mantêm alguns milímetros de separação da superfície pleural e das fissuras.
- **Pavimentação em mosaico:** superposição de opacidades em vidro fosco, linhas intralobulares e espessamento de septos interlobulares. A interface entre o pulmão normal e o acometido tende a ser bem delimitada nesse padrão de lesão pulmonar.
- **Pneumonia em organização:** padrão histológico que pode ocorrer em decorrência de infecções, pneumonia de hipersensibilidade, colagenoses ou mesmo ser idiopática. Apresenta-se na imagem com consolidações e opacidades em vidro fosco de distribuição tipicamente subpleural e basal, por vezes broncocêntricas. Outras manifestações incluem o sinal do halo invertido, opacidades nodulares e imagens de árvores em brotamento.
- **Sinal do halo invertido:** opacidade focal em vidro fosco circundada por um anel de consolidação completo ou parcial (Figura 9).

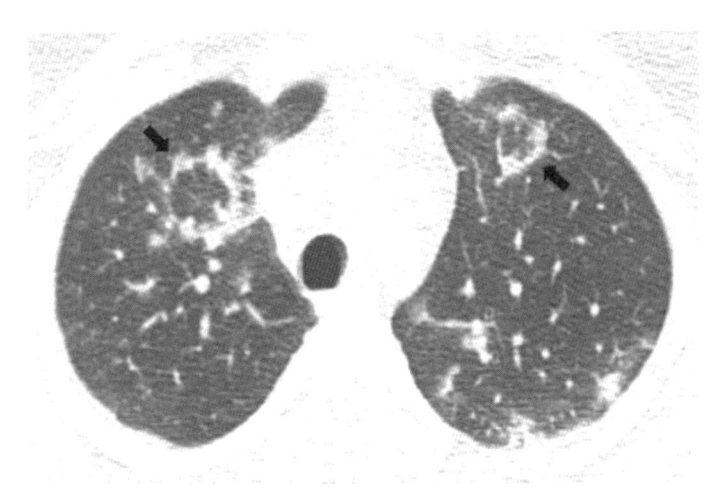

• **FIGURA 9** Tomografia de tórax sem contraste demonstrando focos de consolidação no parênquima pulmonar, alguns deles formando o sinal do halo invertido (setas pretas).

REFERÊNCIAS BIBLIOGRÁFICAS

1. Rubin GD, Ryerson CJ, Haramati LB, et al. The role of chest imaging in patient management during the COVID-19 pandemic: A multinational consensus statement from the Fleischner Society. Radiology. 2020;201365.
2. Wong HYF, Lam HYS, Fong AH, et al. Frequency and distribution of chest radiographic findings in COVID-19 positive patients. Radiology. 2019:201160.
3. Kanne JP, Little BP, Chung JH, et al. Essentials for radiologists on COVID-19: an update – Radiology Scientific Expert Panel. Radiology. 2020.
4. Song F, Shi N, Shan F, et al. Emerging coronavirus 2019-nCoV pneumonia. Radiology. 2020 (published online Feb 6).
5. Shi H, Han X, Jiang N, et al. Radiological findings from 81 patients with COVID-19 pneumonia in Wuhan, China: a descriptive study. Lancet Infect Dis. 2020 (published online Feb 24).
6. Guan W, et al. Clinical characteristics of Coronavírus disease 2019 in China. N Engl J Med. 2020; published online first Feb 28/2020.
7. Shi H, Han X, Jiang N, et al. Radiologic findings from 81 patients with COVID-19 patients with pneumonia in Wuhan, China: A descriptive study. Lancet Infectious Diseases. 2020;20(4):424-34.
8. Wang Y, Dong C, Hu Y, et al. Temporal changes of CT findings in 90 patients with COVID-19 pneumonia: A longitudinal study. Radiology. 2020;200843.
9. Simpson S, Kay FU, Abbara S, et al. Radiological Society of North America Expert Consensus Statement on Reporting Chest CT Findings Related to COVID-19. Endorsed by the Society of Thoracic Radiology, the American College of Radiology, and RSNA. Radiology Cardiothorac Imaging. 2020;2(2):e200152.
10. Hansell DM, Bankier AA, MacMahon H, McLoud TC, Müller NL, Remy J. Fleischner Society. Glossary of terms for thoracic imaging. Radiology. 2008;246(3):697-722.
11. Silva CIS, Marchiori E, Souza Júnior AS, Müller NL. Consenso brasileiro ilustrado sobre a terminologia dos descritores e padrões fundamentais da TC de tórax. J Bras Pneumol. 2010;36(1):99-123.
12. Ooi GC, Khong PL, Muller NL, Yiu WC, Zhou LJ, Ho JC, et al. Severe acute respiratory syndrome: Temporal lung changes at thin-section CT in 30 patients. Radiology. 2004;230(3):836-44.
13. Akl EA, Blažić I, Yaacoub S, Frija G, Chou R, Appiah JA, et al. Use of chest imaging in the diagnosis and management of COVID-19: A WHO rapid advice guide. Radiology. 2021 Feb;298(2):E63-E69.
14. Han X, Fan Y, Alwalid O, Li N, Jia X, Yuan M, et al. Six-month follow-up chest CT findings after severe COVID-19 pneumonia. Radiology. 2021 Jan 26:203153.
15. Wells AU, Devaraj A, Desai SR. "ILD" after COVID-19 infection: A catalogue of uncertainties. Radiology. 2021 Jan 26:204482.
16. RadVid 19. Disponível em: https://radvid19.com.br/.
17. Multisystem inflammatory syndrome in U.S. children and adolescents. N Engl J Med. 2020 Jul 23;383(4):334-46.
18. Harwood R, Allin B, Jones CE, Whittaker E, Ramnarayan P, Ramanan AV, et al.; PIMS-TS National Consensus Management Study Group. A national consensus management pathway for paediatric inflammatory multisystem syndrome temporally associated with COVID-19 (PIMS-TS): Results of a national Delphi process. Lancet Child Adolesc Health. 2021 Feb;5(2):133-41.
19. Hameed S, Elbaaly H, Reid CEL, Santos RMF, Shivamurthy V, Wong J, et al. Spectrum of imaging findings at chest radiography, US, CT, and MRI in multisystem inflammatory syndrome in children associated with COVID-19. Radiology. 2021 Jan;298(1):E1-E10.
20. Alencar JCG, Marchini JF, Marino LO, Ribeiro SCC, Bueno CG, Lazar Neto F, et al. Lung ultrasound scores predicts outcomes in COVID-19 patients admitted to the emergency department. Ann Intensive Care. 2021;11:6.

Links úteis

1. Documentos e recomendações do Colégio Brasileiro de Radiologia. Disponível em: https://cbr.org.br/covid-19/.
2. Artigos, consensos e guias da Sociedade Norte Americana de Radiologia. Disponível em: https://www.rsna.org/covid-19.
3. Vídeos de TC de tórax de pacientes confirmados para COVID-19. Disponível em: https://radiologyassistant.nl/chest/lk-jg-1.
4. Informações do Colégio Americano de Radiologia sobre COVID-19. Disponível em: https://www.acr.org/Clinical-Resources/COVID-19-Radiology-Resources.

23

Ultrassonografia de tórax na COVID-19

Felipe Liger Moreira
Lucas Gonçalves Dias Barreto
Bruno Marques
Vinicius Zofoli de Oliveira

INTRODUÇÃO

Escritos hipocráticos enfatizavam que o médico desenvolvia a sua percepção clínica pela visão, toque, audição, olfato e paladar. Assim, a inspeção, palpação, percussão e ausculta foram a base para o exame clínico à beira-leito durante séculos. Entretanto, já foi reconhecida a limitada acurácia do exame físico em identificar padrões patológicos, permitindo ao médico condutas corretas em benefício do paciente.[1-3] A adição da ultrassonografia como ferramenta complementar permite ao profissional de saúde enxergar em tempo real aquilo que ele poderia apenas inferir através de exame físico isoladamente. Há sólida evidência de como estudantes e/ou médicos generalistas podem adquirir a habilidade necessária para o uso da ultrassonografia com o objetivo de responder perguntas focadas, tendo acurácia igual ou superior à de especialistas submetidos ao treinamento-padrão.[4] Por definição, o uso da ultrassonografia com a proposta de avaliação direcionada para responder perguntas pontuais (p. ex.: qual a causa da insuficiência respiratória aguda?) ou como guia para procedimentos (p. ex.: toracocentese) é denominado *point of care*.[5]

A COVID-19, apesar de afetar primariamente o sistema respiratório, pode se apresentar dentro de um espectro de gravidade, podendo envolver outros sistemas orgânicos (p. ex.: cardiovascular).[3] Apesar da possibilidade do uso do POCUS (*point of care ultrasound* ou ultrassonografia à beira-leito) para avaliação multissistêmica, neste capítulo focaremos unicamente na ultrassonografia pulmonar.

POR QUE UTILIZAR A ULTRASSONOGRAFIA *POINT OF CARE* PARA AVALIAÇÃO PULMONAR?

A razão pela qual a ultrassonografia tem ganhado destaque na avaliação de pacientes com COVID-19 baseia-se em suas características:

- Exame não invasivo, seguro e rápido.
- Não há necessidade de mobilização do paciente.
- Desprovido de radiação.
- Possibilidade de ser repetido inúmeras vezes, conforme necessidade da equipe assistencial, permitindo acompanhar a evolução da doença e identificar complicações.

Especificamente em relação à avaliação pulmonar, o POCUS identifica com alta sensibilidade processos patológicos localizados na periferia do parênquima pulmonar, exatamente uma das apresentações da COVID-19 radiologicamente.[6] A tomografia computadorizada, método mais sensível para identificar envolvimento pulmonar, não se encontra amplamente disponível, envolve uso de radiação, além de precauções complexas para evitar transmissão da doença, o que pode tornar o seu uso impraticável em determinadas situações. Além disso, muitos achados tomográficos não são específicos da COVID-19, de forma que não permitem diferenciação com outras patologias pulmonares.[12] Assim, o American College of Radiology (ACR) e outras sociedades de radiologia recomendam que a tomografia não seja utilizada como teste diagnóstico de primeira linha [7]. Hoje se recomenda o uso criterioso da tomografia, reservada para situações em que potencialmente irá trazer uma mudança de conduta, como por exemplo piora clínica não atribuída à COVID-19 e possibilidade de outros diagnósticos diferenciais.[12]

Conforme demonstrado em 2011,[8] a radiografia de tórax, quando comparada à ultrassonografia, não é capaz de excluir envolvimento pulmonar (Tabela 1). Lichtenstein,[3] em 2004, e Peng,[9] em 2020, demonstraram que há um alto grau de concordância entre os achados tomográficos e ultrassonográficos (Tabela 2). A ultrassonografia pulmonar já demonstrou ter alta sensibilidade e especificidade na síndrome da angústia respiratória aguda e no H1N1,[15] sugerindo que pode possuir as mesmas propriedades para COVID-19.

Um estudo observacional prospectivo, realizado em 2020, no departamento de emergência do Hospital Universitário Saint-Louis na França,[11] envolveu 391 pacientes adultos, com o objetivo de comparar parâmetros clínicos, julgamento médico e ultrassonografia pulmonar para identificar pacientes com diagnóstico de COVID-19. Esses métodos foram comparados com o RT-PCR como método diagnóstico padrão-ouro. Os autores concluíram que os parâ-

- **TABELA 1**   Sensibilidade (S), especificidade (E) e acurácia (A) da radiografia de tórax e ultrassonografia (USG) pulmonar em diversos padrões de acometimento pulmonar

	Radiografia de tórax	USG pulmonar
Síndrome intersticial	S 46%/E 80%/A 58%	S 94%/E 93%/A 94%
Consolidação	S 38%/E 89%/A 49%	S 100%/E 78%/A 95%
Derrame pleural	S 65%/E 81%/A 69%	S 100%/E 100%/A 100%
Pneumotórax	S 0%/E 99%/A 89%	S 75%/E 93/ A 92%

Adaptada de Xirouchaki et al. Lung ultrasound in critically ill patients: comparison with bedside chest radiography. Intensive Care Med. 2011.

- **TABELA 2**

Tomografia (TC) de pulmão	Ultrassonografia (USG) de pulmão
Pleura espessada	Linha pleural espessada
Vidro fosco	Linhas B (multifocais, discretas ou confluentes)
Consolidação subpleural	Consolidação pequena
Consolidação lobar	Consolidação lobar
Derrame pleural é raro	Derrame pleural é raro
> 2 lobos afetados	Distribuição multilobar das anormalidades
TC negativa ou atípica em fase muito precoce, evoluindo com imagem em vidro fosco e culminando em consolidação. Estudos reportam sensibilidade de 99% da tomografia entre o 6° e 11° dias da doença, e 84% entre o 1° e o 5° dias[13]	Linhas B focais são os principais achados na fase precoce e na apresentação leve da doença. Síndrome interstício-alveolar caracteriza a doença à medida que progride; linhas A podem ser encontradas na convalescença; espessamento da linha pleural com linhas B assimétricas podem ser vistas em pacientes com fibrose pulmonar

Adaptada de Peng QY. Findings of lung ultrasonography of novel corona virus pneumonia during the 2019-2020 epidemic. Intensive Care Med. 2020.

metros com maior *likelihood ratio* positivo foram a presença de anosmia (LR+ 7,58; IC95% 2,36-24,36) e a presença de linhas B bilaterais à ultrassonografia pulmonar (LR+ 7,09; IC95% 2,77-18,12).

FASES EVOLUTIVAS DA DOENÇA E APLICAÇÃO RACIONAL DA ULTRASSONOGRAFIA PULMONAR *POINT OF CARE*

Conforme publicado por Siddiqi et al., a COVID-19 pode ser dividida evolutivamente em três fases:

- **Fase precoce (I):** clinicamente é caracterizada por sintomas gripais inespecíficos. Não há envolvimento pulmonar. Até 50% dos pacientes podem ter exames tomográficos normais entre 0 e 2 dias após o início dos sintomas.
- **Fase pulmonar (II):** clinicamente é caracterizada por dispneia sem hipoxemia (IIa) ou com hipoxemia (IIb). Radiografia de tórax pode ser normal. O POCUS se encontra anormal, demonstrando perda de aeração pulmonar em seus diversos estágios.
- **Fase hiperinflamatória (III):** clinicamente é caracterizada por disfunções orgânicas. A avaliação multiorgânica através do POCUS pode diagnosticar complicações e identificar a progressão da doença.

Em 18 de março de 2020, o American College of Emergency Physicians realizou um painel virtual com 9 médicos emergencistas de diversos países envolvidos no atendimento de pacientes com COVID-19, com o objetivo de tornar racional o uso da ultrassonografia pulmonar:

- **Avaliação de pacientes nas fases I ou II:** tanto um exame normal como um alterado são úteis. Um exame normal afasta a necessidade de avaliação adicional e identifica o paciente com a forma leve da doença. Um exame alterado pode indicar a necessidade de maior vigilância ou de exame tomográfico adicional.
- **Avaliação de pacientes na fase III:** em pacientes críticos, a ultrassonografia pode auxiliar no diagnóstico de outras anormalidades pulmonares, como derrame pleural e/ou pneumotórax. A deterioração clínica pode indicar progressão da doença e/ou surgimento de complicações. Recomenda-se adicionar o uso da ultrassonografia cardíaca focada e a avaliação de trombose venosa profunda através do método compressivo, em função da elevada taxa de complicações cardiovasculares (p. ex.: miocardite) e tromboembólicas nesses pacientes.

ULTRASSONOGRAFIA PULMONAR – O QUE VOCÊ PRECISA SABER

Para interpretar a imagem obtida pela ultrassonografia pulmonar, você deve compreender alguns princípios básicos.

Linha A e aeração normal

O parênquima pulmonar não é visualizado durante a insonação, uma vez que a presença do ar impede a propagação das ondas de ultrassom. Assim, em um estágio de aeração normal (Figura 1), a imagem obtida é um artefato criado pela reflexão sucessiva das ondas de ultrassom entre a linha pleural (refletor) e o transdutor. Esse artefato oriundo da linha pleural é denominado linha A. O estágio de aeração normal é caracterizado pela presença de linhas A hiperecogênicas, horizontais e dispostas paralelamente à linha pleural, que se repetem a distâncias regulares entre si. Para a melhor visualização desse artefato, é extremamente importante que o transdutor esteja posicionado perpendicularmente ao tórax. A visualização de linhas A em ambos os hemitórax, com presença de *lung sliding*, permite ao examinador concluir que o parênquima pulmonar apresenta uma relação normal entre ar/fluido, sendo capaz de excluir edema pulmonar cardiogênico e pneumonia. A presença de linhas A, com presença de *lung sliding*, em um paciente dispneico deve levar o examinador a considerar outros diagnósticos como asma, doença pulmonar obstrutiva crônica (DPOC) e embolia pulmonar.

O conjunto pleural (parietal e visceral) será visualizado como a primeira linha horizontal/curvilínea e hiperecogênica logo abaixo das costelas, superficial às linhas A, sendo denominado **linha pleural** (Figura 2). A ausência de acúmulo patológico de ar e/ou líquido no espaço pleural será demonstrada pela presença de deslizamento dinâmico entre a pleural parietal e visceral com a respiração, sendo tal achado denominado *lung sliding*. A sua presença exclui pneumotórax com 100% de especificidade na zona analisada, com o paciente em posição supina. Entretanto, a ausência de *lung sliding* apresenta baixa especificidade, podendo ser encontrada em estados patológicos que ocasionam aderência pleural (pleurodese química, processos inflamatórios de origem infecciosa ou doenças pulmonares fibróticas) ou que culminaram em redução do volume pulmonar (atelectasia, intubação seletiva, *plug* mucoso, pneumectomia).

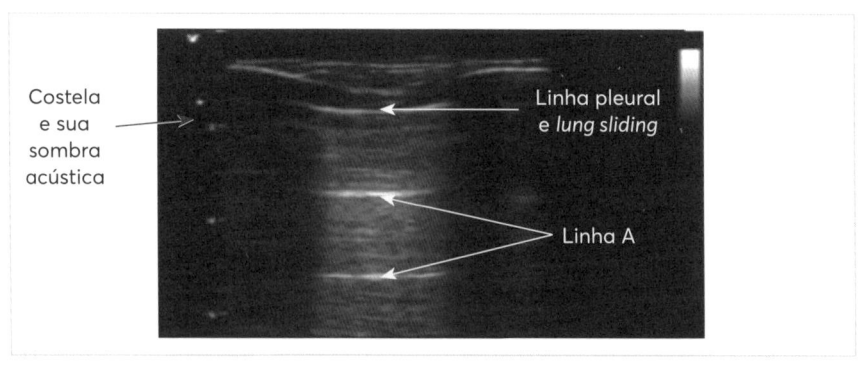

• **FIGURA 1** Linhas A (relação ar/fluido normal): observa-se a linha pleural logo abaixo das costelas e o seu artefato de reverberação – linha A.

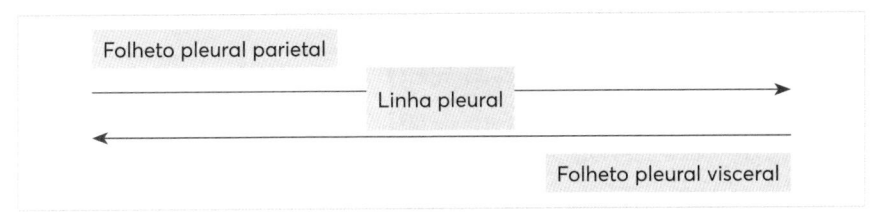

- **FIGURA 2** O *lung sliding* é uma imagem dinâmica da linha pleural criada pelo movimento do folheto pleural parietal em relação ao folheto visceral.

Linha B e síndrome intersticial

Os septos interlobulares e intralobares (Figura 3) não são detectados pelo ultrassom em uma situação normal. Entretanto, em doenças parenquimatosas, como a pneumonia viral, os septos são preenchidos por líquido inflamatório. Apenas assim eles podem permitir a propagação das ondas de ultrassom, produzindo o que chamamos de linhas B (Figura 4). Esse achado será visualizado como linhas verticais e hiperecogênicas, que se originam predominantemente da linha pleural ou de consolidações subpleurais. Elas são dinâmicas, ou seja, se movimentam com a respiração, e obliteram as linhas A no ponto de intersecção, mantendo a sua ecogenicidade até a periferia da imagem. Entretanto, em pessoas saudáveis é possível encontrar até duas linhas B por zona, principalmente em áreas gravitacionalmente dependentes.

Consolidação e síndrome alveolar

Se o alvéolo, normalmente preenchido por ar, tiver o seu interior ocupado por líquido inflamatório ou sofrer um colapso (atelectasia), as ondas de ultrassom podem ser propagadas facilmente, permitindo a visualização do pulmão, que agora adquire ecogenicidade semelhante à do fígado. Tal situação é denominada hepatização ou consolidação pulmonar. É de extrema importância a compreensão de que a presença de consolidação alveolar não é um diagnóstico, mas um padrão descritivo. A consolidação pode ser observada concomitantemente com zonas que possuem relação ar/fluido normais (linha A) e/ou síndrome intersticial (> 3 linhas B). Para ajudar o examinador a diferenciar o padrão de consolidação secundário à pneumonia *versus* atelectasia, existem algumas características (Tabela 3).

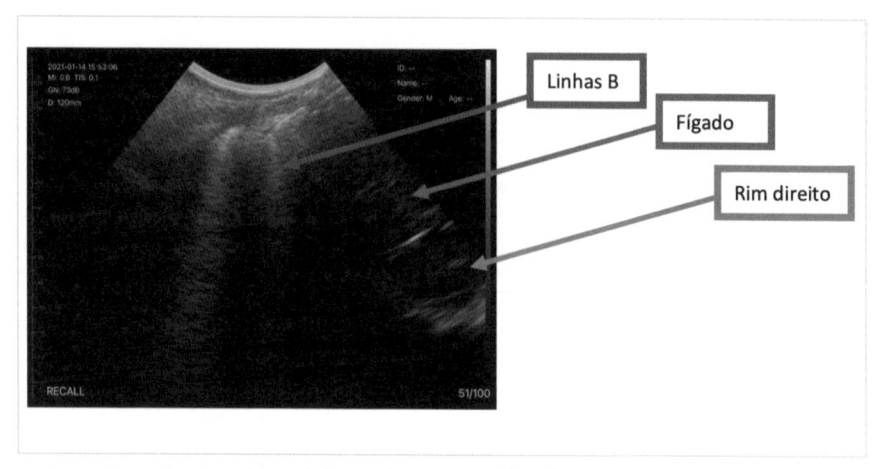

• **FIGURA 4** Linhas B em lobo pulmonar médio direito. Observe a presença de mais de três linhas B nesta zona avaliada. Elas apresentam-se partindo da linha pleural, verticalmente até a periferia da imagem, apagando as linhas A em seu caminho. Fonte: imagem do arquivo pessoal do autor.

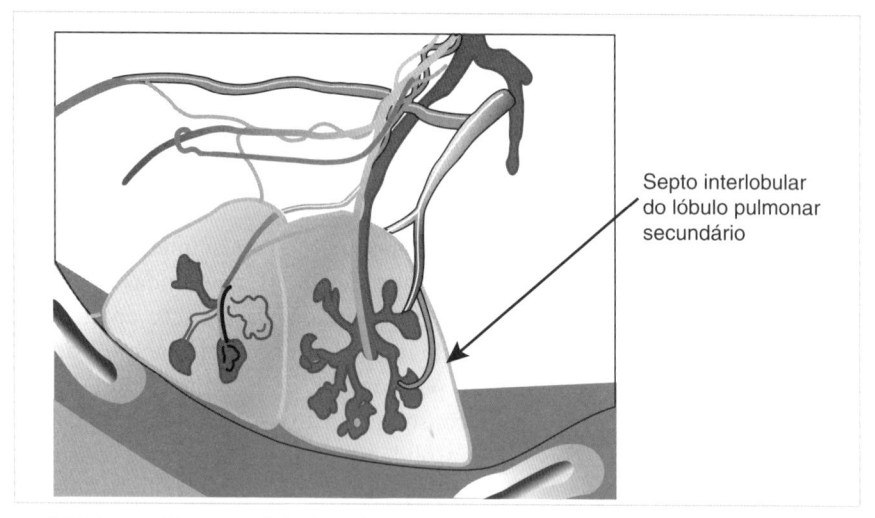

• **FIGURA 3** Observe o lóbulo pulmonar secundário e o seu septo interlobular. Na pneumonia, o preenchimento por líquido inflamatório do seu interior é o mecanismo responsável pela formação das linhas B.

- **TABELA 3** Como diferenciar ao ultrassom a presença de pneumonia ou atelectasia

	Pneumonia	Atelectasia
Volume pulmonar	Preservado	Reduzido
Shred sign	Presente	Ausente
Broncograma aéreo dinâmico	Comum	Incomum; 6% dos casos
Broncograma aéreo estático	40% dos casos	Comum

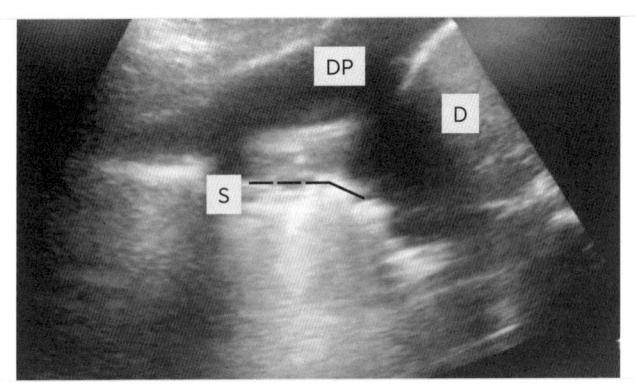

- **FIGURA 5** Consolidação pulmonar por pneumonia. O pulmão consolidado (não aerado) é visto anteriormente, enquanto o pulmão não consolidado (parcialmente aerado) é visto posteriormente. O *shred sign* (S) é visualizado como uma imagem hiperecogênica atravessando o pulmão consolidado, na interface entre ele e o pulmão parcialmente aerado.

D: diafragma; DP: derrame pleural; S: *shred sign*.

ABORDAGEM E EXECUÇÃO DO EXAME

Antes de submeter o paciente à realização do exame, responda à pergunta: a ultrassonografia nesse paciente com suspeita/confirmação de COVID-19 mudará a minha conduta?

Os pacientes que mais se beneficiam são aqueles nos quais os achados do exame podem mudar a conduta ou trazer um diagnóstico diferencial. Portanto, reserva-se o uso em pacientes atendidos que apresentam sinais vitais alterados e/ou sinais de alerta e/ou deterioração clínica após avaliação inicial. Nesses

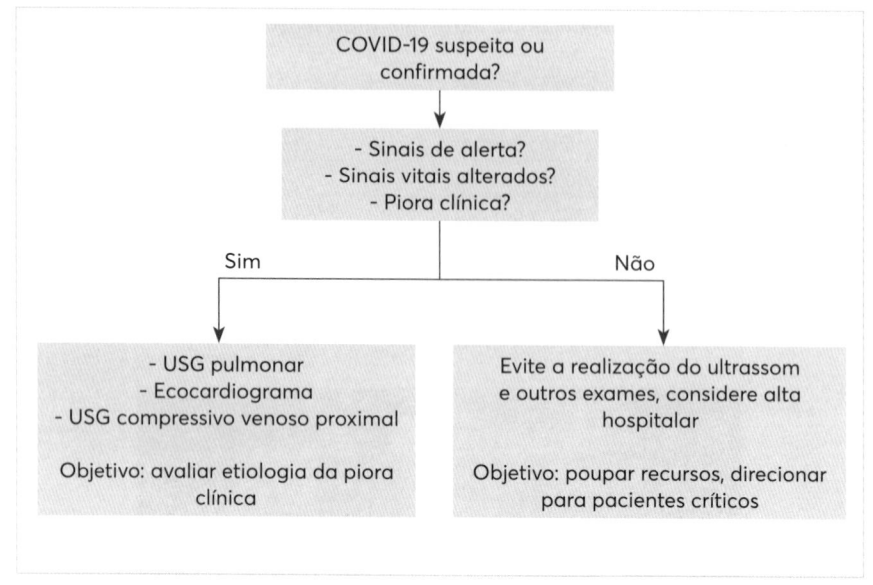

- **FIGURA 6** Algoritmo para auxílio de tomada de decisão.
USG: ultrassom.

casos, deve-se realizar a ultrassonografia cardíaca focada e o ultrassom do sistema venoso profundo proximal, examinando a compressibilidade dos vasos, além de avaliação pulmonar.

Paramentação/desparamentação/cuidados com o aparelho de ultrassom

As etapas de paramentação e desparamentação devem seguir as normas vigentes (para maiores detalhes, consulte o capítulo específico deste livro). Um dos aparelhos de ultrassonografia deve estar reservado para uso exclusivo em pacientes com suspeita/confirmação de COVID-19. Os transdutores devem ser encapados. Para minimizar a possibilidade de contaminação, o recipiente de gel deve ser individual para cada paciente.

Aquisição da imagem

- Posicione corretamente o paciente: o posicionamento do paciente dependerá essencialmente de sua condição clínica e da possibilidade de colaborar com o exame. Como o objetivo é avaliar o máximo possível de zonas pulmonares, principalmente as inferiores e posteriores, recomendamos a posição supina e a sentada com braços estendidos, de forma a permitir a aquisição de imagens em 12 zonas (Figura 7). Os pacientes submetidos à posição prona devem ter o seu tórax anterior avaliado através da abdução do braço, com elevação do ombro ipsilateral ao hemitórax insonado (Figura 8).

- Selecione o transdutor curvilíneo (convexo).
- Selecione o *preset* "pulmão" ou "abdome" em aparelhos que não possuam o *preset* específico. Certifique-se que o indicador esteja no quadrante superior esquerdo da tela.
- Segure o transdutor como uma caneta e o posicione perpendicularmente ao tórax do paciente com o marcador direcionado cefalicamente. Com essa

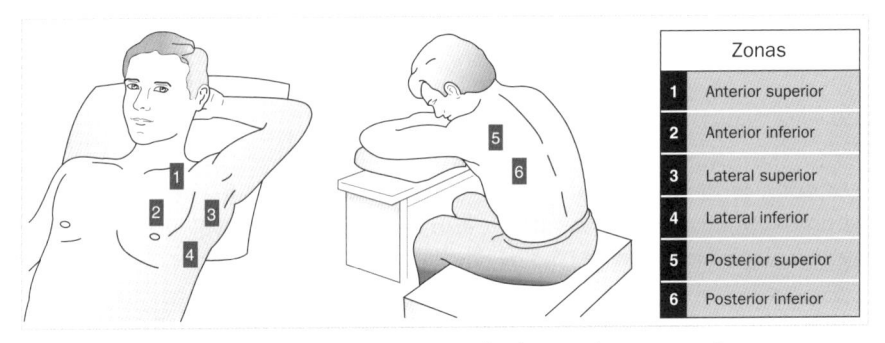

Zonas	
1	Anterior superior
2	Anterior inferior
3	Lateral superior
4	Lateral inferior
5	Posterior superior
6	Posterior inferior

· **FIGURA 7** Zonas pulmonares a serem avaliadas no ultrassom pulmonar.

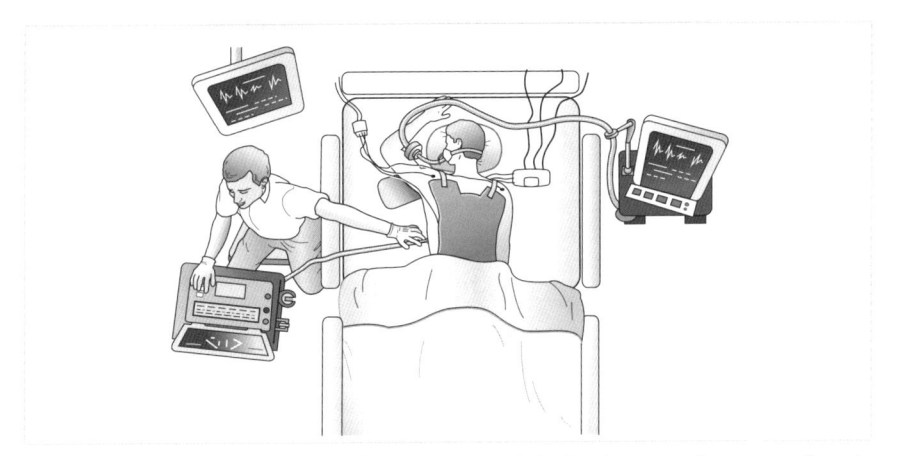

· **FIGURA 8** A *"swimmer position"* consiste em abduzir o braço e elevar o ombro do hemitórax a ser avaliado.

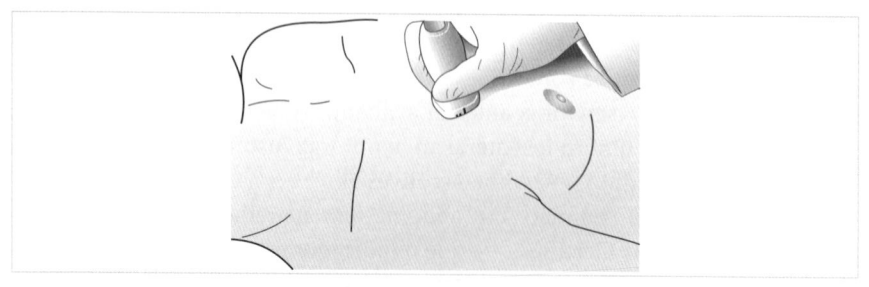

• **FIGURA 9**   Maneira correta de segurar o transdutor e o direcionamento do *probe*, perpendicular ao tórax do paciente.

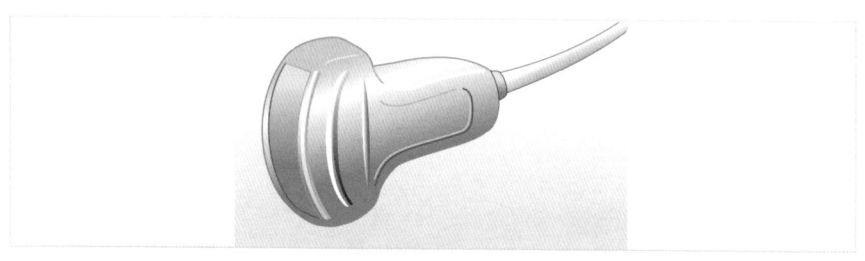

• **FIGURA 10**   Transdutor curvilíneo. Podem ser utilizados outros transdutores na ultrassonografia de tórax, no entanto, este *probe* nos permite avaliar estruturas superficiais e profundas em regiões de diferentes densidades de tecido.

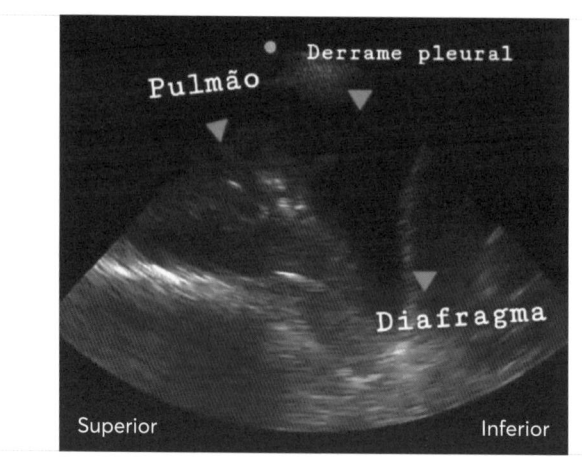

• **FIGURA 11**   Observe o indicador circular (*screen marker*) no canto superior esquerdo da tela. O encontro do diafragma na zona 4 possibilita visualizar as estruturas da cavidade torácica à sua esquerda e as estruturas da cavidade abdominal à sua direita. Na imagem, observa-se uma imagem anecoica (preta) entre o pulmão e diafragma, que corresponde a um derrame pleural. Imagem cortesia de Dr. Daniel Ribeiro, Departamento de Emergência do HC-FMUSP.

configuração, o lado esquerdo da tela será superior ou cranial, enquanto o lado direito será inferior ou caudal.

- Durante a avaliação de cada zona pulmonar, deslize o transdutor em sentido craniocaudal, sempre se certificando de mantê-lo perpendicular ao tórax. Em cada zona avaliada, o examinador deve definir se há aeração pulmonar normal ou não. Se alterada, deve ser quantificado o estágio de perda de aeração conforme a Tabela 4.

Interpretação das imagens e correlação com achados na COVID-19

Nenhum dos achados encontrados nas séries de casos publicados é específico.[5] As publicações sobre ultrassonografia pulmonar na COVID-19 englobam um pequeno número de casos, mas as conclusões são inteiramente concordantes entre si. Por exemplo, em uma série de 20 casos publicada por Xing et al.,[10] 100% dos pacientes apresentavam anormalidades na linha pleural (100% linhas B e 50% consolidações). O envolvimento bilateral foi observado em 100% dos casos, predominando em áreas posteriores. Consolidações não foram observadas em casos moderados, mas predominavam em pacientes críticos. Derrame pleural (18% – 2 casos), derrame pericárdico (9% – 1 caso) e trombose venosa profunda (64% – 5 casos) foram encontrados apenas em pacientes críticos. Zeng et al. demonstraram que os pacientes que entravam na fase de convalescença começavam a apresentar linhas A à ultrassonografia. Os achados foram replicados em outras publicações.[5,17-18] As alterações ocorrem em um *continuum* (Figura 12, Tabela 4), iniciando-se como um padrão intersticial leve (menor número de linhas B e não confluentes), prosseguindo para um padrão bilateral e grave (maior quantidade de linhas B, confluentes), culminando com um padrão consolidativo (alveolar). O pico das anormalidades à ultrassonografia parece acompanhar os achados da tomografia, isto é, entre o 9º e 13º dias após início dos sintomas.[6]

Avaliação prognóstica de pacientes no departamento de emergência com COVID-19 utilizando o ultrassom *point of care*

No departamento de emergência, ter uma estimativa da gravidade atual e potencial de deterioração clínica nos próximos dias é de grande ajuda. Atualmente, existem trabalhos que correlacionam os achados no ultrassom pulmonar em pacientes com COVID-19 e o desfecho clínico.

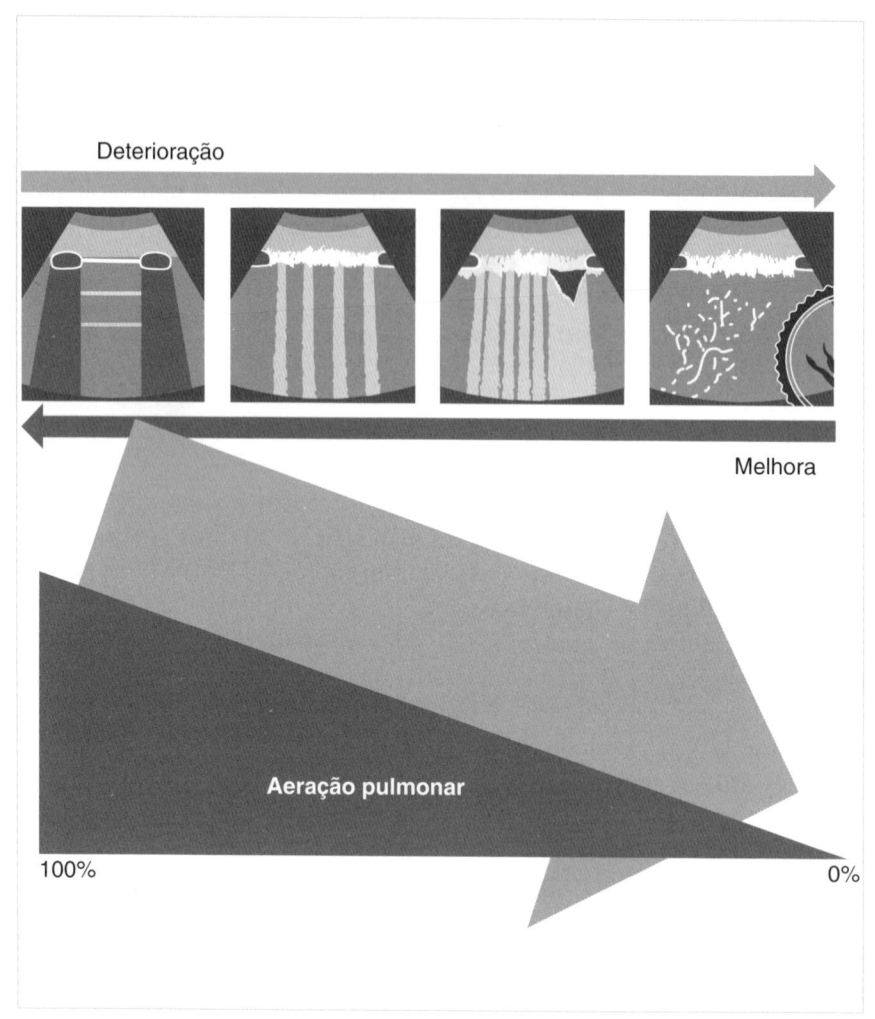

· **FIGURA 12** O envolvimento inicial será caracterizado como síndrome intersticial, identificada por mais de 3 linhas B por zona pulmonar avaliada. Com a progressão do envolvimento pulmonar, será observada uma confluência entre as linhas B, denotando maior preenchimento alveolar e perda da aeração (corresponde ao aspecto em vidro fosco observado na tomografia de tórax). A etapa seguinte na perda de aeração é a consolidação alveolar, criando um aspecto ultrassonográfico semelhante ao do fígado. Espessamento e irregularidade da linha pleural podem ser observadas em qualquer etapa. Durante a recuperação clínica, as alterações vão regredindo até o retorno do padrão de linhas A.

- **TABELA 4** Progressão da deterioração da aeração pulmonar. Inicialmente a relação ar/fluido é preservada, progredindo, em sequência, para uma síndrome intersticial, e depois para consolidação pulmonar

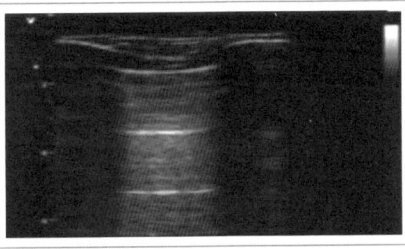	<ul><li>Padrão de aeração pulmonar normal</li><li>Encontrado em indivíduos saudáveis</li><li>Pode ser encontrado em pacientes com COVID-19 sem envolvimento pulmonar</li></ul>
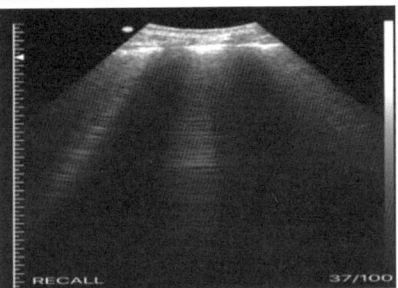	<ul><li>Síndrome intersticial em fase inicial, caracterizada por > 3 linhas B</li><li>Encontrada em 100% dos pacientes com envolvimento pulmonar na COVID-19</li></ul>
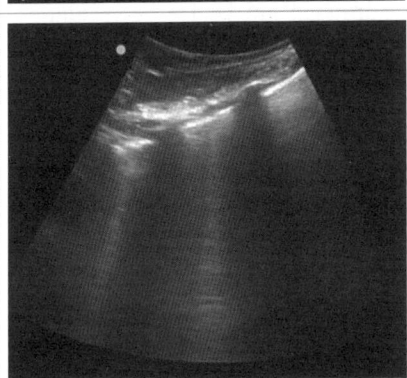	<ul><li>Síndrome intersticial em evolução, caracterizada por linhas B confluentes</li></ul>
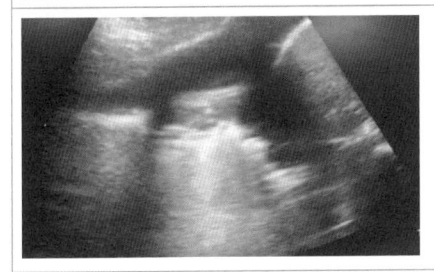	<ul><li>Consolidação pulmonar</li><li>Caracteriza envolvimento pulmonar grave na COVID-19</li></ul>

Um desses trabalhos[14] utilizou ultrassom pulmonar em 24 h da admissão hospitalar do paciente, com repetição em caso de piora respiratória ou hemodinâmica. O protocolo proposto (escore LUS – *Lung Ultrasound Score*) foi feito com a avaliação de seis campos pulmonares em cada hemitórax, dando uma nota de 0 até 3 para cada um dos campos de acordo com os achados de imagem (variando de 0 a 36 pontos):

- Linhas A: 0 pontos.
- Linhas B isoladas: 1 ponto.
- Linhas B coalescentes: 2 pontos.
- Padrão C (consolidação): 3 pontos.

O trabalho mostrou que os principais achados no ultrassom foram espessamento pleural e consolidações subpleurais. Escores LUS mais elevados se correlacionaram com a gravidade do quadro, avaliado pelos escores SOFA e MEWS.

Em outro estudo,[16] realizado no HC-FMUSP, foi aplicado um escore ultrassonográfico em 180 pacientes com COVID-19 já confirmada por PCR. De forma semelhante aos outros estudos citados, foi observada correlação de escores elevados com maior mortalidade, admissão em UTI e necessidade de intubação orotraqueal.

Todos os estudos descritos são limitados pelo caráter unicêntrico. Saber como realizar o exame pode auxiliar o médico emergencista a estratificar a gravidade dos seus pacientes e utilizar com mais eficiência os recursos do seu hospital.

CONCLUSÃO

O POCUS é complementar ao método clínico, não devendo ser utilizado como uma ferramenta diagnóstica isolada e absoluta na condução do caso. O seu uso tem como objetivo identificar o envolvimento pulmonar, acompanhar a progressão da doença e excluir possíveis complicações. Apresenta maior acurácia em relação ao exame físico e à radiografia de tórax na identificação de envolvimento pulmonar, sendo uma alternativa confiável à tomografia de tórax. Não obstante, o uso de *point of care* da ultrassonografia pulmonar parece ser promissor como teste diagnóstico de primeira linha na COVID-19.

REFERÊNCIAS BIBLIOGRÁFICAS

1. Mehta M, Jacobson T, Peters D, et al. Handheld ultrasound versus physical examination in patients referred for transthoracic echocardiography for a suspected cardiac condition. JACC Cardiovasc Imaging. 2014;7(10):983-90.

2. Narula J, et al. Time to add a fifth pillar to bedside physical examination inspection, palpation, percussion, auscultation, and insonation. JAMA Cardiol. 2018;3(4):346-50.
3. Lichtenstein D, et al. Comparative diagnostic performances of auscultation, chest radiography, and lung ultrasonography in acute respiratory distress syndrome. Anesthesiology. 2004.
4. Razi R, et al. Bedside hand-carried ultrasound by internal medicine residents versus traditional clinical assessment for the identification of systolic dysfunction in patients admitted with decompensated heart failure. J Am Soc Echocardiogr. 2011;24:1319-24.
5. Soni NJ, et al. Point-of-care ultrasound. Elsevier; 2015.
6. Kanne JP, et al. Essentials for radiologists on COVID-19: An update. Radiology Scientific Expert Panel. 2020.
7. American College of Radiology. ACR recommendations for the use of chest radiography and computed tomography (CT) for suspected COVID-19 infection. (2020, March 22). Disponível em: https://www.acr.org/Advocacy-and-Economics/ACR-Position-Statements/Recommendations-for--Chest-Radiography-and-CT-for-Suspected-COVID19-Infection.
8. Xirouchaki N, et al Lung ultrasound in critically ill patients: comparison with bedside chest radiography. Intensive Care Med. 2011.
9. Peng QY, et al. Findings of lung ultrasonography of novel corona virus pneumonia during the 2019-2020 epidemic. Intensive Care Med. 2020;46(5):849-50.
10. Xing C, et al. Lung ultrasound findings in patients with COVID-19 pneumonia. Critical Care. 2020;24:174.
11. Peyrony O, et al. Accuracy of emergency department clinical findings for diagnostic of coronavirus disease-2019. Annals of Emergency Medicine. 2020.
12. Ghosh S, Deshwal H, Saeedan MB, Khanna VK, Raoof S, Mehta AC. Imaging algorithm for COVID-19: A practical approach [published online ahead of print, 2020 Nov 10]. Clin Imaging. 2020;72:22-30.
13. Wang Y, Dong C, Hu Y. Temporal changes of CT findings in 90 patients with COVID-19 pneumonia: A longitudinal study. Radiology. 2020:200843.
14. Lichter Y, Topilsky Y, Taieb P, et al. Lung ultrasound predicts clinical course and outcomes in COVID-19 patients. Intensive Care Med. 2020;46(10):1873-83.
15. Ji L, Cao C, Gao Y, Zhang W, Xie Y, Duan Y, et al. Prognostic value of bedside lung ultrasound score in patients with COVID-19. Crit Care. 2020 Dec 22;24(1):700.
16. Alencar JCG, Marchini JFM, Marino LO, Ribeiro SCC, Bueno CG, Cunha VP, et al. Lung ultrasound score predicts outcomes in COVID-19 patients admitted to the emergency department. Ann Intensive Care. 2021;11:6.

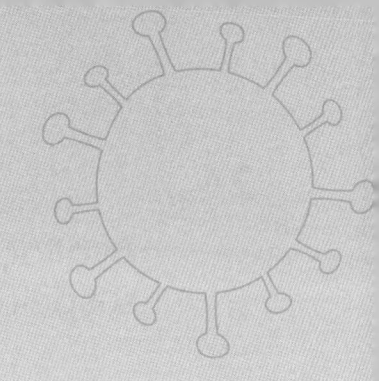

Parte D

Manejo

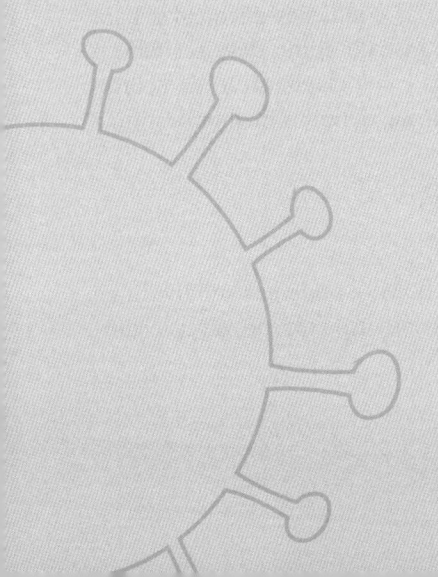

Avaliação inicial dos casos suspeitos de COVID-19

Rodrigo Freddi Miada
Victor Arrais Araújo
Paula Sepulveda Mesquita
Lucas Lentini Herling de Oliveira

INTRODUÇÃO

A avaliação inicial de pacientes possivelmente infectados pelo SARS-CoV-2 tem por objetivo identificar os casos suspeitos e avaliar fatores que possam ter impacto prognóstico, a fim de permitir classificar os pacientes em grupos de acordo com a gravidade de sua apresentação clínica e definir o setor adequado para o tratamento (ambulatorial, enfermaria ou UTI), assim como o próprio planejamento terapêutico a ser instituído.

Para tanto, essa avaliação inicial deve seguir protocolos institucionais que visem garantir a segurança do próprio paciente, de todos os profissionais que tiverem contato com ele e das demais pessoas presentes na instituição de saúde.

Este capítulo visa informar as práticas recomendadas pelas principais entidades de saúde mundiais e brasileiras sobre as condições adequadas para atendimento inicial desses pacientes, além de instruir como deve ser feito o reconhecimento adequado dos casos suspeitos e sua classificação de acordo com fatores prognósticos, permitindo, dessa forma, definir o melhor destino e tratamento para o paciente.

DEFINIÇÃO DE CASO SUSPEITO

Segundo a Organização Mundial da Saúde (OMS), podemos subdividir os casos de acordo com as seguintes definições: casos suspeitos, prováveis e confirmados de infecção pelo SARS-CoV-2.[1]

- **TABELA 1** Casos suspeitos de infecção pelo SARS-CoV-2 (segundo definição da OMS)

A	B	C
Paciente que apresenta critério clínico E epidemiológico positivo **Critérios clínicos:** - Início recente de febre E tosse OU - Início recente de pelo menos três dos seguintes sinais ou sintomas: febre, tosse, fadiga/fraqueza generalizada, cefaleia, mialgia, odinofagia, coriza, dispneia, anorexia/náusea/vômitos, diarreia e alteração do estado mental **Critérios epidemiológicos:** - Reside ou trabalha em área com alto risco de transmissão do vírus (nos últimos 14 dias antes do início do sintomas) – ex.: casa de repouso, sistema penitenciário etc. OU - Reside ou viajou para área com transmissão comunitária (nos últimos 14 dias antes do início dos sintomas) OU - Trabalha em ambientes de cuidado à saúde (profissionais da saúde) nos últimos 14 dias antes do início dos sintomas	Paciente com síndrome respiratória aguda grave (SRAG) SRAG = história de infecção respiratória aguda com febre referida ou medida (com temperatura acima de 38°C), associada a tosse, com início dos sintomas nos últimos 10 dias e que requer hospitalização	Indivíduos assintomáticos que não atendem aos critérios epidemiológicos com um resultado positivo de teste rápido de antígeno SARS-CoV-2 (*SARS-CoV-2 Antigen-RDT2*)

- **TABELA 2**   Casos prováveis de infecção pelo SARS-CoV-2 (segundo definição da OMS)

A	B	C	D
Pacientes que atendem ao critério clínico apresentado na Tabela 1 E que são contactantes de caso provável ou confirmado	Caso suspeito pelos critérios expostos E com imagem pulmonar evidenciando achados sugestivos de COVID-19 Imagens radiográficas sugestivas de COVID-19 incluem: • Radiografia de tórax: opacidades mal definidas geralmente arredondadas, de distribuição periférica e comumente acometendo lobo inferior • Tomografia computadorizada de tórax: múltiplas opacidades em vidro fosco bilateral, geralmente arredondadas, de distribuição periférica e comumente acometendo lobo inferior • Ultrassonografia pulmonar: linhas pleurais espessadas, linhas B (multifocais, discretas ou confluentes), padrões consolidativos com ou sem broncogramas aéreos	Indivíduos com início recente de anosmia (perda do olfato) ou ageusia (perda do paladar) na ausência de qualquer outra causa identificável	Morte não explicada, em adulto com insuficiência respiratória E que era contactante de um caso provável ou confirmado de COVID-19

- **TABELA 3** Casos confirmados de infecção pelo SARS-CoV-2 (segundo definição da OMS)

A	B	C
Indivíduo com teste de amplificação de ácidos nucleicos (RT-PCR) positivo para SARS-CoV-2	Indivíduos com resultado positivo de teste rápido para antígeno do SARS-CoV-2 (*SARS-CoV-2 Antigen-RDT2*) e que se enquadrem na definição de casos prováveis ou que apresentam os critérios "A" ou "B" dos casos suspeitos	Indivíduos assintomáticos com resultado positivo de teste rápido para antígeno do SARS-CoV-2 (*SARS-CoV-2 Antigen-RDT2*) e que são contactantes de caso provável ou confirmado de COVID-19

Como exposto em capítulo anterior, a apresentação da COVID-19 é ampla, podendo o paciente se apresentar assintomático ou com diversos sinais e sintomas distintos, variando desde quadros leves até graves/críticos.

As síndromes clínicas de maior importância, e que implicam na atual definição de caso suspeito pelo Ministério da Saúde (MS), incluem a síndrome gripal (SG) e a síndrome respiratória aguda grave (SRAG), que estão apresentadas a seguir.[2-4,11]

Casos suspeitos de infecção pelo SARS-CoV-2 (segundo definição do MS)

- Definição 1 – síndrome gripal (SG): indivíduo com quadro respiratório agudo, caracterizado por sensação febril ou febre, mesmo que relatada, acompanhada de tosse OU dor de garganta OU coriza OU dificuldade respiratória.
  1. Em crianças: considera-se também obstrução nasal, na ausência de outro diagnóstico específico.
  2. Em idosos: a febre pode estar ausente. Deve-se considerar também critérios específicos de agravamento como síncope, confusão mental, sonolência excessiva, irritabilidade e inapetência.
- Definição 2 – síndrome respiratória aguda grave (SRAG): síndrome gripal que apresente: dispneia/desconforto respiratório OU pressão persistente no tórax OU saturação de O_2 menor que 95% em ar ambiente OU coloração azulada dos lábios ou rosto.
  1. Em crianças: além dos itens anteriores, observar os batimentos de asa de nariz, cianose, tiragem intercostal, desidratação e inapetência.

Sintomas menos comuns podem estar presentes, como anorexia, produção de escarro, dor de garganta, confusão, tonturas, cefaleia, dor torácica, hemoptise, diarreia, náuseas/vômitos, dor abdominal, congestão conjuntival, anosmia/hiposmia e ageusia, dentre outros.

É importante ter em mente que febre e sintomas respiratórios podem estar ausentes, não sendo possível descartar a infecção baseando-se apenas na sintomatologia.[2-3]

Ademais, vale também lembrar que outras causas infecciosas e não infecciosas podem ser consistentes com os mesmos achados. Logo, nem toda doença respiratória em tempos de pandemia será obrigatoriamente COVID-19. Para tanto, idealmente, deve-se dispor de testes que permitam a confirmação dos casos suspeitos e prováveis.

Casos confirmados (segundo definição do MS)

- Por critério laboratorial – caso suspeito de SG ou SRAG com teste de:
  - Biologia molecular (RT-PCR em tempo real para detecção do vírus SARS-CoV-2):
    - Doença pelo coronavírus 2019: com resultado detectável para SARS--CoV-2.
  - Imunológico (teste rápido ou sorologia clássica para detecção de anticorpos):
    - Doença pelo coronavírus 2019: com resultado positivo para anticorpos IgM e/ou IgG, em amostra coletada após o sétimo dia de início dos sintomas.
- Por critério clínico-epidemiológico – caso suspeito de SG ou SRAG com:
  - Histórico de contato próximo ou domiciliar, nos últimos 7 dias antes do aparecimento dos sintomas, com caso confirmado laboratorialmente para COVID-19 e para o qual não foi possível realizar a investigação laboratorial específica.

TRIAGEM E CUIDADOS NECESSÁRIOS NO ATENDIMENTO INICIAL

O primeiro contato com o paciente suspeito de infecção pelo SARS-CoV-2 é realizado ainda na triagem, no serviço de saúde, antes do primeiro atendimento médico.

Aconselha-se que cada instituição estabeleça fluxos adequados para o acolhimento e atendimento desses pacientes,[4-9] visando identificar rapidamente os casos suspeitos de COVID-19, de forma a permitir seu manejo adequado, garantindo um atendimento mais resolutivo e prevenindo a disseminação da doença para outros pacientes e profissionais presentes no serviço de saúde.

Uma vez identificados os pacientes suspeitos de infecção pelo SARS-CoV-2, tão logo adentre o serviço de saúde, orienta-se fornecer e instruir o paciente sobre o uso correto de máscara cirúrgica, higienização adequada das mãos com água e sabão ou álcool em gel 70%, além de orientá-los a não tocar na máscara, nos olhos, nariz ou boca.

Após isso, deve-se isolar este paciente, encaminhando-o a um setor específico para o atendimento exclusivo dos pacientes com suspeita de COVID-19. Idealmente, recomenda-se manter esses locais bem arejados e manter a correta sinalização, para evitar circulação de outras pessoas. Esses ambientes também deverão ter um fluxo específico de limpeza para evitar transmissão da doença.

Todos os profissionais de saúde que tiverem contato com esses pacientes deverão utilizar EPI (equipamentos de proteção individual), para prestar assistência adequada com segurança.

Além disso, a classificação breve de gravidade da doença atual é fundamental para definir o local de atendimento (p.ex.: sala de emergência ou consultório médico) e o tempo máximo de espera até o primeiro contato com o médico (Figura 1). Essa classificação é usada como base para definir quais pacientes devem ser prontamente atendidos por apresentarem maior risco à vida e aqueles que podem aguardar o atendimento com segurança.[10]

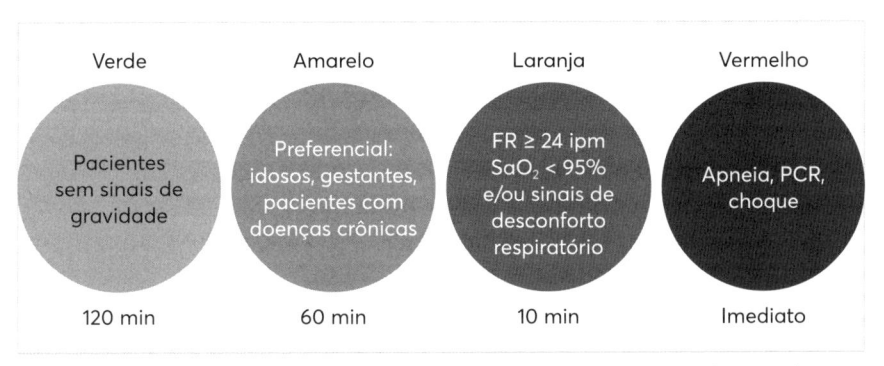

Verde	Amarelo	Laranja	Vermelho
Pacientes sem sinais de gravidade	Preferencial: idosos, gestantes, pacientes com doenças crônicas	FR ≥ 24 ipm SaO_2 < 95% e/ou sinais de desconforto respiratório	Apneia, PCR, choque
120 min	60 min	10 min	Imediato

- **FIGURA 1** Exemplo de estratificação de gravidade em cores, de acordo com avaliação breve do paciente que chega ao PS, para definir local e tempo para atendimento médico inicial (como sugerido a seguir), adaptada para casos de síndrome gripal. Os casos triados como verdes e amarelos podem ser atendidos em consultório médico, enquanto os classificados como laranja e vermelho devem ser encaminhados à sala de emergência.

FR: frequência respiratória; PCR: parada cardiorrespiratória; SaO_2: saturação de oxigênio.

FATORES PROGNÓSTICOS E CLASSIFICAÇÃO DE GRAVIDADE

Durante a avaliação inicial dos casos suspeitos de COVID-19, deve-se procurar identificar achados clínicos e fatores que influenciam no prognóstico do paciente, permitindo reconhecer indivíduos em condição de gravidade ou que tenham potencial para evolução desfavorável (como desenvolvimento de SRAG, necessidade de UTI e morte, p.ex.). Dessa forma, poderemos identificar os pacientes que requerem internação hospitalar e que demandem maior vigilância, intervenções imediatas e suporte assistencial mais avançado.

O Ministério da Saúde e a OMS recomendam uma avaliação clínica baseada na identificação de disfunções orgânicas, por meio da identificação de sinais de gravidade e comorbidades (Tabelas 5 e 6), com o objetivo de identificar dois grupos de pacientes: casos leves e casos graves (Tabela 4).[2,10]

Além disso, o tempo de evolução da doença também se faz importante, uma vez que o período crítico da doença parece ocorrer por volta do 7º a 10º dias de sintomas.[2]

• **TABELA 4** Estratificação de casos suspeitos de síndrome gripal de acordo com gravidade da apresentação e presença ou não de comorbidades, Ministério da Saúde, 2020

Casos leves	Casos graves
Atenção Primária à Saúde/Estratégia Saúde da Família	Centro de Referência/Atenção Especializada
Síndrome gripal com sintomas leves (sem sinais e sintomas de gravidade) + Ausência de condições clínicas de risco que indicam necessidade de avaliação em centro de referência/atenção especializada	Síndrome gripal que apresente sinais e sintomas de gravidade OU Condições clínicas de risco que indicam necessidade de avaliação em centro de referência/atenção especializada

• **TABELA 5** Sinais e sintomas de gravidade

Sistema respiratório:
• Dispneia ou taquipneia (FR > 30 ipm)
• Uso de musculatura acessória respiratória
• Movimento paradoxal do abdome e/ou batimento da asa do nariz (em crianças)
• SaO_2 < 95% em ar ambiente (oximetria de pulso)
• Cianose central

(continua)

- **TABELA 5**   Sinais e sintomas de gravidade *(continuação)*

Sistema cardiovascular:
• PAS < 90 mmHg e/ou PAD < 60 mmHg
• Diminuição do pulso periférico
Sinais de alerta adicionais:
• Piora clínica da doença de base
• Alteração do estado mental, confusão/letargia
• Persistência ou aumento da febre por mais de 3 dias ou retorno após 48 h de período afebril
• Inapetência para amamentação ou ingestão de líquidos (em crianças)

Adaptada do Ministério da Saúde, 2020. FR: frequência respiratória; PAD: pressão arterial diastólica; PAS: pressão arterial sistólica; SaO_2: saturação de oxigênio.

- **TABELA 6**   Condições clínicas que indicam avaliação em centro de referência

• Idade ≥ 65 anos
• Diabetes
• Doenças cardiovasculares crônicas (incluindo hipertensão arterial sistêmica, doença arterial coronariana, doença cerebrovascular, cardiopatias congênitas)
• Doenças respiratórias crônicas (DPOC, asma, intersticiopatias pulmonares com complicações, fibrose cística com infecções recorrentes, displasia broncopulmonar com complicações)
• Doenças renais crônicas
• Hepatopatia crônica avançada
• Imunossuprimidos
• Uso de corticoides ou imunossupressores
• Neoplasias
• Portadores de doenças cromossômicas com estado de fragilidade imunológica (ex.: síndrome de Down)
• Gestantes de alto risco

Adaptada da tabela "Condições clínicas de risco que indicam avaliação da síndrome gripal em centro de referência/atenção especializada", Ministério da Saúde, 2020. DPOC: doença pulmonar obstrutiva crônica.

DEFININDO LOCAL DE TRATAMENTO E MANEJO INICIAL

Casos leves

Os casos leves, conforme classificação exposta anteriormente, devem ser manejados ambulatorialmente, com medidas não farmacológicas como repouso, hidratação, alimentação e sono adequados, além de controle dos sintomas com analgésicos e antitérmicos.[2]

Nestes casos, está indicado isolamento domiciliar por 10 dias a contar da data de início dos sintomas, contanto que afebris por pelo menos 24 h e assintomáticos.[2] Não há orientações específicas em relação à coleta de exames para confirmação laboratorial para essa população, assim como não há tratamento específico para uso ambulatorial validado até o momento.

Recomenda-se reavaliação do paciente a cada 24 h para os pacientes com mais de 60 anos e nos portadores de condições clínicas de risco; e a cada 48 h nos demais casos. Essa reavaliação deve ser feita preferencialmente por telefone. Caso seja necessário atendimento presencial, recomenda-se, idealmente, que seja realizado em domicílio.[2]

É importante orientar o paciente sobre a maneira correta de fazer o isolamento domiciliar, de manter os cuidados com higiene das mãos e utilização de utensílios pessoais, para evitar a disseminação da doença entre os demais integrantes da família. Antes de liberar o paciente, reforçar os sinais de alarme e orientar procura de serviço de urgência, caso os manifeste.

Casos graves

Pacientes com sinais de gravidade triados para sala de emergência devem ser monitorizados e avaliados seguindo o protocolo ABCDE (Figura 2) sistematizado para manejo de condições agudas potencialmente ameaçadoras à vida, mesmo antes do diagnóstico ser estabelecido, respeitando as condições de segurança discutidas anteriormente.

Pacientes com infecção severa do trato respiratório podem se apresentar com qualquer uma das três condições ameaçadoras à vida – dificuldade para respirar, choque e alteração do estado mental –, além de cursar com descompensação de doenças de base. Abordagem da via aérea, fornecimento de O_2 suplementar, ventilação mecânica e choque serão abordados individualmente em outros capítulos, mas algumas considerações sobre a insuficiência respiratória neste contexto merecem destaque, visto que a intubação precoce sem indicações bem estabelecidas está associada a complicações iatrogênicas relacionadas à ventilação mecânica. Taquipneia, por exemplo, por ser um mecanismo de resposta à inflamação pulmonar, não deve ser compreendida isoladamente como indicação de intubação.[3-7,11-15] Deve-se, portanto, realizar avaliação minuciosa de sinais de esforço respiratório, como uso de musculatura acessória e sinais clínicos de desconforto que representem de forma mais fidedigna o colapso respiratório.[8-10,16-18]

A abordagem inicial, portanto, tem como objetivo a estabilização do paciente, implementação de medidas em condições que requerem intervenção imediata e o reconhecimento precoce de síndromes clínicas associadas à CO-VID-19, descritas anteriormente, além da consideração de diagnósticos dife-

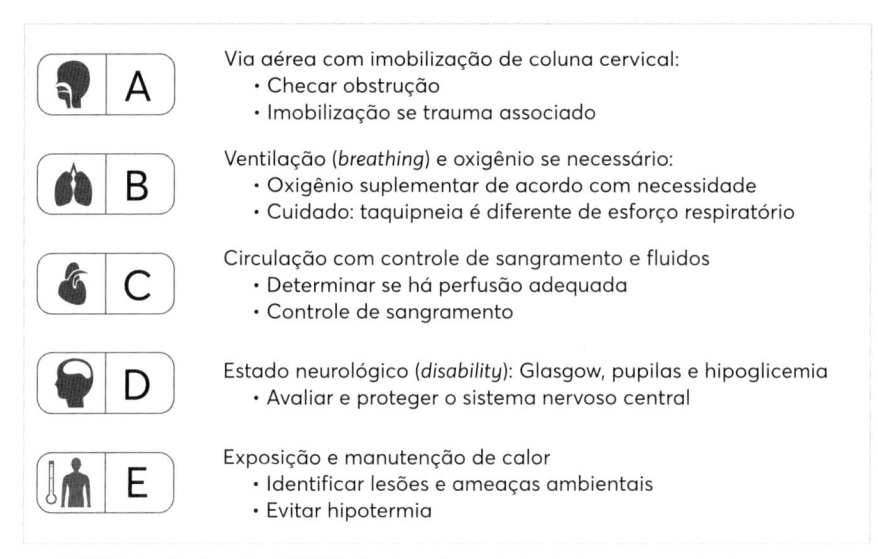

Via aérea com imobilização de coluna cervical:
- Checar obstrução
- Imobilização se trauma associado

Ventilação (*breathing*) e oxigênio se necessário:
- Oxigênio suplementar de acordo com necessidade
- Cuidado: taquipneia é diferente de esforço respiratório

Circulação com controle de sangramento e fluidos
- Determinar se há perfusão adequada
- Controle de sangramento

Estado neurológico (*disability*): Glasgow, pupilas e hipoglicemia
- Avaliar e proteger o sistema nervoso central

Exposição e manutenção de calor
- Identificar lesões e ameaças ambientais
- Evitar hipotermia

- **FIGURA 2** Protocolo ABCDE do atendimento inicial em emergência.

renciais, estabelecendo, assim, grupos de gravidade que permitam o direcionamento de condutas e a otimização de leitos hospitalares.

Os casos graves devem, então, ser estabilizados e encaminhados aos serviços de urgência ou hospitalares de acordo com a organização da Rede de Atenção à Saúde local, para realização de exames de imagem (raio X ou tomografia de tórax), coleta de exames laboratoriais para identificação de disfunções orgânicas ou fatores de mau prognóstico, investigação etiológica com RT-PCR para SARS-CoV-2 e culturas de outros sítios infecciosos, quando pertinente, além do início da terapia de suporte.[2,3]

O uso de antibioticoterapia inadequada deve ser evitado. Se houver dúvida diagnóstica ou suspeita de infecção bacteriana associada, indica-se o início de antibióticos e coleta de culturas de acordo com o racional clínico, com reavaliação constante para avaliar a manutenção desta terapia.[2,3]

Em pacientes internados, com necessidade de oxigenioterapia suplementar, está indicado o uso de corticoterapia por 10 dias ou até alta hospitalar, tendo sido demonstrada redução de mortalidade neste grupo de pacientes pelo estudo RECOVERY (veja mais informações em capítulo específico).

Reforça-se que, para este grupo de pacientes, o planejamento terapêutico deve focar na monitorização adequada e na terapia de suporte, visando estabilização clínica, com o intuito de minimizar e controlar disfunções orgânicas.

A decisão sobre internação hospitalar e o local de tratamento (enfermaria ou UTI) varia conforme protocolos institucionais e a disponibilidade de cada serviço. Veja exemplo na Tabela 7.

• **TABELA 7**   Critérios para internação em enfermaria ou UTI

Critérios para internação em enfermaria	Critérios para internação hospitalar em UTI
• Paciente com melhora clínica após oferta de O_2 • Estabilidade clínica e hemodinâmica	• Sem melhora da saturação de oxigênio, apesar da oferta de O_2 • Esforço respiratório apesar da oferta de O_2 • Relação pO_2/FiO_2 < 200 • Hipotensão arterial • Alteração da perfusão capilar periférica • Alteração do nível de consciência • Oligúria

Adaptada de Diretriz Institucional – Manejo de tratamento para pacientes com COVID-19 em ambiente hospitalar. Divisão de Moléstias Infecciosas e Parasitárias do Hospital das Clínicas da FMUSP e Divisão de Pneumologia do Instituto do Coração do Hospital das Clínicas da FMUSP. Versão 1 (08/04/2020). pO_2/FiO_2: pressão arterial de oxigênio/fração inspirada de oxigênio; SaO_2: saturação de oxigênio; UTI: unidade de terapia intensiva.

NOTIFICAÇÃO

Devem ser notificados ao Ministério da Saúde todos os casos de síndrome gripal (SG) e de síndrome respiratória aguda grave (SRAG) hospitalizados, além dos óbitos por SRAG, independentemente de hospitalização.[28]

Também devem ser notificados os indivíduos assintomáticos com confirmação laboratorial por biologia molecular ou imunológico de infecção recente por COVID-19.[11]

Os profissionais e instituições de saúde públicas ou privadas em todo o território nacional devem notificar tais casos no prazo de até 24 h a partir da suspeita inicial do caso ou da constatação do óbito.

Os hospitais públicos e privados, além de Unidades de Vigilância Sentinela de Síndrome Gripal, devem fazer a notificação no Sistema de Informação da Vigilância Epidemiológica da Gripe (SIVEP-Gripe): https://sivepgripe.saude.gov.br/sivepgripe/.[28]

Os demais serviços de saúde (unidades de atenção primária, consultórios, clínicas, centros de atendimento, pronto atendimento, Serviços Especializados em Engenharia de Segurança e em Medicina do Trabalho – SESMT) devem fazê-lo por meio do sistema e-SUS Notifica (https://notifica.saude.gov.br/login).[28]

REFERÊNCIAS BIBLIOGRÁFICAS

1. World Health Organization (WHO). WHO COVID-19: Case definitions updated in public health surveillance for COVID-19, published 16 December 2020. Disponível em: https://apps.who.int/iris/handle/10665/337834.

2. Ministério da Saúde (MS). Diretrizes para diagnóstico e tratamento da COVID-19 – versão 4, 07 de maio de 2020. Disponível em: https://portaldeboaspraticas.iff.fiocruz.br/atencao-mulher/diretrizes-para-diagnostico-e-tratamento-da-covid-19-ms/.

3. Ministério da Saúde (MS), Secretaria de Atenção Primária à Saúde (SASP). Protocolo de manejo clínico do coronavírus (COVID-19) na Atenção Primária à Saúde – versão 9, 04 de maio de 2020. Disponível em: https://portaldeboaspraticas.iff.fiocruz.br/wp-content/uploads/2020/05/20200504_ProtocoloManejo_ver09.pdf.

4. Ministério da Saúde (MS). Orientações para manejo de pacientes com COVID-19, 15 de junho de 2020. Disponível em: https://portaldeboaspraticas.iff.fiocruz.br/wp-content/uploads/2020/06/Covid19-Orienta-esManejoPacientes.pdf.

5. Ministério da Saúde (MS). Fluxo de pacientes com sintomas respiratórios em unidades de urgência, março de 2020. Disponível em: https://portalarquivos.saude.gov.br/images/pdf/2020/marco/20/2-Etapa-Fluxogramas-COVID-19-SAES-Z.pdf.

6. Ministério da Saúde (MS). Fluxograma para atendimento e detecção precoce de COVID-19 em pronto atendimento UPA 24 horas e unidade hospitalar não definida como referência, março de 2020. Disponível em: https://portalarquivos.saude.gov.br/images/pdf/2020/marco/05/Fluxogramas-COVID-19-SAES-1.pdf.

7. Ministério da Saúde (MS). Fluxograma para atendimento e detecção precoce de COVID-19 em hospital de referência para indivíduos por demanda espontânea, março de 2020. Disponível em: https://portalarquivos.saude.gov.br/images/pdf/2020/marco/05/Fluxogramas-COVID-19-SAES-2.pdf.

8. Ministério da Saúde (MS). Fluxo de atendimento no hospital de referência para paciente referenciado de outros serviços de saúde, março de 2020. Disponível em: https://portalarquivos.saude.gov.br/images/pdf/2020/marco/05/Fluxogramas-COVID-19-SAES-3.pdf.

9. Guidance – COVID-19: investigation and initial clinical management of possible cases – Public Health England, atualização em dezembro de 2020. Disponível em: https://www.gov.uk/government/publications/wuhan-novel-coronavirus-initial-investigation-of-possible-cases/investigation-and-initial-clinical-management-of-possible-cases-of-wuhan-novel-coronavirus-wn-cov-infection.

10. World Health Organization (WHO). Clinical care for severe acute respiratory infection: toolkit. COVID-19 adaptation. Geneva: World Health Organization; 2020 (WHO/2019- nCoV/SARI_toolkit/2020.1). Licence: CC BY-NC-SA 3.0 IGO. Disponível em: https://apps.who.int/iris/handle/10665/331736.

11. Marini JJ, Rocco PRM, Gattinoni L. Static and dynamic contributors to ventilator-induced lung injury in clinical practice. pressure, energy, and power. Am J Respir Crit Care Med. 2020;201(7):767-74.

12. Vieillard-Baron A, Matthay M, Teboul JL, et al. Experts' opinion on management of hemodynamics in ARDS patients: focus on the effects of mechanical ventilation. Intensive Care Med. 2016;42(5):739-49.

13. Marini JJ, Hotchkiss JR, Broccard AF. Bench-to-bedside review: Microvascular and airspace linkage in ventilator-induced lung injury. Crit Care. 2003;7(6):435-44.

14. Tobin MJ. Why physiology is critical to the practice of medicine: A 40-year personal perspective. Clinics In Chest Medicine. 2019 Jun;40(2):243-57.

15. Tobin MJ, Laghi F, Jubran A. Ventilatory failure, ventilator support and ventilator weaning. Comprehensive Physiology (Handbook of Physiology, American Physiological Society). 2012;2:2871-921.

16. Parthasarathy S, Jubran A, Laghi F, et al. Sternomastoid, rib cage, and expiratory muscle activity during weaning failure. J Appl Physiol (1985). 2007;103:140-7.

17. De Troyer A, Peche R, Yernault JC, et al. Neck muscle activity in patients with severe chronic obstructive pulmonary disease. Am J Respir Crit Care Med. 1994;150:41-7.

18. McFadden ER Jr., Kiser R, DeGroot WJ. Acute bronchial asthma. Relations between clinical and physiologic manifestations. N Engl J Med. 1973;288:221-5.

19. Wang D, Hu B, Hu C, et al. Clinical characteristics of 138 hospitalized patients with 2019 novel coronavirus-infected pneumonia in Wuhan, China. JAMA. 2020;323:1061.

20. Guan WJ, Ni ZY, Hu Y, et al. clinical characteristics of coronavirus disease 2019 in China. N Engl J Med. 2020;382:1708.

21. Wu C, Chen X, Cai Y, et al. Risk factors associated with acute respiratory distress syndrome and death in patients with coronavirus disease 2019 pneumonia in Wuhan, China. JAMA Intern Med. 2020;180:934.

22. Zhou F, Yu T, Du R, et al. Clinical course and risk factors for mortality of adult inpatients with COVID-19 in Wuhan, China: a retrospective cohort study. Lancet. 2020;395:1054.

23. National Institutes of Health. Coronavirus disease 2019 (COVID-19) treatment guidelines. Disponível em: https://covid19treatmentguidelines.nih.gov/.

24. UK Government press release. World first coronavirus treatment approved for NHS use by government. Disponível em: https://www.gov.uk/government/news/world-first-coronavirus-treatment--approved-for-nhs-use-by-government.

25. Infectious Diseases Society of america guidelines on the treatment and management of patients with COVID-19. Disponível em: https://www.idsociety.org/practice-guideline/covid-19-guideline-treatment-and-management.

26. World Health Organization. Corticosteroids for COVID-19: Living guidance. Disponível em: https://www.who.int/publications/i/item/WHO-2019-nCoV-Corticosteroids-2020.

27. Siemieniuk R, Rochwerg B, Agoritsas T, et al. A living WHO guideline on drugs for covid-19. BMJ. 2020;370:m3379.

28. Ministério da Saúde (MS). Definição de caso e notificação. Disponível em: https://coronavirus.saude.gov.br/definicao-de-caso-e-notificacao.

LINKS RECOMENDADOS PARA CONSULTA DE MATERIAL COMPLEMENTAR

1. UpToDate. Society guideline links: COVID-19 – index of guideline topics. Disponível em: https://www.uptodate.com/contents/society-guideline-links-coronavirus-disease-2019-covid-19-international-public-health-and-government-guidelines#H2311984172.

2. World Health Organization. Country & technical guidance – Coronavirus disease (COVID-19). Disponível em: https://www.who.int/emergencies/diseases/novel-coronavirus-2019/technical-guidance-publications.

3. Ministério da Saúde. Profissionais e gestores de saúde. Disponível em: https://coronavirus.saude.gov.br/profissional-gestor.

4. Open Critical Care. COVID-19 guidelines dashboard. Disponível em: https://opencriticalcare.org/covid-dashboard/.

25

Suporte de O_2: medidas não invasivas

Ricardo Vasserman de Oliveira
Lucas Gonçalves Dias Barreto
Lucas Lentini Herling de Oliveira

INTRODUÇÃO

A maioria dos pacientes com COVID-19 desenvolve uma forma leve e sem complicações, mas aproximadamente 14% deles desenvolvem doença grave que requer hospitalização e suporte de oxigênio e 5% necessitam de internação em terapia intensiva.[1]

O paciente com queixa de desconforto respiratório no departamento de emergência deve ser prontamente avaliado, pois a insuficiência respiratória não corrigida pode rapidamente evoluir para parada cardiorrespiratória, arritmias e lesão cerebral hipóxica.[2] O diagnóstico da insuficiência respiratória (IRp) é geralmente feito a partir de dados clínicos como dispneia, taquipneia, cianose, taquicardia, uso de musculatura acessória, alteração do nível ou conteúdo da consciência e avaliação da gasometria arterial, tema já abordado em capítulos anteriores.

Diante de um caso suspeito ou confirmado de COVID-19 e sinais de nítido desconforto respiratório, encaminha-se o paciente à sala de emergência e prossegue-se com **MOV + propedêutica objetiva**:

- **M**: consiste em realizar a monitorização cardiológica, pressão arterial e oximetria de pulso.
- **O**: oxigênio suplementar se necessário (comentado a seguir).
- **V**: acesso venoso de grosso calibre (jelco calibre 16 ou 18) com coleta de exames de sangue.
- **Propedêutica objetiva:** queixa e duração de forma objetiva e exame físico direcionado com atenção para os principais sinais clínicos de IRp – contra-

ção fásica do músculo esternocleidomastóideo, puxão traqueal, tiragem de fúrcula, tiragem dos músculos intercostais e sudorese intensa (diaforese).[3]

A Organização Mundial da Saúde recomenda que a saturação de pacientes com COVID-19 seja mantida entre 90% e 96%, evitando tanto a hipóxia quanto a hiperóxia. Esses valores de saturação devem ser individualizados de acordo com comorbidades do paciente, entrando como destaque importante nesse cenário a doença pulmonar obstrutiva crônica (DPOC), em que os níveis de saturação podem ser mantidos abaixo do recomendado para pacientes sem comorbidades.

Em janeiro de 2021, a Associação de Medicina Intensiva Brasileira (AMIB) e a Associação Brasileira de Medicina de Emergência (ABRAMEDE) lançaram recomendações para o uso racional de oxigênio,[8] reforçando as metas de saturação descritas pela Organização Mundial da Saúde (OMS) buscando tanto melhorar o manejo clínico dos pacientes como também otimizar o uso de recursos, tendo em vista que vários estados brasileiros foram afetados por falta de oxigênio para tratamento dos pacientes. Neste capítulo discutiremos as medidas não invasivas para suporte de oxigênio.

Conhecer os métodos de suporte de oxigênio também é importante para a pré-oxigenação de pacientes antes da realização da intubação orotraqueal. Pacientes com COVID-19 podem apresentar um "tempo seguro de apneia" (tempo entre o começo da paralisia muscular e saturação abaixo de 90%) muito curto, e conhecer quanto de oxigênio cada um dos seus métodos pode oferecer ajuda a otimizar o procedimento e torná-lo mais seguro.

TRATAMENTO COM OXIGÊNIO (TABELA 1)

Existem diversas maneiras de ofertar oxigênio, variáveis conforme o fluxo necessário e a capacidade de se controlar a fração inspirada de O_2 (FiO_2). Em ordem crescente de gravidade e de intensidade do suporte terapêutico, seguem as intervenções:

- **Cateter nasal** (Figura 1): sistemas de baixos fluxos (0,5 a 5 L/min) com FiO_2 não determinável. Ainda que controverso, estima-se 3% para cada L/min, considerando frequência respiratória menor que 20, ou seja, com 2 L/min, FiO_2 = 21% + (2 x 3%) = 27%. É útil em casos que a hipoxemia é leve. A partir de 5 L/min há muito desconforto para o paciente, com irritação da mucosa nasal, sem que haja aumento significativo de FiO_2.
- **Máscara facial simples** (Figura 2): nos casos em que são necessários fluxos mais altos de O_2 este é o dispositivo mais adequado, com fluxos entre 5

e 15 L/min. Podem ser acoplados acessórios específicos como válvulas de Venturi, que são capazes de controlar a FiO_2 ofertada de acordo com o fluxo ajustado.

- **Máscara não reinalante com reservatório de O_2** (Figura 3): além de receber oxigênio puro do reservatório, a máscara possui uma válvula não reinalante que permite a saída de ar, mas impede sua entrada, de modo que se permite oferecer altos fluxos com a FiO_2 até próxima a 100%. Para que essa oferta seja atingida, usamos a chamada *flush rate*, que consiste em abrir o fluxômetro até o máximo, além dos 15 L/min marcados no equipamento. Para garantir a oferta mais alta de O_2 da máscara não reinalante é importante atentar para o funcionamento adequado das válvulas, ajuste adequado da máscara com a face do paciente e se o reservatório de O_2 está enchendo. A ausência desses padrões adequados compromete a capacidade de aumento de FiO_2 do método.

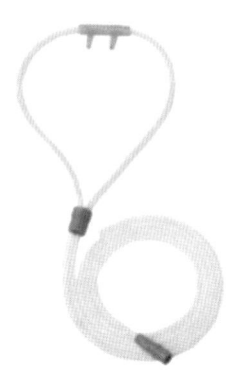

- **FIGURA 1** Cateter nasal de O_2.

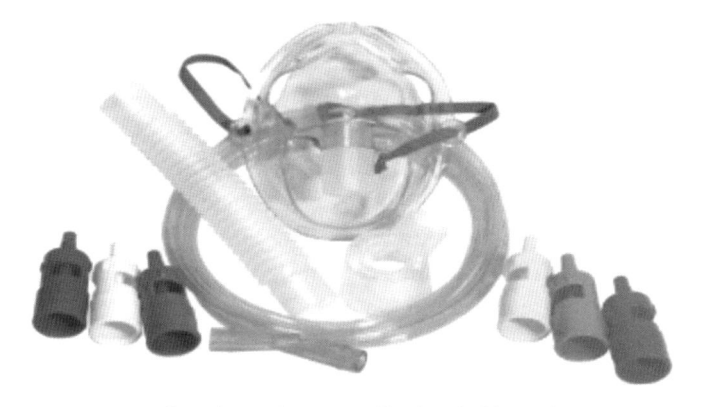

- **FIGURA 2** Máscara facial simples com válvulas de Venturi.

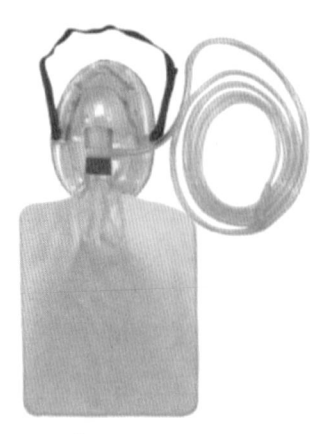

· **FIGURA 3**   Máscara não reinalante com reservatório de O_2.

· **TABELA 1**   Tipos de dispositivos de suporte de O_2 e a respectiva FiO_2 ofertada

Tipo de dispositivo	Fluxo de O_2	FiO_2 ofertada aproximada com FR < 20
Cateter nasal	0,5 a 5 L/min	22,5 a 36%
Máscara facial simples/Venturi	5 a 10 L/min	40 a 60%
Máscara com reservatório de O_2	10 a 15 L/min	60 a 100%

FiO_2: fração inspirada de oxigênio; FR: frequência respiratória.

- **Ventilação não invasiva (VNI):** trata-se de estratégia de suporte ventilatório que permite fornecer ao paciente pressão positiva nas vias aéreas, com FiO_2 variáveis e ajustáveis. Pode oferecer tanto apenas 1 nível pressórico de suporte durante a inspiração e expiração (modo CPAP), quanto oferecer níveis pressóricos diferentes durante essas duas fases da respiração (modo BiPAP). Traz benefício em situações bem estabelecidas (principalmente DPOC descompensada e edema agudo de pulmão) e pode prevenir intubação orotraqueal (IOT). Não se deve usar VNI em pacientes com iminência de parada respiratória, rebaixamento do nível de consciência, grande volume de secreção traqueal, instabilidade hemodinâmica ou necessidade de grandes pressurizações.[4] Ademais, caso o paciente não apresente melhora em 30-60 minutos ou piore com esse tratamento, a IOT não deve ser protelada. O uso desta modalidade ventilatória em pacientes com coronavírus ainda é tema de grande debate na comunidade médica, uma vez que este procedimento talvez esteja associado à aerossolização de partículas virais, facilitando a contaminação de ambientes que não estejam propriamente isolados e colocando em risco os profissionais de saúde e outros pacientes.[5]

No começo da pandemia, cerca de ¾ dos pacientes recebiam ventilação mecânica e a estratégia de intubação precoce era mais adotada. Com o passar do tempo, trabalhos mostraram piores desfechos em pacientes em ventilação invasiva, fazendo o número de pacientes em ventilação mecânica invasiva cair pela metade.[10] Além disso, não há evidências suficientes sobre a eficácia da VNI na insuficiência respiratória aguda hipoxêmica devido a pneumonia viral. Estudos observacionais sugerem que o uso de VNI tem o potencial de reduzir a necessidade de intubação, e que pacientes que toleram bem a ventilação não invasiva têm melhores desfechos que pacientes com necessidade de ventilação invasiva.[9] Porém, não está claro se os pacientes em que o tratamento com VNI falhou teriam apresentado melhores resultados se fossem intubados precocemente sem terem feito uso de VNI.[6]

- **Cateter nasal de alto fluxo (CNAF):** o CNAF é uma terapia emergente para insuficiência respiratória aguda hipoxêmica que aquece e umidifica o gás, o que pode diminuir a inflamação das vias aéreas, facilitar a eliminação do muco e aumentar o conforto do paciente. A cânula nasal de alto fluxo pode fornecer FiO_2 de 21% a 100% em taxas de fluxo de até 60 L/min e gerar uma pequena PEEP final que impede o colapso alveolar. Semelhante à VNI, as recomendações sobre o uso de CNAF em COVID-19 variam amplamente, e atualmente não há evidências para avaliar a eficácia de CNAF em comparação com oxigênio padrão, VNI ou intubação.[6] Durante a intubação orotraqueal, o cateter nasal convencional e o CNAF podem ser utilizados para realização da oxigenação apneica. Consiste em deixar o cateter posicionado e ofertando oxigênio durante o período que o paciente está em efeito do bloqueador neuromuscular. Esse método cria uma diferença de gradiente de O_2 que aumenta o tempo necessário para que o paciente apresente dessaturação enquanto o procedimento é realizado. Existe evidência de estudos observacionais em departamento de emergência de que o uso da oxigenação apneica aumenta o sucesso da primeira tentativa de intubação sem apresentar hipoxemia.[11] Para maiores detalhes sobre técnicas de intubação orotraqueal, ver capítulo específico sobre o tema.

Acredita-se que pacientes que possam superar COVID-19 grave sem a necessidade de intubação teriam o benefício de evitar a sedação, incapacidade de se comunicar, potencial de *delirium* e transtorno de estresse pós-traumático. Na data em que este capítulo foi escrito, está em andamento o RECOVERY-RS *trial* iniciado por iniciativa da Warwick Medical School que busca comparar a eficiência entre o uso de CPAP, CNAF e tratamento apenas com máscara facial ou cateter nasal de O_2. No começo de fevereiro de 2021, o *site* desse estudo divulgou ser o maior *trial* de suporte não invasivo de O_2 em pacientes com CO-

VID-19, já tendo mais de 1.000 pacientes recrutados. O uso de VNI e CNAF será abordado em maiores detalhes em um capítulo próprio.

INDICAÇÕES DE VENTILAÇÃO MECÂNICA (VM)

Não há critérios definidos para indicar IOT e ventilação mecânica validados na literatura, provavelmente pela enorme lista de causas de IRp e variações na resposta ao tratamento. Há, entretanto, algumas situações clínicas em que a IOT e a VM são a maneira mais segura de garantir a oferta de oxigênio aos tecidos.[7] Para a correta recomendação do suporte ventilatório invasivo podemos dividir suas indicações didaticamente em três grandes grupos (Figura 4):

A. **Incapacidade de proteção das vias aéreas:** pacientes com alto risco de broncoaspiração devem ser intubados a fim de se evitar que isso ocorra. A avaliação da capacidade de proteção das vias aéreas não é simples. O uso da escala de coma de Glasgow < 8 restringe-se ao cenário de trauma e não foi validada em pacientes clínicos. Evidentemente, pacientes com rebaixamento muito grave do nível de consciência apresentam maior probabilidade de não proteger vias aéreas, contudo este dado não deve ser utilizado como variável dicotômica para a tomada de decisão. A capacidade de fonação e de deglutir secreções é um sinal mais acurado de proteção de vias aéreas. Embora careça de avaliação científica confiável, a capacidade de deglutição se associa a melhor nível de consciência e proteção contra aspiração. Portanto, pacientes muito secretivos e incapazes de deglutir ou que apresentam engasgos com a própria saliva frequentemente requerem IOT. Um paciente com capacidade de fonação ou de responder a questões demonstra claramente patência de vias aéreas, ventilação adequada, função de cordas vocais e perfusão cerebral com sangue oxigenado. Tradicionalmente, a presença de reflexo faríngeo ou reflexo de engasgo (contração involuntária dos músculos da faringe ao se tocar a úvula ou palato mole) foi considerada uma evidência de reflexos intactos e de improvável aspiração. Porém, este dado não é confiável, pois o mecanismo de engasgo não contribui para o fechamento da laringe e proteção da via aérea, além do risco de produzir vômitos.

B. **Insuficiência respiratória refratária a medidas não invasivas:** na IRpA hipoxêmica, oxigênio suplementar deve ser ofertado, seja por meio de cateteres ou máscaras. Uma tentativa do uso da VNI pode ser válida, especialmente em casos de DPOC exacerbada e insuficiência cardíaca (IC) descompensada associadas (mais detalhes em capítulo específico). Parâmetros clínicos como redução da frequência respiratória e uso de musculatura acessória, assim como parâmetros gasométricos, tais como melhora do pH, elevação da PaO_2, SpO_2 e aumento da relação PaO_2/FiO_2 são indicadores do sucesso da estratégia não invasiva. Se, mesmo com a otimização das medidas não invasivas, não conseguimos melhorar o desconforto respiratório, ou se o paciente evoluir com piora clínica, a ventilação mecânica invasiva (VMI) deve ser prontamente indicada. Na COVID-19, as recomendações da AMIB e ABRAMEDE orientam que pacientes com necessidade de O_2 em cateter de 6 L/min para manter SaO_2 de 90% que mantêm frequência respiratória maior que 28 ou apresentam retenção de CO_2 (pH < 7,25 ou $PaCO_2$ > 50) são candidatos a ventilação invasiva, podendo ser feita tentativa de ventilação não invasiva antes caso esse recurso esteja disponível na unidade.[8] No entanto, reforçamos a ausência de evidência que suporte cortes específicos para a indicação de intubação.

C. **Situações em que o curso da doença é conhecido:** determinadas situações são previsíveis e demandam intervenção preemptiva. Exemplo é a obstrução rapidamente progressiva da via aérea (hematoma cervical em expansão, anafilaxia com acometimento de via aérea superior etc.). Nestes casos, adianta-se à piora clínica e garante-se a via aérea precocemente. Outra situação é quando, por exemplo, o paciente será transportado e está limítrofe. De forma preemptiva, pode-se optar por intubá-lo para evitar que isso seja necessário durante o transporte.

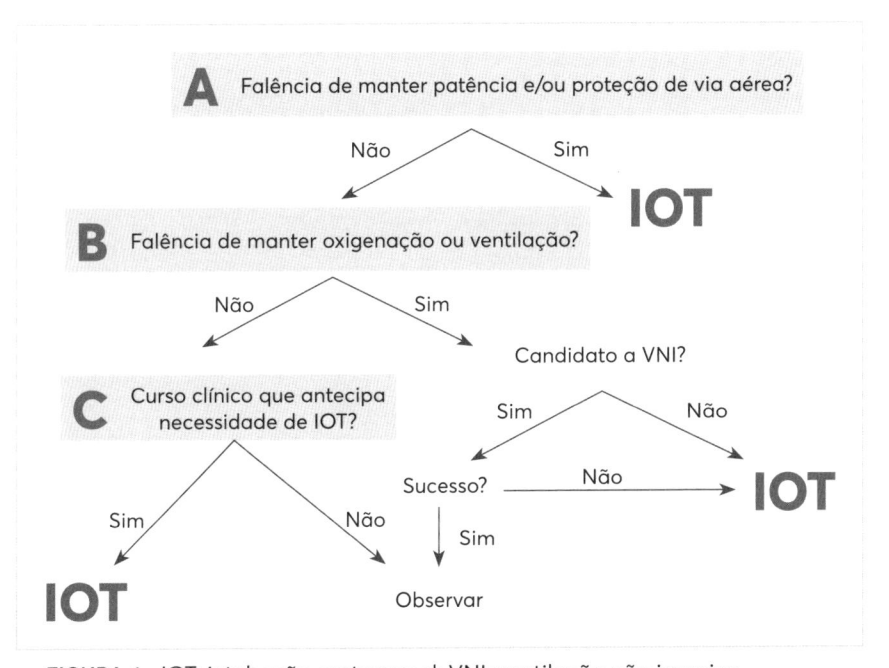

• **FIGURA 4** IOT: intubação orotraqueal; VNI: ventilação não invasiva.

REFERÊNCIAS BIBLIOGRÁFICAS

1. Team NCPERE. Vital surveillances: the epidemiological characteristics of an outbreak of 2019 novel coronavirus diseases (COVID-19) – China. China CDC Weekly. 2020;2(8):113-22.
2. Martins HS, Neto RAB, Neto AS, Velasco IT. Emergências clínicas – Abordagem prática. 8.ed. Barueri: Manole; 2013.
3. Tobin MJ. Why physiology is critical to the practice of medicine – A 40-year personal perspective. Clinical Chest Medicine. 2019.
4. Carvalho CRR, Ferreira JC, Costa ELV. Ventilação mecânica princípios e aplicação. Atheneu; 2015.
5. WHO. Clinical care of severe acute respiratory infections. 2019 nCoV/SARI toolkit 2020.1.
6. Dobler CC, Wilson ME. Noninvasive positive pressure ventilation in patients with COVID-19. Mayo Clinic Proceedings. Dezembro 2020;2594-601.
7. Martins MA. Manual do residente de clínica médica. 2.ed. Barueri: Manole; 2017.
8. Associação de Medicina Intensiva Brasileira (AMIB). Orientações sobre o uso racional do gás oxigênio em pacientes graves com suspeita de infecção por SARS-CoV-2. Disponível em: https://www.amib.org.br/fileadmin/user_upload/amib/2021/janeiro/27/ORIENTACOES_SOBRE_O_USO_RACIONAL_DO_GAS_OXIGENIO_EM_PACIENTES_GRAVES_COM_SUSPEITA_DE_INFECCAO_POR_SARS-COV-2VJS.pdf. Acessado em 27/03/2021.
9. Sivaloganathan AA, Nasim-Mohi M, Brown MM, et al. Noninvasive ventilation for COVID-19-associated acute hypoxaemic respiratory failure: Experience from a single centre. Br J Anaesth. 2020;125(4):e368-e371.
10. Torjesen I. Covid-19: When to start invasive ventilation is "the million dollar question". BMJ. 2021;372:n121.
11. Brown CA III, Sackles JC, Mick NW. The Walls manual of emergency airway management. 5. ed. Wolters Kluwer; 2018.

Dispositivos de ventilação não invasiva: VNI e CNAF

Carolina Saldanha Neves Horta Lima
Mariana Theozzo Padovani
Lucas Lentini Herling de Oliveira

VENTILAÇÃO NÃO INVASIVA (VNI)

A ventilação não invasiva (VNI) é uma modalidade há bastante tempo utilizada para insuficiência respiratória e compreende a oferta de oxigênio por pressão positiva por uma interface não invasiva (máscara nasal, oronasal, facial, *helmet* ou *prong* nasal), podendo ser no modo CPAP (*continuous positive airway pressure*) ou BiPAP (*bilevel positive airway pressure*). O CPAP consiste na oferta de pressão positiva ao longo de todas as fases da ventilação espontânea, enquanto no modo BiPAP há dois níveis de pressão, um inspiratório e outro expiratório.[1,2]

A VNI promove a insuflação pulmonar por meio do aumento da pressão transpulmonar. A expiração ocorre de forma passiva, pela retração elástica do pulmão e, eventualmente, por um papel ativo da musculatura expiratória. Já que o fluxo inspiratório depende da criação de uma diferença de pressão entre ar ambiente e alvéolos, o trabalho respiratório é proporcional à variação de pressão que é preciso gerar. A VNI garante a redução do trabalho respiratório, por ajudar a criar parte dessa diferença de pressão, e também por compensar uma eventual PEEP (pressão positiva expiratória final) intrínseca existente nos pulmões. A pressão oferecida ao longo de todo ciclo respiratório garante a abertura de unidades alveolares antes colapsadas, o que, em última instância, diminui o *shunt* pulmonar e promove aumento da complacência pulmonar. Além disso, há também uma diminuição da pressão transmural exercida sobre o ventrículo esquerdo, o que reduz sua pós-carga e, como consequência, aumenta o débito cardíaco.[1]

Está bem estabelecido o papel da VNI na redução de mortalidade e/ou incidência de intubação orotraqueal (IOT) em pacientes com insuficiência respiratória secundária, especialmente a doença pulmonar obstrutiva crônica (DPOC) exacerbada e o edema agudo pulmonar cardiogênico. Esses dados estão demonstrados em duas metanálises,[3,4] ambas com significativa homogeneidade entre os estudos avaliados. O uso desse dispositivo nesses cenários é, portanto, frequente na prática clínica e tem sólido embasamento científico para tal.

No caso da insuficiência respiratória aguda hipoxêmica não hipercápnica por outras causas que não a cardiogênica, seu benefício não é tão claro. Em 2000, um ensaio clínico publicado no *JAMA*[5] falhou em demonstrar redução de incidência de IOT em pacientes que fizeram uso de CPAP em relação aos que receberam oxigenoterapia-padrão. Por outro lado, em 2003, Ferrer et al.[6] demonstraram uma diferença na incidência de IOT e uma redução de mortalidade nos pacientes alocados para tratamento com VNI em relação àqueles que receberam oxigênio em altos títulos. Essa incerteza fica clara em uma metanálise de 2017[7] que, apesar de ter demonstrado que a VNI reduzia IOT e mortalidade de forma significativa, apresentou considerável heterogeneidade entre os estudos avaliados. Um consenso,[2] de forma geral, é que há dados suficientes para justificar uma tentativa de uso da VNI nesse contexto, desde que afastadas contraindicações (rebaixamento do nível de consciência, incapacidade de proteção de via aérea, instabilidade hemodinâmica, alto risco de aspiração ou deformidade de face), com monitorização rigorosa do paciente, e de que a IOT não seja postergada em caso de falha do método.

CATETER NASAL DE ALTO FLUXO (CNAF)

O cateter nasal de alto fluxo (CNAF), conhecido apenas pelo seu uso na população pediátrica até meados de 2007, ganhou crescente importância na insuficiência respiratória aguda hipoxêmica no paciente adulto. Trata-se de um dispositivo de suporte ventilatório não invasivo que permite a oferta de altas frações de oxigênio (FiO_2 titulada de 21% até 100%) e também de altos fluxos de ar (até 60 L/min), através de um *prong* nasal especial, ajustado às narinas do paciente. O CNAF torna-se uma opção terapêutica que, conforme demonstrado em estudos,[8-10] garante melhor conforto e tolerância, assim como redução da dispneia, avaliada por escores específicos.

O grande diferencial do cateter nasal de alto fluxo é permitir a oferta de altas FiO_2 de forma independente do fluxo de ar. Trata-se de uma vantagem significativa, uma vez que o fluxo de ar ofertado desempenha um papel na redução do trabalho respiratório (uma máscara de Venturi, por exemplo, tem uma oferta de ar inversamente proporcional à FiO_2 desejada, já que o que de-

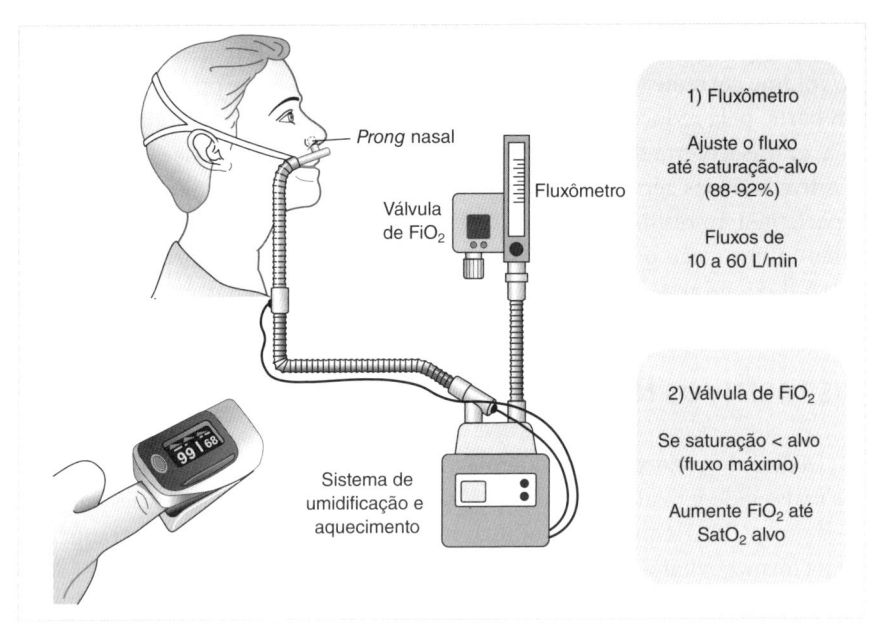

• **FIGURA 1** Como ajustar o cateter nasal de alto fluxo (CNAF).

FiO$_2$: fração inspirada de oxigênio; SatO$_2$: saturação de oxigênio.

termina o fluxo de ar é a entrada de ar ambiente, que será tanto menor quanto maior for a FiO$_2$). É importante lembrar que o fluxo deve ser ajustado para ser equivalente ou mais alto que o fluxo inspiratório do paciente (o qual será variável, de acordo com o grau de desconforto respiratório), justamente para evitar a entrada concomitante de ar ambiente e garantir uma oferta estável de FiO$_2$. Como esse fluxo intrínseco não pode ser aferido, ele será estimado de forma qualitativa de acordo com a avaliação clínica do paciente, ou será ajustado para o máximo valor tolerado.[11,12] De forma prática, podemos instalar o CNAF com FiO$_2$ de 21% e fluxo inicial de 10 L/min. A partir deste ponto, aumentamos o fluxo de O$_2$, visando uma SatO$_2$ periférica de 88-92% e o conforto do paciente. Caso esses objetivos não sejam atingidos com fluxo de 60 L/min, passamos a aumentar a FiO$_2$ até o teto de 100%.

Esse mecanismo de funcionamento do CNAF parece ser o determinante das alterações fisiológicas promovidas pelo dispositivo, as quais envolvem redução do trabalho respiratório, queda do volume-minuto (VM) sem alteração do pH e pCO$_2$, e aumento do volume pulmonar. A redução do trabalho respiratório foi demonstrada por Mauri et al.[10] através da medida da variação de pressão esofágica durante a inspiração e deve-se, provavelmente, ao alto fluxo fornecido e à melhora da mecânica pulmonar. A queda do VM ocorre principalmente pela redução da frequência respiratória (FR), sem grandes alterações do volume corrente (lembrando que VM = FR x VC), o que pode ser explicado, em parte, pela redução do *drive* respiratório secundário à melhora da hipoxemia, graças à oferta de FiO_2 de até 100% e, eventualmente, à criação de pressão positiva nas vias aéreas (variável, já que apresenta queda significativa quando o paciente tem respiração bucal). Vale ressaltar que, apesar da redução do volume-minuto, não ocorre um aumento da pCO_2 (como seria de se esperar), já que o fluxo de ar contínuo garante uma lavagem de CO_2 das vias aéreas superiores, promovendo uma redução do espaço morto fisiológico.[11]

DISPOSITIVOS NÃO INVASIVOS NA COVID-19

Dentro do contexto da pandemia de COVID-19, em que, a cada dia, torna-se mais evidente a alta demanda por ventilação mecânica, as questões em pauta são se o CNAF conseguiria poupar ou retardar uma intubação orotraqueal e, dessa forma, evitar a ventilação mecânica (e todas as consequências atreladas a ela). Também seria imperativo avaliar sua capacidade de reduzir a mortalidade no grupo de pacientes com insuficiência respiratória hipoxêmica, onde a VNI não obteve muito sucesso. Há dois grandes estudos que fizeram estas perguntas, o FLORALI em 2015 e o HIGH em 2018.[10,12]

Frat et al.[11] não conseguiram demonstrar uma redução da ocorrência de intubação orotraqueal (IOT) em 28 dias no grupo de pacientes que fez uso de CNAF, quando comparados aos que foram submetidos à VNI ou à oxigenioterapia-padrão. Todavia, o estudo presumivelmente teve poder insuficiente para avaliar o desfecho proposto, já que a incidência de intubação no grupo controle foi bem menor que a esperada. Entretanto, em relação aos desfechos secundários avaliados no estudo, mostrou-se uma redução de mortalidade em 90 dias (com um *hazard ratio* acima de 2), favorecendo o grupo CNAF, assim como um maior número de dias livre de ventilação mecânica. Vale citar também que na análise *post-hoc* deste mesmo estudo[11] foi demonstrada redução de IOT em 28 dias no subgrupo de pacientes com hipoxemia grave ($PaO_2/FiO_2 < 200$).

O estudo HIGH,[12] que foi o maior ensaio clínico a avaliar uso de CNAF (em comparação à oxigenioterapia-padrão) em pacientes imunossuprimidos com insuficiência respiratória aguda hipoxêmica, não mostrou redução da mortalidade em 28 dias (desfecho primário avaliado) ou da incidência de IOT no mesmo período. Por outro lado, o uso do CNAF como terapia de suporte ventilatório no contexto de pós-extubação parece ter um papel na redução do risco de reintubação e de falência respiratória (quando comparado à oxigenioterapia-padrão), como demonstrado por Hernández et al.[13]

Mais recentemente, dados do *trial* HENIVOT trouxeram luz sobre o *helmet* (ou capacete) como interface de VNI, que se tornou conhecido principalmente por seu uso na Itália em 2020. Esse estudo comparou o uso de VNI por capacete com o do cateter nasal de alto fluxo em pacientes com COVID-19 e hipoxemia moderada a grave. Não houve diferença significativa no desfecho primário avaliado, de tempo de dias livres de suporte ventilatório, porém houve uma diferença significativa na necessidade de IOT em 28 dias, avaliada como desfecho secundário do estudo. Surge então uma demanda por mais dados a respeito de eventuais efeitos positivos do capacete nesse grupo de pacientes.[14]

Uma questão frequentemente presente no dia a dia das equipes que lidam com pacientes críticos diagnosticados com SRAG pela COVID-19 é o momento da indicação de intubação. Por um lado, há todos os riscos associados à ventilação mecânica, sem falar na alta demanda de cuidados intensivos. Por outro, questionam-se os possíveis danos da não intubação precoce, trazidos à tona ao se colocar luz sobre a P-SILI (*Patient self-inflicted lung injury*)[15] e ao se indagar a real semelhança entre a SRAG por COVID-19 e a por outras causas.[16,17] Passados mais de 12 meses de pandemia de COVID-19, os dados ainda são conflitantes. Houve estudos observacionais pequenos[18,19] que não mostraram diferença de desfecho entre uma intubação mais precoce ou mais tardia. Um estudo restrospectivo[20] mostrou que o tempo entre internação na UTI e a realização de intubação orotraqueal, assim como o uso de CNAF antes da intubação não impactaram na mortalidade, tempo de internação e duração de ventilação mecânica. Também não houve diferença de complacência estática pulmonar logo após intubação em ambas as situações. Vale ressaltar, entretanto, que neste estudo[20] a maioria dos pacientes que teve a IOT indicada foi submetida a ela no primeiro dia de suporte não invasivo ou, no mais tardar, no quinto dia. Por outro lado, também houve dados observacionais[21] que trouxeram à tona um possível aumento da sobrevida associado à intubação precoce.

Outra preocupação muito presente, principalmente nos primeiros meses de pandemia, é a ocorrência de aerossolização durante o suporte ventilatório não invasivo e o possível aumento do risco de transmissão nosocomial da doença. Algumas autoridades, como o Ministério da Saúde,[22] contraindicavam, em um primeiro momento, o uso de VNI ou CNAF nesse cenário, passando, em um segundo momento, a orientar a tentativa do uso,[23] desde que respeitando-se cuidados específicos (evitar vazamento da máscara ou cateter nasal, uso de quarto com pressão negativa e uso de máscara cirúrgica pelo paciente).[24,25] Outra entidade que também seguiu esta linha de orientação foi a Surviving Sepsis Campaign.[26] Cabe ressaltar, entretanto, que esse risco de aerossolização e consequente infecção de profissionais de saúde já não era claramente comprovado;[27,28] o que foi demonstrado, por exemplo, por Iwashyna et al., em voluntários saudáveis, de que não houve diferença na dispersão de aerossóis entre cateter nasal a 6 L/min, máscara não reinalante a 15 L/min e CNAF a 30 ou a 60 L/min, sem variações com tosse.[29]

Em última análise, no contexto de uma insuficiência respiratória aguda hipoxêmica, o uso de VNI e CNAF pode se mostrar benéfico em um grupo selecionado de pacientes, ao reduzir a indicação de VM e, eventualmente, a mortalidade, ambas vantagens significativas no contexto atual.[10,20] O uso desses dispositivos no tratamento da insuficiência respiratória secundária a pneumonia viral por COVID-19 não está amplamente embasado e faltam dados prospectivos randomizados com alto peso estatístico. Esses dispositivos, entretanto, têm sido usados com frequência em alguns serviços, eventualmente com sucesso.[30] A indicação de tais medidas deve ser cuidadosamente decidida por equipe especializada, levando em consideração as características individuais de cada paciente e os possíveis riscos de contaminação associados, sem nunca retardar a realização da IOT, uma vez indicada.

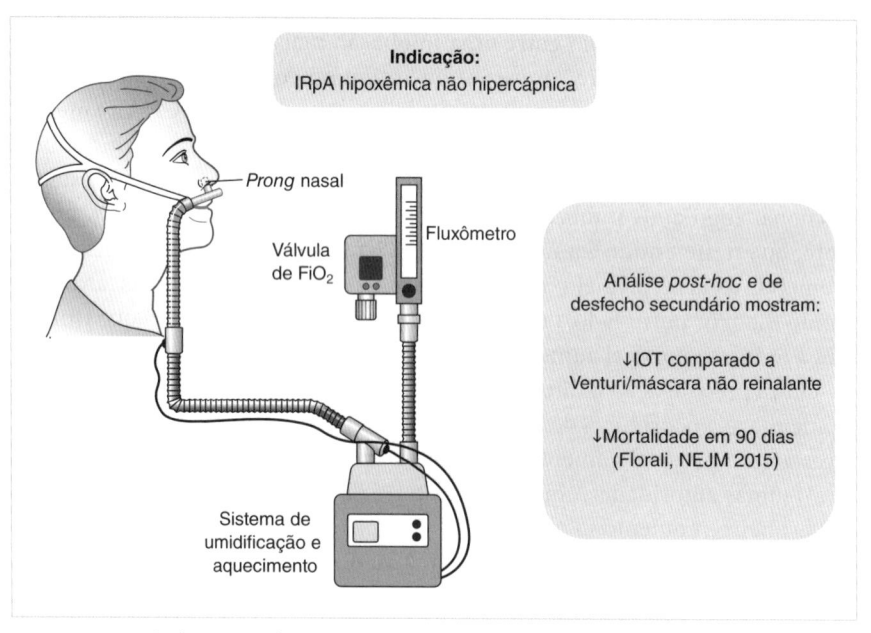

- **FIGURA 2** Indicações de cateter nasal de alto fluxo (CNAF).

IOT: intubação orotraqueal; IRpA: insuficiência respiratória aguda; VM: ventilação mecânica.

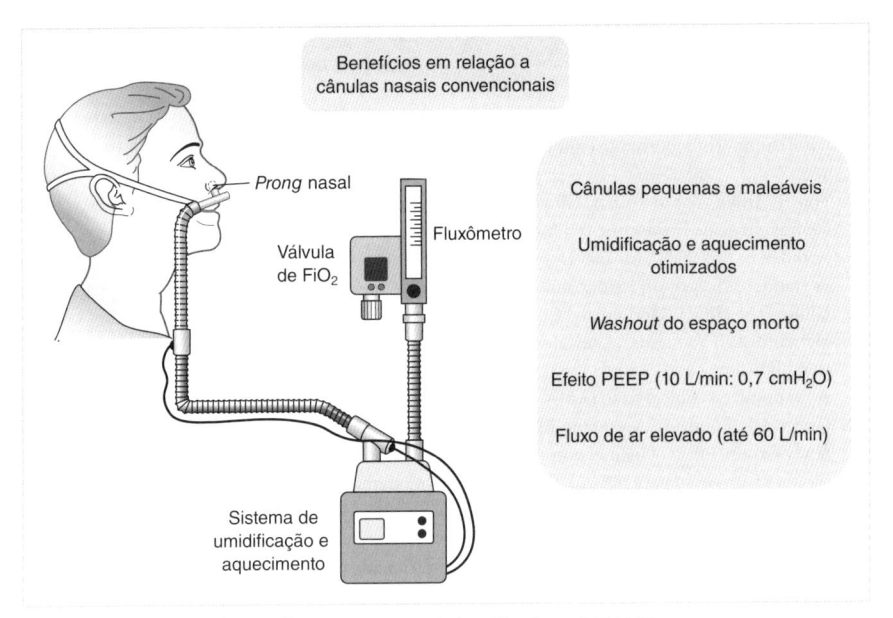

* **FIGURA 3** Benefícios do cateter nasal de alto fluxo (CNAF).

FiO_2: fração inspirada de oxigênio; PEEP: *positive end-expiratory pressure*.

REFERÊNCIAS BIBLIOGRÁFICAS

1. Mehta S, Hill NS. Noninvasive ventilation. American Journal of Respiratory and Critical Care Medicine. 2001.
2. Evans TW. International Consensus Conferences in Intensive Care Medicine: Non-invasive positive pressure ventilation in acute respiratory failure. Intensive Care Med. 2001;27(1):166-78.
3. Masip J. Noninvasive in acute cardiogenic pulmonary edema. JAMA. 2005.
4. Ram FS, Picot J, Lightowler J, Wedzicha JA. Non-invasive positive pressure ventilation for treatment of respiratory failure due to exacerbations of chronic obstructive pulmonary disease. In: Cochrane Database of Systematic Reviews. 2004.
5. Delclaux C, L'Her E, Alberti C, Mancebo J, Abroug F, Conti G, et al. Treatment of acute hypoxemic nonhypercapnic respiratory insufficiency with continuous positive airway pressure delivered by a face mask: A randomized controlled trial. J Am Med Assoc. 2000.
6. Ferrer M, Esquinas A, Leon M, Gonzalez G, Alarcon A, Torres A. Noninvasive ventilation in severe hypoxemic respiratory failure: a randomized clinical trial. Am J Respir Crit Care Med. 2003.
7. Xu XP, Zhang XC, Hu SL, Xu JY, Xie JF, Liu SQ, et al. Noninvasive ventilation in acute hypoxemic nonhypercapnic respiratory failure: a systematic review and meta-analysis. Crit Care Med. 2017;45(7):e727-33.
8. Drake MG. High-flow nasal cannula oxygen in adults: An evidence-based assessment. Annals of the American Thoracic Society. 2018.

9. Maggiore SM, Idone FA, Vaschetto R, Festa R, Cataldo A, Antonicelli F, et al. Nasal high-flow versus venturi mask oxygen therapy after extubation: Effects on oxygenation, comfort, and clinical outcome. Am J Respir Crit Care Med. 2014.

10. Mauri T, Turrini C, Eronia N, Grasselli G, Volta CA, Bellani G, et al. Physiologic effects of high-flow nasal cannula in acute hypoxemic respiratory failure. Am J Respir Crit Care Med. 2017;195(9):1207-15.

11. Frat JP, Thille AW, Mercat A, Girault C, Ragot S, Perbet S, et al. High-flow oxygen through nasal cannula in acute hypoxemic respiratory failure. N Engl J Med. 2015.

12. Azoulay E, Lemiale V, Mokart D, Nseir S, Argaud L, Pène F, et al. Effect of high-flow nasal oxygen vs standard oxygen on 28-day mortality in immunocompromised patients with acute respiratory failure: The HIGH Randomized Clinical Trial. JAMA. 2018;320(20):2099-107.

13. Hernández G, Vaquero C, González P, Subira C, Frutos-Vivar F, Rialp G, et al. Effect of postextubation high-flow nasal cannula vs conventional oxygen therapy on reintubation in low-risk patients: A randomized clinical trial. JAMA. 2016;315(13):1354-61.

14. Grieco DL, Menga LS, Cesarano M, Rosà T, Spadaro S, Bitondo MM, et al.; COVID-ICU Gemelli Study Group. Effect of helmet noninvasive ventilation vs high-flow nasal oxygen on days free of respiratory support in patients with COVID-19 and moderate to severe hypoxemic respiratory failure: The HENIVOT Randomized Clinical Trial. JAMA. 2021 Mar 25. doi: 10.1001/jama.2021.4682.

15. Wax RS, Christian MD. Practical recommendations for critical care and anesthesiology teams caring for novel coronavirus (2019-nCoV) patients. Canadian Journal of Anesthesia. 2020.

16. Ñamendys-Silva SA. Respiratory support for patients with COVID-19 infection. The Lancet Respiratory Medicine. 2020.

17. Brasil. Ministério da Saúde. Secretaria de Atenção à Saúde. Protocolo do Manejo Clínico do Coronavírus (COVID-19) na Atenção Especializada. Brasília: Ministério da Saúde; 2020.

18. Tran K, Cimon K, Severn M, Pessoa-Silva CL, Conly J. Aerosol generating procedures and risk of transmission of acute respiratory infections to healthcare workers: A systematic review. PLoS ONE. 2012.

19. Iwashyna TJ, Boehman A, Capelcelatro J, Cohn AM, Cooke JM, Costa DK, et al. Variation in aerosol production across oxygen delivery devices in spontaneously breathing human subjects. medRxiv. 2020.

20. Wang K, Zhao W, Li J, Shu W, Duan J. The experience of high-flow nasal cannula in hospitalized patients with 2019 novel coronavirus-infected pneumonia in two hospitals of Chongqing, China. Ann Intensive Care. 2020;10(1):0-4.

21. Hernandez-Romieu AC, Adelman MW, Hockstein MA, Robichaux CJ, Edwards JA, Fazio JC, et al.; Emory COVID-19 Quality and Clinical Research Collaborative. Timing of intubation and mortality among critically ill coronavirus disease 2019 patients: a single-center cohort study. Crit Care Med. 2020 Nov;48(11):e1045-e1053.

22. Brochard L, Slutsky A, Pesenti A. Mechanical ventilation to minimize progression of lung injury in acute respiratory failure. Am J Respir Crit Care Med. 2017 Feb 15;195(4):438-42.

23. Gattinoni L, Chiumello D, Caironi P, Busana M, Romitti F, Brazzi L, Camporota L. COVID-19 pneumonia: different respiratory treatments for different phenotypes? Intensive Care Med. 2020 Jun;46(6):1099-102.

24. Bos LDJ, Paulus F, Vlaar APJ, Beenen LFM, Schultz MJ. Subphenotyping acute respiratory distress syndrome in patients with COVID-19: Consequences for ventilator management. Ann Am Thorac Soc. 2020 Sep;17(9):1161-63.

25. Hui DS, Chow BK, Lo T, Tsang OTY, Ko FW, Ng SS, Gin T, Chan MTV. Exhaled air dispersion during high-flow nasal cannula therapy versus CPAP via different masks. Eur Respir J. 2019 Apr 11;53(4):1802339.

26. Brasil. Ministério da Saúde. Secretaria de Atenção à Saúde. Protocolo de Tratamento do novo Coronavírus (2019-nCoV). Brasília: Ministério da Saúde; 2020.

27. Hyman JB, Leibner ES, Tandon P, Egorova NN, Bassily-Marcus A, Kohli-Seth R, et al. Timing of intubation and in-hospital mortality in patients with coronavirus disease 2019. Crit Care Explor. 2020 Oct 21;2(10):e0254.

28. Lee YH, Choi KJ, Choi SH, Lee SY, Kim KC, Kim EJ, Lee J. Clinical significance of timing of intubation in critically ill patients with COVID-19: A multi-center retrospective study. J Clin Med. 2020 Sep 2;9(9):2847.

29. Matta A, Chaudhary S, Bryan Lo K, DeJoy R 3rd, Gul F, Torres R, et al. Timing of intubation and its implications on outcomes in critically ill patients with coronavirus disease 2019 infection. Crit Care Explor. 2020 Oct 23;2(10):e0262.

30. Alhazzani W, Møller MH, Arabi YM, Loeb M, Gong MN, Fan E, et al. Surviving Sepsis Campaign: Guidelines on the management of critically ill adults with coronavirus disease 2019 (COVID-19). Crit Care Med. 2020 Jun;48(6):e440-e469.

27

Via aérea avançada

Ricardo Vasserman de Oliveira
Mariana Theozzo Padovani
Lucas Lentini Herling de Oliveira
Rodrigo Antonio Brandão Neto

INTRODUÇÃO

A obtenção de uma via aérea avançada, a partir de procedimentos como a intubação orotraqueal (IOT), faz parte do tratamento de suporte para os casos mais graves ou refratários de insuficiência respiratória aguda na COVID-19. Os princípios básicos do manejo de via aérea se aplicam a pacientes com infecção suspeita ou confirmada pelo SARS-CoV-2, bem como em outros pacientes críticos.

No entanto, destacam-se três princípios fundamentais no contexto atual:[1]

1. Minimizar aerossolização do vírus.
2. Otimizar sucesso na primeira tentativa de intubação.
3. Reduzir a exposição da equipe.

O procedimento necessita de ambiente adequado e condutas gerenciadas, além de equipe multiprofissional especializada, já que a tentativa de instalação do tubo orotraqueal é um procedimento sujeito a complicações. Destaca-se que o papel da ventilação mecânica é manter os pacientes vivos até que seus próprios mecanismos biológicos sejam capazes de eliminar o vírus e seus efeitos pró-inflamatórios. A melhor maneira de minimizar as complicações associadas ao ventilador parece ser evitar a intubação, a menos que o procedimento seja absolutamente necessário.[2]

INDICAÇÃO DE INTUBAÇÃO NA COVID-19

A decisão de instituir a ventilação mecânica invasiva por meio de uma via aérea avançada é baseada no julgamento clínico.

Não há critérios objetivos para indicar IOT e, por isso, devemos nos guiar por princípios que nortearão a decisão. Esses princípios são os seguintes:

1. Incapacidade de proteção das vias aéreas: pacientes os quais o médico acredita não possuírem as funções neurológicas necessárias para evitar broncoaspiração devem ser intubados. A avaliação de tais funções se baseia principalmente na capacidade de deglutição e fonação. Pacientes acordados que se comunicam adequadamente muito provavelmente protegem a via aérea. Por outro lado, pacientes com rebaixamento do nível de consciência com acúmulo de secreções em orofaringe e engasgos, por exemplo, possivelmente não têm a mesma capacidade de proteção. Esta avaliação é subjetiva, e o critério de escore de coma de Glasgow de 8 ou menos não deve ser usado de forma isolada em pacientes clínicos, uma vez que não apresenta validação para este fim neste contexto. O teste de reflexo de vômito não deve ser feito, uma vez que não tem boa correlação com proteção de vias aéreas e pode ocasionar broncoaspiração por seu mecanismo.

2. Insuficiência respiratória refratária: pacientes que mantêm desconforto respiratório ou hipoxemia grave a despeito de O_2 suplementar em doses altas são candidatos a via aérea avançada. Além de métodos de incremento na fração inspirada de oxigênio (máscara não reinalante, por exemplo), existem outros métodos que possivelmente "resgatam" um paciente em insuficiência respiratória, como ventilação não invasiva e cateter nasal de alto fluxo (discutidos em capítulos específicos). Em situações em que não há tais métodos disponíveis, em que tenha havido falha de oxigenação a despeito deles, ou em que haja indicação de intubação por outros motivos, a intubação deve ser feita. Alguns autores recomendam tolerar níveis de saturação de oxigênio menores que os habituais em outros pacientes com insuficiência respiratória desde que não ocorra desconforto respiratório. A decisão sobre realizar IOT deve ser individualizada, mas níveis de SaO_2 de 85% ou menores podem eventualmente ser tolerados, desde que sem fadiga respiratória em alguns casos.

3. Curso da doença: existem casos em que a intubação é indicada de forma preemptiva, pois conhece-se o provável curso da doença do paciente. Por exemplo, pacientes com hematomas cervicais em expansão e pacientes com anafilaxia e comprometimento progressivo de vias aéreas superiores são pacientes nos quais a intubação pode ser indicada de forma a evitar que,

uma vez que o quadro piore, a intubação não seja tecnicamente factível, ou tenha pior desfecho. No início da pandemia alguns autores recomendavam prosseguir com a IOT precoce caso o paciente necessite de MNR > 6-8 L/min e hipoxemia e/ou desconforto respiratório. Esta recomendação se baseou em um risco aumentado de aerossolização e na alta probabilidade com uso de cateter nasal de alto fluxo e ventilação não invasiva e o receio de uma deterioração rápida com consequente necessidade de IOT em contexto emergencial pior. No entanto, essa conduta pode resultar em um excesso de intubações e sobrecarregar o sistema e os profissionais de saúde com altas taxas de ventilação mecânica invasiva desnecessárias.

AVALIAÇÃO DA VIA AÉREA

Uma vez indicada via aérea avançada, a avaliação da via aérea visa identificar características que sugerem que o procedimento poderá ser mais difícil do que o habitual. A função de se identificar via aérea difícil é conseguir otimizar o planejamento do procedimento.[5] Discutimos adiante os mnemônicos adequados para estes fins (Tabelas 1 e 2).

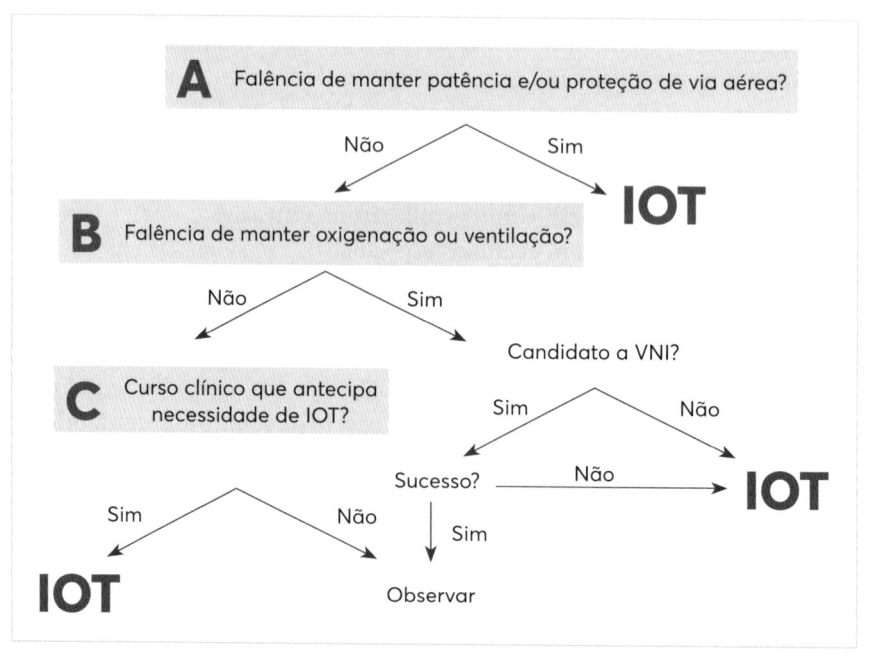

• **FIGURA 1** Indicações de intubação orotraqueal.

IOT: intubação orotraqueal; VNI: ventilação não invasiva.

- **TABELA 1** Preditores de via aérea difícil – mnemônico "LEMON+U"

L	E	M	O	N	U
Look externally (olhar)	*Evaluate* 3-3-2	Mallampati	Obstrução/ obesidade	*Neck mobility* (mobilização do pescoço)	*Upper lip bite test* (lábio superior)
Impressão subjetiva ao observar o paciente: trauma facial, angioedema, boca e pescoço pequenos, retrognatismo.	• Há 3 dedos de abertura bucal entre os dedos incisivos? • Há 3 dedos de distância entre o mento e o osso hioide? • Há 2 dedos de distância entre o osso hioide e a cartilagem tireoide?	Índice de Mallampati (não utilizado no pronto-socorro).	Ex.: epiglotite, tumores de cabeça e pescoço, hematoma cervical.	A mobilidade do pescoço menor do que 35° de extensão é um indicativo de dificuldade para realização do procedimento.	Morder o lábio superior com os incisivos inferiores: • Consegue cobrir o lábio superior. • Consegue tocar o lábio superior sem cobrir. • Não consegue atingir o lábio superior.

- Avaliação "3-3-2": 1 ou mais destas medidas inferiores ao esperado sugerem via aérea difícil (Figura 2).
- **Upper lip bite test**: quanto maior a classe, maior a dificuldade prevista para realização de intubação (Figura 3).

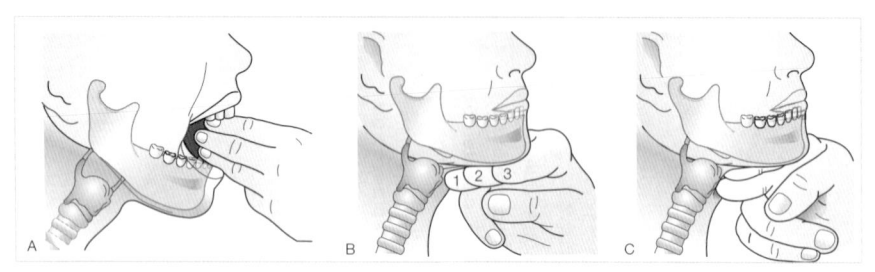

- **FIGURA 2**   Avaliação "3-3-2".

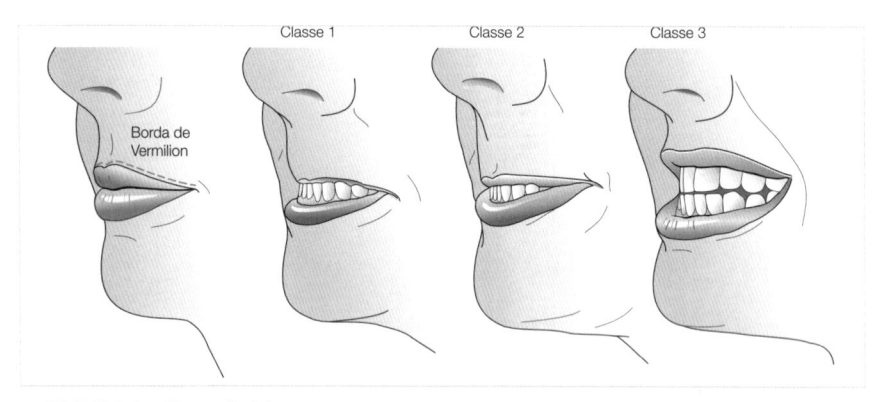

- **FIGURA 3**   *Upper lip bite test.*

- **TABELA 2**   Preditores de ventilação difícil – mnemônico "ROMAN"

R	O	M	A	N
Radiação/restrição	Obesidade/ obstrução/ *obstructive sleep apnea*	*Mask seal/male/ Mallampati* (III e IV)	*Age* > 55 anos	*No teeth*
Pacientes que já foram submetidos a radioterapia em cabeça e pescoço possuem retração cutânea ou pacientes com SDRA e com pulmão restrito.	Fatores que contribuem para dificuldade de ventilação.	Barba: utilizar papel-filme ou lidocaína gel.		Manter a prótese durante a ventilação.

SDRA: síndrome do desconforto respiratório agudo.

INTUBAÇÃO DE SEQUÊNCIA RÁPIDA (ISR)

A intubação de sequência rápida (ISR) é considerada a técnica de escolha para intubação orotraqueal (IOT) na sala de emergência, por garantir a maior taxa de sucesso no procedimento em primeira tentativa.[1]

Por definição, na ISR é administrado um sedativo-hipnótico e um bloqueador neuromuscular após a pré-oxigenação. Sabe-se que o uso do bloqueador neuromuscular, por suas características de intenso relaxamento da musculatura, aumenta a porcentagem de sucesso na primeira tentativa de intubação.

Aqui cabe a ressalva de que o que leva um paciente a óbito neste procedimento não é a falha de intubação, mas sim a falha de oxigenação, ou seja, caso o paciente esteja bloqueado e não seja possível intubá-lo, isso não será necessariamente problemático se a ventilação com bolsa-válvula-máscara (BVM) ou máscara laríngea for adequada.[6]

A IOT deve ser realizada com precauções de aerossóis, idealmente em uma sala de pressão negativa, pelo intubador mais experiente disponível a fim de otimizar o sucesso da primeira tentativa. O número mínimo de profissionais de saúde necessários deve estar na sala de intubação com equipamento de proteção individual (EPI). O uso de um videolaringoscópio é preferível e, se disponível, uma "caixa de aerossol" transparente pode ser usada para cobrir a cabeça do paciente, permitindo a intubação através de duas portas circulares para minimizar a exposição ao aerossol. Evita-se a ventilação com bolsa-valva-máscara. A pré-oxigenação deve ser obtida por meio de oferta de FiO_2 a 100% por 3-5 minutos (MNR ou BVM em *flush rate*, MNR, VNI ou CNAF). Caso se lance mão da pré-oxigenação com VNI, recomenda-se uma interface com boa vedação (de preferência *full* face) conectada a um ventilador de circuito fechado com filtros HEPA. Atentar, neste caso, para desligar o ventilador antes de remover a interface.

As taxas de sucesso de IOT em primeira tentativa são similares às de outras doenças; um estudo realizado no Departamento de Emergência do Hospital das Clínicas da Faculdade de Medicina da Universidade de São Paulo mostrou taxa de sucesso em 85% das primeiras tentativas, o que também ocorreu em outros estudos.

Passos da ISR[9]

Para facilitar o entendimento e o aprendizado, costuma-se dividir a ISR nos 7 Ps:[7]

1. Preparação.

2. Pré-oxigenação.
3. Pré-otimização.
4. Paralisia com indução.
5. Posicionamento.
6. Passagem do tubo.
7. Pós-intubação.

Passo 1: Preparação

Etapa de grande importância para realização de IOT segura e correta, envolve a preparação do ambiente, da equipe e do paciente.[7]

- Ambiente: materiais testados (tubo, fio-guia e *bougie*) – laringoscópio ou videolaringoscópio, aspirador – preferencialmente de ponta rígida, BVM, máscara laríngea, material de cricotireoidostomia), monitorar o paciente com oxímetro, pressão arterial não invasiva e monitoração cardíaca. No contexto da COVID-19, realizar IOT sempre que possível em ambiente com pressão negativa, para evitar aerossolização.[1]
- Equipe: EPIs (gorro, óculos e *face shield*, máscara N95 e cirúrgica, avental impermeável descartável e luvas).
- Paciente: 2 acessos venosos periféricos, posicionamento para pré-oxigenação (sentado preferencialmente com coxim preparado); otimização hemodinâmica (com fluidos ou droga vasoativa, se necessário).

Além disso, é neste momento que se organiza com a equipe a estratégia da abordagem da via aérea. Usualmente, fala-se em planos A, B, C etc. Por exemplo: plano A é laringoscopia direta, plano B é resgate com BVM, plano C, máscara laríngea, e plano D, cricotireoidostomia.

Check-list *de equipamentos de proteção individual (EPI)*[8]
- Gorro.
- Óculos de proteção.
- Máscara N95.
- Máscara cirúrgica (por cima da máscara N95).
- Avental.
- Luvas.
- *Face shield.*

Check-list *de materiais para intubação orotraqueal (IOT)*
- Dois acessos venosos calibrosos.
- Coxim adequado.

- Laringoscópio com lâmpada testada, geralmente lâmina curva tamanho 3 e/ou 4 para adultos; se disponível e se treinamento adequado, utilizar o videolaringoscópio, por aumentar a distância entre o médico e o paciente, diminuindo a chance de contaminação e a segurança do procedimento.
- Tubo endotraqueal com *cuff* testado de tamanho 7,5 a 8,5 para adultos; 6 caso cricotireoidostomia seja necessária.
- Seringa 20 mL para insuflar o *cuff*.
- Fio-guia.
- *Bougie*.
- Lidocaína spray para lubrificar o tubo.
- Guedel.
- Bolsa-válvula-máscara.
- Fonte de O_2 conectada à bolsa-válvula-máscara.
- Ventilador ligado na tomada, testado e pré-programado com filtro HEPA na via de saída e conectado nas fontes de ar e O_2.
- Aspirador rígido com vácuo testado.
- Monitorar o paciente com FC, SpO_2 e PA.
- Drogas para IOT previamente aspiradas e identificadas.
- Capnógrafo e estetoscópio para checar intubação.
- Fixador para o tubo.
- Máscara laríngea.
- Materiais para cricotireoidostomia de urgência (caixa de procedimentos cirúrgicos básicos e bisturi).

Passo 2: Pré-oxigenação (Figuras 4, 5 e 6)

O objetivo da pré-oxigenação é aumentar o tempo de apneia sem dessaturação, para tornar mais seguro o processo de IOT. O objetivo não é tão somente atingir 100% de saturação, mas sim "denitrogenar" o pulmão. Isso quer dizer que, mesmo que o paciente apresente saturação de 100% de forma relativamente rápida, a pré-oxigenação deve ser realizada por 3 a 5 minutos, se as condições clínicas permitirem. Ainda digno de nota sobre estes casos, pode-se considerar pré-oxigenação com pressão positiva por VNI, contanto que sejam respeitadas as condições de segurança da equipe.[6,7]

Pode-se realizar a pré-oxigenação ofertando-se oxigênio a 100% através da máscara não reinalante com o máximo de fluxo (> 40 L/min) ou através do dispositivo bolsa-válvula-máscara conectado ao O_2 em 15 L/min, **sem realizar ventilação ativa**.

Teoricamente, pode-se aumentar a segurança da equipe quanto à aerossolização conectando um filtro à máscara e vedando-a bem na face do paciente, utilizando-se preferencialmente a técnica *thumbs down*.

- **TABELA 3**

Material	Taxa de fluxo de O_2 da fonte (L/min)	FiO_2 aproximada (%)
Máscara não reinalante	15	70
Máscara não reinalante	≥ 40 (*flush rate*)	100
BVM com vazamento	15 L	< 50
BVM sem vazamento	15 L	90-100
VNI		100

BVM: bolsa-válvula-máscara FiO_2: fração inspirada de oxigênio; O_2: oxigênio; VNI: ventilação não invasiva.

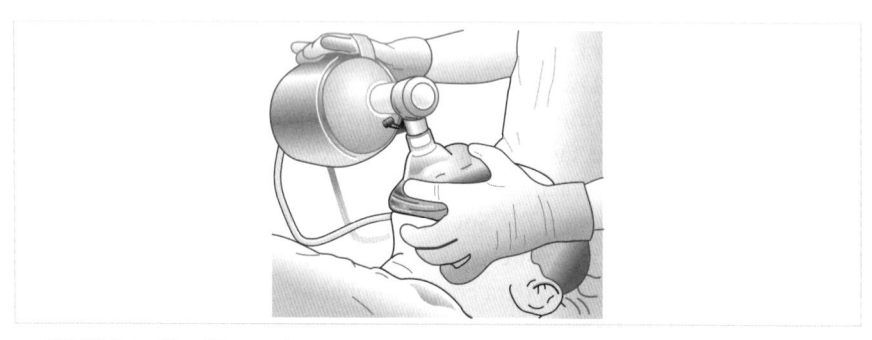

- **FIGURA 4**   "C e E" com 1 pessoa.

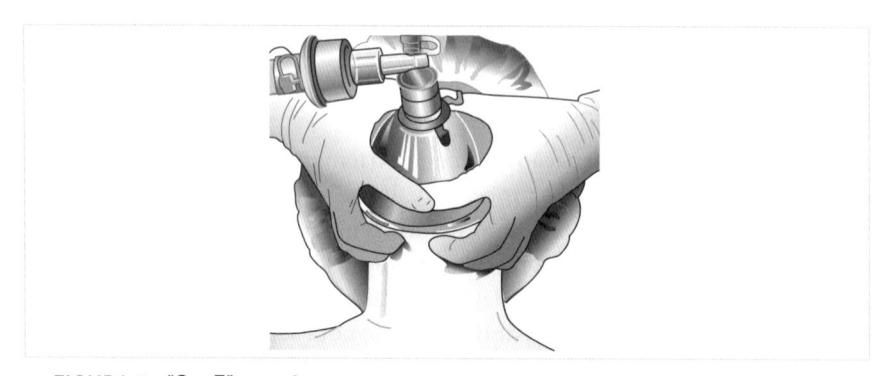

- **FIGURA 5**   "C e E" com 2 pessoas.

Uma forma de se otimizar a pré-oxigenação em pacientes críticos é denominada "oxigenação apneica", que consiste na adição contínua de oxigênio na nasofaringe através de cateter nasal comum com fluxo de 15 L/min durante a apneia, o que pode estender o tempo de apneia seguro. Em um modelo suíno de síndrome do desconforto respiratório agudo, o uso de oxigenação apneica manteve a saturação > 60%.[9]

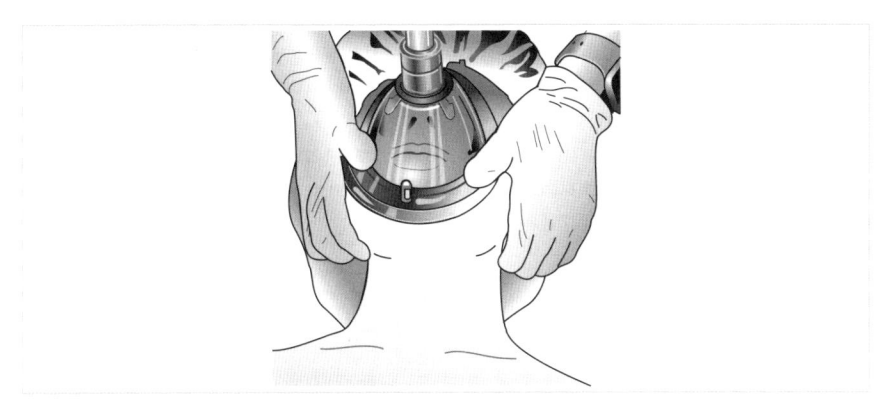

- **FIGURA 6** Técnica *thumbs down*.

Passo 3: Pré-otimização

Tradicionalmente, este passo era chamado de pré-tratamento, que envolvia exclusivamente a administração de drogas adjuvantes para a ISR, que serão discutidas a seguir. A nomenclatura mais apropriada, no entanto, é pré-otimização, que envolve a otimização clínica do paciente antes de submetê-lo ao estresse hemodinâmico e respiratório da sedação e bloqueio neuromuscular. Este passo envolve garantir o máximo de estabilidade clínica possível a fim de evitar desfechos adversos como hipotensão grave e parada cardiorrespiratória (PCR), que podem ocorrer em pacientes não pré-otimizados por, entre outros, hipotensão induzida por drogas, hipoxemia e pressão positiva reduzindo o retorno venoso.

Não há evidência convincente no que diz respeito à melhora do desfecho da IOT com uso do pré-tratamento, portanto seu uso não é recomendado rotineiramente, apenas em casos selecionados.[12] Em relação a drogas comumente prescritas neste contexto, podemos citar fentanil e lidocaína, as quais – quando indicadas – devem ser administradas 3 minutos antes da sedação e laringoscopia (Tabela 4).

- **Fentanil**: age reduzindo os efeitos simpáticos da laringoscopia (p. ex.: hipertensão). Possui como efeitos colaterais possíveis a hipotensão, apneia e o tórax rígido, mais relacionado à infusão de forma rápida. O fentanil **não é indicado** na maioria das IOTs. Tendo em vista seus possíveis efeitos colaterais graves, é indicado apenas quando **houver potencial claro de benefício**, ou seja, pacientes que toleram mal a resposta adrenérgica à intubação, como emergências hipertensivas (p. ex.: dissecção aguda de aorta, SCA com hipertensão, encefalopatia hipertensiva, edema agudo de pulmão) ou hipertensão intracraniana (HIC).[10]

- **Lidocaína**: pode atenuar resposta reativa das vias aéreas ao procedimento da laringoscopia. Não é medicação de uso habitual na emergência, tendo em vista utilidade limitada. No contexto de COVID-19 foi levantada a hipótese de benefício por diminuir a tosse. Mas, tendo em vista que será usado bloqueador neuromuscular, o qual já por si só inibe a tosse, não parece haver benefício adicional da lidocaína.[11]

· **TABELA 4** Medicações de pré-otimização

Droga	Apresentação	Dose	Início de ação	Duração	Indivíduo de 70 kg
Fentanil	Ampola 2, 5 e 10 mL (50 mcg/ mL)	3 mcg/kg	2-3 min	30-60 min	4 mL puros
Lidocaína	Ampola 20 mL (20 mg/mL)	1,5 mg/kg	45-60 s	10-20 min	5 mL puros

Passo 4: Paralisia com indução

É administrada droga hipnótica seguida de bloqueador neuromuscular (BNM), ambas em *bolus*. Essas ações farão com que o paciente esteja em condições ideais para a realização da IOT em menos de 60 segundos. Lembrando que o paciente **sempre** deverá ser sedado antes de realizar o BNM. Em pacientes obesos em geral pode-se calcular a dose do hipnótico pelo peso ideal e do BNM pelo peso real. Já em idosos, a dose do hipnótico a ser utilizada deve ser reduzida em 30-50% em relação à dose descrita para adultos.[12]

Drogas hipnóticas (Tabela 5):[12,13]

- **Etomidato**: é um derivado imidazólico hipnótico sem atividade analgésica, sem efeitos cardiovasculares significativos, com rápido início de ação e com meia-vida curta, tornando-a ideal para o uso no departamento de emergência. Há a comprovação de supressão adrenal transitória com seu uso, porém a relevância clínica no uso de uma dose única é incerta e provavelmente insignificante.
- **Quetamina**: é um derivado da fenciclidina que promove sedação e também analgesia com efeito mínimo no *drive* respiratório. Pode ocasionar liberação de catecolaminas no sistema nervoso simpático, causando hipertensão e aumento da frequência cardíaca transitórios. Possui atividade broncodilatadora, sendo droga de escolha no broncoespasmo grave. Menor risco de instabilidade hemodinâmica em relação a outras drogas como propofol e midazolam. Podem ocorrer alucinações, agitação e confusão com seu uso,

porém tais efeitos são pouco significativos no contexto de intubação no departamento de emergência, uma vez que o paciente frequentemente receberá sedativos após intubação.

- **Propofol**: é um derivado do alquilfenol com propriedades hipnóticas e efeitos vasodilatadores e cardiodepressores, resultando em redução da pressão arterial. A redução da pressão arterial se expressa no sistema nervoso central com redução da pressão de perfusão cerebral. Há um discreto efeito broncodilatador. É a medicação de escolha em pacientes grávidas.
- **Midazolam**: benzodiazepínico que não é adequado em procedimentos de emergência. Seu uso deve ser restrito à indisponibilidade das outras medicações citadas, devido ao longo tempo de início de ação e efeito hipotensor significativo.

- **TABELA 5** Medicações de sedação

Droga	Apresentação	Dose	Início de ação	Duração	Indivíduo de 70 kg
Etomidato	Ampola 10 mL (20 mg/mL)	0,3 mg/kg	15-45 s	3-12 min	1 ampola (10 mL)
Quetamina	Ampola 2 e 10 mL (50 mg/mL)	1,5 mg/kg	45-60 s	10-20 min	2 mL
Propofol	Ampola 20, 50 e 100 mL (10 mg/mL)	1,5 mg/kg	15-45 s	5-10 min	10 mL
Midazolam	Ampola 3 e 10 mL (5 mg/mL) ou 5 mg/5mL (1 mg/mL)	0,2 mg/kg	60-90 s	15-30 min	1 ampola de 3 mL (5 mg/mL)

Bloqueio neuromuscular (Tabela 6):[12,13]

- **Succinilcolina**: droga despolarizante (agonista da placa neural), causa fasciculação (sem importância clínica) e hipercalemia transitória. Seu principal benefício é a curta duração. A hipercalemia transitória causada pela despolarização em grande escala pode ser problemática em pacientes já hipercalêmicos, mas também naqueles com *upregulation* de receptores de acetilcolina, como em grandes queimados, lesões por esmagamento e em denervação [esclerose lateral amiotrófica (ELA), acidente vascular cerebral (AVC) após fase hiperaguda, Guillain-Barré etc.].
- **Rocurônio**: droga não despolarizante, sem risco de hipercalemia. Possui um tempo de duração maior do que a succinilcolina, podendo ser uma vantagem no contexto de COVID-19 pela possibilidade de cálculo de mecânica pulmonar durante a ventilação inicial.

- **TABELA 6** Medicações para bloqueio neuromuscular

Droga	Apresentação	Dose	Início de ação	Duração	Indivíduo de 70 kg
Succinilcolina	100 mg pó – diluir em 10 mL de SF	1,5 mg/kg	45 s	6-10 min	10 mL da solução
Rocurônio*	Ampola 5 mL (10 mg/mL)	1 mg/kg	60 s	40-60 min	7 mL puros

*A dose de rocurônio pode ser aumentada para 1,2 mg/kg com uso de 2 ampolas (10 mg/mL) em paciente médio de 70 kg. SF: solução fisiológica.

Passo 5: Posicionamento (Figura 7)

O posicionamento adequado é fundamental para uma intubação bem-sucedida. A altura da cama deve corresponder à altura do processo xifoide do intubador. O paciente deve ser levado o mais próximo possível da cabeceira da cama.[12] Deve-se posicionar o paciente em "*sniffing position*" (posição do cheirador), de modo que o meato auditivo externo fique na mesma altura do manúbrio do esterno, proporcionando um alinhamento dos principais eixos (via aérea, abertura bucal e visão). O coxim deve ser posicionado na região occipital (Figura 7) ou em forma de rampa torácica em casos de pacientes obesos (Figura 8).

Passo 6: Passagem do tubo

Por meio da movimentação flácida da mandíbula verifica-se o relaxamento adequado. Isso ocorre em 45 segundos após o uso da succinilcolina (ou 60 segundos se for usado rocurônio).[7,12] Nesse momento realiza-se a laringoscopia com a passagem do tubo até que as pregas vocais fiquem na altura da marca preta proximal ao balonete. Retira-se o fio-guia e insufla-se o balonete. Com base nos limitados estudos sobre o tema, a melhor forma de ajustar a visualização da via aérea é a laringoscopia bimanual, na qual o intubador ajusta de forma dinâmica a posição laringotraqueal. A confirmação do posicionamento com medida de CO_2 expirado é a ideal, sendo a capnografia com forma de onda o método padrão-ouro.[13] Auscultam-se epigástrio (caso não haja capnografia) e hemitóraces para avaliar posicionamento e possível intubação seletiva.

Passo 7: Pós-intubação

Após a confirmação do posicionamento, o tubo orotraqueal deve ser fixado para evitar extubação ou intubação seletiva acidental. O paciente deve ser conectado ao ventilador com ajustes conforme peso ideal.[11] Os ajustes de ventilação mecânica serão abordados em um capítulo à parte.

A radiografia de tórax deve ser solicitada para verificar a posição do tubo e avaliar possíveis complicações do procedimento.[11] Considerar sedação contí-

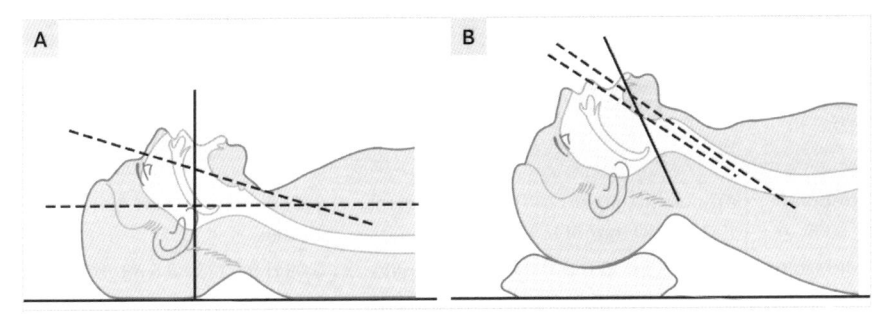

• **FIGURA 7** (A) Posicionamento da cabeça sem coxim. (B) Alinhamento dos eixos com coxim.

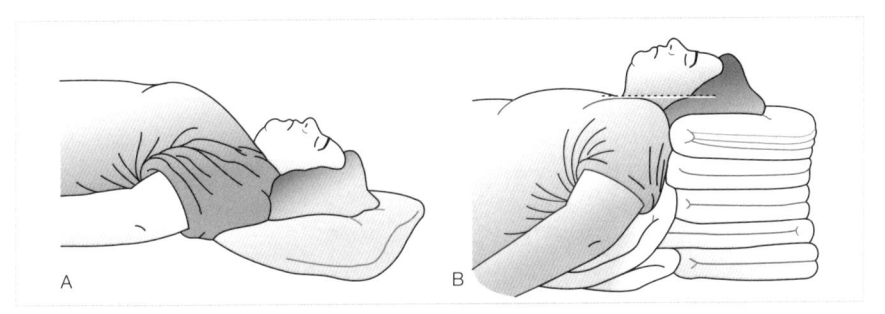

• **FIGURA 8** (A) Posicionamento da cabeça sem coxim. (B) Alinhamento dos eixos com coxim interescapular.

nua após IOT. A Tabela 7 apresenta a sugestão de diluição e doses iniciais para sedação contínua.

VIAS DE RESGATE

Dispositivos extraglóticos (DEGs) (Figura 9)

Embora os DEGs não sejam via aérea definitiva, eles são condutos confiáveis para oxigenação e ventilação, oferecendo graus variáveis de proteção contra broncoaspiração. Podem ser usados como via aérea primária sem tentativa prévia de intubação ou secundariamente no caso de falha de intubação. Consistem em dispositivos que se moldam à via aérea superior do paciente que podem ser introduzidos sem o auxílio de laringoscópio, como a máscara laríngea ou tubo laríngeo. Após a passagem do dispositivo deve-se sempre avaliar a ventilação e a oxigenação, além de preparar o plano para instalação de via aérea definitiva. Existe um mnemônico para predição de dificuldade para posicionamento do DEG, que consiste em **RODS:** *Restriction* (restrição da abertura

- **TABELA 7** Drogas para manutenção de sedação em bomba de infusão contínua (BIC)

Medicação	Apresentação	Diluição	Dose de manutenção	BIC inicial para indivíduo de 70 kg
Propofol	Ampola 20, 50 e 100 mL (10 mg/mL)	Puro – 10 mg/mL	5 a 50 mcg/kg/min	2 mL/h
Midazolam	Ampola 3 e 10 mL (5 mg/mL) ou 5 mg/5 mL (1 mg/mL)	Diluir 150 mg (10 ampolas 3 mL = 30 mL) em 120 mL de SF 0,9% – 1 mg/mL	0,05 a 0,1 mg/kg/h	3,5 mL/h
Fentanil	Ampola 2, 5 e 10 mL (50 mcg/mL)	Puro – 50 mcg/mL 50 mL	0,7 a 10 mcg/kg/h	1 mL/h

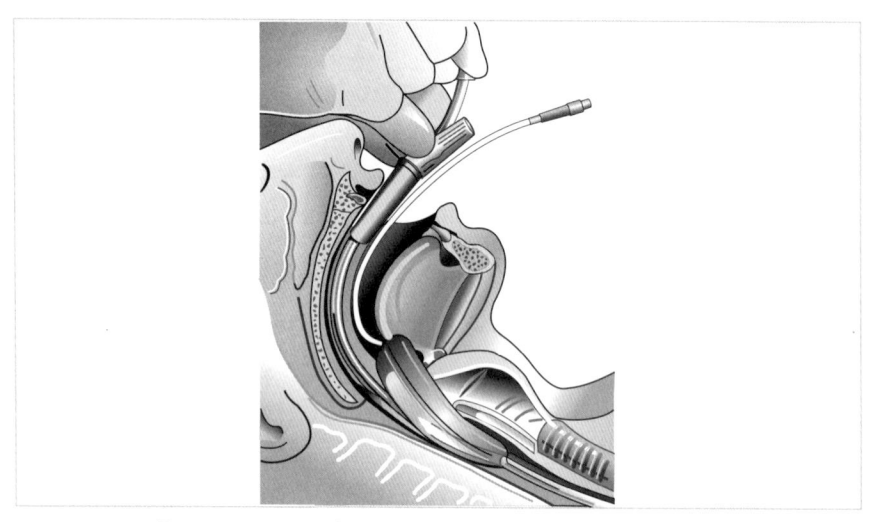

- **FIGURA 9** Posicionamento da máscara laríngea.

oral e/ou mobilidade cervical); **O**bstrução/obesidade; *Distorted airway* (via aérea com anatomia alterada) e *Short thyromental distance* (o posicionamento da língua em pacientes com distância tireomentoniana curta pode dificultar a inserção do dispositivo).[7,12]

As principais complicações deste procedimento são a inadequada ventilação por falta de acoplamento apropriado da prótese à via aérea do paciente (com consequente ventilação não satisfatória) e hiperinsuflação esofágica com possibilidade de regurgitação e aspiração do conteúdo gástrico.

Cricotireoidostomia

É a realização de um acesso cirúrgico à via aérea, através da membrana cricotireóidea, com colocação de um tubo com balonete na traqueia. A indicação primária é a ocorrência de "não intubo-não ventilo", em que além de não ser possível a intubação orotraqueal, o paciente não pode ser adequadamente oxigenado com ventilação por bolsa-válvula-máscara ou dispositivo extraglótico. Existe o mnemônico **SMART** para predizer a cricotireoidostomia difícil que consiste em: *Surgery* (cirurgia); **M**assa; **A**cesso/anatomia; **R**adiação e **T**rauma.[11]

A técnica consiste em localizar a membrana cricotireóidea (entre a cartilagem cricoide e a cartilagem tireóidea). Com a mão não dominante imobiliza-se a laringe com os dedos polegar e médio, de forma a permitir a palpação da membrana pelo dedo indicador durante o procedimento. Com a mão dominante, realiza-se incisão longitudinal na linha média no plano da pele. Então, parte-se para incisão transversal em um ângulo de 90° diretamente sobre a membrana cricotireóidea. Desta maneira, haverá neste momento um bisturi dentro da via aérea e sangramento no local, o que dificulta a visualização. Para permitir a inserção posterior do tubo, amplia-se a incisão 0,5 cm para a direita e 0,5 cm para a esquerda, no plano horizontal, de forma a obter uma incisão transversal de 1 cm. Após isso, um assistente introduz o *bougie* e retira-se a

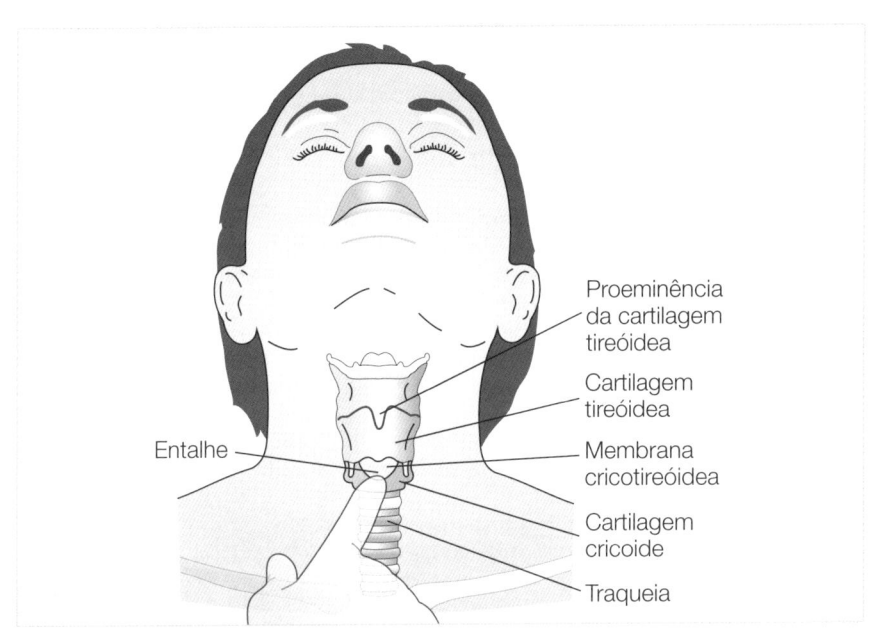

Proeminência da cartilagem tireóidea

Cartilagem tireóidea

Membrana cricotireóidea

Cartilagem cricoide

Traqueia

Entalhe

• **FIGURA 10**

lâmina. Insere-se o tubo com ajuda do *bougie* até a altura do balonete, retira-se o *bougie* e infla-se o balonete, garantindo a via aérea emergencial.[7,12]

MANEJO DA VIA AÉREA DURANTE PARADA CARDIORRESPIRATÓRIA (PCR)[15]

A abordagem da via aérea durante PCR implica em uma grande exposição da equipe com relação à transmissão viral, por isso é imprescindível paramentação mínima adequada de todos presentes na cena, ou seja, máscara N95, óculos protetores, capote e luvas. Na presença de um médico experiente, a intubação precoce deve ser realizada. Caso contrário, os DEGs são uma melhor opção com relação à bolsa-válvula-máscara pela melhor acoplagem e menor risco de aerossolização. Lembrando que a escolha da técnica utilizada para ventilação deve ser de acordo com o treinamento e prática da equipe.

CONCLUSÃO

O manejo da via aérea em pacientes com suspeita ou infecção confirmada por COVID-19 requer considerações específicas com relação à segurança da equipe e dos demais pacientes. A acurácia da técnica é essencial e médicos devem evitar técnicas não familiares ou pouco treinadas, sendo a pessoa mais experiente da equipe recomendada para realizar o procedimento e com o menor número possível de pessoas da equipe no local. A abordagem deve ser individualizada ao quadro clínico de cada paciente.[16]

REFERÊNCIAS BIBLIOGRÁFICAS

1. CA Brown, JM Mosier, JN Carlson, MA Gibbs. Pragmatic recommendations for intubating critically ill patients with suspected COVID-19. JACEP. 2020 [e-pub].
2. Tobin, MJ. Basing respiratory management of coronavirus on physiological principles. American Journal of Respiratory and Critical Care. 2020.
3. Berlim DA, Gulick RM. Severe covid-19. NEJM. 2020.
4. Pisano A, et al. Indications for tracheal intubation in patients with coronavirus disease 2019 (CO-VID-19). Journal of Cardiothoracic and Vascular Anesthesia. Dezembro 2020:1-4.
5. Martins MA. Manual do residente de clínica médica. 2.ed. Barueri: Manole; 2017.
6. WHO. IMAI district clinician manual: hospital care for adults and adolescents. Guidelines for the management of common illnesses with limited resources. Volume 1. Geneva: World Health Organization; 2011.
7. Brown CA, et al. Manejo da via aérea na emergência. Artmed; 2019.
8. WHO. Clinical care of severe acute respiratory infections – nCoV/SARI toolkit. 2020.
9. Mosier JM, Sakles JC. Tracheal intubation in the critically ill: Where we came from and where we should go. American Thoracic Society. 2020.

10. Lexicomp. Fentanyl: Drug information. UpToDate, Wolters Kluwer. Disponível em: https://www.uptodate.com/contents/fentanyl-drug-information.
11. Tintinalli's emergency medicine manual. 8.ed. 2018.
12. Velasco IT et al. Medicina de emergência – Abordagem prática. 13.ed. Barueri: Manole; 2019.
13. Brown CA. Manual de Walls para o manejo da via aérea na emergência. 5.ed. 2017.
14. Ganti L. Atlas of emergency medicine procedures. 1.ed. 2016.
15. Resuscitation Council. Resuscitation Council UK Statement on COVID-19 in relation to CPR and resuscitation in healthcare settings. 2020. Disponível em: https://www.resus.org.uk/media/statements/resuscitation-council-uk-statements-on-covid-19- coronavirus-cpr-and-resuscitation/covid-healthcare.
16. Cook TM, et al. Consensus guidelines for managing the airway in patients with COVID 19. Anaesthesia. 2020;75:785-99.
17. Alencar JCG, et al. First attempt intubation success and complications in patients with COVID-19 undergoing emergency intubation. JACEP OPEN. 2020;1:699-795.

28

Ventilação mecânica

Ricardo Vasserman de Oliveira
Bruno Rocha de Macedo
Thiago Vicente Pereira
Lucas Oliveira Marino

INTRODUÇÃO

O tema "ventilação mecânica" (VM) é extremamente amplo e complexo e seu aprendizado pressupõe prática supervisionada por profissionais devidamente capacitados. Temos como objetivo neste capítulo trazer informações básicas sobre a ventilação mecânica do paciente com COVID-19, assim como os ajustes iniciais do ventilador logo após o procedimento de intubação, até que o paciente seja transferido para uma unidade de terapia intensiva.

CONCEITOS BÁSICOS

A movimentação dos gases durante a ventilação pulmonar depende das forças desenvolvidas pelos músculos respiratórios e das propriedades mecânicas do sistema respiratório. Durante a respiração espontânea, os músculos intercostais e o diafragma se contraem, expandindo a caixa torácica e gerando uma pressão negativa sobre a superfície dos pulmões, transmitida ao longo do espaço pleural. Parte dessa pressão é necessária para vencer as forças viscoelásticas do pulmão e da caixa torácica. O restante é transmitido aos alvéolos, gerando um gradiente entre a pressão alveolar e a pressão atmosférica, que permite o fluxo inspiratório. Com o relaxamento dos músculos respiratórios, na ausência de ativação da musculatura expiratória, a pressão elástica acumulada durante a inspiração é a única força atuante e torna a pressão alveolar positiva, invertendo o fluxo expiratório e permitindo a expiração.[1]

A ventilação mecânica com pressão positiva altera a dinâmica ventilatória em relação à respiração espontânea. Na medida em que o ventilador artificial pressuriza a via aérea do paciente, isso cria um gradiente de pressão que irá gerar fluxo de ar durante a inspiração. A expiração, por sua vez, ocorre de forma passiva como na ventilação espontânea.[2,3]

A interface utilizada entre o paciente e o ventilador permite classificarmos a ventilação com pressão positiva em invasiva e não invasiva:

- **Ventilação não invasiva (VNI)**: utilização de máscara nasal, oral, orofacial, *prong* nasal de alto fluxo, facial total (*full face*) e capacete (*helmet*) (Figura 1).

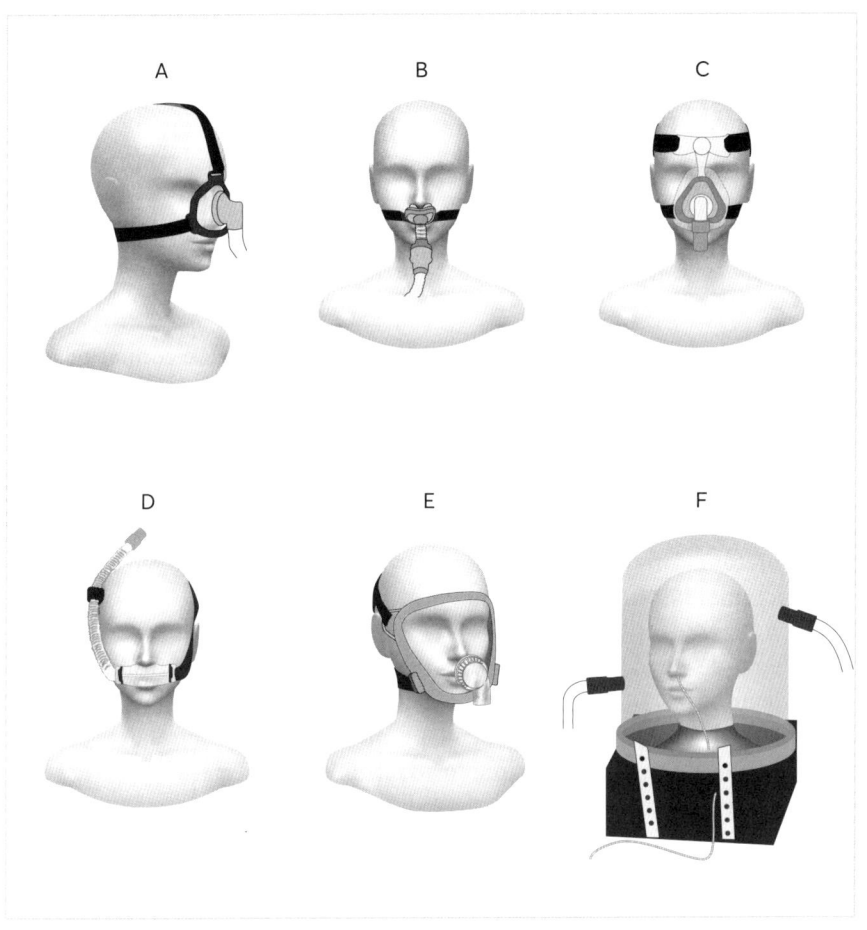

· **FIGURA 1** Interfaces de ventilação não invasiva. A: Nasal; B: oral; C: oronasal; D: *prong nasal*; E: *full face*; F: *helmet*.

- **Ventilação mecânica invasiva (VMI):** utilização de tubo orotraqueal, naso-traqueal ou cânula de traqueostomia.

Apesar de ambas aplicarem pressão positiva nas vias aéreas para oferecer suporte ventilatório ao paciente, uma série de diferenças existe entre a VNI e a VMI. A VNI mantém a capacidade de fala e deglutição, preserva a partici-pação das vias aéreas superiores na ventilação, incluindo a tosse, aquecimento e umidificação dos gases e pode ser aplicada de forma intermitente. Por outro lado, não oferece proteção das aéreas e está contraindicada em pacientes com rebaixamento do nível de consciência, com instabilidade hemodinâmica e hi-poxemia grave, entre outras situações.[4] Para mais detalhes sobre as indicações e formas de aplicação da VNI, veja o Capítulo "Dispositivos de ventilação não invasiva VNI e CNAF".

O VENTILADOR MECÂNICO

O ventilador pode ser representado através de seus principais sistemas (Figura 2):

1. **Interface com o operador:** painel de controle juntamente com as telas de monitoração e alarmes. A partir da interface são configurados os ajustes iniciais do ventilador.
2. **Sensores:** são basicamente detectores de pressão e fluxo, utilizados no con-trole da ventilação mecânica. A pressão é medida e controlada geralmente na via aérea do paciente, e o fluxo é medido no ventilador, tanto na via inspiratória como na expiratória. A partir dos sinais de fluxo são calculados os volumes inspirado e expirado.
3. Válvulas:
A. **Válvula de fluxo** controla o fluxo da mistura ar/oxigênio inspirada pelo paciente.
B. **Válvula de exalação** habitualmente permanece fechada durante a fase ins-piratória e despressuriza o circuito ao término da inspiração.
4. **Circuito respiratório:** é a interface do ventilador com o paciente e apre-senta dois tubos, inspiratório e expiratório, conectados respectivamente às válvulas de fluxo e exalação, e no extremo oposto a um conector do tipo "Y", que por sua vez está conectado ao tubo endotraqueal (Figura 3).

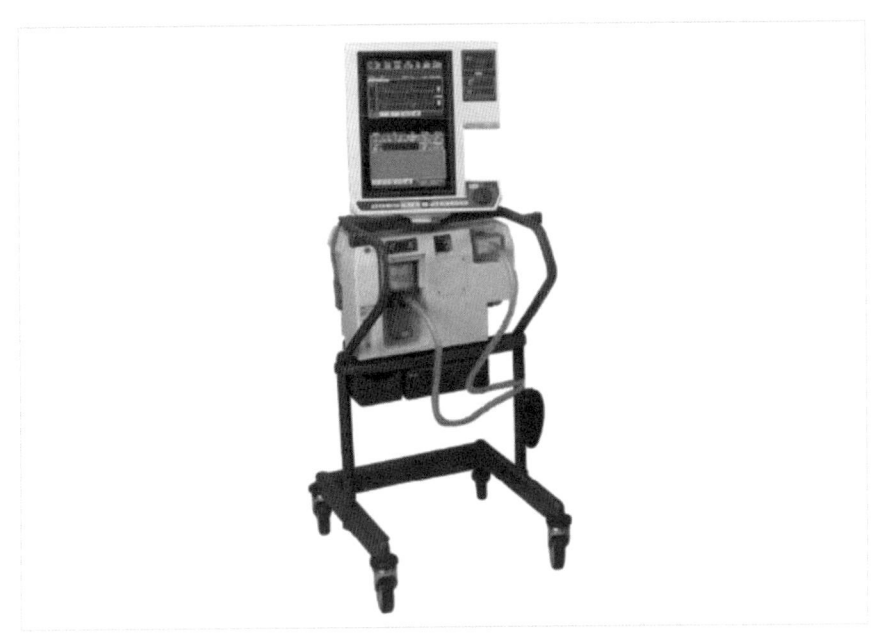

• **FIGURA 2** Exemplo de um ventilador mecânico.

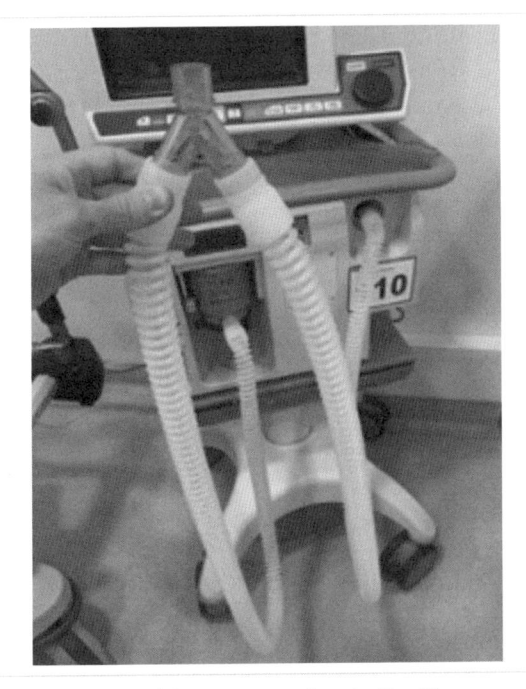

• **FIGURA 3** Circuito respiratório com conector do tipo Y.

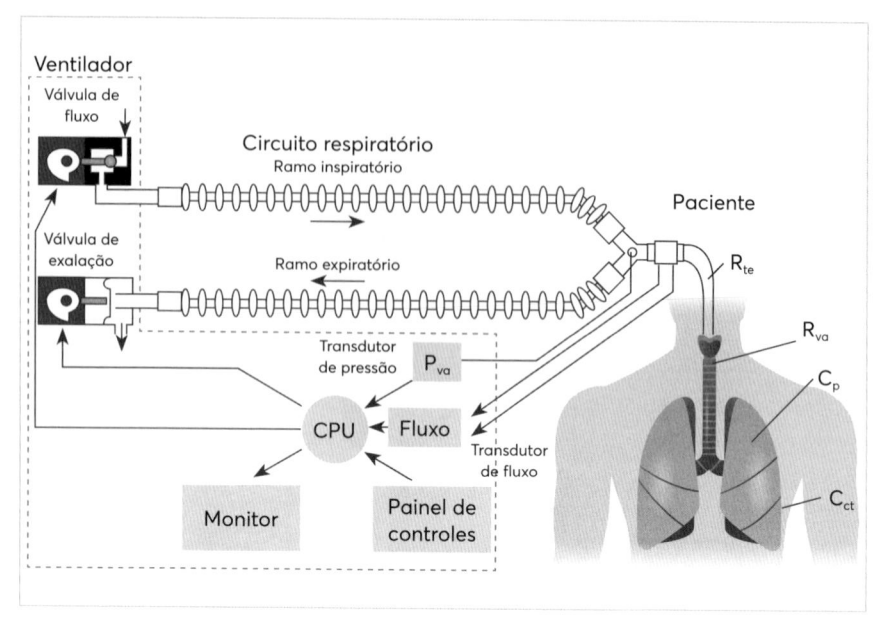

· **FIGURA 4**   Funcionamento do ventilador mecânico.

A ventilação mecânica é realizada por meio de ciclos, apresentando duas fases: inspiratória e expiratória. A fase inspiratória é iniciada pela abertura da válvula de fluxo e fechamento da válvula de exalação. O tipo de controle exercido sobre a válvula de fluxo e o final da fase inspiratória são determinados pelo modo ventilatório selecionado. Ao final da inspiração, o ventilador fecha a válvula de fluxo e abre a de exalação. Durante a exalação, a válvula pode ser controlada de forma a manter uma pressão positiva no final da expiração (do inglês *positive end expiratory pressure*, PEEP). A seguir, um esquema do funcionamento do ventilador mecânico (Figura 4).

CHECK-LIST PARA LIGAR O VENTILADOR

- Conectar a saída de ar comprimido do ventilador (cabo amarelo) à fonte na parede e abrir o fluxo.
- Conectar a saída de oxigênio do ventilador (cabo verde) à fonte na parede ou cilindro de O_2 e abrir o fluxo.
- Conectar o ventilador na tomada.
- Montar o circuito, conectando os ramos inspiratório e expiratório no ventilador e conectá-los através do tubo em Y:

- – Recomenda-se conectar um filtro HEPA entre o ramo expiratório e o ventilador.
- – Utilizar um filtro HME para umidificação do sistema.
- Solicitar ao fisioterapeuta a testagem e se necessário a calibração do ventilador.
- Ligar o ventilador, selecionar o modo e configurar os alarmes.

FASES DO CICLO RESPIRATÓRIO NA VENTILAÇÃO MECÂNICA INVASIVA

O ciclo respiratório da ventilação mecânica invasiva (VMI) pode ser dividido em 4 fases (Figura 5):

1. **Fase inspiratória**: o ventilador deve insuflar os pulmões do paciente, vencendo as propriedades resistivas e elásticas do sistema respiratório.
2. **Ciclagem**: trata-se da mudança inspiratória para fase expiratória; o critério de ciclagem dependerá do modo selecionado.
3. **Fase expiratória**: de forma passiva, o ventilador permite o esvaziamento dos pulmões. Assim, por diferença de pressões (maior nas vias aéreas em relação à atmosférica), o ar deixa espontaneamente os pulmões. Parte do ar da fase inspiratória permanece nas vias aéreas do paciente, exercendo pressão nos alvéolos, a chamada PEEP, e propiciando a patência alveolar.
4. **Disparo**: o ventilador interrompe a fase expiratória e permite o início da fase inspiratória do novo ciclo. Essa fase de mudança pode ser determinada pelo próprio aparelho, de acordo com a frequência respiratória predeterminada em um modo controlado ou assistido-controlado. Por exemplo, se foi escolhida uma frequência respiratória de 12 irpm, a cada 5 segundos o ventilador iniciará um novo ciclo. No modo espontâneo ou no modo assistido-controlado o paciente pode iniciar o ciclo em uma frequência de acordo com seu *drive*. Para que o paciente inicie o disparo (*trigger*) é fundamental configurar a sensibilidade do mesmo por pressão ou fluxo e ajustar a sua intensidade. Quanto maior o valor da sensibilidade, maior será o esforço que o paciente precisa fazer para abrir a válvula inspiratória e iniciar um novo ciclo, por exemplo: sensibilidade ajustada em –6 cmH$_2$O exige maior esforço do paciente do que sensibilidade ajustada em –2 cmH$_2$O. Lembramos também que a sensibilidade é um recurso que só está presente nos modos de ventilação assistida ou espontânea, discutidos adiante.[5,6]

Em relação à forma como é gerado o fluxo inspiratório, a ventilação mecânica pode ser classificada em ventilação com volume controlado e ventilação com pressão controlada:

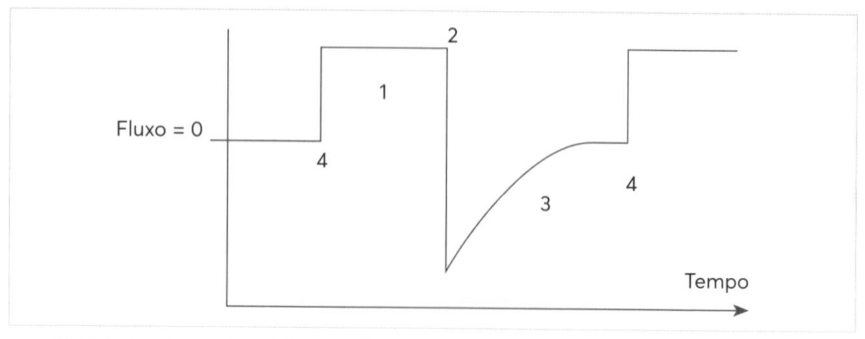

• **FIGURA 5** Fases do ciclo ventilatório. 1: Inspiração; 2: ciclagem; 3: expiração; 4: disparo.

▪ **Ventilação com volume controlado**: o ventilador impõe um fluxo constante até que se atinja um volume pré-ajustado e consequentemente ocorra um aumento da pressão da via aérea em função da mecânica respiratória do paciente.

▪ **Ventilação com pressão controlada**: o ventilador pressuriza a via aérea com uma pressão constante durante um tempo estabelecido (tempo inspiratório) e, em função do gradiente entre a via aérea e os alvéolos, se estabelecem o fluxo inspiratório e um volume corrente resultante.

MODALIDADES DE VENTILAÇÃO MECÂNICA

Ventilação controlada

Nesse modo de ventilação, não há participação do paciente e o aparelho determina todas as fases da ventilação, de modo que a sensibilidade do aparelho está desligada. Esse modo ventilatório é muito pouco utilizado em UTI, sendo mais comum nos pacientes anestesiados em centro cirúrgico, tema que não será abordado neste livro.

Ventilação assistido-controlada

O modo assistido-controlado permite um mecanismo de disparo pelo paciente além da frequência mandatória. Assim, há um mecanismo deflagrado pelo tempo, que é determinado pelo ventilador, e um mecanismo deflagrado por pressão ou fluxo, que depende do esforço inspiratório do paciente (*trigger*). Por exemplo, se a frequência do ventilador é ajustada em 20 ciclos por minuto, o ventilador iniciará um novo ciclo a cada 3 segundos; porém, se o paciente disparar uma frequência espontânea superior a 20, digamos 30, o ventilador entregará 30 ciclos assistido-controlados. Por outro lado, se a frequência respiratória do paciente for de 15, o ventilador entregará 20 ciclos controlados. Dessa forma, com a frequência mandatória garantimos um volume-minuto (produto do volume corrente pela frequência respiratória) minimamente seguro que poderá aumentar de acordo com o *drive* espontâneo do doente.

Esse modo ventilatório é muito utilizado em UTI, principalmente em pacientes que podem ter seu *drive* ventilatório suprimido caso a sedação se aprofunde. Não há um método mais certo que outro e aconselha-se utilizar o modo com o qual se tenha mais experiência prévia.

Modos assistido-controlados convencionais:

- **Ventilação assistido-controlada a volume – VCV** (Figura 6): são estabelecidos o volume corrente e o fluxo inspiratório, além de uma frequência respiratória mandatória. O ar é entregue ao paciente em um fluxo constante ("velocidade" constante) até atingir o volume corrente predeterminado, quando ocorre a ciclagem e se inicia a fase expiratória. A pressão das vias aéreas é resultado da interação das variáveis ajustadas no ventilador mecânico (volume corrente e fluxo inspiratório) com a mecânica respiratória (complacência do sistema respiratório e resistência de vias aéreas). Nesse modo ventilatório, deve-se sempre verificar se a pressão de platô (pressão no sistema quando o fluxo é zero, verificada durante uma manobra de pausa inspiratória), que reflete a pressão alveolar, está abaixo do valor preconizado como seguro (até 30 cmH2O). Vale a pena lembrar sempre de configurar os alarmes adequados ao paciente, sobretudo a pressão de pico (em geral, menor que 45-50 cmH2O), a fim de evitar barotrauma.
- **Ventilação assistido-controlada a pressão – PCV** (Figura 7): são estabelecidos a pressão inspiratória, o tempo inspiratório (ou relação Ti/Te) e uma frequência respiratória mandatória. A ciclagem acontece de acordo com o tempo inspiratório. O volume corrente passa a depender da pressão inspiratória preestabelecida e do tempo inspiratório, da mecânica do sistema respiratório e do esforço do paciente. Portanto, como o volume não é uma variável controlada neste modo, devemos ajustar os alarmes de volume para que o paciente não faça volume-minuto muito elevado ou muito baixo.

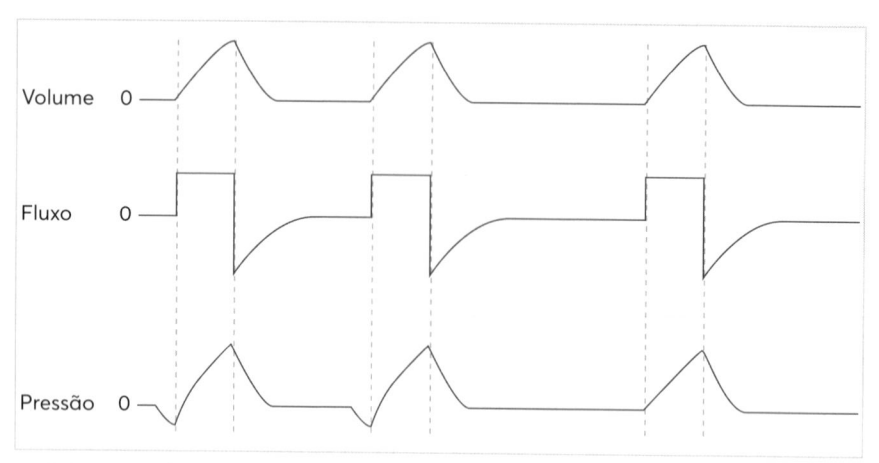

• **FIGURA 6** Curvas respiratórias no modo assistido-controlado a volume (VC). Note que o fluxo é uma linha reta, indicando que ele é a variável controle. Além disso, percebemos na curva de pressão uma depressão no início dos dois primeiros ciclos, que representam o esforço inspiratório do paciente desencadeando o ciclo assistido. Já no terceiro ciclo, o paciente não realiza o esforço inspiratório antes da frequência respiratória pré-programada e o ventilador realiza o ciclo controlado.

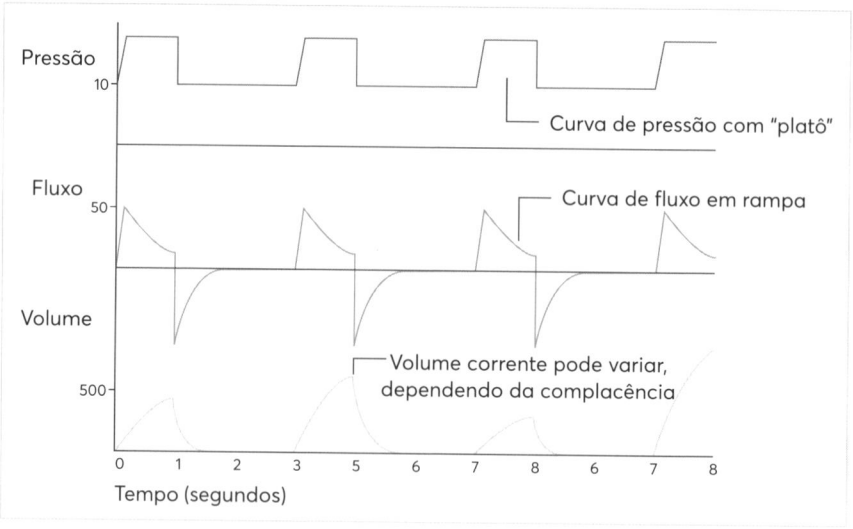

• **FIGURA 7** Curvas respiratórias no modo assistido-controlado a pressão (PCV). Note que a curva de pressão é uma linha reta (faz um platô), indicando que ela é a variável controlada. Não há na curva de pressão uma depressão no início dos ciclos, o que aponta que nessa figura há apenas ciclos controlados. Caso houvesse algum ciclo assistido, observaríamos uma depressão na curva de pressão no início do ciclo (*trigger*).

Para concluir, montamos a Tabela 1 para resumir os conceitos mais relevantes dos principais modos ventilatórios.

• **TABELA 1** Principais modos assistido-controlados na emergência

Modos ventilatórios	Variável de controle (limite)	Variável de ciclagem	Modalidade ventilatória
VCV	Fluxo	Volume	Assistido-controlado
PCV	Pressão	Tempo	

PCV: ventilação assistido-controlada a pressão; VCV: ventilação assistido-controlada a volume.

Quanto aos ajustes iniciais, construímos a Tabela 2 com os ajustes iniciais para cada modo ventilatório.

• **TABELA 2** Ajuste de parâmetros iniciais no ventilador nos modos VCV e PCV

Modo	Variáveis específicas		Variáveis universais			
VCV	Volume corrente	Fluxo	FR	PEEP	FiO$_2$	*Trigger*
	6-8 mL/kg de peso ideal	40-60 L/min	12-20 Variável (ajustar próxima à FR antes da IOT)	5-10 cmH$_2$O	100% após a IOT; depois ajuste para SpO$_2$ > 92%	Pressão ou fluxo: −2 cmH$_2$O ou 2 L/min
PCV	Pressão inspiratória	Tempo inspiratório				
	10-15 cmH$_2$O e avaliar volume corrente (6-8 mL/kg de peso ideal*)	0,6-1 s e avaliar volume corrente (6-8 mL/kg de peso ideal*)				

*Fórmula para cálculo de peso ideal: homens: 50 + 0,91 x (altura em cm − 152,4); mulheres: 45,5 + 0,91 x (altura em cm − 152,4). FiO$_2$: fração inspirada de oxigênio; FR: frequência respiratória; IOT: intubação orotraqueal; PCV: ventilação assistido-controlada a pressão; PEEP: *positive end expiratory pressure*; SpO$_2$: saturação de oxigênio no sangue; VCV: ventilação assistido-controlada a volume.

• **TABELA 3** Altura e volume corrente (Vc) por kg de peso ideal

Homem		Mulher	
Altura (metros)	Vc 6 mL/kg ideal	Altura (metros)	Vc 6 mL/kg ideal
1,30	234	1,30	216
1,35	252	1,35	234
1,40	270	1,40	252

(continua)

• **TABELA 3**   Altura e volume corrente (Vc) por kg de peso ideal *(continuação)*

Homem		Mulher	
Altura (metros)	Vc 6 mL/kg ideal	Altura (metros)	Vc 6 mL/kg ideal
1,45	288	1,45	270
1,50	312	1,50	286
1,55	330	1,55	312
1,60	354	1,60	330
1,65	378	1,65	354
1,70	396	1,70	372
1,75	420	1,75	396
1,80	450	1,80	420
1,85	474	1,85	444
1,90	496	1,90	468
1,95	522	1,95	492
2,00	552	2,00	516

Ventilação espontânea

A pressão de suporte, ou ventilação espontânea, consiste no oferecimento de níveis pressóricos positivos predeterminados e constantes na via aérea do paciente, aplicada somente durante a fase inspiratória do ciclo, com o objetivo de diminuir o trabalho da musculatura inspiratória. Nesse tipo de ventilação, o paciente controla o tempo, o fluxo e o volume inspiratório, além da frequência respiratória. Trata-se de um modo assistido de ventilação, pois necessita que o ventilador reconheça uma queda de pressão ou geração de fluxo voluntários do paciente no circuito para ativar a pressão de suporte.

Esse modo é utilizado principalmente em processo de desmame ventilatório, pois o paciente obrigatoriamente deverá possuir *drive* ventilatório, de forma que o uso de ventilação de suporte será apenas citado neste capítulo.

Modo espontâneo convencional:

- **Pressão de suporte – PSV** (Figura 8): é o modo que será usado até a liberação do doente da ventilação mecânica. É estabelecida uma pressão inspiratória quando o paciente dispara o ventilador. A ciclagem acontece após um certo percentual de fluxo inspiratório programado. O volume corrente dependerá da pressão inspiratória, intensidade e duração do esforço inspiratório e mecânica do sistema respiratório. A frequência respiratória é espontânea, portanto dependerá do *drive*. Aqui também procura-se manter

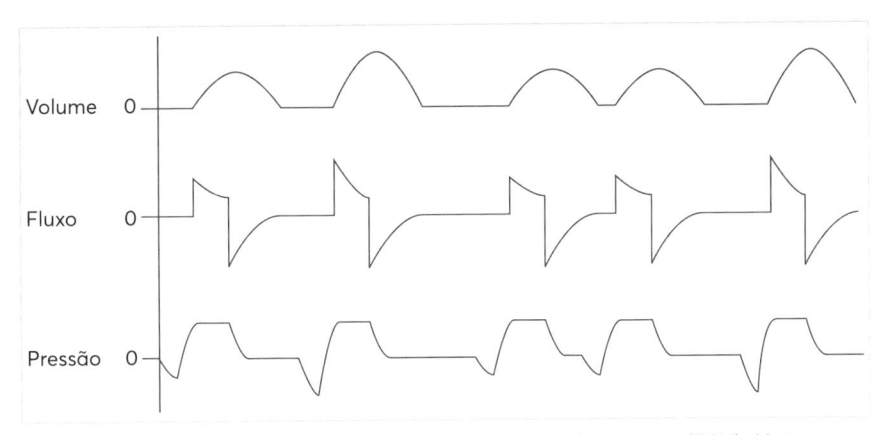

• **FIGURA 8** Curvas respiratórias no modo pressão de suporte (PSV). Note que a curva de pressão é uma linha reta (platô), indicando que ela é controlada. Observe que tanto o volume inspirado quanto a frequência respiratória são variáveis determinadas pelo *drive* respiratório do paciente. Há na curva de pressão uma depressão no início de todos os ciclos, que representa o esforço inspiratório do paciente desencadeando o ciclo de pressão de suporte.

um volume corrente próximo a 6-8 mL/kg (peso ideal) e realizar ajustes de ciclagem e disparo visando bom acoplamento paciente-ventilador. Pacientes em transição de modos assistido-controlados podem precisar retornar a modos controlados.

AJUSTANDO A VENTILAÇÃO MECÂNICA

A otimização da sedação, analgesia e, se necessário, o bloqueio neuromuscular auxiliam no acoplamento inicial do doente ao ventilador, mas não são sempre necessários. Não é o escopo deste capítulo, mas o cálculo da mecânica respiratória – medidas de complacência e resistência do sistema respiratório – pode ser importante para o melhor entendimento fisiopatológico e ajuste do ventilador. O modo assistido-controlado escolhido deverá oferecer ao paciente 6-8 mL por kg de peso ideal, conforme descrito na Tabela 3.

Para verificar a necessidade de ajustes após os parâmetros iniciais, assim como a resposta do paciente à VM invasiva, recomenda-se uma nova gasometria arterial, considerando que a primeira já foi colhida na abordagem inicial do paciente com insuficiência respiratória. Este exame deve ser realizado 30 minutos após o procedimento de IOT e início de ventilação mecânica invasiva. A oximetria de pulso pode ser usada na titulação imediata da FIO_2 e da PEEP conforme a tabela que mencionaremos adiante.

EFEITOS DA VENTILAÇÃO MECÂNICA NA GASOMETRIA ARTERIAL (TABELA 4)

- **PCO$_2$:** a pressão parcial de CO$_2$ é diretamente influenciada pelo volume--minuto (V$_E$), que pode ser definido como a quantidade de ar trocada nos ciclos respiratórios durante um minuto no sistema respiratório [V$_E$ = (Vc – EM) x FR]. Normalmente, quanto maior seu valor, maior a possibilidade de redução do conteúdo de CO$_2$ do sistema. O espaço morto (EM) possui um componente anatômico (via aérea que não participa da troca gasosa), um componente fisiológico (regiões de pulmão que participam da troca, mas não o fazem devido a determinada condição patológica) e um componente instrumental (tubo orotraqueal, conexões, circuito, filtro HME, capnógrafo) (Figura 9). Para diminuirmos a pCO$_2$, temos que aumentar o volume--minuto, e vice-e-versa, como demonstrado na Figura 10.
- **PO$_2$:** a pressão parcial de O$_2$ também depende do V$_E$, mas principalmente da FIO$_2$ (porcentagem de O$_2$ ofertada ao alvéolo), da pressão média nas vias aéreas e da PEEP. Quanto maior esta última, mais unidades alveolares se mantêm abertas durante a ventilação.

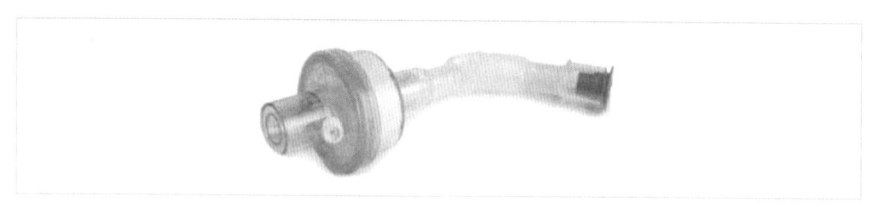

- **FIGURA 9** Traqueia e filtro HME.

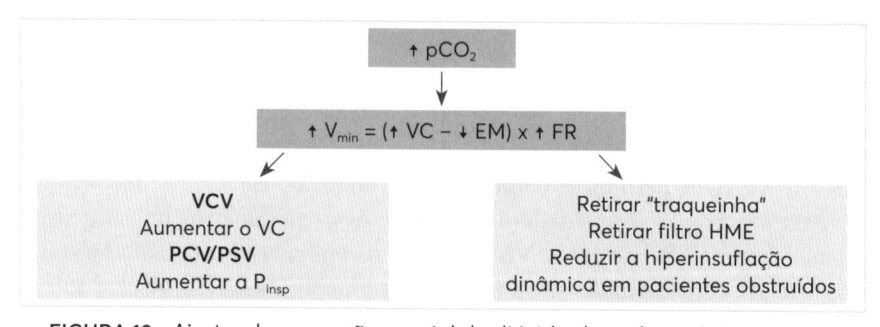

- **FIGURA 10** Ajustando a pressão parcial de dióxido de carbono (pCO$_2$).

EM: espaço morto; FR: frequência respiratória; PCV: ventilação assistido-controlada a pressão; P$_{insp}$: pressão inspiratória; PSV: pressão de suporte; VC: volume corrente; VCV: ventilação assistido-controlada a volume; V$_{min}$: volume minuto.

- **TABELA 4** Ajustes da ventilação mecânica com base na gasometria arterial

Modo	PCO₂ elevada		PO₂ baixa
VCV	Reduzir espaço morto: • Retirar conexões • Raciocinar na fisiopatologia do doente de forma a minimizar o EM fisiológico	• Aumentar FR • Aumentar volume corrente	• Aumentar FiO₂ • Aumentar PEEP • Aumentar volume corrente • Reduzir fluxo
PCV		• Aumentar FR • Aumentar pressão inspiratória • Aumentar tempo inspiratório	• Aumentar FiO₂ • Aumentar PEEP • Aumentar tempo inspiratório

EM: espaço morto; FiO₂: fração inspirada de oxigênio; FR: frequência respiratória; PCV: ventilação assistido-controlada a pressão; PEEP: *positive end expiratory pressure*; PCO₂: pressão parcial de dióxido de carbono; PO₂: pressão parcial de oxigênio; VCV: ventilação assistido-controlada a volume.

RECOMENDAÇÕES GERAIS PARA PACIENTES COM COVID-19

Como já se sabe, o paciente com infecção por COVID-19 poderá manifestar uma variedade de apresentações clínicas, que variam desde um quadro completamente assintomático até síndrome do desconforto respiratório agudo (SDRA) grave com choque e insuficiência múltipla de órgãos.

A evolução natural da doença, como exposto em múltiplos estudos observacionais, mostra que, em uma fase mais precoce, há um padrão clínico típico de pneumonia viral, com acometimento pulmonar periférico, sem que haja ainda perda substancial de complacência, característica da SDRA. No entanto, já nesta fase os pacientes podem apresentar hipoxemia importante com necessidade de intubação e realização de ventilação mecânica. Durante a evolução da doença costuma ocorrer maior acometimento do parênquima, com repercussão na mecânica respiratória e troca gasosa.[7]

A Divisão de Pneumologia do Instituto do Coração do HC-FMUSP criou um protocolo para ajuste inicial do ventilador para pacientes com suspeita ou confirmação de COVID-19, sem SDRA, com base na opinião de especialistas e baseado nas evidências disponíveis. No contexto de pandemia, sugere-se o uso do modo volume-controlado pela obviedade da configuração de um volume corrente protetor (Tabela 5). Posteriormente ao ajuste inicial, a titulação de PEEP e FiO₂ poderá ser feita utilizando-se a Tabela 5, ainda no cenário imediato após a intubação e ajustes iniciais (Figura 11).

• **TABELA 5** Ajustes iniciais em VCV para pacientes com COVID-19

Modo	Parâmetros					
VCV	Volume corrente	Fluxo	FR	PEEP	FiO$_2$	*Trigger*
	6 mL/kg de peso ideal	30-60 L/ min	25	10 cmH$_2$O	60%	– 2 cmH$_2$O

Fonte: Protocolo Pneumologia HC-FMUSP. FiO$_2$: fração inspirada de oxigênio; FR: frequência respiratória; PEEP: *positive end expiratory pressure*; VCV: ventilação assistido-controlada a volume.

Conforme mencionamos anteriormente, o uso da oximetria com o paciente monitorizado guiará a titulação da PEEP e da FIO$_2$ visando um alvo de oximetria de 90-95%. Os ajustes, acompanhando a repercussão da oximetria, podem ser feitos a cada 2 minutos na fase inicial e após, conforme demanda. Em um paciente com oximetria acima do alvo, devemos percorrer a tabela para a esquerda, reduzindo de forma alternada PEEP e FIO$_2$. Já no paciente com oximetria abaixo do alvo, devemos percorrer a tabela para a direita, aumentando de forma alternada a PEEP e FIO$_2$.

Por exemplo: paciente em modo VCV, ventilando a 6 mL/kg de peso ideal, encontra-se com oximetria de 88%, FIO$_2$ de 60% e PEEP de 9 cmH$_2$O. O próximo passo será aumentar a PEEP para 10 cmH$_2$O, observar se é atingida uma oximetria > 90% e, caso isso não ocorra, novamente percorrer para a direita aumentando a FIO$_2$ para 70%.

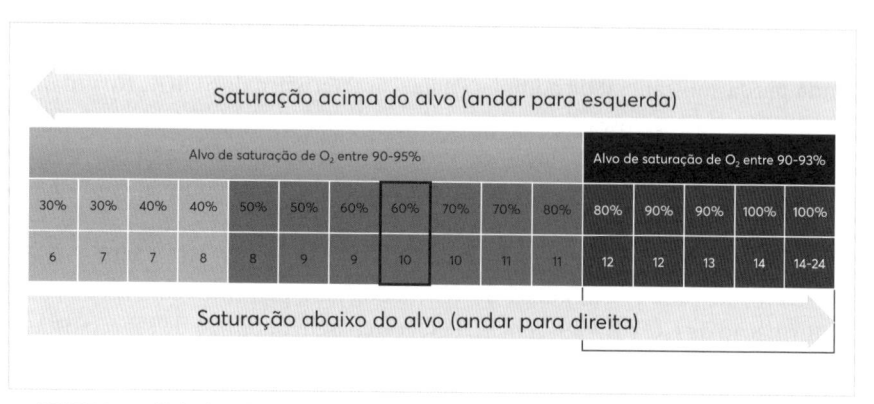

• **FIGURA 11** Tabela PEEP (*positive end expiratory pressure*) e FiO$_2$ (fração inspirada de oxigênio) proposta no protocolo de ventilação mecânica para a pandemia de COVID-19 da UTI Respiratória da Divisão de Pneumologia do Instituto do Coração do Hospital das Clínicas da Faculdade de Medicina da Universidade de São Paulo.
Adaptada de: Escola de Educação Permanente, 2020. Disponível em: https://eephcfmusp.org.br/portal/coronavirus/.

REFERÊNCIAS BIBLIOGRÁFICAS

1. Martins HS, Neto RAB, Neto AS, Velasco IT. Emergências clínicas – Abordagem prática. 8.ed. Barueri: Manole; 2013.
2. Carvalho CRR, Ferreira JC, Costa ELV. Ventilação mecânica princípios e aplicação. 1.ed. Atheneu; 2015.
3. Kacmarek RM. Principles and practice of mechanical ventilation. McGraw-Hill; 1994.
4. Martins,MA. Manual do residente de clínica médica. 2.ed. Barueri: Manole; 2017.
5. Carvalho CRR, Junior CT, Franca SA. Ventilação mecânica: princípios, análise gráfica e modalidades ventilatórias. Jornal Brasileiro de Pneumologia, 2007.
6. Harvard University. Mechanical ventilation for COVID-19. Disponível em: https://www.edx.org/course/mechanical-ventilation-for-covid-19.
7. Associação de Medicina Intensiva Brasileira. Orientações sobre o manuseio do paciente com pneumonia e insuficiência respiratória devido a infecção pelo coronavírus (SARS-CoV-2). Versão n. 04/2020.

LEITURAS SUGERIDAS

1. Amato MBP, Barbas CSV, Medeiros DM, Magaldi RB, Schettino GP, et al. Effect of a protective-ventilation strategy on mortality in the acute respiratory distress syndrome. N Engl J Med. 1998;338:347-54.
2. ARDS Network. Ventilation with lower tidal volumes as compared with traditional tidal volumes for acute lung injury and the acute respiratory distress syndrome. N Engl J Med. 2000;342:1301-8.
3. Briel M, Meade M, Mercat A, Brower RG, Talmor D, et al. Higher vs lower positive end-expiratory pressure in patients with acute lung injury and acute respiratory distress syndrome: Systematic review and meta-analysis. JAMA. 2010;303(9):865-73.

Choque hemodinâmico no paciente com COVID-19

Flávia Vanessa Carvalho Sousa Esteves
Vinícius Machado Correia
Vinicius Zofoli de Oliveira
Júlio César Garcia de Alencar

DEFINIÇÃO E IDENTIFICAÇÃO DO CHOQUE

Choque é a expressão clínica da hipóxia celular, tecidual e orgânica. É causado pela incapacidade do sistema circulatório de suprir as demandas celulares de oxigênio, por oferta inadequada de oxigênio (DO_2) e/ou por demanda tecidual aumentada de oxigênio (VO_2).[23]

Em casuísticas chinesas, os pacientes com COVID-19 raramente estavam em choque na admissão hospitalar, porém evoluíam para essa condição em até 38% dos casos.[2-4]

Choque é uma emergência médica potencialmente ameaçadora à vida. Os efeitos da hipóxia tecidual são inicialmente reversíveis, mas rapidamente podem se tornar irreversíveis, resultando em falência orgânica, síndrome de disfunção de múltiplos órgãos e sistemas (SDMOS) e morte.

O diagnóstico sindrômico de choque implica não só no tratamento imediato da hipóxia tecidual, mas também na imediata investigação etiológica.

O conceito de choque encontra-se resumido na Figura 1.

Hipotensão arterial geralmente está presente no choque, mas pode estar ausente, especialmente em pacientes portadores de hipertensão arterial sistêmica. Em adultos com quadro de choque, a pressão arterial sistólica (PAS) tipicamente é menor que 90 mmHg ou a pressão arterial média (PAM) é menor que 70 mmHg, com taquicardia associada.

Além da hipotensão, deve-se observar marcadores de hipoperfusão, sejam clínicos como alteração no nível de consciência, oligúria, tempo de enchimento capilar prolongado, livedo, ou na microcirculação, como nível de lactato, saturação venosa central ou mista de oxigênio, *base excess* e gradiente arteriovenoso de dióxido de carbono (CO_2) (Tabela 1).

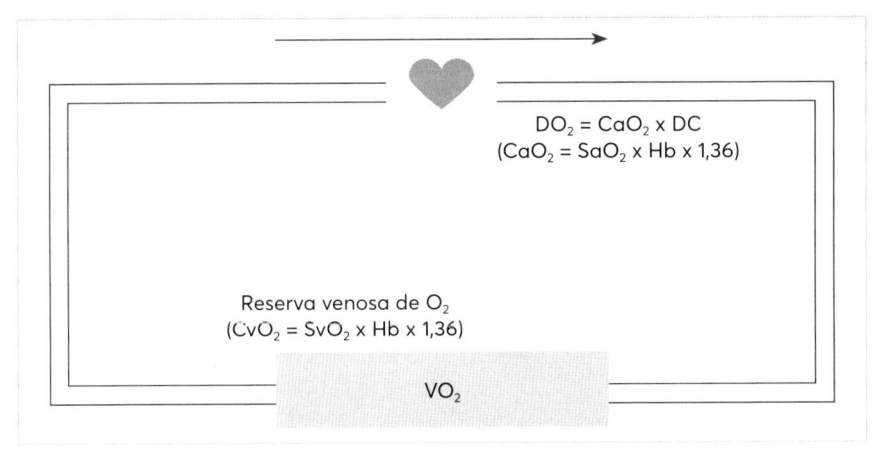

- **FIGURA 1** Representação esquemática da relação entre oferta de oxigênio (DO_2) e demanda de oxigênio (VO_2).

CaO_2: conteúdo arterial de oxigênio; CvO_2: conteúdo venoso de oxigênio; DC: débito cardíaco; Hb: hemoglobina; SaO_2: saturação arterial de oxigênio; SvO_2: saturação venosa de oxigênio.

- **TABELA 1** Parâmetros para avaliação do choque

Parâmetros clínicos	Parâmetros laboratoriais
- Hipotensão (PAM < 65 mmHg). - Oligúria (débito urinário < 0,5 mL/kg/h). - Tempo de enchimento capilar aumentado (> 3 s). - Livedo reticular. - Cianose de extremidades. - Alteração do nível de consciência.	- Hiperlactatemia (lactato > 2 mmoL/L ou > 18 mg/dL). - Acidose metabólica. - Aumento de *base excess*. - Redução da saturação venosa central ($ScvO_2$ < 70%/SvO_2 < 65%). - Aumento do gradiente arteriovenoso de CO_2 (> 6).

CO_2: dióxido de carbono; PAM: pressão arterial média; $ScvO_2$: saturação venosa central de oxigênio; SvO_2: saturação venosa mista de oxigênio.

A área de livedo reticular ao redor do joelho está diretamente relacionada à mortalidade em UTI, sendo um marcador importante de hipoperfusão tecidual no exame físico (Figura 2).[6]

ETIOLOGIAS

Quatro mecanismos de choque são descritos: distributivo, cardiogênico, hipovolêmico e obstrutivo. Existem muitas etiologias dentro de cada mecanismo.[23] Os mecanismos de choque não são exclusivos, e muitos pacientes com insuficiência circulatória apresentam mais de uma forma de choque.

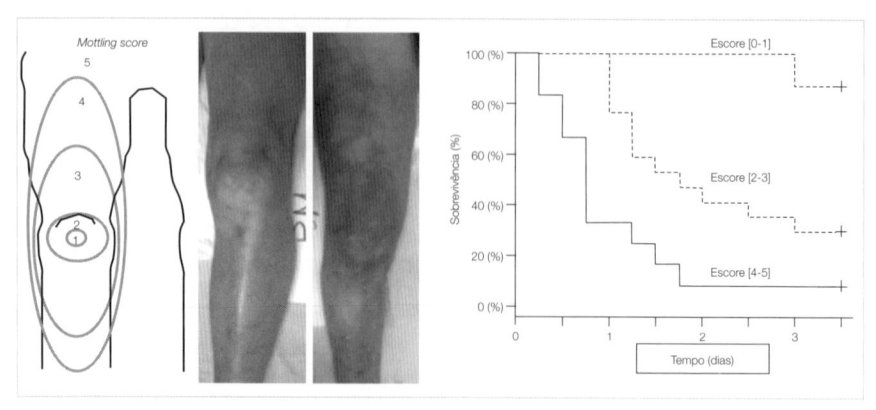

· **FIGURA 2** *Mottling score.*

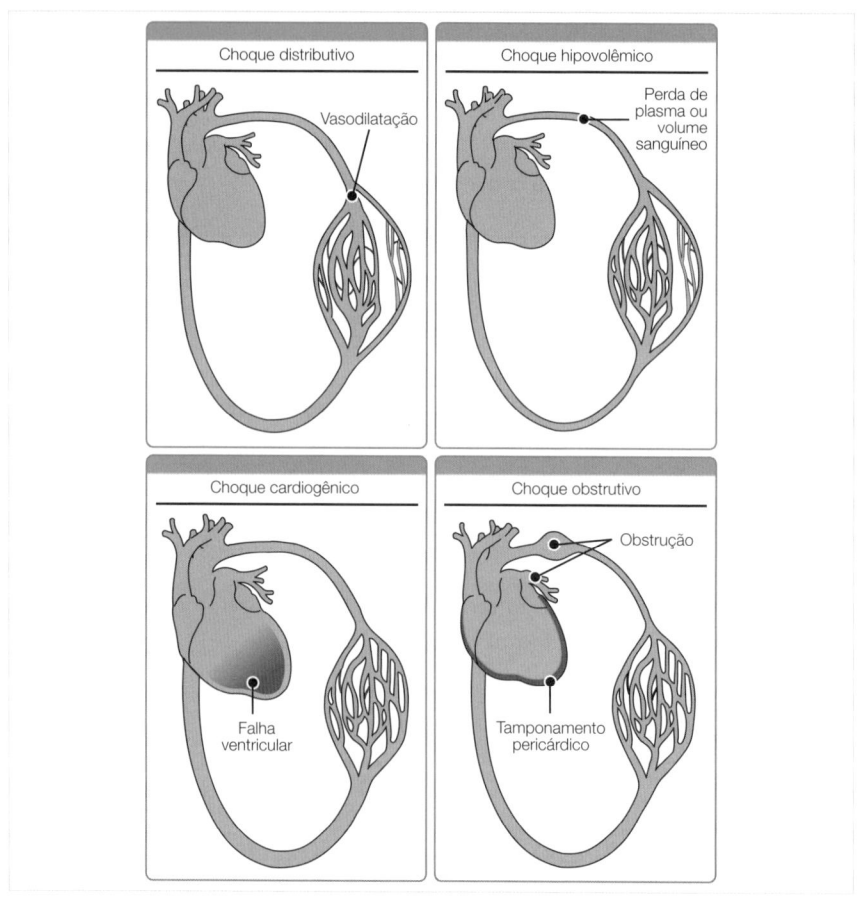

· **FIGURA 3** Mecanismos de choque.

Pacientes com COVID-19 podem apresentar os quatro mecanismos clássicos de choque (Tabela 2).

• **TABELA 2** Mecanismos de choque, fisiopatologia e exemplos em pacientes com COVID-19.

Cardiogênico	Redução do débito cardíaco por falha da bomba cardíaca
	Ex.: infarto agudo do miocárdio, miocardite ou arritmias cardíacas.
Obstrutivo	Redução do débito cardíaco por causas extracardíacas, geralmente associada a falência de ventrículo direito.
	Ex.: embolia pulmonar, tamponamento cardíaco ou pneumotórax.
Distributivo	Vasodilatação sistêmica.
	Ex.: sepse, anafilaxia.
Hipovolêmico	Redução do volume intravascular.
	Ex.: hemorragia ou perda de fluidos (diarreia).

Os dois primeiros mecanismos apresentados na Tabela 2 são caracterizados por baixo débito cardíaco e, portanto, por transporte inadequado de oxigênio. No mecanismo distributivo existe diminuição da resistência vascular sistêmica e alteração da extração de oxigênio. No choque hipovolêmico, há redução do conteúdo intravascular. Nesses dois últimos casos, o débito cardíaco costuma ser inicialmente alto, embora possa reduzir tardiamente, como resultado de depressão miocárdica associada.

MANEJO DO CHOQUE INDIFERENCIADO NO PACIENTE COM COVID-19

O suporte hemodinâmico e ventilatório precoce e adequado de pacientes em choque é essencial para evitar piora clínica, síndrome da disfunção de múltiplos órgãos (SDMO) e morte. O tratamento do choque deve ser iniciado enquanto se investiga a etiologia que, uma vez identificada, deve ser corrigida rapidamente.[23]

O atendimento do paciente em choque deve ser realizado em sala de emergência e, a menos que o choque seja rapidamente revertido, um cateter arterial deve ser inserido para monitorar a pressão arterial invasiva, além de um cateter venoso central para drogas vasoativas. É importante salientar que, se houver indicação de iniciar drogas vasoconstritoras, estas podem ser iniciadas em um acesso venoso periférico calibroso, até que se obtenha um cateter venoso central com segurança. Estudos atuais demonstraram segurança em administrar drogas vasoativas em cateter venoso periférico calibroso durante algumas horas, mas o tempo de segurança varia muito entre estudos, havendo protocolos na literatura de infusão via periférica por até 72 horas, com segurança.[27] Vale lembrar também que drogas vasoativas sem ação vasoconstritora, como dobutamina, nitroglicerina e nitroprussiato de sódio não necessitam de acesso venoso central. Entretanto, dobutamina em doses elevadas pode causar flebite e, nesses casos, recomenda-se obter um acesso venoso central, se possível.

Para entendermos a abordagem geral do choque, devemos nos lembrar de quais são os principais componentes da DO_2 (oferta de O_2) e do VO_2 (consumo de O_2), como descrito anteriormente. Para todo tipo de choque, devemos raciocinar no sentido de otimização da relação DO_2 x VO_2, como representado na Figura 4.

Seguindo a Figura 4, iremos descrever passo a passo o manejo do choque:

Otimização da pré-carga

A ressuscitação volêmica pode melhorar o fluxo sanguíneo microvascular e aumentar o débito cardíaco, sendo uma parte essencial do tratamento da maioria dos tipos de choque.

Primeiramente, devemos avaliar se o paciente precisa de volume. Em seguida, temos que escolher a solução a ser utilizada, que de maneira geral é o cristaloide isotônico. A Tabela 3 resume os principais tipos de cristaloides e suas composições.[8] A quantidade de volume a ser ofertada varia para cada tipo de choque e para cada paciente, mas de maneira geral administramos pequenas alíquotas de 250-500 mL e reavaliamos a necessidade de alíquotas adicionais.

Para COVID-19, não há muita mudança em relação ao que fazemos com o paciente sem a doença. Segue na Figura 5 um resumo sobre as recomendações dos principais *guidelines*.[9-15]

O terceiro passo é avaliar se o paciente responde a volume, precisando de alíquotas adicionais. A presença de fluido-responsividade não significa necessariamente que o paciente precisa receber hidratação venosa. Por exemplo, você, que está lendo este capítulo, provavelmente aumentará seu débito cardíaco (DC) caso receba alíquota de volume, o que não significa que você necessite dela neste momento. A responsividade à infusão de volume (RV) é definida como o aumento do DC superior a 10 a 15% (dependendo do método) após expansão volêmica. Apesar do conceito, a monitorização do DC é um desafio, pois os métodos estáticos têm capacidade ruim de predizer a RV, sendo os índices dinâmicos os preferidos. Dentre esses métodos, os mais utilizados são: variação da pressão de pulso ou volume sistólico (> 12%) aferida através da análise da curva de pressão arterial invasiva; variação do débito cardíaco (DC) com prova volêmica (> 15% com alíquota de 500 mL ou > 6% com alíquota de 100 mL); ou *passive leg raising* (> 10% do DC) (Figura 6).[29] O DC pode

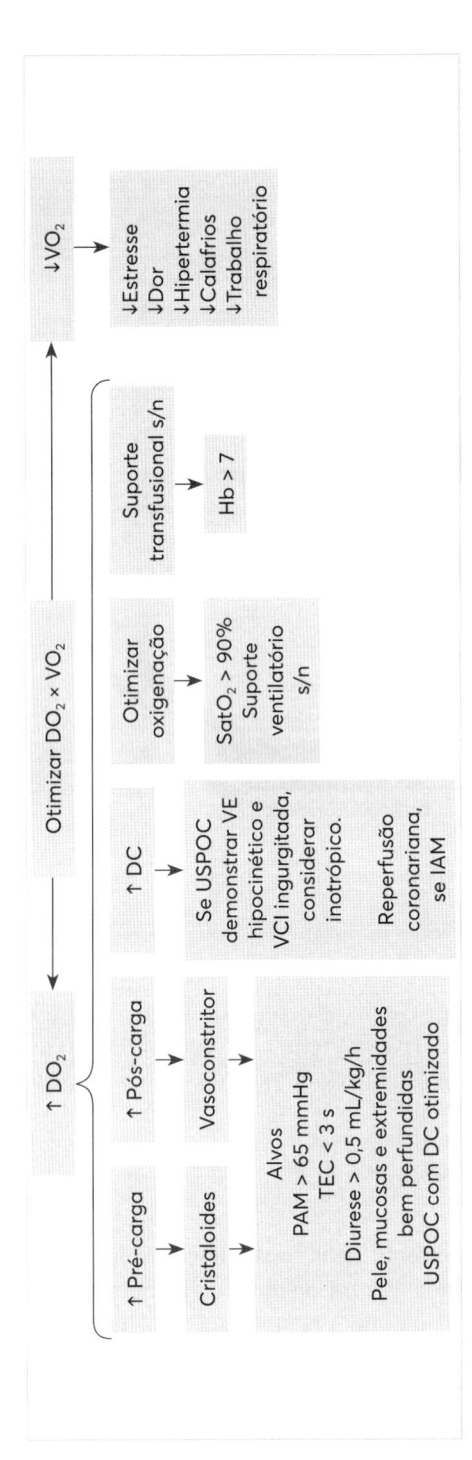

- **FIGURA 4** Manejo inicial do choque.

DC: débito cardíaco; DO₂: oferta de O₂; Hb: hemoglobina; IAM: infarto agudo do miocárdio; PAM: pressão arterial média; SatO₂: saturação de O₂; TEC: tempo de enchimento capilar; USPOC: ultrassom *point-of-care*; VCI: veia cava inferior; VE: ventrículo esquerdo; VO₂: consumo de O₂.

- **TABELA 3** Principais soluções de reposição volêmica e suas características

Solução	Osmolaridade[a]	Sódio[b]	Cloro[b]	Potássio[b]	Cálcio[b]	Magnésio[b]	Lactato[b]
Solução fisiológica 0,9%	308	154	154	–	–	–	–
Ringer lactato	273	130	109	4	1,4	–	28
PlasmaLyte®	294	140	98	5	–	1,5	–
Solução bicarbonatada balanceada*	283	141	72	–	–	–	–
Plasma humano	275-295	135-145	94-111	3,5-5	1,1-1,3	0,4-0,5	1-2

ᵃValores em mOsm/L. ᵇValores em mmol/L.
*Corresponde a 1 L de cloreto de sódio 0,45% com 75 mL de bicarbonato de sódio a 8,4%.

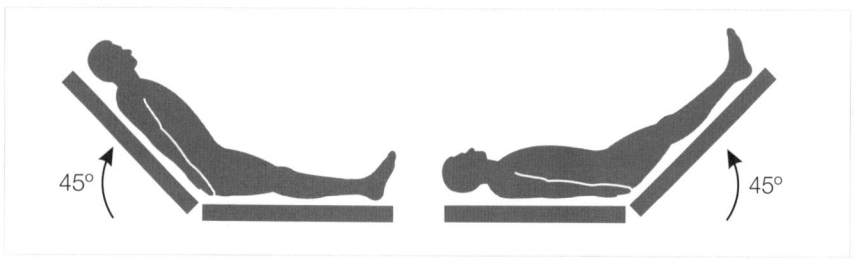

Fluidos			
ANZICS Conservadora Não menciona qual fluido	Surviving Sepsis Conservadora com cristaloide balanceado	OMS Conservadora com cristaloide	Harvard Conservadora com cristaloide balanceado
Jin, Ying-Hui Conservadora com cristaloide balanceado	Consenso Internacional Conservadora Não menciona qual fluido	Uptodate Conservadora	
Terapia conservadora com alvo de PAM 65 mmHg e com reavaliação após *bolus* de 250-500 mL			
Preferência por balanceados como Ringer-lactato			

- **FIGURA 5** Recomendações para fluidos na COVID-19.

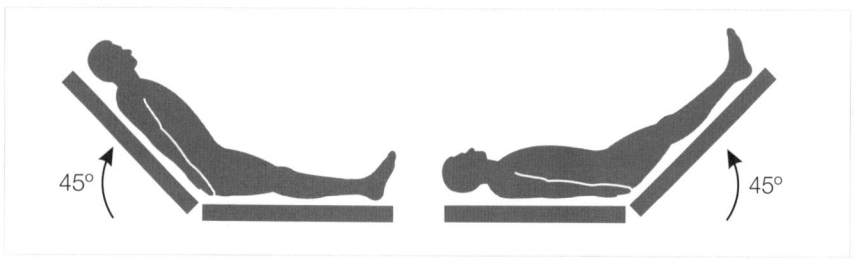

- **FIGURA 6** Manobra de elevação passiva das pernas. Se variação do débito cardíaco > 10% = resposividade a volume.

ser aferido por meio de cateter de Swan-Ganz (pouco utilizado atualmente), de monitorização minimamente invasiva (p.ex.: Vigileo, EV-1000, LiDCO) ou através do USG *point of care* (através do cálculo do VTI e área da via de saída do ventrículo esquerdo).

Otimização da pós-carga

Em pacientes com hipotensão persistente após ressuscitação volêmica, a administração de vasopressores é indicada. Porém, a tendência é iniciarmos as drogas vasoativas mais precocemente, enquanto a ressuscitação volêmica está em andamento (Tabela 4), ou seja, o início de vasopressores não exclui a necessidade adicional de volume. Em seguida, devemos providenciar uma pressão arterial invasiva para monitorização da pressão arterial média [em geral, alvo de pressão arterial média (PAM) > 65 mmHg] e um cateter venoso central para administração de drogas vasoconstritoras.

Norepinefrina é o vasopressor de primeira escolha nos quadros de choque, exceto no anafilático, em que a epinefrina é superior. A administração geralmente resulta em um aumento clinicamente significativo na PAM, com pouca alteração na frequência cardíaca ou no débito cardíaco. A dopamina e a norepinefrina, em um estudo randomizado, tiveram efeitos semelhantes na sobrevida em pacientes com choque, mas a dopamina foi mais associada a arritmias e eventos cardiovasculares, e no subgrupo de pacientes com choque cardiogênico, foi associada com aumento de mortalidade.[16] Por esse motivo, a norepinefrina é considerada a droga preferencial.

- **TABELA 4** Drogas vasopressoras

Droga	Dose	Diluição	Ação/comentários
Norepinefrina	0,1-2 mcg/kg/min 2-100 mcg/min	1 amp = 4 mg/4 mL 4 amp + 234 mL SG 5% (60 mcg/mL)	• Ação sobre alfa-1 e beta-1. • 1ª escolha para o choque séptico. • EA: taquiarritmia.
Epinefrina	1-20 mcg/min	1 amp = 1 mg/1 mL 6 amp + SF 94 mL (60 mcg/mL)	• Ação em receptores adrenérgicos. • 1ª escolha no choque anafilático. • Pode ser útil se bradicardia + hipotensão ou no choque refratário. • EA: arritmia, redução do fluxo esplâncnico, aumento do lactato.
Vasopressina	0,01-0,04 UI/min (3 a 12 mL/h)	1 amp = 20 UI/1 mL 1 amp + SF 100 mL	• Ação em receptores V1. • 1ª escolha no choque séptico refratário a nora. • EA: bradicardia, isquemia de órgãos e extremidades.
Dopamina	5-20 mcg/kg/min	1 amp = 50 mg/10 mL 5 amp + SF 200 mL (1 mg/mL)	• Ação em receptores dopa (< 5), beta (5-10) e alfa (> 10). • Pode ser útil se bradicardia + hipotensão. • EA: arritmia.

EA: efeitos adversos; SF: soro fisiológico.

Para pacientes com COVID-19, não há mudanças em relação ao que fazemos com pacientes sem a doença. Na Figura 7 encontram-se recomendações dos principais *guidelines* sobre o assunto.[9-15]

Uma outra maneira de otimizar a pós-carga é reduzi-la no contexto de choque cardiogênico, pois isso facilita o funcionamento da bomba cardíaca, que se encontra debilitada. É importante termos isso em mente no contexto da pandemia de COVID-19, pois sabemos que as complicações cardíacas da doença, como arritmias, infarto agudo do miocárdio (IAM) e miocardite não são incomuns, podendo levar a choque cardiogênico. Mas, para utilizarmos os vasodilatadores endovenosos neste contexto, precisamos de uma pressão arterial minimamente segura, em geral uma pressão arterial sistêmica (PAS) acima de 80-90 mmHg (Tabela 5). A nitroglicerina (Tridil®) leva a vasodilatação mediada por monofosfato de guanosina (GMP) cíclico, sobretudo do leito venoso, mas também do leito coronariano. Por isso, é a droga de escolha no contexto de isquemia miocárdica e na insuficiência cardíaca descompensada. O nitroprussiato de sódio (Nipride®) leva a vasodilatação mediada pelo óxido nítrico, sendo potente nos leitos arterial e venoso, porém sem causar aumento da perfusão coronariana, o que pode causar o fenômeno de "roubo" de fluxo de coronária, não sendo a primeira escolha nos casos de isquemia miocárdica. Ademais, possui cianeto em sua composição, devendo ser evitada em gestantes, devido ao risco de intoxicação do feto por cianeto. Por outro lado, o nitroprussiato de sódio é mais potente hipotensor do que a nitroglicerina, sendo preferido na maioria das emergências hipertensivas.

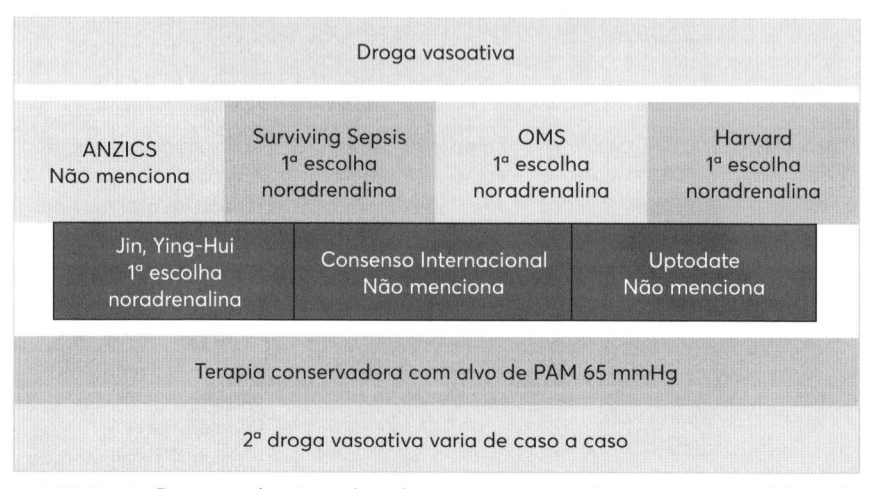

• **FIGURA 7** Recomendações sobre drogas vasoativas dos principais *guidelines* de COVID-19.

- **TABELA 5** Drogas vasodilatadoras

Droga	Dose	Diluição	Ação/comentários
Nitroprussiato de sódio	0,5-10 mcg/kg/min	1 amp = 50 mg/2 mL 1 amp + SG 5% 248 mL (200 mcg/mL)	• Efeito mediado pelo NO. • Vasodilatador arterial e venoso. • Indicado na IC descompensada e emergência hipertensiva. • EA: intoxicação por CN, TGI, dissociação. • CI: gestação, insuficiência renal e hepática (cautela).
Nitroglicerina	0,5-10 mcg/kg/min	1 amp = 50 mg/10 mL 1 amp + SG 5% 240 mL (200 mcg/mL)	• Vasodilatação mediada por GMPc. • Venodilatador, pouco arteriodilatador, aumenta a perfusão coronariana. • Indicada na IC descompensada, SCA e gestantes. • EA: taquifilaxia, cefaleia, rubor, TGI.

CI: contraindicações; CN: cianeto; EA: efeitos adversos; GMPc: monofosfato cíclico de guanosina; IC: insuficiência cardíaca; NO: óxido nítrico; SCA: síndrome coronariana aguda; TGI: trato gastrointestinal.

Suporte mecânico com contrapulsão de balão intra-aórtico (BIA) pode reduzir a pós-carga ventricular esquerda e aumentar o fluxo sanguíneo coronariano. No entanto, seu uso rotineiro em choque cardiogênico não é recomendado atualmente.[30] Membrana extracorpórea de oxigenação venoarterial (ECMO) pode ser usada como medida de exceção em pacientes com choque cardiogênico grave, como ponte para transplante cardíaco.

Otimização do débito cardíaco

Dobutamina é o agente inotrópico mais utilizado para o aumento do débito cardíaco, apresentando efeitos em receptores beta-1 e beta-2 adrenérgicos. Uma dose inicial de apenas 2 microgramas por quilograma por minuto pode aumentar substancialmente o débito cardíaco. Doses maiores que 20 µg por quilograma por minuto geralmente oferecem pouco benefício adicional.

A dobutamina (Tabela 6) tem efeitos limitados sobre a pressão arterial, embora possa causar hipotensão quando iniciada, devido ao efeito beta-2, sobretudo em pacientes hipovolêmicos. Entretanto, para pacientes com disfunção miocárdica importante, a pressão tende a aumentar, devido ao aumento do inotropismo. Vale ressaltar que em pacientes com pressão arterial sistólica < 80 mmHg deve-se ter cautela em utilizar a dobutamina sem vasopressor associado. Outra precaução é a precipitação de taquiarritmias com doses crescentes desse inotrópico. Existem outros inotrópicos menos disponíveis, como levosimendana e milrinone, mas que fogem do escopo deste capítulo.

- **TABELA 6** Inotrópicos

Droga	Dose	Diluição	Ação/comentários
Dobutamina	2-20 mcg/kg/min	1 amp = 250 mg/20 mL 4 amp + SF 170 mL (4 mg/mL)	• Atua em receptores beta-1 e beta-2. • Indicada no choque cardiogênico ou no choque séptico com disfunção miocárdica, mesmo com otimização volêmica e PAM > 65 mmHg. • EA: hipotensão, arritmia e aumento do MVO_2.

EA: efeitos adversos; MVO_2: consumo de oxigênio miocárdico; PAM: pressão arterial média; SF: soro fisiológico.

Otimização da oxigenação

A administração de O_2 suplementar deve ser iniciada precocemente, para aumentar o fornecimento de oxigênio aos tecidos e prevenir hipertensão pulmonar. A oximetria de pulso pode não ser confiável, devido à vasoconstrição periférica, e, portanto, a gasometria arterial é fundamental. Pacientes com dispneia severa, hipoxemia, acidemia grave e persistente ou com rebaixamento do nível de consciência são elegíveis para ventilação mecânica invasiva. Nos capítulos específicos, discutiremos sobre ventilação não invasiva (VNI) e ventilação mecânica na COVID-19.

Suporte transfusional

De uma maneira geral, é recomendado manter um alvo de hemoglobina (Hb) acima de 7 g/dL, sendo indicada transfusão de concentrados de hemácias se Hb estiver abaixo desse nível. Para cardiopatas, o alvo passa a ser Hb acima de 8 a 8,5 g/dL. [31]

Redução do VO_2

Outro ponto importante é a redução do consumo periférico de oxigênio. Para isso, devemos nos atentar para alguns detalhes:

- Evitar hipertermia (antitérmicos, se necessário).
- Controlar a dor (analgésicos, se necessário).
- Reduzir a ansiedade (ansiolíticos, se necessário).
- Reduzir o trabalho respiratório (ventilação mecânica, quando indicada, e esta deve ser bem ajustada, evitando assincronias).

Manejo do choque com diagnostico etiológico definido

Ao encontrarmos a etiologia do choque, devemos tratá-la prontamente. Em casuísticas de COVID-19, sepse foi descrita em 57% dos pacientes e choque séptico em 20%, enquanto em análise de causas de mortalidade em outra amostra 7% foram atribuídos a choque cardiogênico e 33% a outras causas de choque. Injúria miocárdica aguda (com ou sem choque cardiogênico) foi evidenciada em 8,7-17% dos doentes. Na Tabela 7 encontra-se um resumo das principais etiologias e o manejo específico.[3-5]

- **TABELA 7**   Tratamento específico do choque

Tipo do choque	Tratamento específico
1. Hipovolêmico • Hemorrágico • Não hemorrágico	 • Controle do foco de sangramento • Controle da diarreia, da cetoacidose diabética etc.
2. Distributivo • Séptico • Anafilático	 • Antibiótico e controle do foco de infecção • Epinefrina e afastamento do alérgeno
3. Cardiogênico • Isquemia • Arritmia • Valvopatia	 • Angioplastia • Antiarrítmico • Cirurgia
4. Obstrutivo • Tromboembolismo pulmonar • Tamponamento cardíaco • Pneumotórax hipertensivo	 • Anticoagulação e trombólise • Pericardiocentese • Toracocentese de alívio e drenagem de tórax

Choque séptico é o mais comum, seja por disfunções associadas ao próprio vírus, ou por infecção bacteriana sobrejacente:

- Definição: resumidamente, sepse é infecção presumida com disfunção orgânica. Choque séptico é sepse com necessidade de vasopressor para manter PAM $\geq$ 65 mmHg, associada a dosagem de lactato > 18 mg/dL (ou > 2 mmol/L), após reposição volêmica adequada.[32]
- A incidência de cardiomiopatia relacionada a sepse em casuísticas não COVID varia de 18 a 60%, o que se acredita ser em decorrência de citocinas como TNF-alfa e IL-1B, com depressão de miócitos cardíacos, situação aguda e reversível, associada à redução da fração de ejeção do ventrículo esquerdo e pressões de enchimento ventricular normais ou reduzidas. A hipotensão e o choque distributivo são consequência da vasodilatação arterial e venosa, com redução do retorno venoso.[29]
- Principais focos: pneumonia viral ou bacteriana, adquirida na comunidade ou associada à ventilação mecânica; infecção de corrente sanguínea associada a cateteres; infecção do trato urinário; infecção de partes moles; endocardite.
- Exames complementares: culturas de todos os focos suspeitos (hemocultura, urocultura, secreção traqueal), radiografia ou tomografia computadorizada (TC) de tórax ou ultrassonografia pulmonar (para análise comparativa) e avaliação de disfunções orgânicas (hemograma completo, função renal, eletrólitos, coagulograma, bilirrubinas, gasometria arterial, lactato arterial). A procalcitonina, embora pouco disponível, é muito útil, pois se altera apenas em 5% dos pacientes com COVID-19 e geralmente está aumentada nas infecções bacterianas. Nas infecções bacterianas, ela se eleva marcadamente (> 10 ng/mL).[8]
- Antibioticoterapia: no contexto de sepse, devemos entrar com antibioticoterapia precocemente, na primeira hora do atendimento, sempre após a coleta de hemoculturas. O esquema inicial de antibióticos deve ser empírico e guiado pelo foco mais provável e, após o resultado das culturas, ajustamos o esquema. O descalonamento precoce e oportuno é extremamente importante. Em pacientes que chegam ao pronto-socorro (PS) com suspeita de pneumonia por SARS-CoV-2, a maioria dos *guidelines* recomenda iniciar antibioterapia empiricamente no contexto de sepse, apesar da superinfecção bacteriana não ser tão frequente (Figura 8). Para pacientes da comunidade, recomendam-se geralmente ceftriaxone e azitromicina.[9-15] O oseltamivir, apesar do baixo nível de evidências, também deve ser adicionado no contexto de síndrome respiratória aguda grave, independentemente do tempo de início dos sintomas, e na síndrome gripal em grupos de risco (diabetes, doença renal crônica, insuficiência cardíaca, extremos de idade, gestantes, entre outros), dentro das primeiras 48 h do início dos sintomas. Apesar de ser rara a coinfecção de SARS-CoV-2 com influenza, inicialmente não conseguimos distinguir entre os dois agentes, uma vez que os testes

diagnósticos específicos demoram, além de serem imprecisos. Na Figura 9 encontram-se as recomendações dos principais *guidelines* sobre o uso do oseltamivir para casos suspeitos de COVID-19.[9-15]

▪ Suporte: segue o mesmo princípio do manejo geral do choque, já descrito. Na Figura 10 encontra-se um fluxograma resumindo as medidas de suporte para pacientes com COVID-19 e choque séptico. Em pacientes com altas doses de vasopressores, para alcançar meta de balanço hídrico zero/negativo, é possível concentrar a solução de noradrenalina para diminuir o aporte. Exemplos: noradrenalina 32 mcg + 218 mL SF 0,9%.

Choque cardiogênico tem sido descrito na COVID-19, seja por descompensação de cardiopatia de base, infarto agudo do miocárdio, injúria miocár-

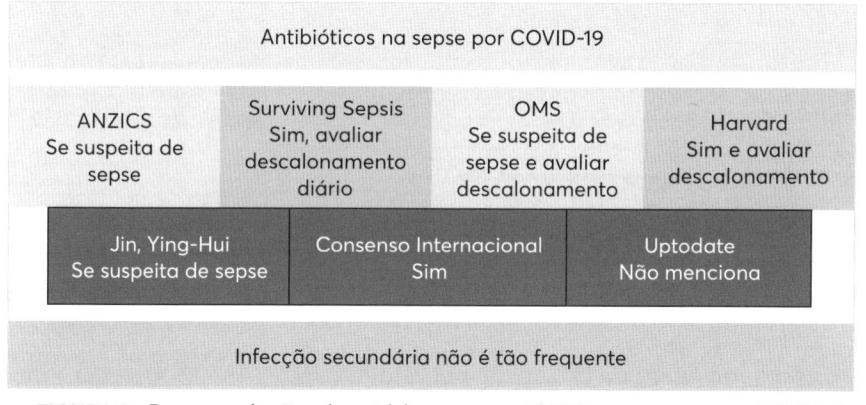

• **FIGURA 8** Recomendações de *guidelines* para antibióticos na sepse por COVID-19.

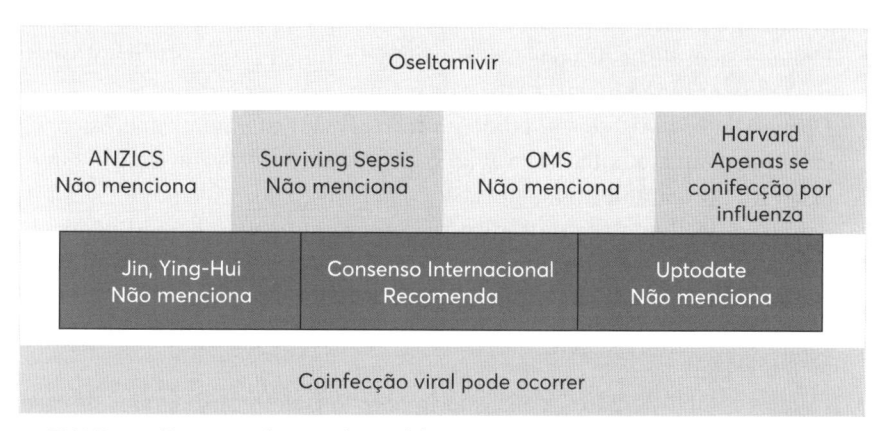

• **FIGURA 9** Recomendações de *guidelines* para o uso de oseltamivir na COVID-19.

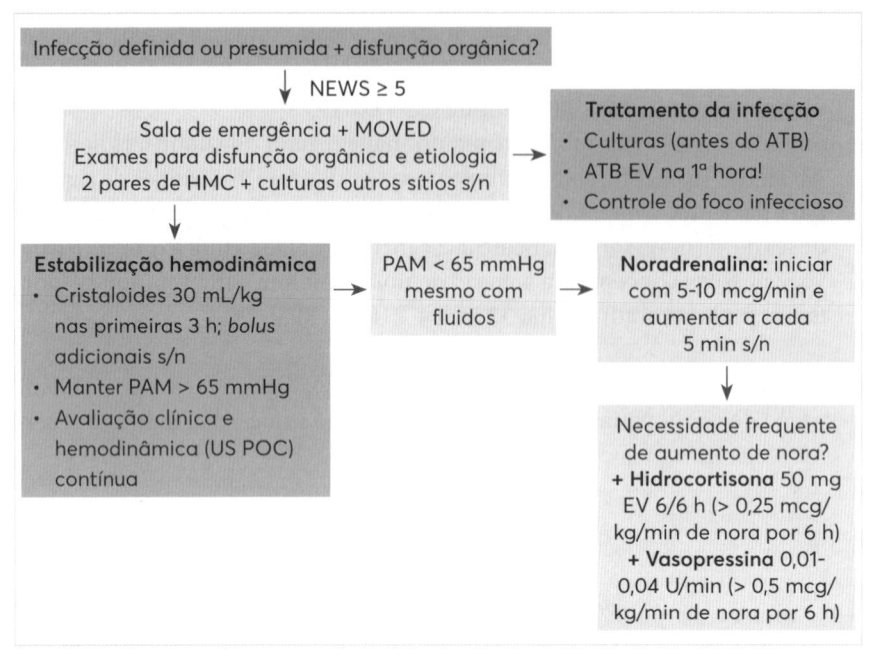

• **FIGURA 10** Choque séptico na COVID-19.

ATB: antibiótico; EV: endovenoso; HMC: hemocultura; MOVED: monitor, oxigênio, veia, exames/ECG e dextro; nora: noradrenalina PAM: pressão arterial média; s/n: se necessário; US POC: ultrassom *point of care*.

dica por tempestade de citocinas e miocardite viral.[31] Deve-se suspeitar principalmente em cardiopatas e em pacientes sem outra causa aparente para o choque. O ecocardiograma *point of care* consegue de forma rápida avaliar essa suspeita diagnóstica.

- Exame físico: sinais de congestão (ortopneia, turgência jugular patológica, B3, refluxo hepatojugular) e sinais de má perfusão periférica.
- Diagnóstico: baseia-se sobretudo na história clínica e no exame físico. O ecocardiograma auxilia na avaliação da disfunção de ventrículo esquerdo (VE), por parâmetros subjetivos e objetivos (p. ex.: cálculo do VTI). A definição de choque cardiogênico se dá por parâmetros hemodinâmicos, avaliados por Swan-Ganz, portanto não são muito utilizados na prática: pressão arterial sistólica (PAS) < 90 mmHg, índice cardíaco ≤ 1,8 a 2,2 mL/min/m² (sem e com suporte inotrópico), pressão capilar pulmonar (PCP) > 18 mmHg.
- Exames complementares: é obrigatório obter um eletrocardiograma de base na admissão no serviço, repetindo o exame no caso de suspeita de piora he-

modinâmica. Dosagem de troponina deve ser feita na suspeita de IAM (a injúria miocárdica que o vírus provoca eleva os valores de troponina em 8-28%
dos casos). O peptídeo natriurético atrial (BNP ou NT-pró-BNP) é útil no
diagnóstico diferencial de pneumonia viral e insuficiência cardíaca, uma vez
que os achados tomográficos e ultrassonográficos da infecção por coronavírus e de congestão pulmonar podem ser semelhantes. Nesse caso, deve-se associar história clínica, exame físico e imagem para o diagnóstico diferencial.

▪ Tratamento: início de droga inotrópica. Considerar furosemida em caso de
sinais de congestão. Associar vasodilatador venoso, quando for possível, ou
seja, sem necessidade de uso de vasopressores e sem sinais de má perfusão.
O balão intra-aórtico deve ser reservado para pacientes com choque cardiogênico refratário, já com volemia ajustada, inotrópico otimizado, que
mantêm sinais de hipoperfusão tecidual importante. Deve ser utilizado
para pacientes com prognóstico favorável, com expectativa de quadro tran-
sitório ou perspectiva de transplante.

Choque obstrutivo deve ser sempre hipótese em pacientes com CO-
VID-19, em função da tendência pró-coagulante deles. A principal causa é o
tromboembolismo pulmonar (TEP), associado à fisiopatologia da doença por
SARS-CoV-2, corroborado por estudo anatomopatológico que demonstrou

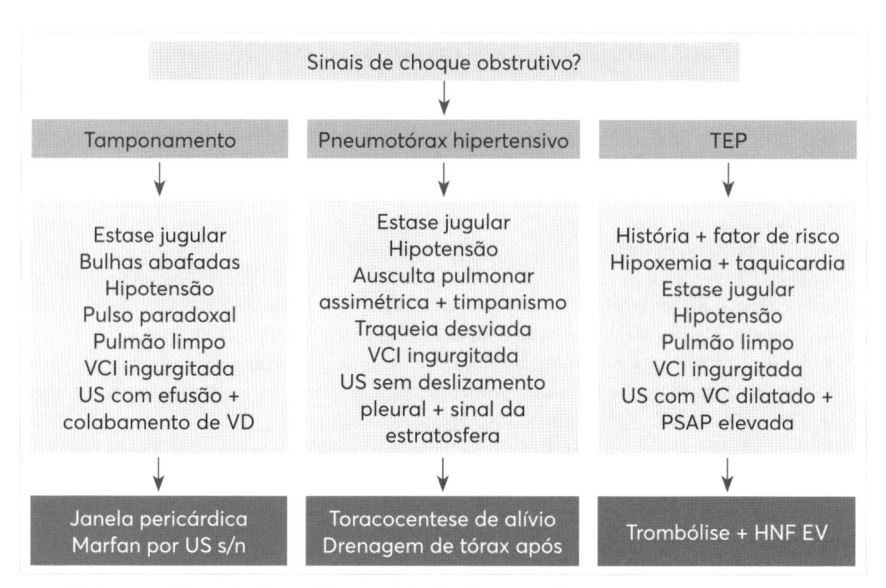

• **FIGURA 11**   Diagnósticos diferenciais de choque obstrutivo.

HNF: heparina não fracionada; PSAP: pressão sistólica em artéria pulmonar; TEP: tromboembolismo
pulmonar; US: ultrassom; VCI: veia cava inferior; VD: ventrículo direito.

estado de hipercoagulação com alta frequência de microtrombos pulmonares. Não devemos esquecer das outras causas de choque obstrutivo (Figura 11), incluindo *cor pulmonale* agudo descrito em uma série de casos como instabilidade hemodinâmica (80% com parada cardiorrespiratória), associada à insuficiência aguda de ventrículo direito.[18,19]

Choque hipovolêmico deve ser considerado em pacientes com sangramento evidente, ou com história que gere forte suspeita, porém não é a causa mais comum. O tratamento consiste em expansão com cristaloides e considerar transfusão de hemocomponentes no contexto de choque hemorrágico com hipotensão.

Choque anafilático pode ocorrer após o início recente de novos medicamentos ou infusão de hemocomponentes; deve-se interromper a infusão do fator causal, administrar adrenalina 0,5 mg IM, tratar hipotensão com cristaloides e início precoce de drogas vasoativas, corticoterapia (para prevenção de resposta tardia), anti-histamínico (se urticária e prurido) e broncodilatadores (se sibilos associados).

REFERÊNCIAS BIBLIOGRÁFICAS

1. Azevedo L, Taniguchi L, Ladeira J, Besen B, Velasco I. Medicina intensiva: abordagem prática. 4.ed. Barueri: Manole; 2020.
2. Yang X, Yu Y, Xu J, Shu H, Xia J, Liu H, et al. Clinical course and outcomes of critically ill patients with SARS-CoV-2 pneumonia in Wuhan, China: a single-centered, retrospective, observational study. Lancet Resp Med. 2020.
3. Zhou F, Yu T, Du R, Fan G, Liu Y, Liu Z, et al. Clinical course and risk factors for mortality of adult inpatients with COVID-19 in Wuhan, China: a retrospective cohort study. The Lancet. 2020.
4. Wang D, Hu B, Hu C, Zhu F, Liu X, Zhang J, et al. Clinical characteristics of 138 hospitalized patients with 2019 novel coronavirus-infected pneumonia in Wuhan, China. JAMA. 2020;323(11):1061-9.
5. Chen T, Wu D, Chen H, et al. Clinical characteristics of 113 deceased patients with coronavirus disease 2019: Retrospective study. BMJ (Clinical research ed.). 2020;368:m1091.
6. Ait-Oufella H, Lemoinne S, Boelle PY, et al. Mottling score predicts survival in septic shock. Intensive Care Med. 2011;37:801-7.
7. Grissom CK, Morris AH, Lanken PN, et al. Association of physical examination with pulmonary artery catheter parameters in acute lung injury. Crit Care Med. 2009;37:2720-6.
8. Myburgh JA, Mythen MG. Resuscitation fluids. N Engl J Med. 2013;369:1243-51.
9. Weiss SL, Peter MJ, Alhazzani W, Agus MSD, Flori HR, Inwald DP, et al. Surviving sepsis campaign international guidelines for the management of septic shock and sepsis-associated organ dysfunction in children. Intensive Care Med. 2020;21(2).
10. Jin Y, Cai L, Cheng Z, Cheng H, Deng T, Fan Y, et al. A rapid advice guideline for the diagnosis and treatment of 2019 novel coronavirus (2019-nCoV) infected pneumonia (standard version). Military Medical Research. 2020;7:4.
11. WHO. Clinical management of severe acute respiratory infection (SARI) when COVID-19 disease is suspected. WHO/2019-nCoV/clinical/2020.4. 2020.
12. Massachusetts General Hospital. Massachusetts General Hospital COVID-19 treatment guidance. 2020.
13. Joseph T, Moslehi MA, et al. International pulmonologist's consensus on COVID-19. 2020.

14. McGloughlin S, Magee F, Nicholls M, Avard B, Hodak A, Nichol A, et al. COVID-19 guidelines ANZICS – version 2. Australian and New Zealand Intensive Care Society. 2020.

15. Kim AY, Gandhi RT, Hirsch MS, Bloom A. Coronavirus disease 2019 (COVID-19): Management in hospitalized adults. Disponível em: https://www.uptodate.com/contents/coronavirus-disease--2019-covid-19-management-in-hospitalized-adults.

16. De Backer D, Biston P, Devriendt J, Madl C, Chochrad D, Aldecoa C, et al., SOAP II Investigators. Comparison of dopamine and norepinephrine in the treatment of shock. N Engl J Med. 2010;362(9):779.

17. Anesi GL, Jablonski J, Harhay MO, Atkins JH, et al. Characteristics, outcomes, and trends of patients with COVID-19-related critical illness at a learning health system in the United States. Ann Intern Med. [Epub ahead of print 19 January 2021].

18. Ruan Q, Yang K, Wang W, Jiang L, Song J. Clinical predictors of mortality due to COVID-19 based on an analysis of data of 150 patients from Wuhan, China. Intensive Care Med. 2020; 46.

19. Guan Z, Ni Y, Liang C, Ou J, Liu H, Lei D, et al. Clinical characteristics of coronavirus disease 2019 in China. N Engl J Med. 2020.

20. Dolhnikoff M, Duarte-Neto AN, Monteiro RAA, Silva LF, Oliveira EP, Saldiva PHN, et al. Pathological evidence of pulmonary thrombotic phenomena in severe COVID-19. Journal of Thrombosis and Haemostasis. 2020.

21. Creel-Bulos C, Hockstein M, Amin N, Melhem S, Truong A, Sharifpour M. Acute cor pulmonale in critically ill patients with Covid-19. N Engl J Med. Correspondence, 2020.

22. Russel JA, Walley KR, Singer JL, Ayers D, et al. The VASST investigators. Vasopressin versus norepinephrine infusion in patients with septic shock. N Engl J Med. 2008;358:877-87.

23. Vincent JL, et al. Clinical review: Circulatory shock – an update: a tribute to Professor Max Harry Weil. Critical Care. 2012;16:239.

24. The ARDS Clinical Trials Network. Comparison of two fluid management strategies in acute lung injury. N Engl J Med. 2006;354:2564-75.

25. Caironi P, Tognoni G, Masson S, Fumagalli R, Gattinoni L, et al. ALBIOS Study Investigators. N Engl J Med. 2014;370:1412-21.

26. Weil MH, Shubin H. Proposed reclassification of shock states with special reference to distributive defects. Adv Exp Med Biol. 1971;23:13-23.

27. Cardenas-Garcia J, Schaub KF, Belchikov YG, Narasimhan M, Koenig SJ, Mayo PH. Safety of peripheral intravenous administration of vasoactive medication. J Hosp Med. 2015;10(9):581-5.

28. Gyawali B, Ramakrishna K, Dhamoon AS. Sepsis: The evolution in definition, pathophysiology, and management. SAGE Open Med. 2019;7:2050312119835043.

29. Cavallaro F, Sandroni C, Marano C, et al. Diagnostic accuracy of passive leg raising for prediction of fluid responsiveness in adults: Systematic review and meta-analysis of clinical studies. Intensive Care Med. 2010;36:1475-83.

30. Thiele H, Zeymer U, Thelemann N, et al. Long-term 6-year outcome of the randomized IABP--SHOCK II Trial. Circulation. 2018.

31. Holst LB, Haase N, Wetterslev J, et al. Lower versus higher hemoglobin threshold for transfusion in septic shock. N Engl J Med. 2014;371:1381.

32. Napolitano LM. Sepsis 2018: Definitions and guideline changes. Surg Infect (Larchmt). 2018;19(2);117-25.

33. Aghagoli G, Marin B, Soliman L, Sellke F. Cardiac involvement in COVID 19 patients: risk factors, predictors and complications: a review. Circulation. 2020.

34. Akhmerov A, Marbén E. COVID 19 and the heart. Circ Res. 2020;126(10):1443-55.

30

Arritmias na COVID-19

Alexandra Braga Furstenberger
Gustavo André Boeing Boros
Lucas Lentini Herling de Oliveira
Fernando Rabioglio Giugni
Melina de Oliveira Valdo

INTRODUÇÃO

Arritmias ocorrem em aproximadamente 17% dos pacientes internados com COVID-19, podendo chegar a 44% dos pacientes admitidos em unidades de terapia intensiva, de acordo com estudos observacionais feitos em Wuhan.[1] Apesar de relatos de caso de injúria miocárdica e taquiarritmias malignas, a manifestação como miocardite viral fulminante é rara, sendo maior a ocorrência de taquiarritmias supraventriculares relacionadas ao contexto clínico crítico e de origem multifatorial, com contribuintes como hipóxia e distúrbios hidroeletrolíticos.[2] Outro mecanismo frequente está relacionado ao prolongamento do intervalo QT induzido ou exacerbado por uso de medicações para o tratamento da COVID-19, manejo de sintomas e doenças associadas.

A presença de bradiarritmias, como em outras doenças infecciosas, é pouco frequente na ausência de histórico patológico prévio.

MANIFESTAÇÕES CLÍNICAS

Palpitações, associadas ou não ao aumento da frequência cardíaca, podem ser relatadas no quadro clínico de infecção pelo SARS-CoV-2, estando geralmente relacionadas a outros sintomas como febre e dispneia. Lipotimia e síncope devem ser investigadas prontamente, no entanto arritmias são infrequentes como manifestação inicial do quadro da COVID-19. São fundamentais a monitorização e a avaliação no decorrer da internação, principalmente em ambientes de terapia intensiva, podendo quadros de taquiarritmias se apresentar como deterioração hemodinâmica e choque. Em casos extremos, arritmias ventriculares podem ser responsáveis por parada cardiorrespiratória (PCR) em ritmo chocável: taquicardia ventricular monomórfica e taquicardia ventricular polimórfica, sendo o subtipo *torsades de pointes* (TdP) associado à síndrome do QT longo.

Uso de medicamentos que prolongam o intervalo QT

Diversas drogas continuam sendo utilizadas como tratamento da CO-VID-19, apesar de não apresentarem comprovação de benefícios clínicos. A cloroquina e a hidroxicloroquina, antimaláricos derivados da quinidina, apresentam potencial dose-dependente de prolongar o intervalo QT, e estão associadas a maior risco de taquiarrimias e eventos adversos.[3] Antibióticos das classes dos macrolídeos (e.g. azitromicina) e quinolonas (e.g. levofloxacina), por vezes utilizados na suspeita de pneumonia bacteriana sobreposta, também estão correlacionados ao aumento do intervalo QT.[4] Além dessas medicações de uso mais frequente nos casos de COVID-19, diversas outras estão implicadas no quadro conhecido como síndrome do QT longo adquirido, entre elas antieméticos (ondansetrona, domperidona, bromoprida e metoclopramida), antipsicóticos (haloperidol, quetiapina, risperidona e outros) e antiarrítmicos (sotalol e amiodarona). É recomendada a verificação do potencial de prolongamento do QT ao se utilizar essas medicações, entre outras; uma lista pode ser acessada em https://www.crediblemeds.org.[5]

O intervalo QT deve ser sempre corrigido pela frequência cardíaca (QTc). Os valores normais são de 480 ms em mulheres e 470 ms em homens, no entanto valores > 500 estão associados a taquiarrimias e piores desfechos clínicos. Diversas fórmulas existem para realizar a correção, sendo a mais conhecida a de Bazett. Seu cálculo pode ser realizado manualmente ou com ajuda de calculadoras eletrônicas:

$$QTc = \text{intervalo QT medido/raiz quadrada do intervalo RR}$$

DIAGNÓSTICO

O eletrocardiograma de 12 derivações é fundamental para o correto diagnóstico de uma arritmia, podendo ser realizado rapidamente à beira do leito. No caso de indisponibilidade ou franca instabilidade hemodinâmica associada, o traçado da cardioscopia no monitor pode contribuir para o manejo clínico. As principais características a serem observadas são a frequência cardíaca, regularidade ou não do intervalo R-R, tamanho do QRS (estreito ou largo) e a presença de onda P e sua relação com o QRS.

A taquicardia sinusal (Figura 1) é ritmo frequente em quadros inflamatórios e hiperdinâmicos, como o da COVID-19. As taquiarritmias mais comuns nos quadros de infecção por SARS-CoV-2 são de origem supraventricular, sendo a fibrilação atrial (Figura 2) a principal, caracterizada por intervalos R-R irregulares e ausência de onda P. Outros dois ritmos que se apresentam nos quadros agudos: a taquicardia atrial focal, com a presença de 2 ou mais ondas P para cada QRS e intervalo R-R regular ou irregular (este na presença de bloqueio AV variável) e o *flutter* atrial (Figura 3), caracterizado pela presença de ondas F e intervalo R-R regular ou irregular [o *flutter* 2:1 classicamente apresenta-se com frequência cardíaca (FC) regular entre 130-150 bpm]. A manifestação de taquiarritmias de QRS estreito associadas a mecanismos de reentrada [taquicardia por reentrada nodal – TRN (Figura 4) e taquicardia atrioventricular – TAV] é menos comum em quadros infecciosos em geral, mas pode se apresentar em pacientes com diagnóstico prévios dessas patologias.[6] É fundamental a lembrança de que o QRS é classicamente estreito nas taquiarritmias citadas, no entanto pode se apresentar largo na presença de bloqueio de ramo direito ou esquerdo.

As taquicardias ventriculares (TV) apresentam maior risco e estão relacionadas a quadros agudos mais graves ou doenças associadas (miocardiopatias, áreas de fibrose por infarto prévios, QT longo adquirido ou congênito, entre outras). Sua correta identificação e manejo é crítico para estabilização e posterior tratamento. A simples presença de QRS largo não é diagnóstica de TV, devendo ser diferenciada de bloqueio de ramo preexistente ou bloqueio frequência-dependente com a aplicação de critérios apropriados (Brugada, Vereckei,

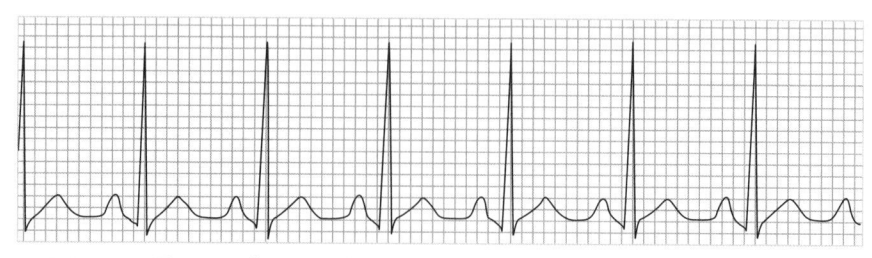

• **FIGURA 1** Taquicardia sinusal.

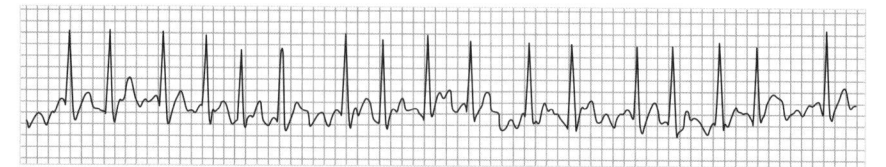

• **FIGURA 2** Fibrilação atrial.

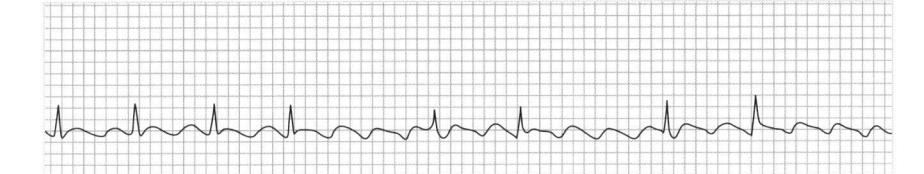

- **FIGURA 3** *Flutter* atrial com bloqueio AV variável (2:1 e 4:1).

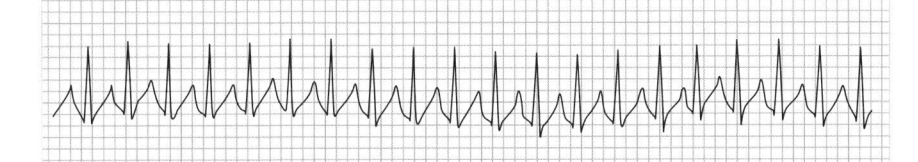

- **FIGURA 4** Taquicardia por reentrada nodal.

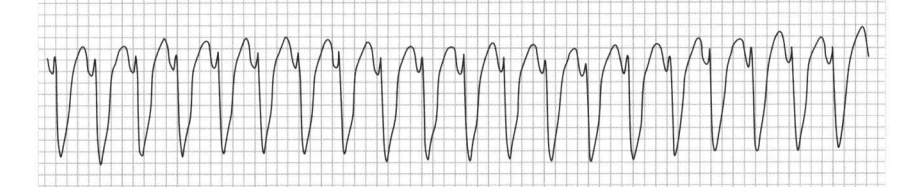

- **FIGURA 5** Taquicardia ventricular monomórfica.

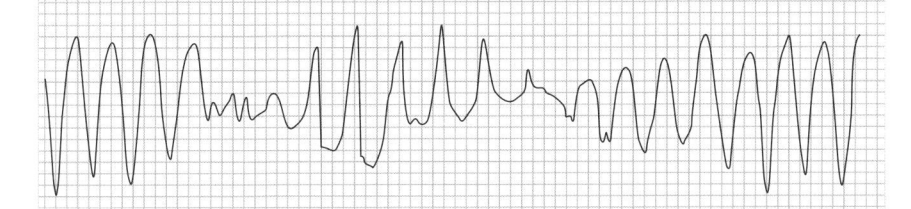

- **FIGURA 6** Taquicardia ventricular polimórfica.

Pava, Santos etc.).[7,8] Outras características simples podem ser analisadas e devem ser levadas em consideração no diagnóstico: frequências altas (geralmente acima de 150 bpm), ritmo regular no caso da TV monomórfica, dissociação atrioventricular (AV), tempo de ativação inicial do QRS lento (ao contrário de bloqueios de ramos), mudança do eixo do complexo QRS em relação a ECG basal quando disponível.

A Tabela 1 resume as características eletrocardiográficas das principais taquiarritmias descritas.

- **TABELA 1**   Diagnóstico eletrocardiográfico das taquiarritmias

	Taquiarritmia	Características
QRS estreito (na ausência de bloqueio de ramo)	Taquicardia sinusal	Ritmo regular, onda P morfologicamente normal (positiva em D1, D2 e AVF) precedendo cada QRS
	Fibrilação atrial	Ritmo irregular com ausência de onda P. A linha de base pode se apresentar isoelétrica ou com irregularidades (ondas "f"). Frequência cardíaca variável
	Flutter atrial	Ritmo atrial regular entre 250-300 bpm, com ondas "F" (aspecto em dentes de serrote). FC variável de acordo com bloqueio AV (2:1; 3:1; 4:1, ou variável)
	Taquicardia atrial (TA)	Ritmo atrial regular com onda P não sinusal. FC variável de acordo com bloqueio AV. Quando há 3 ou mais morfologias diferentes de onda P, denomina-se TA multifocal
	Taquicardia por reentrada nodal (TRN) ou por reentrada atrioventricular (TAV)	Ritmo regular com difícil visualização de onda P: presença de ondas P retrógradas logo após o QRS, frequentemente visualizadas como "entalhes"
QRS largo	Taquicardia ventricular monomórfica	Ritmo regular com QRS > 120 ms, sem mudanças significativas em cada complexo. Apresenta critérios diagnósticos específicos.[7,8] FC geralmente > 150 bpm
	Taquicardia ventricular polimórfica	Ritmo irregular, complexos QRS aberrantes e diferentes entre si quanto à morfologia e eixo
	Torsades de pointes	Subtipo de TV polimórfica associada à síndrome do QT longo. Alternância da polaridade e amplitude do QRS em uma mesma derivação

AV: atrioventricular; FC: frequência cardíaca.

Além da avaliação eletrocardiográfica, outros exames são fundamentais para o diagnóstico etiológico e de fatores associados e desencadeantes:

- **Eletrocardiograma (ECG) de 12 derivações**: fora da vigência de arritmias e outros quadros agudos, é importante obter um ECG na admissão (basal) e considerar sua realização diária ou intermitente quando houver deterioração clínica ou no uso contínuo de medicações com potencial de prolongar o intervalo QT.
- **Exames laboratoriais:** hemograma completo, função renal e função tireoidiana; eletrólitos (principalmente potássio, magnésio e cálcio, visto valores

baixos desses íons estarem associados ao prolongamento do intervalo QT); marcadores de necrose miocárdica, como a troponina, na injúria miocárdica ou síndrome coronariana aguda; opcionalmente BNP e NT-proBNP como biomarcadores de injúria ou sobrecarga cardíaca.

- **Ecocardiograma:** avaliação de função ventricular, diâmetros e volumes de cavidades cardíacas, anatomia e fluxos valvares, e pericárdio.

MANEJO CLÍNICO

É fundamental avaliar o estado clínico prévio do paciente e o impacto hemodinâmico direto da arritmia. Os clássicos sinais de instabilidade (síncope, rebaixamento do nível de consciência, congestão pulmonar, dor torácica e choque) podem ser resultantes da doença de base ou outras complicações, e não necessariamente do distúrbio de ritmo apresentado – principalmente nos casos de taquicardias supraventriculares com frequência cardíaca < 150 bpm.[9] Por isso a avaliação criteriosa do contexto clínico atual e doenças associadas é fundamental para o correto manejo clínico das taquiarritmias.[10]

Fibrilação atrial, *flutter* atrial e taquicardia atrial (TA)

- Pacientes instáveis: cardioversão elétrica sincronizada (50-200 J) caso a instabilidade seja decorrente da arritmia, devendo-se sempre considerar a possibilidade de que a taquicardia seja compensatória. Nestes casos o tratamento deve ser direcionado para a doença de base. Em situações que se opte por controle da resposta ventricular (geralmente FC > 150 bpm), medicações sem efeito inotrópico negativo significativo devem ser escolhidas, como o deslanosídeo e a amiodarona.
- Pacientes estáveis: o controle de frequência é o tratamento de escolha na maior parte dos casos dentro de um contexto clínico agudo, por resultar em menores complicações e apresentar resultados clínicos semelhantes ao controle de ritmo. Pode-se optar por betabloqueadores VO ou IV, bloqueadores de canal de cálcio VO ou digitálicos. O controle de ritmo pode ser uma opção em pacientes com episódios agudos bem determinados (< 48 h) ou em pacientes anticoagulados adequadamente por mais de 3 semanas. Além da possibilidade de cardioversão elétrica sincronizada (CVES), a amiodarona é a principal droga utilizada na reversão para ritmo sinusal. O uso da propafenona em dose de ataque restringe-se apenas a casos selecionados de FA (não se deve utilizar tal estratégia em casos de *flutter* ou TA).

Taquicardia por reentrada nodal e taquicardia por reentrada atrioventricular

- Pacientes instáveis: cardioversão elétrica sincronizada (50-100 J) caso a instabilidade seja decorrente da arritmia.
- Pacientes estáveis: manobras vagais podem ser tentadas inicialmente, sendo a manobra de Valsalva modificada a mais eficaz. No caso de insucesso, o tratamento farmacológico de escolha é a adenosina, com o intuito de interromper o circuito de reentrada dependente do nó atrioventricular (Tabela 2).

Taquicardia ventricular monomórfica

- Pacientes instáveis (com pulso): cardioversão elétrica sincronizada (100-200 J).
- Pacientes estáveis: antiarrítmicos são a primeira escolha, sendo a amiodarona a droga mais utilizada em dose de ataque e, posteriormente, manutenção. A lidocaína pode ser empregada em casos selecionados (Tabela 2) e procainamida é uma opção em pacientes sem síndrome coronariana e disfunção cardíaca. Em casos refratários ou que necessitem de reversão rápida, a CVES é alternativa eficaz e segura.

Taquicardia ventricular polimórfica (incluindo *torsades de pointes*)

- Pacientes instáveis (mesmo com pulso): desfibrilação com carga máxima (200-360 J). Nestes casos a sincronização não é possível pelo ritmo anárquico.
- Pacientes estáveis: via de regra, tal cenário é visto apenas em casos de TdP não sustentada, devendo ser utilizado o sulfato de magnésio como primeira opção e lidocaína em casos refratários ou com alta probabilidade de recorrência. Deve-se atentar para a possibilidade de sustentação do ritmo de TdP e necessidade de desfibrilação de emergência. Além disso, deve-se agressivamente corrigir eventuais distúrbios eletrolíticos e suspender possíveis drogas que prolonguem o intervalo QT (especial atenção para amiodarona, em casos de altas doses e/ou uso IV prolongado).

O modo de uso e a posologia das drogas de infusão intravenosa citadas encontram-se na Tabela 2.

- **TABELA 2**   Modo de uso e posologia de medicações nas taquiarritmias

Medicamento	Dose e modo de administração
Adenosina 6 mg/2 mL	Dose inicial de 6 mg em *bolus* em veia periférica calibrosa. Levantar o braço e realizar *flush* de 10-20 mL de SF 0,9%. Em caso de insucesso pode-se realizar doses subsequentes de 12 e 18 mg. Sempre que possível, manter registro eletrocardiográfico contínuo para visualizar e documentar a reversão. Contraindicada em casos de broncoespasmo grave e bloqueios atrioventriculares avançados
Amiodarona 150 mg/3 mL	Dose de ataque inicial de 150-300 mg, infundida em 10-20 min Dose de manutenção de 600-1.200 mg em 24 h, infundidos em bomba de infusão contínua (BIC) e diluição em soro com frasco sem PVC. Nos casos de controle de FC pode-se optar por iniciar diretamente com a dose de manutenção
Deslanosídeo 0,4 mg/2 mL	Dose inicial de 0,4 mg, podendo ser repetida após 15-30 min em caso de não resposta. Dose máxima de 1,6 mg em 24 h (função renal normal)
Esmolol 100 mg/10 mL ou 2.500 mg/10 mL	Dose de ataque de 500 mcg/kg administrada em 1 minuto Dose de manutenção varia de 50-300 mcg/kg/minuto. A velocidade de infusão pode ser ajustada a cada 5-15 min
Lidocaína 10 ou 20 mg/ mL (1-2%)	Dose de ataque de 1 a 1,5 mg/kg em *bolus*. Doses subsequentes de 0,5 a 0,75 mg/kg podem ser repetidas a cada 5-10 min, até uma dose máxima de 3 mg/kg Dose de manutenção de 1 a 4 mg/minuto em infusão contínua em BIC (NÃO utilizado peso no cálculo). Atentar para sintomas e sinais de intoxicação
Metoprolol 5 mg/5 mL	Doses intermitentes de 2,5 a 5 mg administradas lentamente em 2-5 min. Pode-se repetir a dose a cada 5-10 min, até o máximo de 15 mg
Sulfato de magnésio 1 g/10 mL (10%)	Dose de ataque de 2 g diluída em 100 mL de SF 0,9% ou SG 5%, administrada em 10-15 min Em caso de PCR, deve ser realizado em *bolus* em 1 a 2 min

FC: frequência cardíaca; SF: solução fisiológica; SG: soro glicosado; PCR: parada cardiorrespiratória; PVC: polivinilcloreto.

REFERÊNCIAS BIBLIOGRÁFICAS

1. Wang D, Hu B, Hu C, Zhu F, Liu X, Zhang J, et al. Clinical characteristics of 138 hospitalized patients with 2019 novel coronavirus-infected pneumonia in Wuhan, China. JAMA. 2020;323(11):1061-9.

2. Driggin E, Madhavan MV, Bikdeli B, Chuich T, Laracy J, Biondi-Zoccai G, et al. Cardiovascular considerations for patients, health care workers, and health systems during the COVID-19 pandemic. Journal of the American College of Cardiology. 2020;75(18):2352-71.

3. Borba MGS, Val FFA, Sampaio VS, Alexandre MAA, Melo GC, Brito M, et al. Effect of high vs low doses of chloroquine diphosphate as adjunctive therapy for patients hospitalized with severe acute

respiratory syndrome coronavirus 2 (SARS-CoV-2) infection: A randomized clinical trial. JAMA Netw Open. 2020;3(4):e208857.

4. Roden DM, Harrington RA, Poppas A, Russo AM. Considerations for drug interactions on QTc in exploratory COVID-19 treatment. Circulation. 2020;141(24):e906-e7.

5. Woosley RL, Gallo T, Tate J, Woosley D, Romero KA. QTdrugs list. Disponível em: https://www.crediblemeds.org. Acessado em 20/03/2021.

6. Life in the fastlane. Australia. Disponível em: https://litfl.com/. Acessado em 20/03/2021.

7. Brugada P, Brugada J, Mont L, Smeets J, Andries EW. A new approach to the differential diagnosis of a regular tachycardia with a wide QRS complex. Circulation. 1991;83(5):1649-59.

8. Chen Q, Xu J, Gianni C, Trivedi C, Della Rocca DG, Bassiouny M, et al. Simple electrocardiographic criteria for rapid identification of wide QRS complex tachycardia: The new limb lead algorithm. Heart Rhythm. 2020;17(3):431-8.

9. Scheuermeyer FX, Pourvali R, Rowe BH, Grafstein E, Heslop C, MacPhee J, et al. Emergency department patients with atrial fibrillation or flutter and an acute underlying medical illness may not benefit from attempts to control rate or rhythm. Ann Emerg Med. 2015;65(5):511-22 e2.

10. Panchal AR, Bartos JA, Cabanas JG, Donnino MW, Drennan IR, Hirsch KG, et al. Part 3: Adult basic and advanced life support: 2020 American Heart Association Guidelines for Cardiopulmonary Resuscitation and Emergency Cardiovascular Care. Circulation. 2020;142(16_suppl_2):S366-S468.

Parada cardiorrespiratória na COVID-19

André Pessoa Bonfim Guimarães
Tatiana de Carvalho Andreucci Torres Leal
Alexandra Rodrigues de Freitas
Rodrigo Antonio Brandão Neto
Vinícius Machado Correia
Júlio César Garcia de Alencar

INTRODUÇÃO

A parada cardiorrespiratória (PCR) é definida como a interrupção súbita da função cardíaca e consequente colapso da circulação sistêmica. Representa um evento que configura sempre situação extrema de emergência médica. Quando ocorre no ambiente intra-hospitalar, requer rápido reconhecimento e manejo. Sua abordagem protocolar é a melhor forma de garantir um atendimento efetivo e equânime aos pacientes. Visando reduzir a alta taxa de morbidade e mortalidade inerente ao processo, sociedades internacionais como a American Heart Association (AHA) vêm buscando treinar e capacitar profissionais por meio de fluxogramas de atendimento.[1] Para isso, a coordenação do cuidado, o diálogo entre a equipe e o conhecimento das manobras de ressuscitação cardiopulmonar (RCP) são essenciais para o sucesso do atendimento ao paciente em PCR.

Com o surgimento da pandemia pelo SARS-CoV-2, novas questões foram levantadas no que diz respeito à segurança da equipe assistente durante o manejo da PCR. A Organização Mundial de Saúde (OMS) categorizou a reanimação cardiopulmonar como processo gerador de aerossóis[2] e que, portanto, carrega alto risco de contaminação da equipe de saúde. Neste contexto, é importante que todos os profissionais envolvidos estejam atentos ao protocolo e às particularidades da reanimação ao paciente portador de COVID-19.

CONCEITOS GERAIS DA RCP

O rápido reconhecimento da PCR é passo fundamental para o início das manobras de ressuscitação. Para iniciar o atendimento ao paciente com suspeita de PCR, o profissional deve estar devidamente paramentado e prosseguir com avaliação da responsividade e checagem de pulso por no máximo 10 segundos.

Para um correto manejo, é importante que os profissionais de saúde envolvidos no atendimento dominem os conceitos básicos da reanimação orientados pela AHA, sendo estes expostos na Tabela 1.

• **TABELA 1** Conceitos básicos de reanimação

Qualidade da RCP	• Compressões efetivas, com no mínimo 5 cm de profundidade. • Compressões em ritmo de 100-120 por minuto.
Reconhecimento de ritmos	Chocáveis: • Fibrilação ventricular (FV). • Taquicardia ventricular sem pulso (TVsp). Não chocáveis: • Atividade elétrica sem pulso (AESP). • Assistolia.
Carga do choque	• Bifásico: 120-200 J. • Monofásico: 360 J.
Terapia medicamentosa	• Epinefrina: IV ou IO, 1 mg a cada 3 a 5 minutos. • Amiodarona (apenas em FV ou TVsp refratárias): 300 mg na primeira dose e 150 mg na segunda dose. • Lidocaína (apenas em FV ou TVsp refratárias): 1-1,5 mg/kg na primeira dose e 0,5-0,75 mg/kg na segunda dose.
Causas reversíveis de PCR (5 "Hs" e 5 "Ts")	• Hipovolemia. • Hipóxia. • Hidrogênio (acidose). • Hipo/hipercalemia. • Hipotermia. • Tensão pulmonar (pneumotórax). • Tamponamento cardíaco. • Tromboembolismo pulmonar. • Trombose cardíaca (infarto agudo do miocárdio). • Toxinas.

PCR: parada cardiorrespiratória; RCP: ressuscitação cardiopulmonar.

SEGURANÇA DA EQUIPE

Acredita-se que no ambiente intra-hospitalar a disseminação por partículas aerossolizadas é um importante meio de transmissão do SARS-CoV-2. Portanto, a intubação orotraqueal e a RCP são procedimentos que oferecem importante risco de contaminação. Deste modo, é preciso ter atenção ao uso dos equipamentos de proteção individual (EPIs) durante a realização desses procedimentos. Antes de avaliar os pacientes com COVID-19 em provável PCR, os profissionais envolvidos devem estar paramentados com, no mínimo, gorro, máscara N95 ou FFP2, avental impermeável, luvas, óculos e *face shield*, **mesmo que isso atrase o início da RCP.**[3]

Outro ponto sensível ao atendimento de pacientes com COVID-19 em PCR é o número de profissionais envolvidos. Este deve ser limitado ao mínimo necessário.[3] Essa estratégia limita o número de profissionais expostos a procedimentos geradores de aerossol, consequentemente reduzindo a disseminação da doença. Além disso, essa medida promove racionamento de recursos escassos como os EPIs.[9] A Figura 1 mostra nossa recomendação de equipe para atendimento de PCR na Disciplina de Emergências do Hospital das Clínicas da Faculdade de Medicina da Universidade de São Paulo.

Além dos EPIs, a condução da PCR deve ser realizada em ambiente apropriado, preferencialmente em salas com pressão negativa.[3] É sabido que a pressão negativa reduz a disseminação de partículas para fora da sala, protegendo, desta forma, profissionais e pacientes não envolvidos nos procedimentos.

Uma estratégia para diminuir o número de profissionais durante o atendimento à PCR é o uso de dispositivos de RCP mecânicos para realizar as compressões torácicas, de forma que menos socorristas atuem durante o atendimento na RCP.

PARTICULARIDADES DA RCP EM PACIENTES COM COVID-19

Pacientes com COVID-19 apresentam alto risco de evoluir com PCR devido a insuficiência respiratória, além de acometimentos cardiovasculares, como injúria miocárdica, arritmias ventriculares e choque hemodinâmico.[4-7] Além disso, o uso indiscriminado de medicações empíricas como a hidroxicloroqui-

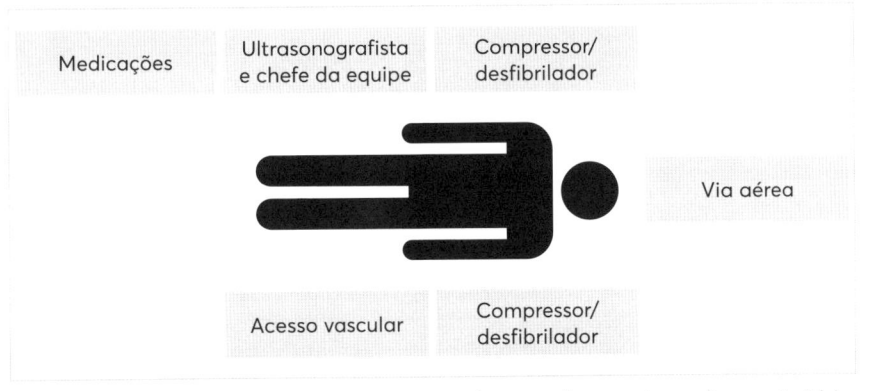

- **FIGURA 1** Configuração da equipe no atendimento da parada cardiorrespiratória.

na e a azitromicina podem promover aumento do intervalo QT, propiciando maior chance de arritmias fatais.[8]

O atendimento ao paciente com suspeita de COVID-19 em PCR pode ser realizado conforme preconizado pelo *Advanced Cardiovascular Life Support* (ACLS), contudo com algumas particularidades:

- Ventilação: a ventilação do paciente em PCR é outra importante fonte de transmissão, pelo aumento da produção e disseminação de aerossóis. Pacientes não intubados devem ser ventilados através do dispositivo bolsa-válvula-máscara acoplado a um filtro de alta eficiência na separação de partículas (HEPA). A utilização do filtro HEPA promove filtração e consequente menor dispersão viral.[10] Deve-se garantir vedação adequada da máscara à face do paciente, evitando escape de ar.[9]

- Intubação orotraqueal (IOT): a intubação precoce deve ser considerada após checagem de ritmo. Importantes cuidados referentes à IOT devem ser tomados, objetivando menor tempo de exposição do profissional a partículas aerossolizadas e maior taxa de intubação efetiva na primeira tentativa. Para isso, a IOT deve ser realizada pelo profissional mais experiente e capacitado da equipe, além de ser preconizada a parada de compressões durante tentativas de IOT. Outra estratégia indicada é o uso da videolaringoscopia, quando disponível. Essa estratégia tem por objetivo reduzir a proximidade do profissional com a via aérea do paciente e o contato com secreções.[3,9] O uso do videolaringoscópio aumenta, ainda, as chances de intubação efetiva em primeira tentativa no departamento de emergência.[10] Em paciente com falha na tentativa de IOT e se o material de via aérea avançada não estiver prontamente disponível, o uso de dispositivos supraglóticos (máscara laríngea tamanhos 4 ou 5 ou tubo laríngeo, p.ex.), bem acoplados e associados a um filtro HEPA, pode permitir ventilações e auxiliar no manejo desses pacientes.

- Pacientes já intubados devem ser ventilados preferencialmente com auxílio de ventiladores mecânicos, pois essa medida reduz a aerossolização de partículas virais. Além disso, deve-se garantir ou minimizar os riscos de extubação ou desconexão dos circuitos, para também diminuir aerossolização e dispersão das partículas. Na Tabela 2, estão descritos os principais pontos em relação ao ajuste da ventilação mecânica durante a PCR. Esses parâmetros visam em especial evitar que as manobras de RCP sejam identificadas pelo ventilador como tentativa de respiração espontânea pelo paciente, dificultando a ventilação.
- Em pacientes em que alterações na programação do ventilador não foram capazes de permitir um processo de ventilação eficaz, o paciente deve ser ventilado por meio da conexão com dispositivo bolsa-válvula-máscara conectado a um filtro de partículas, reduzindo o risco de dispersão de partículas e mantendo o suporte ventilatório ao paciente (Figura 2).

· **TABELA 2** Ajustes da ventilação mecânica na parada cardiorrespiratória para pacientes com COVID-19

· Colocar em modo VCV (ventilação controlada a volume).
· Desligar alarmes ou ajustar para valores altos (em torno de 60 cmH$_2$O), permitindo a ventilação.
· Desligar ou aumentar a sensibilidade inspiratória (*trigger*), impossibilitando que as compressões torácicas desencadeiem a ventilação.
· FiO$_2$ = 100%.
· Ajustar volume corrente para gerar adequada elevação do tórax (idealmente, 6 mL/kg de peso ideal).
· Frequência respiratória = 10 incursões por minuto.
· Ajustar a pressão positiva expiratória final (PEEP) em zero.

FiO$_2$: fração inspirada de oxigênio.

SAVC algoritmo de parada cardíaca para pacientes com suspeita ou confirmação de COVID-19
Atualizado em abril/2020

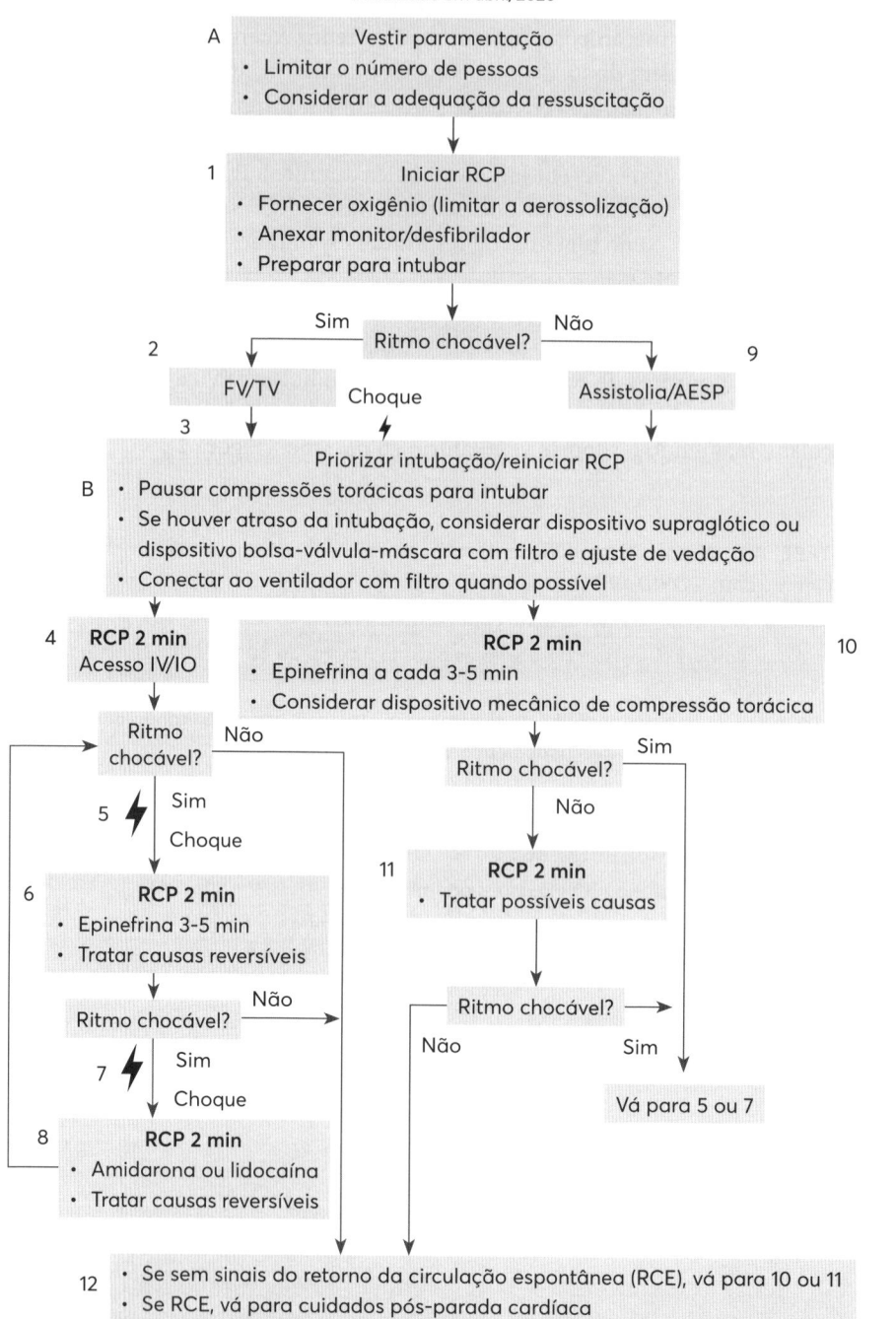

• **FIGURA 2**   Atendimento de pacientes em parada cardiorrespiratória (PCR) por CO-VID-19. Adaptada de AHA, 2020. (*continua*)

Qualidade da RCP
• Pressione forte (no mínimo 5 cm) e rápido (100-120/min) e permita o retorno torácico completo
• Minimize intervenções nas compressões
• Evite ventilação excessiva
• Mude de compressor a cada 2 min, ou antes se fadiga
• Se não houver via aérea invasiva, 30:2 razão compressão:ventilação
• Capnografia quantitativa com forma de onda. Se PETCO$_2$ < 10 mmHg, melhorar quantidade da RCP
• Pressão intra-arterial. Se fase de relaxamento (pressão diastólica < 20 mmHg), melhorar qualidade da RCP
Carga do choque para desfibrilação
• Bifásica: recomendação do fabricante (p.ex., dose inicial de 120-200 J); se desconhecida, use dose máxima disponível. Segunda dose e as subsequentes devem ser equivalentes, e doses mais altas podem ser consideradas
• Monofásica: 360 J
Via aérea avançada
• Minimizar a desconexão do circuito
• Intubação pelo profissional mais experiente
• Considerar videolaringoscopia
• Uso de tubo orotraqueal ou dispositivo supraglótico
• Capnografia em forma de onda para confirmar IOT e monitorizar efetividade de compressões
• Quando via aérea avançada instalada, fornecer 1 ventilação a cada 6 segundos (10 ventilações/min) com compressões torácicas contínuas
Terapia medicamentosa
• Epinefrina IV/IO: 1 mg a cada 3-5 min
• Amiodarona IV/IO: primeira dose: 300 mg *bolus*. Segunda dose: 150 mg
OU
• Lidocaína IV/IO: primeira dose: 1-1,5 mg/kg. Segunda dose: 0,5-0,75 mg/kg
Retorno da circulação espontânea
• Pulso e pressão sanguínea
• Aumento abrupto e sustentado na PETCO$_2$ (tipicamente ≥ 40 mmHg)
• Onda pressórica arterial espontânea com monitorização intra-arterial
Causas reversíveis
• Hipovolemia
• Hipóxia
• Hidrogênio (acidose)
• Hipo/hipercalemia
• Hipotermia
• Tensão no tórax (pneumotórax)
• Tamponamento (cardíaco)
• Toxinas
• Trombose (pulmonar e cardíaca)

• **FIGURA 2** Atendimento de pacientes em parada cardiorrespiratória (PCR) por CO-VID-19. Adaptada de AHA, 2020. *(continuação)*
AESP: atividade elétrica sem pulso; ET: endotraqueal; FV/TV: fibrilação ventricular/taquicardia ventricular; IO: in-traósseo; IV: intravenoso; PETCO$_2$: pressão parcial de CO$_2$ ao final da expiração; RCP: ressuscitação cardiopulmonar.

MANOBRAS DE RCP EM PACIENTES PRONADOS

A ventilação em prona é uma estratégia que comprovadamente diminui a mortalidade em pacientes com síndrome do desconforto respiratório agudo (SDRA).[11] Portanto, muitos pacientes com COVID-19 apresentando hipoxemia refratária são pronados na tentativa de recrutamento alveolar e melhora das trocas gasosas. Não se sabe totalmente a efetividade das manobras de RCP em tais pacientes, porém especificidades do manejo devem ser conhecidas. As seguintes recomendações são feitas pelo *Guidance for prone positioning in adult critical care* e pela AHA:

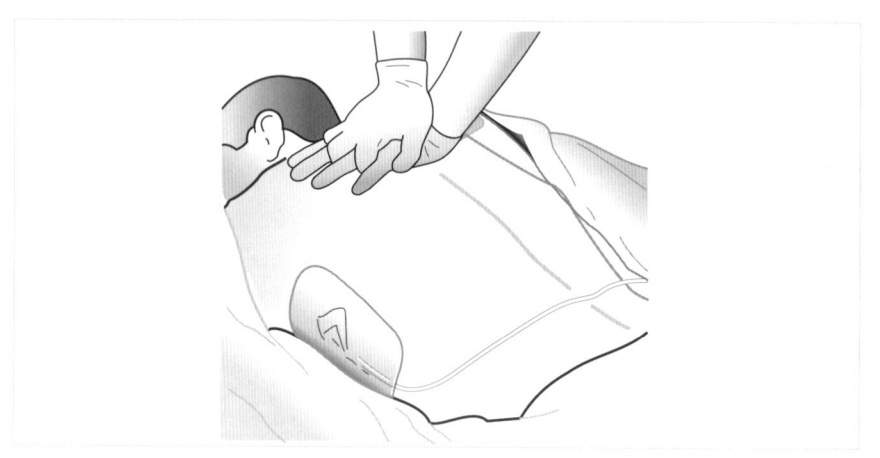

• **FIGURA 3** Ressuscitação cardiopulmonar em paciente pronado.

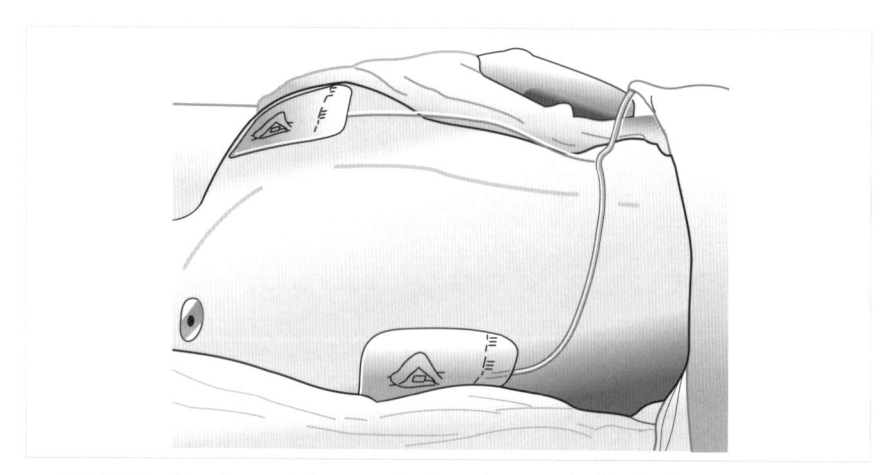

• **FIGURA 4** Correto posicionamento das pás para desfibrilação.

- Compressões cardíacas (Figura 3): compressão sobre a coluna torácica média (T7-10), localizada entre as escápulas.[9,12]
- Desfibrilação (Figura 4): as pás podem ser colocadas em posição posterolateral[12] ou em posição anteroposterior (AHA).

Pacientes não intubados devem retornar à posição supina para início das manobras de reanimação.[9]

CESSAÇÃO DE ESFORÇOS

Em situações de limitacão de recursos, os esforços assistenciais e materiais devem ser criteriosamente gerenciados. No contexto da COVID-19, o risco para a equipe aumenta e os recursos podem ser mais limitados. A mortalidade de pacientes com COVID-19 em estado crítico é alta e se eleva com o aumento da idade e comorbidades, particularmente doenças cardiovasculares. Portanto, é razoável considerar a idade, comorbidades e gravidade da doença na determinação da adequação da ressuscitação e equilibrar a probabilidade de sucesso com o risco de socorristas e pacientes dos quais os recursos estão sendo desviados. Deve-se lembrar ainda que pacientes com parada intra-hospitalar com capnografia abaixo de 10 mmHg após 20 minutos de RCP também têm poucas chances de sobrevivência. Levando em consideração as altas taxas de mortalidade descritas na literatura médica de pacientes críticos com COVID-19 que apresentam uma PCR intra-hospitalar, assim como a hipoxemia refratária envolvida frequentemente como causa, muito se discute se a RCP desses pacientes possa ser um procedimento fútil e ineficaz. Além dessa ponderação, vale ressaltar que devemos considerar idade, comorbidades, desejo do paciente, assim como uma decisão compartilhada com a família, e assim definir com antecipação os níveis e metas do atendimento.

REFERÊNCIAS BIBLIOGRÁFICAS

1. Panchal AR, Bartos JA, Cabanas JG, Donnino MW, Drennan IR, Hirsch KG, et al. Part 3: Adult Basic and Advanced Life Support: 2020 American Heart Association Guidelines for Cardiopulmonary Resuscitation and Emergency Cardiovascular Care. Circulation. 2020;142:S366-S468.
2. World Health Organization. Modes of transmission of virus causing COVID-19: implications for IPC 395 precaution recommendations. Geneva: World Health Organization; 2020. [Internet]. Disponível em: https://www.who.int/news-room/commentaries/detail/modes-of-transmission-of-virus-causing-covid-19-implications-for-ipc-precaution-recommendations.
3. Alhazzani W, Møller MH, Arabi YM, Loeb M, Gong MN, Fan E, et al. Surviving Sepsis Campaign: guidelines on the management of critically ill adults with Coronavirus Disease 2019 (COVID-19). Intensive Care Med. 2020.

4. Guan WJ, Ni ZY, Hu Y, Liang WH, Ou CQ, He JX, et al. Clinical characteristics of coronavirus disease 2019 in China. N Engl J Med. 2020.

5. Bonow RO, Fonarow GC, O'Gara PT, Yancy CW. Association of coronavirus disease 2019 (COVID-19) with myocardial injury and mortality. JAMA Cardiology. 2020.

6. Shi S, Qin M, Shen B, Cai Y, Liu T, Yang F, et al. Association of cardiac injury with mortality in hospitalized patients with COVID-19 in Wuhan, China. JAMA Cardiol. 2020.

7. Guo T, Fan Y, Chen M, Wu X, Zhang L, He T, et al. Cardiovascular implications of fatal outcomes of patients with coronavirus disease 2019 (COVID-19). JAMA Cardiol. 2020.

8. Armahizer MJ, Seybert AL, Smithburger PL, Kane-Gill SL. Drug-drug interactions contributing to QT prolongation in cardiac intensive care units. J Crit Care. 2013;28(3):243-9.

9. Edelson DP, Sasson C, Chan PS, Atkins DL, Aziz K, Becker LB, et al. Interim guidance for basic and advanced life support in adults, children, and neonates with suspected or confirmed COVID-19: From the Emergency Cardiovascular Care Committee and Get With the Guidelines ® – Resuscitation Adult and Pediatric Task Forces of the American Heart Association in Collaboration With the American Academy of Pediatrics, American Association for Respiratory Care, American College of Emergency Physicians, The Society of Critical Care Anesthesiologists, and American Society of Anesthesiologists: Supporting Organizations: American Association of Critical Care Nurses and National EMS Physicians. Circulation. 2020.

10. Brown CA III, Kaji AH, Fantegrossi A, et al. Video vs. augmented direct laryngoscopy in adult emergency department tracheal intubations: A National Emergency Airway Registry (NEAR) Study. Acad Emerg Med. 2020.

11. Guérin C, Reignier J, Richard JC, Beuret P, Gacouin A, Boulain T, et al. Prone positioning in severe acute respiratory distress syndrome. N Engl J Med. 2013;368(23):2159-68.

12. Bamford P, Denmade C, Newmarch C, Shirley P, Singer B, Webb S, et al. Guidance for: prone positioning in adult critical care [Internet]. 2019. Disponível em: https://www.ficm.ac.uk/sites/default/files/prone_position_in_adult_critical_care_2019.pdf.

13. Guimaraes HP, Timerman S, Rodrigues RR, Correa TD, Schubert DUC et al. Position Statement: Cardiopulmonary Resuscitation of Patients with Confirmed or Suspected COVID-19 - 2020. Arq Bras Cardiol. 2020;114:1078-87.

14. 14. Sen-Crowe B, Sutherland M, Elkbuli A. Cardiopulmonary resuscitation during the COVID-19 pandemic: Maintaining provides and patient safety. Am J Emerg Med. 2020;j.ajem.2020.10.021.

15. 15. Priyank S, Smith H, Ayodeji O, Yash J, Cobb A, Owens J, et al. Is cardiopulmonary resuscitation futile in coronavirus disease 2019 patients experiencing in-hospital cardiac arrest? Critical Care Medicine. 2021;49:201-8.

32

Características clínicas e manejo do paciente com COVID-19 na unidade de terapia intensiva (UTI)

Fernando Galassi Stocco Neto
Giovanna Chiqueto Duarte
Dante Raglione
Carolina Wermelinger Erthal
Vinicius Zofoli de Oliveira

A principal causa de internação em unidade de terapia intensiva (UTI) de pacientes suspeitos e/ou confirmados para COVID-19 é a insuficiência respiratória aguda hipoxêmica. Outras causas, como disfunções orgânicas ou descompensação de doenças de base, também contribuem com uma parcela dos casos. No ambiente de terapia intensiva, os cuidados realizados por uma equipe multiprofissional treinada, somados a intervenções diagnósticas e terapêuticas avançadas, propiciam ao paciente melhores condições de suporte orgânico, enquanto aguardamos a reversão do quadro.

CRITÉRIOS PARA ADMISSÃO EM UTI

No contexto de uma pandemia, ocorrem racionamento de leitos e adaptação de outros setores hospitalares para funcionarem como unidades de cuidados intensivos. Assim, é importante reforçar algumas das indicações clássicas de internação em UTI, lembrando que a decisão final sempre deve considerar a disponibilidade de leitos, individualidade/diretivas de cada paciente e o contexto que se encontra a unidade hospitalar envolvida. Em situações de número limitado de leitos de terapia intensiva, a AMIB (Associação de Medicina Intensiva Brasileira) recomenda que as admissões devem ser baseadas nas prioridades estabelecidas pela Resolução n. 2.156/2016 do Conselho Federal de Medicina (CFM).

Mais importante do que nunca é a valorização das diretivas de vontade do paciente, a fim de promover cuidados compatíveis com os seus valores. Ainda que o paciente apresente critérios de internação em UTI, essa transferência deve ser baseada em uma decisão compartilhada entre médico, paciente e família.

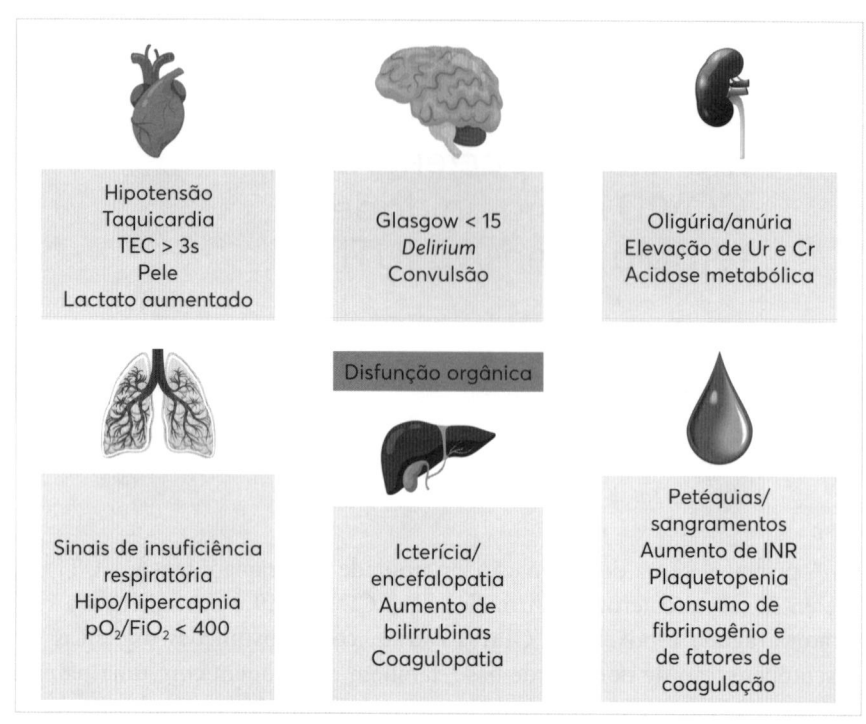

- **FIGURA 1** As disfunções orgânicas podem se manifestar em diferentes sistemas. Um dos papéis do intensivista é abordar o paciente de forma ampla: investigando, diagnosticando e dando suporte aos diferentes tipos de disfunção orgânica que o paciente pode apresentar. Fonte: arquivo pessoal – @emergencia.simm. Cr: creatinina; FiO_2: fração inspirada de oxigênio; pO_2: pressão arterial de oxigênio; TEC: tempo de enchimento capilar em segundos; Ur: ureia.

Nesse contexto, no Hospital das Clínicas da Universidade de São Paulo (HC-FMUSP), considera-se a internação em UTI conforme os critérios da Tabela 1.

- **TABELA 1** Critérios de internação em UTI – protocolo do HC-FMUSP

Disfunção respiratória	Má perfusão periférica
- Necessidade de oferta de O_2 > 6 L/min, mantendo $SatO_2$ < 93% - Presença de esforço ventilatório a despeito da oferta de O_2 - Relação pO_2/FiO_2 < 200	- PAM < 65 mmHg ou necessidade de drogas vasoativas - Tempo de enchimento capilar prolongado - Oligúria persistente - Rebaixamento do nível de consciência

FiO_2: fração inspirada de oxigênio; O_2: oxigênio; PAM: pressão arterial média; pO_2: pressão parcial de oxigênio; $SatO_2$: saturação de oxigênio.

INSUFICIÊNCIA RESPIRATÓRIA

Desde o início da pandemia, diversos estudos tentaram caracterizar as alterações causadas pelo SARS-CoV-2 de modo a auxiliar na formulação de estratégias terapêuticas. Mais de um ano após o início da pandemia, o tema ainda é alvo de controvérsia. Para mais detalhes sobre a fisiopatologia do SARS-CoV-2, confira a Parte A deste livro.

Essa controvérsia é ilustrada pelo debate em torno do suporte ventilatório desses pacientes. No final de 2019, o grupo italiano do Dr. Luciano Gattinoni publicou dados de uma série de casos de pacientes com COVID-19, relatando a presença de elevada complacência pulmonar, constituindo um fenótipo atípico de síndrome respiratória aguda grave (SDRA).[1] Um segundo estudo com maior número de pacientes, realizado pelo mesmo grupo, comparou parâmetros fisiológicos e de mecânica pulmonar de pacientes com SDRA por COVID-19 *versus* coortes de pacientes com SDRA por outras causas (ajustando as análises pela relação PaO_2/FiO_2 e complacência pulmonar dos indivíduos estudados). Nesse trabalho, os pacientes com SDRA por COVID-19 apresentavam maiores complacências quando comparados a pacientes com SDRA por outras causas, além de graus mais severos de hipoxemia.[2]

No entanto, diversas outras coortes subsequentes de pacientes com COVID-19 em UTI demonstraram a presença de mecânica respiratória similar à de pacientes com SDRA por outras causas.[3-5] Dessa forma, a teoria dos fenótipos *Low* (baixa elastância – alta complacência) e *High* (alta elastância – baixa complacência) apresentada no início de 2020 por Gattinoni não foi comprovada e não deve ser aplicada na condução de pacientes.

Alvos de oxigenação na COVID-19

As metas de oxigenação são alvo de extenso debate na literatura. Ao mesmo tempo que a hipoxemia causa disfunção celular por prejuízo da fosforilação oxidativa, a hiperóxia induz disfunção celular por espécies reativas de oxigênio, além de atelectasia por reabsorção.

O estudo Oxygen-ICU (2016) randomizou pacientes críticos para alvos de saturação de oxigênio (SpO_2) entre 94-98% *versus* 97-100%, demonstrando menor mortalidade no primeiro grupo, com utilização de alvos conservadores.[12] Diversos trabalhos observacionais corroboraram tais achados posteriormente.[33, 34] Além disso, resultados semelhantes foram encontrados em pacientes com infarto agudo do miocárdio e acidente vascular encefálico.

Ao longo de 2020 até 2021, diversos trabalhos estudaram diferentes perguntas relacionadas a esse tema, causando certa polêmica.

O trabalho ICU-ROX comparou utilizar um teto de SpO_2 máximo de 96%, *versus* não utilizar teto de SpO_2 máximo em pacientes em ventilação mecânica. Ambos os grupos tinham o alvo de SpO_2 mínima > 90%. Não houve diferença no desfecho primário de dias livres de ventilação mecânica ou na mortalidade entre os grupos.

O estudo LOCO2 causou controvérsia, quando demonstrou uma tendência a aumento de mortalidade com utilização de alvos de SpO_2 entre 88-92%, quando comparados a alvo ≥ 96%. Não houve diferença estatisticamente significativa nesse desfecho, porém o estudo foi interrompido precocemente durante uma análise interina não planejada, após a ocorrência de cinco episódios de isquemia intestinal no grupo com alvo mais baixo de SpO_2. O resultado foi contrário ao de todos os outros trabalhos realizados antes, ou que vieram após este estudo.

O estudo HOT-ICU incluiu pacientes em insuficiência respiratória hipoxêmica (IRpA), comparando o alvo de PaO_2 60 mmHg *versus* PaO_2 90 mmHg. Ele incluiu 15 vezes mais pacientes que o $LOCO_2$. A mortalidade e a ocorrência de isquemia intestinal foram semelhantes entre os grupos. Assim, os achados do $LOCO_2$ provavelmente foram decorrentes do acaso. Apesar de não conseguir demonstrar a redução absoluta de risco (RAR) proposta de 5% na mortalidade, com uso de alvo mais baixo de PaO_2, houve margem nos resultados para que essa medida pudesse aumentar ou diminuir a mortalidade, se utilizada uma RAR de 1,5%. Especificamente, o alvo de PaO_2 de 60 mmHg tem 46% de chance de aumentar a mortalidade em 1,5%. Por outro lado, também apresenta 19% de chance de reduzir a mortalidade nos mesmos 1,5%. Isso representaria salvar ou não 1.500 pacientes para cada 100.000 indivíduos tratados, o que significa uma diferença importante dada a enorme quantidade de casos de IRpA por ano.

O Mega-ROX, conduzido pela ANZICS, irá incluir 40.000 pacientes, utilizando um modelo adaptativo para responder à pergunta acima, encerrando de uma vez por todas o debate sobre o melhor alvo de SpO_2 para pacientes em ventilação mecânica.

No contexto da COVID-19, em que a oferta de oxigênio é uma preocupação constante em função da alta demanda, um alvo de SpO_2 ≥ 90% é suficiente, levando em conta as evidências citadas. Pacientes com casos de hipoxemia refratária não foram especificamente avaliados em nenhum dos estudos citados. Assim, nessas situações, alvos mais permissivos podem ser adotados.

Manejo da insuficiência respiratória na COVID-19

Os princípios do manejo respiratório do paciente com COVID-19 devem seguir a mesma abordagem da IRpA de outras doenças na UTI. Esse tema foi motivo de embate entre dois renomados professores que possuem visões diferentes sobre o assunto.

Em abril de 2020, o Dr. Luciano Gattinoni publicou um editorial[39] no *JAMA*, defendendo a intubação precoce dos pacientes com COVID-19, na tentativa de prevenção da chamada "P-SILI" (*patient self induced lung injury*). No entanto, esse conceito até o momento é em grande parte teórico, surgindo há apenas seis anos na literatura. A maior evidência até o momento foi um estudo[41] que, apesar de interessante, foi realizado em ovelhas.

A publicação gerou uma resposta[13] contundente por parte do Dr. Martin Tobin, responsável por diversas publicações na área da ventilação mecânica. Neste artigo, ele argumenta que inicialmente precisamos saber se a P-SILI realmente existe, depois avaliar suas repercussões, e somente depois julgar o risco x benefício da sua prevenção. O custo da intubação precoce para evitar a possível P-SILI é a universalmente reconhecida VILI (*ventilator induced lung injury*). A VILI é comprovada por décadas de estudos e está relacionada diretamente com o número de dias em ventilação mecânica.

Assim, a intubação orotraqueal (IOT) não deve ser indicada de forma "precoce", mas sim, seguindo os mesmos preceitos usados em pacientes sem COVID-19.

Em pacientes com hipoxemia, a forma de oferta de oxigênio inicial dependerá da gravidade da apresentação clínica. Pacientes sem desconforto respiratório podem receber suporte através de cateter nasal, progredindo, se necessário, para máscara de Venturi, seguida de máscara não reinalante com reservatório (MNR) ou cateter nasal de alto fluxo (CNAF)/ventilação não invasiva (VNI). Da mesma forma, pacientes com hipoxemia grave ou desconforto respiratório podem ser diretamente colocados em MNR ou VNI, com posterior desmame de suporte ventilatório, após melhora, para dispositivos com menores fluxos de oxigênio. Alguns casos, no entanto, já apresentam indicação de IOT imediata na chegada à UTI. O suporte ventilatório, portanto, deve ser avaliado de forma individualizada.

As comorbidades do paciente devem ser levadas em consideração, uma vez que a dispneia do paciente pode ter caráter multifatorial, agravada pela descompensação de doenças de base. Nesse contexto, pacientes com insuficiência cardíaca congestiva ou doença pulmonar obstrutiva crônica se beneficiam especialmente de VNI.

Inicialmente acreditava-se que a VNI ou dispositivos de nebulização/inalação poderiam aumentar a aerossolização de partículas virais, aumentando o risco de contaminação da equipe da UTI. No entanto, esse conceito já foi amplamente abandonado, uma vez que diversos trabalhos já demonstraram que esses métodos de suporte ventilatórios promovem o mesmo de grau de aerossolização do que o paciente falando/tossindo no ambiente. Por exemplo, a tosse de um paciente promove 500 vezes maior produção de aerossóis do que uma intubação orotraqueal.[42] Assim, a equipe multiprofissional, adequadamente equipada com equipamentos de proteção individual (EPI), pode fornecer ao paciente todas as formas disponíveis de suporte ventilatório, sem restrições.

Outra medida que pode auxiliar na melhora da hipoxemia é a adoção de posição prona em paciente acordado, não intubado. Um estudo com 156 pacientes, conduzido no HC-FMUSP, avaliou retrospectivamente o impacto da adoção dessa estratégia na redução da necessidade de IOT. Não foi vista redução significativa na necessidade de IOT, no entanto, houve melhora significativa dos parâmetros de oxigenação.[15] Diversos outros estudos encontraram resultados semelhantes.[43] Assim, a posição prona em pacientes acordados, idealmente durante uso de CNAF ou VNI, pode ser tentada como medida de resgate em pacientes com hipoxemia persistente, porém sem clara necessidade de IOT imediata.

Caso o paciente se mantenha refratário às medidas de suporte citadas, mantendo desconforto respiratório ou hipoxemia grave, a intubação orotraqueal não deve ser postergada. O manejo de pacientes que evoluíram para ventilação mecânica invasiva será discutido a seguir.

INTUBAÇÃO OROTRAQUEAL

Ao mesmo tempo que a IOT não deve ser indicada de forma precipitada ou precoce, devemos evitar que o procedimento seja realizado às pressas, sem planejamento adequado. É necessário, portanto, cuidadoso julgamento clínico.

As indicações de IOT para pacientes graves podem ser sumarizadas pelo mnemônico "ABC" (Figura 2), onde A (*airway*) seria a falha de manutenção de patência da via aérea; B (*breath*) seria comprometimento da ventilação, com falha ou impossibilidade de suporte não invasivo; e C (*course*) nos casos em que, pelo curso clínico conhecido da doença, antecipamos deterioração clínica em breve, que culminará em necessidade de via aérea avançada. Na COVID-19, os pacientes serão intubados provavelmente com base nos critérios B e C. Neste último cenário, temos o paciente que permanece hipoxêmico a despeito do fornecimento de máxima FiO_2 possível de forma não invasiva (máscara não reinalante ou CNAF ou VNI, por exemplo), com esforço respiratório, em piora clínica, evoluindo para um cenário em que a IOT será realizada de forma inadequada, caso não seja feita antecipadamente.

As drogas de escolha para sequência rápida de IOT permanecem com as mesmas indicações ou contraindicações do paciente sem COVID-19.

Existem sugestões, sem qualquer embasamento científico, para pré-medicar pacientes que forem submetidos a IOT com lidocaína, com intuito de evitar o reflexo de tosse à laringoscopia. No entanto, esse reflexo é suprimido quando realizados sedação e bloqueio neuromuscular adequados. Dessa maneira, o acréscimo da lidocaína à sequência rápida de forma generalizada não apresenta benefícios, e aumenta o risco de efeitos adversos.

Esse assunto é abordado em um capítulo específico do livro, de modo que não entraremos em detalhes. Porém, uma boa opção para a grande maioria dos casos seria o uso da combinação etomidato ou cetamina para sedação, associada a rocurônio para bloqueio neuromuscular. Essas medicações não possuem virtualmente nenhuma contraindicação relevante, podendo ser usadas em praticamente qualquer cenário na sala de emergência.

Além disso, o efeito do rocurônio dura de 45-60 minutos, o que nos permite tempo hábil para a avaliação da mecânica ventilatória (cálculo de complacência do sistema respiratório, resistência das vias aéreas e titulação de PEEP ideal), após a IOT. Vale ressaltar que, após o uso do rocurônio, é **obrigatória a utilização de sedação contínua**, ao menos pelo tempo de duração do efeito da medicação utilizada em *bolus* para IOT. Caso contrário, o paciente pode acordar ainda sob efeito do bloqueador neuromuscular. Na Tabela 2 são apresentadas as principais drogas da sequência rápida de intubação.

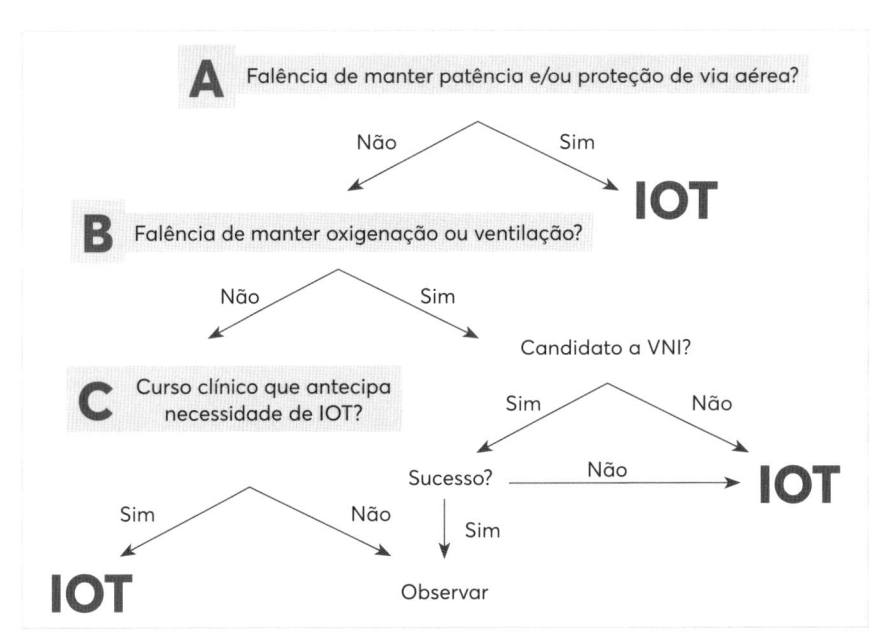

• **FIGURA 2** Fluxograma sugerido para tomada de decisão diante da intubação orotraqueal.

IOT: intubação orotraqueal; VNI: ventilação não invasiva.

• **TABELA 2**   Principais medicações e doses utilizadas durante a intubação orotraqueal (IOT)

	Droga	Dose	Concentração	AMP	70 kg	Observações
PM§	Fentanil	3 mcg/kg	50 mcg/mL	10 mL	4 mL	Apenas para emergências hipertensivas e HIC
Indução	Etomidato	0,3 mg/kg	2 mg/mL	10 mL	10 mL	Estabilidade CV, ↓ PIC, mioclonia
	Midazolam	0,3 mg/kg	5 mg/mL	10 mL	4 mL	Anticonvulsivante, ↓ PA
	Propofol	1,5 mg/kg	10 mg/mL	20 mL	10 mL	Anticonvulsivante, ↓ PA, ↓ PIC, broncodilatador, mioclonia
	Quetamina	1,5 mg/kg	50 mg/mL	10 mL	2 mL	Analgésico, broncodilatador, ↑ PA, ↑ FC, efeito mínimo no *drive*. Dissociação
BNM	Succinil	1,5 mg/kg	*	100 mg	1 amp	Início: 60 s. Duração: 10 min
	Rocurônio	1 mg/kg	10 mg/mL	5 mL	7 mL	Início: 60 s. Duração: 45 min

§ Na grande maioria das IOT, o fentanil não deve ser utilizado. Seu uso deve levar em conta
benefício esperado (simpatólise) *versus* efeitos adversos (hipotensão, tórax rígido, apneia). Em caso
de dúvida, não utilize essa medicação durante a IOT.
*Diluir uma ampola (100 mg em pó) em 10 mL de AD – concentração de 10 mg/mL. AMP: ampola;
BNM: bloqueio neuromuscular; CV: cardiovascular; FC: frequência cardíaca; HIC: hipertensão
intracraniana; PA: pressão arterial; PIC: pressão intracraniana; PM: pré-medicação.

VENTILAÇÃO MECÂNICA

A ventilação mecânica na COVID-19 deve ser conduzida de acordo com os
parâmetros clássicos de ventilação protetora (Tabela 3).

• **TABELA 3**   Alvos sugeridos para ventilação mecânica

	Complacência mais reduzida (< 30)
Volume corrente	4-6 mL/kg
Platô	< 30 cmH$_2$O
PEEP	Titulada

(continua)

- **TABELA 3**   Alvos sugeridos para ventilação mecânica (*continuação*)

Driving pressure	< 15 cmH$_2$O
FR suficiente para:	pH > 7,15

FR: frequência respiratória; PEEP: pressão expiratória final positiva.

O benefício dessa estratégia foi avaliado pela ARDS Network em um famoso ensaio clínico (ARMA) que incluiu 861 pacientes com SDRA em ventilação mecânica. Os pacientes eram mantidos em modo volume-controlado, com duas diferentes estratégias de ventilação: volumes correntes entre 4-6 mL/kg de peso ideal, objetivando manter pressão de platô < 30 cmH$_2$O (intervenção) *versus* volume corrente de 12 mL/kg de peso ideal (controle). A mortalidade do grupo intervenção foi de 31%, enquanto a do grupo controle foi de 39,8%.[16]

Fornecemos na Figura 3 uma sugestão de como realizar os ajustes básicos da ventilação mecânica, segundo o protocolo do ARDS Network.

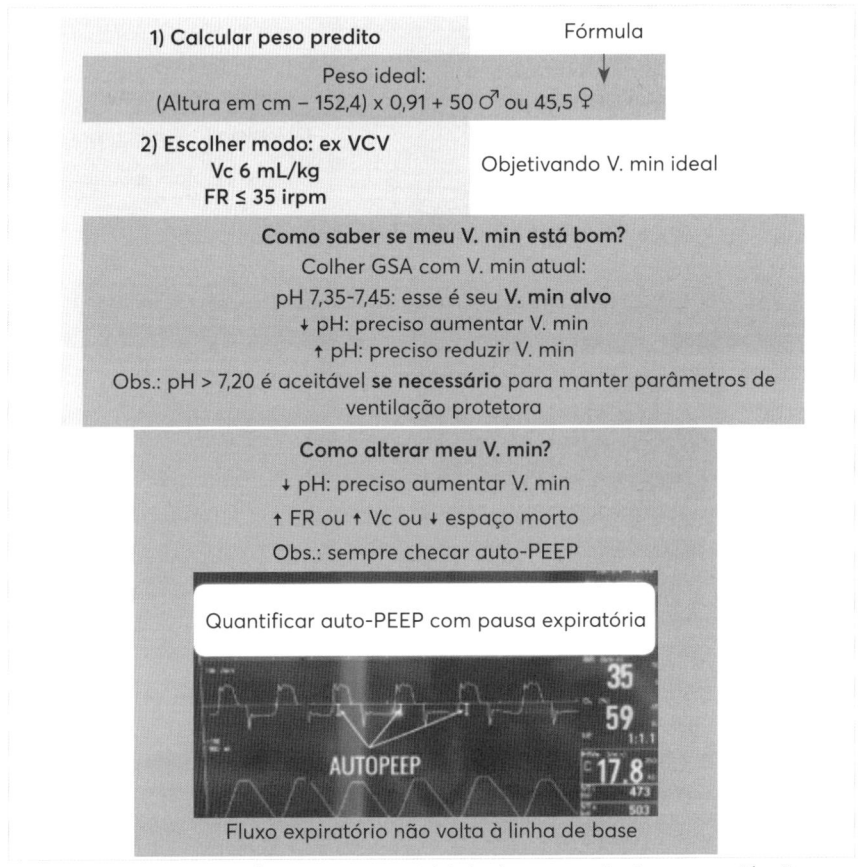

- **FIGURA 3**   Como realizar os ajustes iniciais de um paciente em ventilação mecânica. (*continua*)

3) Pausa inspiratória para medir P platô

Alvo: P platô ≤ 30

P platô > 30: reduzir Vc em 1 mL/kg

P platô 25-30 com Vc 6 mL/kg: nada

P platô< 25 e Vc < 6 mL/kg: subir Vc em 1 mL/kg (até P platô > 25 ou Vc 6 mL/kg)

4) Escolher PEEP ideal

Low PEEP table

Titular FiO₂ até SatO₂ 88-92%/PaO₂ 55-80 mmHg

FiO₂	30%	40%	50%	60%	70%	80%	90%	100%
PEEP	5	5-8	8-10	10	10-14	14	14-18	18-24

5) E se eu preferir PCV?
1. Calcular peso predito
2. Escolher modo: ex PCV

DeltaP p/ Vc 6 mL/kg
FR ≤ 35 irpm

3. Pausa inspiratória para medir P platô
4. Escolher PEEP ideal

Fórmula
Tanto faz o modo

Objetivando V. min basal

Alvo: P platô ≤ 30
Low PEEP table

Nada deu certo/VM protetora impossível

Sedação profunda com alvo de RASS −5
Bloqueio neuromuscular

Prona

Óxido nítrico
ECMO

• **FIGURA 3**   Como realizar os ajustes iniciais de um paciente em ventilação mecânica. (*continuação*)

ECMO: oxigenação por membrana extracorporal; FiO₂: fração inspirada de oxigênio; FR: frequência respiratória; GSA: gasometria; P: pressão; PCV: ventilação controlada a pressão; SatO₂: saturação de oxigênio; Vc: volume corrente; VCV: ventilação controlada a volume; VM: ventilação mecânica; V. min: volume minuto.

Titulação de PEEP

A melhor forma de escolher a PEEP ideal em pacientes com SDRA é desconhecida. O objetivo da PEEP na SDRA é evitar o colapso de alvéolos e da via aérea, danificados pelo insulto inflamatório. Por outro lado, PEEP muito alta causa sobredistensão alveolar, maior pressão inspiratória e aumento do espaço morto, por compressão dos capilares pulmonares. A PEEP ideal seria aquela na qual existiria a maior área de pulmão recrutado, com a menor fração de espaço morto.

O estudo original da ARDS Network utilizou tabelas de correlação entre FiO_2 e PEEP para os participantes do estudo. A metodologia, apesar de ter fácil aplicação à beira-leito, foi duramente criticada por especialistas em ventilação mecânica, por não levar em conta as particularidades da mecânica ventilatória de cada paciente. Foram propostas, portanto, outras formas de titulação de PEEP, baseadas na variação da complacência pulmonar em resposta a manobras.

Porém, não existem grandes trabalhos prospectivos randomizados em seres humanos que comparem as diferentes estratégias de titulação de PEEP entre si. Portanto, na ausência de melhor evidência, recomendamos que a titulação de PEEP seja feita de acordo com a Figura 3 (protocolo ARDS Network – *PEEP table*), ou através de titulação para melhor complacência. A titulação de PEEP para avaliar a melhor complacência pulmonar deve ser realizada apenas por profissionais com experiência nessa manobra. (Para maiores informações sobre como realizar a manobra de titulação da PEEP pela complacência, leia a referência 44 ao final do capítulo.)[44]

SEDAÇÃO

Não é necessário manter um paciente em sedação contínua exclusivamente em função da ventilação por tubo orotraqueal. Antes de iniciar a sedação de um paciente, é necessária uma justificativa (p. ex.: hipertensão intracraniana, estado de mal epiléptico, agitação psicomotora perigosa refratária a antipsicóticos). Além disso, a sedação deve ser utilizada na menor dose possível (o suficiente para resolver a condição que levou ao início da droga), e pelo menor tempo possível.

Outro conceito fundamental é que se deve dar preferência a drogas de meia-vida curta, a menos que seja previsto um longo tempo de ventilação mecânica (VM). Nesse sentido, a droga mais utilizada para sedação contínua em UTI é o propofol.

Comparado ao midazolam, ele apresenta menor associação com *delirium*.

Outra opção para sedação contínua é a dexmedetomidina (*Precedex®*), que mostrou-se similar ao propofol em relação a desfechos de mortalidade, dias livres de VM e prognóstico cognitivo após alta hospitalar.[45] Ambos apresentam perfis de segurança semelhantes. Os principais efeitos adversos da dexmedetomidina são bradicardia e hipotensão, de modo que não se deve realizar *bolus* dessa medicação.

Nos pacientes com COVID-19 internados em UTI observou-se a ocorrência de SDRA grave. Nessa situação, utilizamos ventilação em modos controlados (p. ex.: volume controlado), frequentemente com frequência respiratória e fluxo elevados, para permitir a manutenção de volume corrente e pressão de platô baixos. Nessa situação são muito comuns as assincronias, sendo o duplo disparo e o disparo reverso especialmente perigosos. Assim, a utilização de sedativos contínuos nas UTI aumentou exponencialmente nessa população, para que os pacientes possam tolerar esses parâmetros ventilatórios.

Nesse contexto, é importante reforçar alguns conceitos:

- Recomendamos a utilização da menor dose possível de sedativos, para um alvo de RASS entre 0 e –2.
- Não aumente a dose de sedativos antes de tentar corrigir a assincronia com ajuste do ventilador mecânico.
- Tente corrigir a assincronia com *bolus* de sedação antes de aumentar a dose de sedativos em infusão contínua.
- Utilize a menor dose possível em infusão contínua para controlar a assincronia.
- Utilize soluções diluídas de sedativos. Intuitivamente os médicos tendem a mexer nas taxas de infusão das bombas de infusão pensando em termos de "mL/h", ao invés da dose efetivamente infundida. Por exemplo, diante de um paciente agitado muitas vezes aumentamos a infusão dos sedativos na mesma quantidade de "mL/h", independentemente da concentração da solução infundida. Assim, a utilização de soluções de sedativos "puros" leva ao aumento indiscriminado na dose de sedativos e maior gasto de medicações. O uso de soluções concentradas deve ser restrito a pacientes com dificuldade de controle do balanço hídrico positivo.
- Diariamente deve ser reavaliada a necessidade da sedação e realizadas tentativas de redução na dose dos sedativos.

Como a COVID-19 apresenta curso arrastado, muitos pacientes utilizam sedativos e analgésicos por períodos prolongados. Assim, é frequente a ocorrência de agitação psicomotora após a suspensão da sedação contínua. Deve-se realizar o diagnóstico diferencial de abstinência de opioides (por exemplo, se realizado uso prolongado de fentanil), com o *delirium* hiperativo. A abstinência de opioides pode ser tratada com a introdução de um opioide enteral de meia-vida prolongada como a metadona. Essa medicação, no entanto, só deve ser utilizada por profissionais acostumados com o manejo dos efeitos colaterais e posologia da droga.

Nos casos de agitação atribuída a *delirium*, devem ser introduzidos antipsicóticos enterais, como a quetiapina ou risperidona, em horários fixos, para auxílio na redução dos sedativos endovenosos. A utilização dessas medicações requer a monitorização do intervalo QT, com realização de eletrocardiograma no momento da sua introdução ou aumento de dose.

Além disso, é importante a instituição de protocolos de desmame ventilatório, com mudança precoce para modalidades espontâneas e realização do teste de respiração espontânea (TRE) assim que possível, em pacientes elegíveis. Essa medida também reduz a necessidade de utilização de sedativos.

- **TABELA 4** Exemplos de drogas e suas respectivas doses para sedação contínua e bloqueio neuromuscular em UTI

Droga	Dose	Diluição	Comentários
Propofol	Manutenção: 5 a 50 mcg/kg/min 70 kg = 2-20 mL/h	Ampola 20 mL (1% 10 mg/mL) Prescrever puro Solução 10 mg/mL	Agonista receptor de GABA-A Anticonvulsivante, broncodilatador Hipotensão, bradicardia, síndrome de infusão do propofol, flebite
Midazolam	Manutenção: 0,05 a 0,1 mg/kg/h 70 kg = 3,5-7 mL/h	Ampola 3 mL (5 mg/mL) 10 amp (150 mg) + 120 mL SF ou SG Solução 1 mg/mL	Modulador receptor de GABA Anticonvulsivante, relaxante muscular Hipotensão, bradipneia, *delirium*, agitação paradoxal
Dexmedetomedina (Precedex®)	Manutenção: 0,2 a 0,7 mcg/kg/h 70 kg = 3,5-12 mL/h	Ampola 2 mL (100 mcg/mL) 2 amp (400 mcg) + 96 mL SF 0,9% Solução 4 mcg/mL	Agonista alfa-2 adrenérgico Analgesia leve, preserva *drive* respiratório, ↓ risco de *delirium* Hipotensão, bradicardia

(continua)

• **TABELA 4**   Exemplos de drogas e suas respectivas doses para sedação contínua e bloqueio neuromuscular em UTI (*continuação*)

Droga	Dose	Diluição	Comentários
Quetamina	Manutenção: 0,05 a 0,4 mg/kg/h 70 kg = 3,5-28 mL/h	Ampola 2 mL (50 mg/mL) 1 amp + 98 mL SF 0,9% Solução 1 mg/mL	Antagonista receptor NMDA e nicotínico, agonista opioide e muscarínico + simpaticomimético Anestesia dissociativa, analgesia, menor risco de apneia Alucinações, sialorreia
Fentanil	Manutenção: 1 a 3 mcg/kg/h 70 kg = 2-20 mL/h	Ampola 5 mL (50 mcg/mL) 4 amp (1.000 mcg) + 80 mL SF 0,9% Solução 10 mcg/mL	Agonista opioide Bradipneia, hipotensão, tórax rígido, RNC/*delirium*, constipação, retenção urinária
Cisatracúrio	*Bolus*: 0,15 mg/kg (amp pura) Manutenção: 1 a 2 mcg/kg/min (solução p/ BIC) 70 kg *Bolus* 5 mL (1 amp) BIC 4-8 mL/h	Ampola 10 mL/5 mL (2 mg/mL) 10 amp (100 mg) + 50 mL SF 0,9% ou SG 5% Solução 1 mg/mL	BNM não despolarizante Sem efeitos adversos comuns

Amp: ampola; BIC: bomba de infusão contínua; BNM: bloqueador neuromuscular; GABA: ácido gama-aminobutírico; NMDA: N-metil D-aspartato; RNC: rebaixamento do nível de consciência; SF: solução fisiológica; SG: soro glicosado.

BLOQUEADOR NEUROMUSCULAR

Não recomendamos o uso rotineiro de bloqueio neuromuscular (BNM) nos pacientes com SDRA apoiado isoladamente no valor da relação PaO_2/FiO_2, com base no estudo ROSE,[19] que demonstrou não haver benefício em mortalidade com essa medida.

O bloqueio é reservado para pacientes que apresentam SDRA moderada--grave, com assincronia grave que impeça a ventilação com parâmetros protetores, mesmo após a otimização da sedação e dos ajustes ventilatórios. Para mais informações sobre assincronias na ventilação mecânica e como corrigi--las, assista a aula no YouTube da Emergência SIMM (https://www.youtube.com/watch?v=FT7DT61kr6g&t=2s).

Na incapacidade de resolução da assincronia com ajustes na ventilação mecânica, podem ser administrados *bolus* intermitentes de BNM. Persistindo o problema, lançamos mão da infusão contínua de bloqueador, idealmente pelo menor tempo possível.

Note que o BNM deve ser iniciado em doses baixas, ainda que não promova bloqueio neuromuscular total (o paciente pode permanecer capaz de apresentar esforços ventilatórios). O importante é a resolução da assincronia que motivou o início do BNM. Essa estratégia é melhor do que o seu uso "tudo ou nada", no qual o BNM é utilizado em dose elevada (bloqueio total) e depois retirado totalmente de forma abrupta, acarretando recidiva da assincronia, com múltiplas reintroduções da droga ao longo da internação na UTI. O mesmo raciocínio vale para o manejo de sedação.

POSIÇÃO PRONA

A adoção de posição prona nos pacientes com SDRA moderada/grave (relação P/F < 150 mmHg) teve seu benefício comprovado pelo estudo PROSEVA.[18] Os pacientes do estudo permaneceram 12-24 h sob ventilação protetora antes de serem submetidos à manobra. Assim, pacientes recém-admitidos na UTI precisam de otimização do suporte ventilatório, antes da indicação de posição prona.

Ela deve ser empregada também na COVID-19, em serviços com experiência na técnica. O canal do YouTube da Residência de Terapia Intensiva do HC-FMUSP possui vídeos para orientar a forma correta de realizar a manobra (https://www.youtube.com/watch?v=g0NQOTlUMbs).

A duração dessa posição deve ser de 16-20 horas ininterruptas, com maior benefício quanto maior for o grau de colapso posterobasal do parênquima pulmonar. Deve ser dada atenção especial à colocação de proteção adequada nos pontos de maior pressão cutânea, e a necessidade de alternar a posição dos braços do paciente ("posição do nadador") a cada 2 horas.

Recomenda-se a coleta de gasometria arterial antes da prona, com avaliação da presença de resposta com nova gasometria em 1 h após adoção da medida. Espera-se aumento da relação P/F em 20 mmHg e/ou queda da pCO_2 em ao menos 2 mmHg, ou ainda queda na pressão de platô. Mesmo pacientes sem resposta inicial podem ser mantidos na posição, com reavaliação ao final do período de 16 horas. Até 25% dos pacientes apresentam melhora tardia com esta posição.

Em pacientes com boa resposta, em unidades onde isso for logisticamente viável, as sessões podem ser repetidas diariamente, até melhora ventilatória. Se o paciente consegue permanecer em posição supina ("despronado"), mantendo relação P/F > 150, em FiO_2 < 60%, e PEEP ≤ 10, considera-se a interrupção das sessões de posição prona.

A Tabela 5 resume as indicações e as contraindicações à posição prona.

- **TABELA 5** Indicações e exemplos de contraindicações relativas à posição prona. É possível a realização de posição prona em gestantes, com adaptação dos coxins

Indicações para início de posição prona
Síndrome respiratória aguda grave (SDRA) com relação P/F < 150
Pelo menos 12 h, porém menos de 36 h, de ventilação mecânica protetora

Contraindicações da prona (todas são relativas)
Hipertensão intracraniana
Altas doses de vasopressores
Sangramento ativo (trato gastrointestinal ou via aérea)
Fratura instável de pelve, fêmur ou coluna
Cirurgia de traqueia, esternotomia, trauma de face nos últimos 15 dias

ÓXIDO NÍTRICO INALATÓRIO (NO)

O NO é um gás inalatório capaz de induzir vasodilatação. Como é utilizado de forma inalatória, consegue alcançar somente alvéolos ventilados, aumentando o fluxo sanguíneo para essas áreas. Seu uso é capaz de melhorar a hipoxemia em uma parcela dos casos de SDRA. No entanto, possui um custo elevado, e não foi capaz de promover redução de mortalidade em estudos randomizados. Assim, não deve ser usado de rotina (Figura 4), ficando como opção apenas nos casos de hipoxemia refratária.[20] Se utilizado, na sua descontinuação, deve ser desmamado lentamente para evitar o risco de vasoconstrição rebote da circulação pulmonar, com *cor pulmonale* agudo.

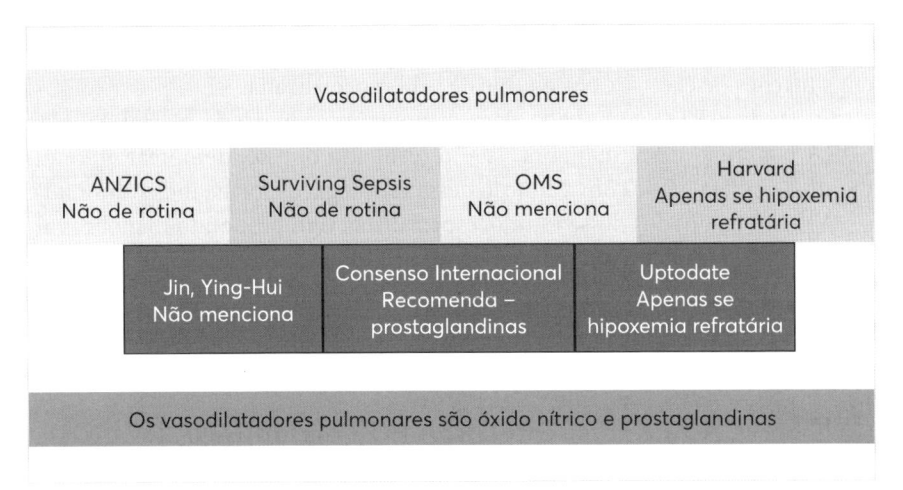

- **FIGURA 4**   Recomendações das principais instituições sobre uso de óxido nítrico inalatório.

Sugestão de introdução

- Coletar gasometria arterial pré-NO.
- Titular fluxo de NO para atingir dose de 5 a 10 ppm.
- Monitorizar nível do metabólito tóxico NO_2: não ultrapassar 2 ppm (disponível na tela do aparelho).
- Meta: aumento da pO_2 em 10%. Se o paciente não apresentar resposta, aumentar a dose do NO até no máximo 20 ppm, com reavaliação de resposta após 2 horas. Se não houver resposta, iniciar desmame da droga.

Sugestão de desmame: reduzir em 2 ppm a cada 1-2 horas, até desmame completo, monitorando parâmetros hemodinâmicos.

RECRUTAMENTO ALVEOLAR

Manobra de recrutamento é qualquer manobra que vise a reduzir o grau de atelectasia dos alvéolos pulmonares (p. ex.: aumentar pressão de suporte, aumentar PEEP, posição prona). No entanto, manobra de recrutamento máximo (MRM) é a utilização de protocolos com níveis elevados de PEEP (p. ex.: até 35-40 cmH_2O), visando reduzir a zero a porcentagem de alvéolos atelectasiados, ainda que isso aumente substancialmente a sobredistensão alveolar. O risco dessa abordagem é a indução de barotrauma (p. ex.: pneumotórax) e instabilidade hemodinâmica. Não se recomenda a MRM de rotina, ao menos em situações de exceção, por equipe de UTI especializada.

O estudo ART,[21] desenhado para demonstrar redução de mortalidade na SDRA por meio desta manobra, teve o resultado oposto, demonstrando aumento de mortalidade com a adoção dessa estratégia de forma indiscriminada.

Após os resultados desse estudo, especialistas vêm propondo manobras alternativas de recrutamento máximo, com PEEPs mais baixas do que as utilizadas no protocolo do estudo ART. No entanto, não há qualquer estudo até o momento que comprove o benefício dessa medida ou que avalie a sua segurança. Portanto, não deve ser empregada de rotina, exceto por equipes especializadas.

OXIGENAÇÃO EXTRACORPÓREA POR MEMBRANA (ECMO)

Em pacientes com hipoxemia refratária a todas as medidas citadas, considera-se a utilização da ECMO. A ECMO venovenosa funciona retirando sangue através de uma cânula calibrosa, usualmente inserida na veia femoral comum, promovendo a oxigenação e remoção de CO_2 através de uma membrana, com retorno do sangue através de cânula inserida na veia jugular interna. Essa tecnologia, no entanto, apresenta custo muito elevado e possui risco de complicações graves. Assim, somente centros especializados são capazes de manejar a ECMO. O maior estudo sobre o assunto, EOLIA, não conseguiu demonstrar redução de mortalidade com o uso do método.[22]

SUPORTE HEMODINÂMICO

Fluidoterapia e balanço hídrico

Recomendamos o uso de soluções cristaloides balanceadas (ringer lactato) como fluido de escolha, se houver necessidade de expansão volêmica na UTI, com base nos resultados dos estudos SMART e SALT-ED.

O SMART comparou uso de SF 0,9% *versus* cristaloides balanceados (ringer lactato ou Plasma-lyte®), no ambiente da UTI, com um desenho de múltiplos *crossovers*. A cada mês o fluido administrado pela UTI envolvida era alternado entre essas duas intervenções. O estudo SALT-ED foi conduzido em uma unidade de emergência, também utilizando um desenho com múltiplos *crossovers*, onde em determinado mês do ano, todos os pacientes admitidos recebiam o mesmo fluido (SF 0,9% ou cristaloide balanceado), alternando o tipo do fluido no mês subsequente, e assim em diante.

O desfecho primário do SMART foi um composto de "*major adverse kidney events within 30 days*" (MAKE30), que engloba morte, necessidade de diálise ou disfunção renal persistente (aumento de creatinina acima de 2x o valor basal). O desfecho primário do SALT-ED foram dias livres de hospital, tendo como um dos desfechos secundários o mesmo MAKE30. Ambos os estudos demonstraram redução significativa do MAKE30 (desfecho primário do SMART e secundário do SALT-ED) em pacientes que utilizaram cristaloides balanceados. Não houve diferença nos dias livres de hospital (desfecho primário do SALT-ED) ou dias livres de UTI (desfecho secundário do SMART). Também não houve diferença entre os grupos quando avaliados os componentes do MAKE30 individualmente (morte, diálise ou disfunção renal persistente).

Assim, as soluções balanceadas (ringer lactato ou Plasma-lyte®) são superiores ao SF 0,9%, seja no departamento de emergência ou na UTI, tanto para reposição volêmica quanto para a diluição de medicações.

A ressuscitação volêmica deve ser parcimoniosa, em pequenas alíquotas (250-500 mL) e apenas se necessário. O balanço hídrico deve ser monitorizado diariamente. Uma meta razoável após os primeiros dias de internação é almejar balanços hídricos diários negativos até que o balanço hídrico total da internação fique igual a zero. Essa medida promove maior sucesso na extubação de pacientes em VM, além de estar associada a redução de mortalidade nos pacientes críticos em UTI de maneira geral. Para maiores detalhes sobre manejo de fluidos, assista a seguinte aula na página do YouTube da Residência de Terapia Intensiva do HC-FMUSP (https://www.youtube.com/watch?-v=YrH34BgU4_g&t=8s).

Drogas vasoativas

A noradrenalina é a droga vasoativa de escolha em pacientes com hipotensão persistente a despeito de reposição volêmica inicial. Atualmente, buscamos iniciar drogas vasoativas de maneira precoce no paciente com choque, de forma concomitante ou mesmo sem a infusão de cristaloides.

A associação de 2º vasopressor (vasopressina) fica reservada a pacientes com doses a partir de 0,3 a 0,5 mcg/kg/min de noradrenalina, condição que denominamos de choque refratário (existem outras definições para a condição). Neste contexto, também recomendamos a troca do corticosteroide em uso por hidrocortisona 50 mg 6/6 h. No contexto do choque refratário também são fundamentais a investigação e o tratamento de distúrbios acidobásicos (em especial a acidose respiratória) e hidroeletrolíticos (em especial a hipocalcemia). Outro exame complementar fundamental é o ecocardiograma à beira-leito, para diagnóstico diferencial do choque. Com ele podemos avaliar: sobrecarga aguda de ventrículo direito [tromboembolismo pulmonar (TEP)], disfunção segmentar nova (infarto agudo do miocárdio), derrame pericárdico (tamponamento), disfunção difusa biventricular (miocardite viral), ventrículo esquerdo hiperdinâmico com medida de VTI (velocidade x tempo indexado) reduzido (hipovolemia), entre outros diagnósticos.

Existem relatos de casos de COVID-19 que evoluíram com miocardite viral e choque cardiogênico. No entanto, o suporte inotrópico com dobutamina não deve ser iniciado de forma empírica, em função do seu potencial arritmogênico. Seu uso deve ser restrito aos casos com evidência de disfunção ventricular ao ecocardiograma, com baixo débito cardíaco.

PROFILAXIA DE TROMBOEMBOLISMO VENOSO

Todos os pacientes com COVID-19 internados na UTI devem receber profilaxia para tromboembolismo venoso (TEV). Relatos recentes indicam presença de hipercoagulabilidade importante, com fenômenos trombóticos frequentes em pacientes com COVID-19. Também foram descritas elevadas incidências de eventos trombóticos venosos, a despeito do uso de profilaxia de TEV.[25]

No início de 2020, esses dados motivaram a adoção de esquemas alternativos de profilaxia de TEV em alguns serviços, ou até mesmo a anticoagulação plena de forma empírica. No entanto, em 2021 todos os estudos publicados demonstraram a ausência de benefício com a anticoagulação plena ou profilática em altas doses, nos desfechos clínicos de pacientes com COVID-19.

O estudo INSPIRATION avaliou 600 pacientes internados por COVID-19 na UTI, comparando a profilaxia de TEV com doses habituais de enoxaparina (40 mg 1x/dia) ou doses intermediárias (1 mg/kg 1x/dia), ajustadas para o peso e disfunção renal. O uso de doses mais elevadas de enoxaparina não conseguiu reduzir o desfecho composto de ocorrência de tromboembolismo, necessidade de ECMO ou mortalidade (*hazard ratio* 1,06; IC95% 0,83 a 1,36). No grupo com doses habituais da medicação, pacientes com > 120 kg ou IMC > 35 utilizaram a dose de enoxaparina de 40 mg 2x/dia.

Três ensaios clínicos randomizados (ATTACC, ACTIV-4, REMAP-CAP), ainda não publicados, liberaram os seus resultados, sem passar pelo processo de *peer-review* até o presente momento. Foram incluídos 1.074 pacientes hospitalizados por COVID-19, porém fora do ambiente de terapia intensiva. Foram comparadas as estratégias de anticoagulação plena *versus* doses habituais para profilaxia de TEV. A mortalidade hospitalar foi semelhante entre os grupos (64,3 x 65,3%; *odds ratio* 0,88; IC95% 0,67 a 1,16). A incidência de eventos trombóticos graves foi menor no grupo com anticoagulação plena (5,3 x 10,7%), às custas de uma maior incidência de sangramentos graves (3,1 x 2,4%). Esses dados não podem ser adequadamente analisados antes da publicação oficial dos trabalhos, com disponibilização de todos os dados. Salientamos também que esses dados não devem ser extrapolados para a população de pacientes em UTI.

Doses recomendadas para pacientes críticos

- *Clearance* de creatinina estimado > 30 mL/min, sem lesão renal aguda: enoxaparina 40 mg 1x dia (IMC < 35) ou 40 mg 12/12 h (IMC > 35).
- *Clearance* de creatinina estimado < 30 mL/min ou lesão renal aguda: heparina não fracionada 5.000 UI 8/8 h.

Nos pacientes em uso de doses de anticoagulantes acima das preconizadas acima, sugere-se monitorizar o grau de anticoagulação com dosagem de antifator Xa.

PROFILAXIA DE SANGRAMENTO GASTROINTESTINAL

A profilaxia de úlcera de estresse é um tema polêmico, com décadas de estudos sobre o tema. Uma metanálise de 13 ensaios clínicos randomizados mostrou menor incidência de sangramento gastrointestinal naqueles que receberam a profilaxia com inibidor de bomba de próton (IBP) do que naqueles que receberam profilaxia com bloqueadores H2, porém sem redução da mortalidade.[26]

Outra metanálise de 17 estudos randomizados comparando bloqueadores H2 *versus* placebo em pacientes críticos mostrou redução de sangramentos gastrointestinais apenas no subgrupo que não recebeu dieta enteral, sem diferenças na mortalidade. Foi observado aumento da incidência de pneumonia nosocomial no subgrupo de pacientes que recebeu dieta enteral e profilaxia com bloqueador H2.[27]

A incidência de sangramento gastrointestinal na UTI tem se reduzido com o tempo, em função de melhorias no cuidado aos pacientes, de modo que os estudos dos últimos 40 anos que abordaram o tema talvez não se apliquem mais à realidade atual. O estudo multicêntrico randomizado SUP-ICU, que incluiu 3.298 pacientes, não encontrou diferenças na mortalidade em 90 dias entre os grupos (grupo pantoprazol 31,1% x grupo placebo 30,4%). No entanto, ele demonstrou redução da taxa de sangramentos (2,5 x 4,2%), sem aumento na incidência de pneumonia associada à ventilação mecânica (PAV) ou incidência de infecção por *Clostridium*.

Podemos concluir, portanto, que a introdução de profilaxia de úlcera de estresse não tem impacto na mortalidade de pacientes críticos em geral, e apresenta um grande número de pacientes que precisam ser tratados para a pre venção de sangramentos. Por outro lado, se for utilizada, não parece aumentar a incidência de eventos adversos. Assim, devemos introduzir a dieta enteral de forma precoce, assim que possível. Nos pacientes com maior risco de sangramento gastrointestinal, sem previsão de início de dieta enteral, a profilaxia pode ser considerada com uso de inibidores de bomba de prótons. Não existem critérios formais para estratificar esse risco, no entanto fatores como ventilação mecânica por > 48 horas, uso de droga vasoativa e coagulopatia aumentam de forma incremental esse risco.

CORTICOTERAPIA

Em fevereiro de 2020, após a publicação do estudo multicêntrico espanhol DEXA-ARDS, a dexametasona se tornou o tratamento-padrão em pacientes com SDRA moderada-grave ($PaO_2/FiO_2 \leq 200$ com $PEEP \geq 10$ cmH_2O, após pelo menos 24 h do diagnóstico). O grupo intervenção recebeu dexametasona na dose de 20 mg por cinco dias, seguida de 10 mg por mais cinco dias. O resultado foi uma redução de 4,8 dias de ventilação mecânica (IC95% 2,57 a 7,03 dias; p < 0,0001). Além disso, houve uma redução de 15,3% na mortalidade em 60 dias (IC95% 25,9 a 4,9%; p = 0,0047). Em relação aos desfechos de segurança, não houve diferença entre os grupos na incidência de novas infecções, hiperglicemia ou barotrauma.

No entanto, no início de 2020, no momento da explosão de casos de COVID-19, ainda haviam ressalvas quanto ao uso de corticoides na SDRA de etiologia viral, especialmente em função de estudos demonstrando aumento de mortalidade com uso de corticoides na pneumonia por influenza, e atraso no clareamento viral em pacientes com MERS (vírus da família dos coronavírus).

Assim, foram conduzidos de forma simultânea o estudo britânico RECOVERY e o brasileiro CoDEX para avaliar a eficácia e a segurança do uso da dexametasona na COVID-19. No entanto, o estudo britânico foi mais rápido, publicando seus resultados preliminares em 17 de julho de 2020. Após a publicação do RECOVERY, o estudo CoDEX interrompeu o recrutamento de pacientes. Em função da evidência de benefício da dexametasona, se tornava antiético manter os pacientes do grupo controle sem a medicação. A publicação do trabalho britânico na íntegra, após *peer-review*, ocorreu somente em fevereiro de 2021.

O RECOVERY incluiu pacientes hospitalizados, com ou sem necessidade de oxigênio suplementar, com infecção suspeita ou confirmada por SARS-CoV-2. No grupo intervenção foi utilizada dexametasona 6 mg, uma vez ao dia, por 10 dias. A dexametasona foi capaz de reduzir a mortalidade dos pacientes em uso de ventilação mecânica (29,3% *versus* 41,4%; RR 0.64; 95% IC 0,51-0,81; NNT = 8), ou oxigênio suplementar (23,3% *versus* 26,2%; RR 0.82; 95% IC 0,72-0,94; NNT 25). Não houve benefício nos pacientes que não apresentavam necessidade de suporte de oxigênio.

O estudo CoDEX foi publicado em setembro de 2020, envolvendo 299 pacientes de 41 UTIs brasileiras. Diferentemente do RECOVERY, foram incluídos apenas pacientes em ventilação mecânica, com menos de 48 h do diagnóstico de SDRA moderada a grave ($PaO_2/FiO_2 \leq 200$). No grupo intervenção foi utilizada a mesma posologia de dexametasona do estudo DEXA-ARDS. Os resultados demonstraram que a medicação aumentou de forma significativa os dias livres de ventilação mecânica (redução absoluta 2,26 dias; IC95%, 0,2 a 4,38; p = 0,04).

Diferentes doses de corticoides podem ser utilizadas em pacientes com suspeita de COP (*cryptogenic organizing pneumonia*). Tais pacientes geralmente encontram-se em uma fase mais tardia na evolução da doença, com piora da hipoxemia e da mecânica ventilatória. Na evidência de imagem compatível com COP, após serem descartadas outras causas de hipoxemia (atelectasia, PAV, TEP ou pneumotórax), podemos utilizar a metilprednisolona em doses de 1-2 mg/kg/dia.

- **TABELA 6** Esquemas de corticoterapia indicados na COVID-19

	Suporte ventilatório	
	Não invasivo	Invasivo
Dexametasona	6 mg, 1x/dia por 10 dias	6 mg, 1x/dia por 10 dias ou 20 mg, 1x/dia por 5 dias, seguido de 10 mg 1x/dia por 5 dias

ANTIMICROBIANOS

Na avaliação inicial de pacientes com COVID-19 nos quais se suspeita de infecção bacteriana associada (p. ex.: consolidações na tomografia), é razoável a coleta de cultura de secreção traqueal e hemoculturas, com início de antibioticoterapia empírica. Os antibióticos podem então ser mantidos ou interrompidos a depender dos resultados das culturas e evolução clínica do paciente.

O uso de antibióticos fora deste contexto não é recomendado. O uso empírico de azitromicina foi extensamente estudado em 2020, sem qualquer benefício em relação ao grupo controle.[30,31]

O cenário muda completamente nos pacientes em ventilação mecânica, conforme aumenta o número de dias de suporte invasivo, com aumento exponencial do risco de PAV. Recentemente foi publicado na revista *Intensive Care*

Medicine um estudo de coorte multicêntrico que comparou as densidades de incidência de pneumonia associada à ventilação mecânica (PAV) em pacientes críticos com COVID-19 com a de pacientes com influenza ou sem pneumonia viral.[32] Os achados revelaram altas taxas de PAV em pacientes COVID-19 em comparação com influenza (*hazard ratio* 1,57) ou sem infecção viral (*hazard ratio* 1,87). A incidência foi de cerca de 40% a partir do 14º dia de ventilação mecânica. Portanto, em pacientes com COVID-19 em ventilação mecânica e apresentando piora respiratória, hemodinâmica ou febre, a presença de superinfecção bacteriana deve ser considerada. Nesses casos, devem ser coletadas culturas de secreção traqueal e hemoculturas. O início de antibioticoterapia empírica, antes do resultado das culturas, deve ser reservado a pacientes com importante instabilidade hemodinâmica ou piora respiratória importante. O esquema utilizado deve levar em consideração os patógenos mais comuns de PAV na UTI em questão (o risco de MRSA é maior nessa situação), com descalonamento após resultado das culturas, se pertinente.

LESÃO RENAL AGUDA E TERAPIA SUBSTITUTIVA RENAL (TSR)

É frequente a ocorrência de lesão renal aguda (LRA) em pacientes com COVID-19 grave, internados em UTI. Essa disfunção orgânica marca um prognóstico sombrio para esses pacientes. Além disso, a indicação de TSR implica diretamente em aumento de custos hospitalares e da carga de trabalho da equipe multiprofissional. Assim, devemos julgar o momento ideal para seu início. O manejo desses pacientes é extrapolado da população geral de pacientes em UTI.

O estudo BICAR-ICU[38] avaliou a segurança e eficácia do uso de bicarbonato em pacientes com acidose metabólica (pH $\leq$ 7,2, $pCO_2 \leq$ 45 mmHg, bicarbonato $\leq$ 20 mmHg) de qualquer etiologia. No grupo intervenção foram infundidas alíquotas de 125 a 250 mL de bicarbonato de sódio 4,2%, em 30 minutos. O pH era reavaliado de forma seriada, com novas infusões se necessário, para mantê-lo acima de 7,30, com o limite de 1.000 mL da solução por dia. Na nossa prática, com uso da solução de bicarbonato 8,4%, isso representaria infusões de 62,5-125 mL (independentemente do peso), com dose máxima de 500 mL ao dia.

O bicarbonato não foi capaz de reduzir o desfecho primário de mortalidade em 28 dias ou pelo menos uma disfunção orgânica no 7º dia. No entanto, o grupo que recebeu bicarbonato obteve uma redução na necessidade de terapia substitutiva renal. Além disso, no subgrupo de pacientes com LRA AKIN 2-3, houve redução da mortalidade em 28 dias e da necessidade de diálise durante a internação em UTI. Foi observada uma maior taxa de hipocalcemia, alcalose metabólica e hipernatremia no grupo intervenção, sem acarretar nenhum evento adverso grave.

O estudo BICAR-ICU 2 está sendo conduzido, com inclusão apenas de pacientes com LRA KDIGO 2-3, para avaliar se a infusão de bicarbonato conseguirá reduzir a mortalidade em 90 dias, conforme sugerido no BICAR-ICU.

Assim, de forma prática, em pacientes com LRA devemos controlar a acidose metabólica grave com uso de bicarbonato de sódio, almejando um pH > 7,3. Essa medida auxilia no controle da hipercalemia, no entanto implica na necessidade de vigiar e prevenir a ocorrência de hipervolemia e hipernatremia.

Assim, devemos evitar ao máximo a sobrecarga de sódio e cloro nos pacientes com LRA. As medicações devem ser diluídas em soro glicosado, ao invés de soro fisiológico. O alvo de controle glicêmico destes pacientes é o mesmo da população geral de UTI (< 180 mg/dL). Além disso, os pacientes devem receber aporte de água livre pela via enteral ou oral. Em casos de hipernatremia persistente, a hidroclorotiazida (50-200 mg/dia) pode ser utilizada.

O controle da hipervolemia e hipercalemia em pacientes oligúricos deve ser feito com utilização de furosemida. A dose inicial pode ser de 20-40 mg em pacientes sem uso prévio da medicação, até 1-1,5 mg/kg naqueles com disfunção renal mais grave e usuários prévios da droga. Pacientes sem resposta a essa dose de furosemida (< 200 mL de diurese em 2 horas) possuem alto risco de evoluir com necessidade de hemodiálise.

Entre 2020 e 2021, foram publicados importantes trabalhos acerca desse tema, buscando responder qual o melhor momento para o início de TSR em pacientes com LRA: o STARRT-AKI no *NEJM* e o AKIKI 2 no *The Lancet*.

O STARRT-AKI não observou superioridade da TSR iniciada de forma precoce em pacientes com lesão renal aguda KDIGO 2-3, em comparação com a estratégia de aguardar a presença de indicações "clássicas" de diálise (diálise tardia). Além disso, metade dos pacientes alocados no grupo com estratégia tardia não chegaram a necessitar de TSR.

Indicações "clássicas" de diálise (urgências dialíticas):

- Hipercalemia (> 6 mmol/L) refratária.
- Acidose metabólica (pH < 7,2/bicarbonato < 12 mmol/L) refratária.
- IRpA (PaO_2 / FiO_2 < 200) por hipervolemia refratária.
- Uremia grave (pericardite, encefalopatia ou coagulopatia).

O estudo AKIKI 2 incluiu somente pacientes com LRA KDIGO III que apresentavam oligúria/anúria há mais de 72 horas ou ureia entre 240-300 mg/dL. Foi comparada uma estratégia de diálise em até 12 h após atingir os critérios de inclusão *versus* aguardar indicações clássicas de "diálise". Assim como no STARRT-AKI, mais pacientes não chegaram a precisar de TSR na estratégia de diálise mais tardia. No entanto, essa estratégia "tardia" de TSR não apresentou benefício em aumento nos dias livres de hemodiálise, e foi associada a maior mortalidade em 60 dias.

Assim, perante esses estudos, recomendamos que a equipe de nefrologia seja acionada para acompanhar todos os pacientes com LRA KDIGO III, especialmente se oligúricos há mais de 72 horas ou com ureia acima de 240 mg/dL, independentemente da presença ou não de indicações clássicas de TSR.

REFERÊNCIAS BIBLIOGRÁFICAS

1. Gattinoni L, Coppola S, Cressoni M, Busana M, Rossi S, Chiumello D. COVID-19 does not lead to a "typical" acute respiratory distress syndrome. Am J Respir Crit Care Med. 2020;201(10):1299-300.
2. Chiumello D, Busana M, Coppola S, Romitti F, Formenti P, Bonifazi M, et al. Physiological and quantitative CT-scan characterization of COVID-19 and typical ARDS: A matched cohort study. Intensive Care Med. 2020;46(12):2187-96.
3. Cummings MJ, Baldwin MR, Abrams D, Jacobson SD, Meyer BJ, Balough EM, et al. Epidemiology, clinical course, and outcomes of critically ill adults with COVID-19 in New York City: A prospective cohort study. Lancet. 2020;395(10239):1763-70.
4. Schenck EJ, Hoffman K, Goyal P, Choi J, Torres L, Rajwani K, et al. Respiratory mechanics and gas exchange in COVID-19-associated respiratory failure. Ann Am Thorac Soc. 2020;17(9):1158-61.
5. Grasselli G, Tonetti T, Protti A, Langer T, Girardis M, Bellani G, et al. Pathophysiology of COVID--19-associated acute respiratory distress syndrome: A multicentre prospective observational study. Lancet Respir Med. 2020;8(12):1201-8.
6. Marini JJ, Gattinoni L. Management of COVID-19 respiratory distress. JAMA. 2020;323(22):2329-30.
7. Patel BV, Arachchillage DJ, Ridge CA, Bianchi P, Doyle JF, Garfield B, et al. Pulmonary angiopathy in severe COVID-19: Physiologic, imaging, and hematologic observations. Am J Respir Crit Care Med. 2020;202(5):690-9.
8. Herrmann J, Mori V, Bates JHT, Suki B. Modeling lung perfusion abnormalities to explain early COVID-19 hypoxemia. Nat Commun. 2020;11(1):4883.
9. Mauri T, Spinelli E, Scotti E, Colussi G, Basile MC, Crotti S, et al. Potential for lung recruitment and ventilation-perfusion mismatch in patients with the acute respiratory distress syndrome from Coronavirus disease 2019. Crit Care Med. 2020;48(8):1129-34.
10. Dolhnikoff M, Duarte-Neto AN, de Almeida Monteiro RA, da Silva LFF, de Oliveira EP, Saldiva PHN, et al. Pathological evidence of pulmonary thrombotic phenomena in severe COVID-19. J Thromb Haemost. 2020;18(6):1517-9.
11. Ackermann M, Verleden SE, Kuehnel M, Haverich A, Welte T, Laenger F, et al. Pulmonary vascular endothelialitis, thrombosis, and angiogenesis in Covid-19. N Engl J Med. 2020;383(2):120-8.
12. Girardis M, Busani S, Damiani E, Donati A, Rinaldi L, Marudi A, et al. Effect of conservative vs conventional oxygen therapy on mortality among patients in an intensive care unit: The oxygen--ICU randomized clinical trial. JAMA. 2016;316(15):1583.
13. Barrot L, Asfar P, Mauny F, Winiszewski H, Montini F, Badie J, et al. Liberal or conservative oxygen therapy for acute respiratory distress syndrome. N Engl J Med. 2020;382(11):999-1008.
14. ICU-ROX Investigators and the Australian and New Zealand Intensive Care Society Clinical Trials Group, Mackle D, Bellomo R, Bailey M, Beasley R, Deane A, et al. Conservative oxygen therapy during mechanical ventilation in the ICU. N Engl J Med. 2020;382(11):989-98.

15. Padrão EMH, Valente FS, Besen BAMP, Rahhal H, Mesquita PS, de Alencar JCG, et al. Awake pro-ne positioning in COVID-19 hypoxemic respiratory failure: Exploratory findings in a single-center retrospective cohort study. Acad Emerg Med. 2020;27(12):1249-59.

16. Acute Respiratory Distress Syndrome Network, Brower RG, Matthay MA, Morris A, Schoen-feld D, Thompson BT, et al. Ventilation with lower tidal volumes as compared with traditional tidal volumes for acute lung injury and the acute respiratory distress syndrome. N Engl J Med. 2000;342(18):1301-8.

17. Amato MBP, Meade MO, Slutsky AS, Brochard L, Costa ELV, Schoenfeld DA, et al. Driving pres-sure and survival in the acute respiratory distress syndrome. N Engl J Med. 2015;372(8):747-55.

18. Guérin C, Reignier J, Richard J-C, Beuret P, Gacouin A, Boulain T, et al. Prone positioning in severe acute respiratory distress syndrome. N Engl J Med. 2013;368(23):2159-68.

19. National Heart, Lung, and Blood Institute PETAL Clinical Trials Network, Moss M, Huang DT, Brower RG, Ferguson ND, Ginde AA, et al. Early neuromuscular blockade in the acute respiratory distress syndrome. N Engl J Med. 2019;380(21):1997-2008.

20. Alhazzani W, Evans L, Alshamsi F, Møller MH, Ostermann M, Prescott HC, et al. Surviving sepsis campaign guidelines on the management of adults with Coronavirus disease 2019 (COVID-19) in the ICU: First update. Crit Care Med. 2021;49(3):e219-34.

21. Writing Group for the Alveolar Recruitment for Acute Respiratory Distress Syndrome Trial (ART) Investigators, Cavalcanti AB, Suzumura ÉA, Laranjeira LN, Paisani DM, Damiani LP, et al. Effect of lung recruitment and titrated positive end-expiratory pressure (PEEP) vs low PEEP on mor-tality in patients with acute respiratory distress syndrome: A randomized clinical trial. JAMA. 2017;318(14):1335-45.

22. Combes A, Hajage D, Capellier G, Demoule A, Lavoué S, Guervilly C, et al. Extracorporeal membra-ne oxygenation for severe acute respiratory distress syndrome. N Engl J Med. 2018;378(21):1965-75.

23. Kress JP, Pohlman AS, O'Connor MF, Hall JB. Daily interruption of sedative infusions in critically ill patients undergoing mechanical ventilation. N Engl J Med. 2000;342(20):1471-7.

24. Semler MW, Self WH, Wanderer JP, Ehrenfeld JM, Wang L, Byrne DW, et al. Balanced crystalloids versus saline in critically ill adults. N Engl J Med. 2018;378(9):829-39.

25. Klok FA, Kruip MJHA, van der Meer NJM, Arbous MS, Gommers DAMPJ, Kant KM, et al. In-cidence of thrombotic complications in critically ill ICU patients with COVID-19. Thromb Res. 2020;191:145-7.

26. Barkun AN, Bardou M, Pham CQD, Martel M. Proton pump inhibitors vs. histamine 2 receptor antagonists for stress-related mucosal bleeding prophylaxis in critically ill patients: A meta-analy-sis. Am J Gastroenterol. 2012;107(4):507-20; quiz 521.

27. Marik PE, Vasu T, Hirani A, Pachinburavan M. Stress ulcer prophylaxis in the new millennium: A systematic review and meta-analysis. Crit Care Med. 2010;38(11):2222-8.

28. RECOVERY Collaborative Group, Horby P, Lim WS, Emberson JR, Mafham M, Bell JL, et al. Dexa-methasone in hospitalized patients with Covid-19. N Engl J Med. 2021;384(8):693-704.

29. Tomazini BM, Maia IS, Cavalcanti AB, Berwanger O, Rosa RG, Veiga VC, et al. Effect of dexametha-sone on days alive and ventilator-free in patients with moderate or severe acute respiratory distress syndrome and COVID-19: The CoDEX randomized clinical trial. JAMA. 2020;324(13):1307-16.

30. Furtado RHM, Berwanger O, Fonseca HA, Corrêa TD, Ferraz LR, Lapa MG, et al. Azithromycin in addition to standard of care versus standard of care alone in the treatment of patients admitted to the hospital with severe COVID-19 in Brazil (COALITION II): A randomised clinical trial. Lancet. 2020;396(10256):959-67.

31. RECOVERY Collaborative Group. Azithromycin in patients admitted to hospital with CO-VID-19 (RECOVERY): A randomised, controlled, open-label, platform trial. Lancet. 2021;397(10274):605-12.

32. Rouzé A, Martin-Loeches I, Povoa P, Makris D, Artigas A, Bouchereau M, et al. Relationship between SARS-CoV-2 infection and the incidence of ventilator-associated lower respiratory tract infections: A European multicenter cohort study. Intensive Care Med. 2021;47(2):188-98.

33. Chu DK, Kim LH-Y, Young PJ, Zamiri N, Almenawer SA, Jaeschke R, et al. Mortality and morbidity in acutely ill adults treated with liberal versus conservative oxygen therapy (IOTA): A systematic review and meta-analysis. Lancet. 2018;391(10131):1693-705.

34. Helmerhorst HJF, Schultz MJ, van der Voort PHJ, Bosman RJ, Juffermans NP, de Wilde RBP, et al. Effectiveness and clinical outcomes of a two-step implementation of conservative oxygenation targets in critically ill patients: A before and after trial. Crit Care Med. 2016;44(3):554-63.

35. Pintado MC, de Pablo R, Trascasa M, Milicua JM, Rogero S, Daguerre M, et al. Individualized PEEP setting in subjects with ARDS: A randomized controlled pilot study. Respir Care. 2013;58(9):1416-23.

36. Mercat A, Richard JC, Vielle B, Jaber S, Osman D, Diehl JL, et al. Positive end-expiratory pressure setting in adults with acute lung injury and acute respiratory distress syndrome: A randomized controlled trial. JAMA 2008;299(6):646-55.

37. Kacmarek RM, Villar J, Sulemanji D, Montiel R, Ferrando C, Blanco J, et al. Open lung approach for the Acute Respiratory Distress Syndrome: A pilot, randomized controlled trial. Crit Care Med. 2016;44(1):32-42.

38. Jaber S, Paugam C, Futier E, Lefrant J-Y, Lasocki S, Lescot T, et al. Sodium bicarbonate therapy for patients with severe metabolic acidaemia in the intensive care unit (BICAR-ICU): A multicentre, open-label, randomised controlled, phase 3 trial. Lancet. 2018;392(10141):31-40.

39. Gattinoni L. Management of COVID-19 respiratory distress. JAMA. 2020 Jun 9;323(22):2329-30.

40. Tobin MJ. Caution about early intubation and mechanical ventilation in COVID-19. Ann Intensive Care. 2020 Jun 9;10(1):78.

41. Mascheroni D. Acute respiratory failure following pharmacologically induced hyperventilation: An experimental animal study. Intensive Care Med. 1988;15(1):8-14.

42. Brown J, Gregson FKA, Shrimpton A, Cook TM, Bzdek BR, Reid JP, Pickering AE. A quantitative evaluation of aerosol generation during tracheal intubation and extubation. Anaesthesia. 2021 Feb;76(2):174-81.

43. Coppo A, Bellani G, Winterton D, Di Pierro M, Soria A, Faverio P, et al. Feasibility and physiological effects of prone positioning in non-intubated patients with acute respiratory failure due to COVID-19 (PRON-COVID): A prospective cohort study. Lancet Respir Med. 2020 Aug;8(8):765-74.

44. Hess DR. Recruitment maneuvers and PEEP titration. Respir Care. 2015 Nov;60(11):1688-704.

45. Hughes CG, et al. Dexmedetomidine or propofol for sedation in mechanically ventilated adults with sepsis. N Engl J Med. 2021;384:1424-36.

Atendimento na enfermaria e critérios de alta hospitalar

Gabriel Berlingieri Polho
Amyr Chicharo Chacar
Rodrigo Fernandes da Cruz

Neste capítulo, vamos discorrer sobre alguns aspectos dos cuidados de enfermaria para pacientes com COVID-19 e a alta hospitalar.

A maior parte dos pacientes com COVID-19 não necessitará de internação hospitalar (cerca de 85%), por serem quadros leves da doença. Dos internados, a maior parte estará sob cuidados de enfermaria, sendo aproximadamente 5% transferidos para UTI, por doença grave.[1]

Os objetivos da enfermaria basicamente serão estratificar o risco de progressão para doença crítica, identificar rapidamente os pacientes que estão evoluindo com piora do quadro clínico e precisarão de cuidados intensivos, além de oferecer terapia de suporte adequada, reabilitar pacientes que receberam alta da UTI e compensar doenças de base.

ADMISSÃO

Na admissão, teremos os cuidados habituais da admissão de paciente com qualquer outra doença: reavaliar história clínica, antecedentes pessoais, exames laboratoriais e de imagem, dentre outros. Especificamente para COVID-19 alguns pontos são importantes:

- Atentar a diagnósticos diferenciais: os sintomas da COVID-19 podem ser inespecíficos,[1-5] podendo ser comuns a outras doenças de tratamento diferente, como insuficiência cardíaca ou doença pulmonar obstrutiva crônica (DPOC) descompensadas, conforme descrito em capítulo próprio.
- Atentar a comorbidades que poderão estar descompensadas, como insuficiência cardíaca, doenças pulmonares e diabetes, dentre outras.[3,4]

- Verificar o início dos sintomas: pelo curso natural da doença, observamos que em geral pode haver piora do padrão respiratório por volta do 7º a 10º dia do início dos sintomas (em alguns casos há piora tardia até mesmo após 15 dias).[2-4] Desta forma, um paciente nos primeiros dias de sintomas deve ser observado com cuidado.
- Definir quais pacientes têm maior risco de pior desfecho, os quais merecerão também mais atenção, conforme fatores de risco clínicos e laboratoriais descritos em outros capítulos. Estar atento também a sinais de deterioração clínica, que devem ser reconhecidos para transferência para UTI (Tabela 1).

- **TABELA 1**

Necessidade de quantidades maiores de FiO_2 para corrigir hipoxemia
Aumento da frequência respiratória ou aparecimento de sinais de desconforto respiratório
Sepse
Instabilidade hemodinâmica
Outras disfunções orgânicas importantes

FiO_2: fração inspirada de oxigênio.

PRESCRIÇÃO

A seguir, alguns detalhes para atentar na prescrição destes pacientes.

Dieta

Pacientes internados terão, em geral, comorbidades que deverão ser levadas em conta, como hipertensão e diabetes. Além disso, para pacientes que recebem alta da UTI, após período (muitas vezes prolongado) de intubação, o risco de broncoaspiração deve ser avaliado por fonoaudiólogo, para correta adaptação da dieta.

Antimicrobianos

As manifestações clínicas e radiológicas do acometimento pulmonar pelo SARS-CoV-2 podem ser as mesmas encontradas em outras etiologias de pneumonia, inclusive bacteriana. Dessa forma, pela impossibilidade de exclusão e pelo receio de evolução desfavorável, diversos hospitais incluíram em seus protocolos a cobertura empírica antimicrobiana no manejo dos pacientes internados.

No entanto, à luz dos conhecimentos atuais, os antibióticos devem ser prescritos de maneira racional, uma vez que os níveis de coinfecção bacteriana têm se mostrado baixos (cerca de 10%).[6,7]

Além da possível futilidade do tratamento e dos efeitos colaterais das medicações, é grande a preocupação de que a pandemia viral possa ser seguida por aumento de infecções por bactérias multirresistentes.[6-8]

Um maior benefício da antibioticoterapia pode ser encontrado nos pacientes nos quais se suspeita de infecção bacteriana, sugerida pela presença de consolidações nos exames de imagem ou casos graves como sepse instalada e sinais de instabilidade hemodinâmica em que o atraso na cobertura adequada leva a piores desfechos.

Quanto à escolha da antibioticoterapia, algumas considerações devem ser feitas. Os patógenos isolados nas culturas de pacientes com coinfecção bacteriana seguem o mesmo padrão dos casos sem a pneumonia pelo SARS-CoV-2; dessa forma, o esquema antimicrobiano empírico sugerido inicialmente em pacientes internados é o mesmo dos habitualmente utilizados.[9]

Para o tratamento da pneumonia adquirida na comunidade, sugerimos a utilização de um betalactâmico associado a macrolídeo ou, alternativamente, quinolona respiratória isoladamente. Da mesma forma, para pacientes que desenvolvem pneumonia nosocomial ou associada à ventilação mecânica sugerimos seguir os protocolos institucionais para cobertura de patógenos locais, geralmente envolvendo a cobertura de bacilos Gram-negativos com ou sem cobertura para cocos Gram-positivos resistentes a meticilina.

Pode-se considerar descontinuar os antibióticos, se a suspeita de infecção bacteriana concomitante for baixa, principalmente se amostras negativas de trato respiratório inferior (aspirado traqueal, lavado broncoalveolar) ou níveis de procalcitonina menores que 0,5 ng/mL.

O uso de oseltamivir em pacientes que ainda não tiveram diagnóstico de COVID-19 confirmado deve ser considerado conforme indicações já existentes para síndrome gripal [síndrome respiratória aguda grave (SRAG) instalada ou síndrome gripal em pacientes de grupo de risco, principalmente se início dos sintomas há menos de 48 h], uma vez que não se pode descartar infecção por Influenza com base nos sintomas clínicos. Uma vez confirmada a infecção por SARS-CoV-2, deve-se considerar suspender o oseltamivir, caso haja baixa suspeita clínica de Influenza, lembrando que a coinfecção COVID-19 e Influenza aparentemente é rara.[10,11]

Corticoide

Um dos únicos tratamentos comprovadamente eficazes para melhora de desfecho na COVID-19 é o corticoide, conforme mostrado, por exemplo, pelos ensaios clínicos RECOVERY[12] e CoDEX.[13]

Damos preferência, em geral, pela dose utilizada no RECOVERY por ser menor e ter mostrado benefício de mortalidade: dexametasona 6 mg EV ou VO, por 10 dias ou até alta hospitalar. Algumas sociedades autorizam a utilização de doses equivalentes como 32 mg de metilprednisolona ou 40 mg de prednisona.[14]

É importante sinalizar que o benefício foi mostrado para os pacientes com necessidade de suporte de oxigênio, principalmente se necessidade de ventilação mecânica, mas não para pacientes sem suporte de O_2.

Inibidores da enzima conversora de angiotensina/ bloqueadores dos receptores de angiotensina (IECA/BRA)

Apesar de inicialmente ter-se levantado a hipótese de que esses grupos de medicação poderiam modificar desfecho na COVID-19, foi demonstrado que não há diferença entre suspendê-las ou mantê-las durante a internação. A orientação, em geral, tem sido manter as medicações, pelo risco real de descompensação das doenças de base.[15]

Profilaxias

Consensos de especialistas recomendam a profilaxia farmacológica de eventos tromboembólicos na dose habitual para todos os pacientes hospitalizados por COVID-19, caso não haja contraindicação.[16,17] A dose plena deverá ser realizada somente se houver evento tromboembólico confirmado, uma vez que não foi comprovado seu benefício para tratamento da COVID-19. O uso de anticoagulação plena empiricamente, antes da realização de estudos de qualidade, coloca o paciente em risco, sem qualquer justificativa de benefício comprovado.

Recentemente um trabalho randomizado comparando a dose intermediária de heparina contra dose profilática não demonstrou benefícios adicionais.[18] Outros ensaios clínicos em andamento, inclusive brasileiros, investigam a questão (como o RAPID-BRAZIL).

A profilaxia de sangramento gastrointestinal deve seguir as recomendações habituais.

Imunossupressão

Casos de pacientes que estão em vigência de terapia imunossupressora (como transplantados e portadores de doenças autoimunes) deverão ser discutidos individualmente, idealmente com o especialista que acompanha o paciente ambulatorialmente.

Broncodilatadores

Indicados caso haja evidência de broncoespasmo. Existe um risco teórico de contaminação ambiental, por aerossolização, com o uso de nebulizadores, por isso tem sido recomendado utilizar dispositivos com espaçadores como nebulímetros dosimetrados.

Oxigenoterapia

Na enfermaria, os pacientes podem precisar de cateter nasal em baixo fluxo, até 5 L/min (fluxos acima de 3 L/min podem ser incômodos), sendo o fluxo titulado para manter saturação periférica $\geq 90\%$, se paciente estável. Para pacientes com DPOC, utilizar alvos de saturação $\geq 88\%$. No caso de necessidade de máscara Venturi, atentar para o uso em ambiente adequado, pelo risco de aerossolização. Pacientes estáveis em 24 horas em ambiente de departamento de emergência, em uso de cateter nasal de O_2 até 5 L/min, são considerados candidatos a internação em enfermaria no HC-FMUSP.

Anti-inflamatórios não esteroidais e sintomáticos

Não há evidência concreta a favor ou contra o uso de anti-inflamatórios. Atentar para manutenção de medicamentos sintomáticos para os principais sintomas da doença, principalmente febre, mialgia e náuseas/vômitos.

Outras terapias menos disponíveis

Recentemente outras terapias vêm sendo aprovadas para o manejo da COVID-19. Apesar de controvérsias, o tocilizumabe obteve resultados positivos em alguns estudos, inclusive reduziu mortalidade quando utilizado no tratamento de casos graves de COVID-19 nos pacientes que necessitaram de suporte ventilatório nas últimas 24-48 h ou de títulos maiores de oxigenoterapia, principalmente na presença de níveis elevados de marcadores inflamatórios.[19,20] Outra medicação seria o remdesivir, que obteve resultados conflitantes em diferentes estudos clínicos, com principal benefício sobre a redução no tempo de internação.[21] Apesar dos possíveis benefícios destas terapias, carecem de mais estudos e ainda são medicações caras e pouco disponíveis, portanto, não utilizadas de rotina no cuidado dos pacientes com COVID-19.

Na Tabela 2 vemos um exemplo de prescrição possível para um paciente hipertenso, em uso ambulatorial de enalapril, internado em enfermaria por COVID-19, com necessidade de cateter nasal de oxigênio.

- **TABELA 2**

Nome do paciente:	Idade:
Prescrição	Checagem
Dieta geral para hipertenso	
Dexametasona 10 mg/2,5 mL – 1,5 mL EV 24/24 h pela manhã	
Enalapril 10 mg – 1 comprimido VO 12/12 h	
Enoxaparina 40 mg – 1 amp SC 1xd	
Dipirona 500 mg/2 mL – 1 amp + AD 10 mL EV se dor ou febre, podendo repetir de 6/6 h se necessário	
Metoclopramida 10 mg – 1 amp + SF 100 mL EV se náuseas ou vômitos, podendo repetir de 8/8 h se necessário	
Cateter nasal com fluxo suficiente para SatO$_2$ entre 90 e 96%	
Prescritor:	Data:

CUIDADOS NA ENFERMARIA

Por mais que a principal preocupação com os pacientes com COVID-19 seja suporte respiratório, há relatos de acometimento de outros sistemas que devem ser lembrados[2,22-24] (Tabela 3), tanto para adequado controle sintomático quanto para pesquisa de diagnósticos diferenciais, como descrito em outros capítulos.

- **TABELA 3**

Trato gastrointestinal	Controle de náuseas e vômitos Vigilância de lesão hepática
Sistema cardiovascular	Vigilância de arritmias, IAM e sinais de miocardite
Sistema nervoso central	Vigilância de encefalopatia e AVC Vigilância de *delirium*
Sistema renal	Vigilância de IRA e distúrbios hidroeletrolíticos
Sistema hematológico	Vigilância de eventos tromboembólicos

AVC: acidente vascular cerebral; IAM: infarto agudo do miocárdio; IRA: injúria renal aguda.

Vale lembrar que o perfil de pacientes internados é constituído, em grande parte, por pacientes mais idosos e com comorbidades.[1-3] Nesse sentido, podemos esperar exacerbações de doenças de base prévias.

Particularmente na COVID-19, o período de hospitalização pode ser longo, com passagem pela UTI e restrição da presença de acompanhantes (conforme políticas próprias de cada hospital), o que pode aumentar o risco de complicações relativas à internação. Dentre as complicações possíveis, são exemplos: úlceras de pressão, *delirium*, sarcopenia e infecções associadas aos cuidados de saúde. O ambiente da enfermaria é particularmente importante na prevenção, tratamento e reabilitação dessas complicações.

ALTA HOSPITALAR

Não há critérios específicos definidos para alta desses pacientes. Recomendações nacionais e internacionais orientam alta conforme julgamento clínico, no qual deverão ser considerados os seguintes:[25,26]

1. Resolução da febre.
2. Ausência de dispneia ou dessaturação em ar ambiente.
3. Compensação das comorbidades e de possíveis complicações da internação.
4. Capacidade de se manter em isolamento domiciliar caso ainda seja indicado.
5. Sem necessidade de oxigênio suplementar (as diretrizes do HC-FMUSP sugerem 48 horas sem oxigênio antes da alta, mas conforme a evolução essa observação pode ser abreviada).

Esses não são critérios absolutos, devendo ser individualizados para cada caso.

Para decidir sobre a alta desses pacientes, devemos levar em conta também o momento da doença em que o paciente se encontra, uma vez que, no caso de internação precoce, pode haver piora do quadro clínico após uma semana do início dos sintomas.[1]

Estar fora do período de contágio não deve ser um pré-requisito para alta, no entanto, o paciente precisa ter condições para o isolamento domiciliar: morar afastado de pessoas no grupo de alto risco, ter possibilidade de ficar em cômodo separado dos outros membros da família, ter acesso a insumos básicos para manter-se restrito por alguns dias, e ter condições de transporte até sua residência sem expor familiares inadvertidamente.[25-27]

Os critérios para definir o tempo de isolamento domiciliar necessário varia conforme instituições de diferentes países e alguns estudos sugerem que pacientes imunocomprometidos e com quadro clínico grave têm clareamento viral mais demorado. O Ministério da Saúde brasileiro orienta isolamento por 14 dias contados a partir do início dos sintomas.[25] O CDC norte-americano, por sua vez, sugere como critérios para descontinuar o isolamento (para casos leves e moderados em imunocompetentes): desaparecimento da febre, pelo menos 10 dias desde início dos sintomas e melhora dos sintomas.[26] Nesse sentido, vale a pena buscar os protocolos institucionais do lugar de sua atuação, pois pequenas diferenças podem existir e são atualizados com certa frequência.

Caso exista a necessidade de isolamento domiciliar no momento da alta hospitalar, algumas orientações devem ser dadas aos pacientes,[25,26] dentre elas:

- Permanecer em quarto isolado do restante dos moradores da casa.
- Não compartilhar objetos de higiene pessoal, talheres, copos, toalhas.
- Caso fique em ambiente comum, mantê-lo arejado e utilizar máscara cirúrgica.
- Lavar as roupas de forma separada das roupas do restante dos demais familiares, mantendo-as em saco plástico fechado enquanto aguardam a lavagem.

REFERÊNCIAS BIBLIOGRÁFICAS

1. Guan W, Ni Z, Yu Hu, et al. Clinical characteristics of coronavirus disease 2019 in China. N Eng J Med. 2020;382:1708-20.
2. Wang D, Hu B, Hu C, et al. Clinical characteristics of 138 hospitalized patients with 2019 novel coronavirus-infected pneumonia in Wuhan, China. JAMA. 2020;323:1061-9.
3. Huang C, Wang Y, Li X, et al. Clinical features of patients infected with 2019 novel coronavirus in Wuhan, China. Lancet. 2020;395:497-506.
4. Wu C, Chen X, Cai Y, et al. Risk factor associated with acute respiratory distress syndrome and death in patients with coronavirus disease 2019 pneumonia in Wuhan, China. JAMA Intern Med. Published online March 13, 2020.
5. Zhou F, Yu T, Du R. Clinical course and risk factors for mortality of adult inpatients with COVID-19 in Wuhan, China: A retrospective cohort study. Lancet. Published Online March 9, 2020.
6. Nori P, Cowman K, Chen V, et al. Bacterial and fungal coinfections in COVID-19 patients hospitalized during the New York City pandemic surge. Infect Control Hosp Epidemiol. 2021;42(1):84-8.
7. Langford BJ, Miranda S, Raybardhan S, et al. Bacterial co-infection and secondary infection in patients with COVID-19: A living rapid review and meta-analysis. Clin Microbiol Infect. 2020;26(12):1622-9.
8. Langford BJ, et al. Antibiotic prescribing in patients with COVID-19: Rapid review and meta-analysis. Clinical Microbiology and Infection. https://doi.org/10.1016/j.cmi.2020.12.018.
9. Sieswerda E. Recommendations for antibacterial therapy in adults with COVID-19 an evidence based guideline. Clinical Microbiology and Infection. 2021;27:61e66.
10. Olsen SJ, Azziz-Baumgartner E, Budd AP, et al. Decreased Influenza activity during the COVID-19 pandemic — United States, Australia, Chile, and South Africa, 2020. MMWR Morb Mortal Wkly Rep. 2020;69:1305-9.
11. Kim D, Quinn J, Pinsky B, Shah NH, Brown I. Rates of co-infection between SARS-CoV-2 and other respiratory pathogens. JAMA. 2020;323(20):2085-6.
12. The RECOVERY Collaborative Group. Dexamethasone in hospitalized patients with Covid-19 — Preliminary report. N Eng J Med. Published online July 17, 2020.

13. Tomazini BM, Maia IS, Cavalcanti AB, et al. Effect of dexamethasone on days alive and ventilator-free in patients with moderate or severe acute respiratory distress syndrome and COVID-19. JAMA. 2020;324(13):1307-16.

14. Infectious Diseases Society of America Guidelines on the Treatment and Management of Patients with COVID-19. Disponível em: www.idsociety.org/COVID19guidelines. Acessado em 20/03/2021.

15. Lopes RD, Macedo AVS, Barros e Silva PGM, et al. Effect of discontinuing vs continuing angiotensin-converting enzyme inhibitors and angiotensin II receptor blockers on days alive and out of the hospital in patients admitted with COVID-19 – A randomized clinical trial. JAMA. 2021;325(3):254-64.

16. American Society of Hematology 2021 guidelines on the use of anticoagulation for thromboprophylaxis in patients with COVID-19. Blood Adv. 2021;5(3):872-88.

17. Thachil J, Tang N, Gando S, et al. ISTH interim guidance on recognition and management of coagulopathy in COVID-19. J Thromb Haemost. Published online Apr 17, 2020.

18. INSPIRATION Investigators. Effect of intermediate-dose vs standard-dose prophylactic anticoagulation on thrombotic events, extracorporeal membrane oxygenation treatment, or mortality among patients with COVID-19 admitted to the intensive care unit: The INSPIRATION Randomized Clinical Trial. JAMA. Published online March 18, 2021.

19. The REMAP-CAP Investigators. Interleukin-6 receptor antagonists in critically ill patients with Covid-19. N Engl J Med. DOI: 10.1056/NEJMoa2100433.

20. RECOVERY Collaborative Group. Tocilizumab in patients admitted to hospital with COVID-19 (RECOVERY): Preliminary results of a randomised, controlled, open-label, platform trial. UNPUBLISHED. Disponível em: https://www.medrxiv.org/content/10.1101/2021.02.11.21249258v1.full.pdf. Acessado em fevereiro 2021.

21. WHO Solidarity Trial Consortium. Repurposed antiviral drugs for Covid-19 — interim WHO Solidarity trial results. N Engl J Med. 2021;384:497-511.

22. Klok FA, Kruip MJHA, van der Meer NJM, Arbous MS. Incidence of thrombotic complications in critically ill ICU patients with COVID-19. Thrombosis Research. 2020.

23. Mao L, Jin H, Wang M, Hu Y. Neurologic manifestations of hospitalized patients with coronavirus disease 2019 in Wuhan, China. JAMA Neurology. 2020.

24. Nadim MK, Forni LG, Mehta RL, et al. COVID-19-associated acute kidney injury: Consensus report of the 25th Acute Disease Quality Initiative (ADQI) Workgroup. Nat Rev Nephrol. 2020;16:747-64.

25. Ministério da Saúde. Orientações para manejo de pacientes com COVID-19. Disponível em: https://portalarquivos.saude.gov.br/images/pdf/2020/June/18/Covid19-Orientac--o--esManejoPacientes.pdf. Acessado em 23 de janeiro de 2021.

26. Center for Disease Control and Prevention. Coronavirus disease 2019 – Discontinuing transmission-based precautions. Disponível em: https://www.cdc.gov/coronavirus/2019-ncov/hcp/disposition-hospitalized-patients.html. Acessado em 23 de janeiro de 2021.

27. World Health Organization. Clinical management of sever acute respiratory infection (SARI) when COVID-19 disease is suspected: Interim guidance. Disponível em: https://www.who.int/publications-detail/clinical-management-of-severe-acute-respiratory-infection-when-novel-coronavirus-(ncov)-infection-is-suspected. Acessado em 30 abril 2020.

Declaração de óbito no paciente com COVID-19 e achados *post-mortem*

Carolina Wermelinger Erthal
Ricardo Vasserman de Oliveira
Vinicius Zofoli de Oliveira

INTRODUÇÃO

Este capítulo tem o objetivo de auxiliar o médico no preenchimento da declaração de óbito (DO) de pacientes com suspeita ou confirmação da infecção pelo SARS-CoV-2, conforme as orientações do Ministério da Saúde (MS). A DO tem como finalidade a coleta de informações sobre mortalidade, sendo indispensável para a elaboração da certidão de óbito.[1]

Apesar da semelhança nos nomes, DO e certidão de óbito são documentos diferentes. A DO (Figura 1), também conhecida como atestado de óbito, é emitida por um médico para comprovar a morte de um paciente, e inclui quais foram as causas envolvidas. Por sua vez, a certidão de óbito é um documento emitido pelo Cartório de Registro Civil e só pode ser obtido mediante apresentação da DO.

Na certidão, dentre outras informações, constam: a hora/data do falecimento, se a pessoa era casada e possui filhos, se deixa bens e herdeiros, se a morte foi natural ou violenta, e se a causa é conhecida. A certidão é necessária para dar seguimento aos trâmites burocráticos, como o encerramento de contas bancárias, inventário, fim de vínculo empregatício, dentre outros.[2]

A DO (Figura 1) é um documento emitido em três vias. No caso de óbito natural, ocorrido em estabelecimento de saúde, terá a seguinte destinação:

- **1ª via:** Secretaria Municipal de Saúde.
- **2ª via:** representante da família do falecido, para ser utilizada na obtenção da certidão de óbito junto ao Cartório do Registro Civil, o qual irá reter o documento.

- **3ª via:** Unidade Notificadora (estabelecimento de saúde onde ocorreu o óbito), para arquivar no prontuário do falecido.

O médico tem a obrigação legal de constatar e atestar o óbito,[3] sendo o responsável por registrar as informações em todos os campos da DO. É importante escrever com letra legível, sem abreviações ou rasuras, assim como revisar o documento antes de assiná-lo.[1]

- **FIGURA 1** Documento de declaração de óbito.

Na DO, o preenchimento completo e fidedigno do item VI (Cláusula 49 – Causas da Morte parte I e II) é fundamental, uma vez que este documento é a base do Sistema de Informações sobre Mortalidade (SIM), utilizado pela Vigilância Epidemiológica Nacional para controle e planejamento de políticas públicas de segurança e saúde.

FORMA DE PREENCHIMENTO

Em documento publicado pela Secretaria de Vigilância em Saúde em 4 de maio de 2020,[4] recomendou-se não utilizar os códigos do CID-10, deixando o campo reservado para preenchimento pelas Secretarias Municipais ou Estaduais de Saúde.

Já em 11 de maio de 2020, o Ministério da Saúde (MS) divulgou a "versão 1" de um novo documento para padronização da codificação das causas de morte, em conformidade com as recomendações da Organização Mundial de Saúde (OMS),[5] em que orienta o preenchimento da DO com os códigos do CID-10 pelo médico que prestou assistência ao paciente.

Neste capítulo, iremos apresentar a forma de preenchimento de acordo com o documento mais recente do MS. No entanto, recomendamos perguntar ao setor administrativo da instituição onde você atua qual dessas padronizações foi adotada pelo seu estabelecimento de saúde.

No caso de preenchimento do CID-10, os códigos **U07.1** (COVID-19, vírus identificado) ou **U07.2** (COVID-19, vírus não identificado, diagnóstico clínico-epidemiológico) devem constar na DO, além do código **B34.2** (infecção pelo coronavírus de localização não especificada), que deve ser mantido.[5] A causa básica, portanto, terá dupla codificação.

Dessa forma, quando houver uma sequência de eventos descrita na DO que se inicia com COVID-19 ou constar apenas que o óbito ocorreu por COVID-19, o codificador deverá alocar o código B34.2 + o marcador U07.1 na mesma linha do atestado, conforme demonstrado nos exemplos a seguir.[5] Portanto, o código U04.9 (síndrome respiratória aguda grave – SARS/SRAG), previamente recomendado nos documentos do MS, deverá ser substituído pelos códigos supracitados.[1,5]

Diante de um resultado negativo para o *swab* nasal/orofaríngeo, em virtude do contexto epidemiológico do país, deve-se avaliar a situação caso a caso. Nessa discussão, considerar a clínica, além dos resultados de exames de imagem (p. ex.: radiografia ou tomografia computadorizada de tórax), para determinar suspeita de morte por COVID-19. Se, mediante uma criteriosa discussão do óbito, a COVID-19 for confirmada pelo critério clínico-epidemiológico, deverão ser mantidos os códigos B34.2 + U07.2.[5]

- **TABELA 1** Códigos da Classificação Internacional de Doenças que devem ser utilizados na declaração de óbito de casos suspeitos ou confirmados de CO-VID-19, segundo recomendações do Ministério da Saúde

Código	Especificação
B34.2	Infecção pelo coronavírus de localização não especificada
U07.1	COVID-19, vírus identificado
U07.2	COVID-19, vírus não identificado, clínico-epidemiológico

Parte I – Causa da morte

A COVID-19 deve ser inserida na Parte I, se a causa base da morte foi infecção pelo SARS-CoV-2, compondo a sequência lógica de eventos registrada pelo médico.

Porém, se a causa base da morte foi outra doença ou acidente, não se deve registrar COVID-19 na Parte I, ainda que o certificante considere que a infecção pelo coronavírus tenha contribuído para o óbito. Neste caso, esse diagnóstico deve ser relatado na Parte II do atestado.[5]

Parte II – Comorbidades que contribuíram para a morte

Na Parte II, entram as principais condições que contribuíram para a morte, mas que não foram causa direta, de forma que não entraram na Parte I.

Exemplos de como preencher a DO em diferentes situações

- Exemplo 1. Caso clínico: masculino, 45 anos, com hipertensão arterial e obesidade mórbida há 15 anos. Há 10 dias iniciou quadro de coriza, anosmia e mialgia. Os sintomas progrediram e há 3 dias passou a apresentar

- **FIGURA 2** Para casos confirmados de COVID-19, utilizar os códigos B34.2 (infecção por coronavírus de localização não especificada) e o marcador U07.1 (COVID-19, vírus identificado), na mesma linha do atestado.[5]

dispneia, tosse e febre. Procurou o hospital e foi internado. Há 2 dias apresentou insuficiência respiratória importante com necessidade de intubação. No dia seguinte, a despeito das medidas invasivas, evoluiu para óbito. Foi realizado teste laboratorial para COVID-19 com resultado positivo.

■ Exemplo 2. Caso clínico: homem de 49 anos relatou quadro febril diário há 15 dias, com controle de febre em domicílio. Foi admitido no hospital apresentando quadro de insuficiência respiratória aguda há 9 dias. O quadro piorou, com óbito após dois dias. Os familiares relataram que o falecido era portador de diabetes tipo II há 15 anos e que esteve em contato com um paciente com COVID-19. Houve coleta de material para avaliação de COVID-19, porém sem resultado até o momento de emissão da DO.[5]

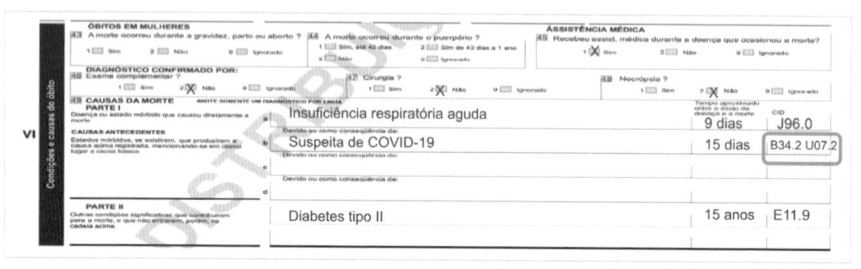

· **FIGURA 3**   Para os casos suspeitos de COVID-19, utilizar o código B34.2 (infecção por coronavírus de localização não especificada) e o marcador U07.2 (suspeita de COVID-19, vírus não identificado, com critério clínico-epidemiológico presente), na mesma linha do atestado.[5]

■ Exemplo 3. Caso clínico: mulher com 30 anos foi internada na 37ª semana de gestação, com febre, cefaleia e cansaço há 8 dias. Ao ser examinada, apresentava quadro sugestivo de pneumonia. Evoluiu para insuficiência respiratória há dois dias, sendo encaminhada para UTI, no entanto evoluiu para o óbito. O resultado da coleta foi positivo para COVID-19.[5]

· **FIGURA 4**   Exemplo de preenchimento da declaração de óbito em caso de gravidez complicada por COVID-19.[5]

- Exemplo 4. Caso clínico: mulher de 75 anos, cumprindo quarentena domiciliar após diagnóstico de COVID-19 há 10 dias, sofreu queda dentro do banheiro após escorregar. Foi recolhida pelo serviço de resgate e encaminhada ao hospital. Foi submetida a cirurgia para drenagem de hematoma extradural, porém faleceu durante o procedimento.

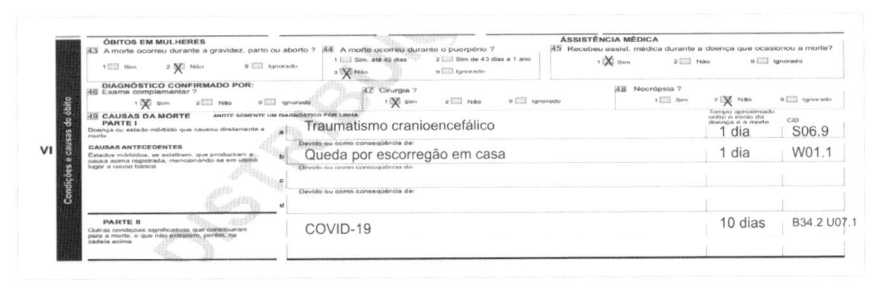

• **FIGURA 5** Exemplificação do preenchimento da declaração de óbito (DO) em caso de morte por causa externa, em paciente com confirmação da infecção por COVID-19.[4] Neste caso, por se tratar de trauma, o preenchimento da DO deve ser realizado pelo IML.

CONSIDERAÇÕES IMPORTANTES

- Lembre-se de atender as normas de biossegurança ao entregar as vias da DO aos familiares e profissionais de setores administrativos do hospital.
- Serviço de Verificação de Óbito (SVO): em São Paulo, de acordo com orientações do Governo do Estado, causas de morte natural não deverão ser encaminhadas ao SVO durante a pandemia de COVID-19. Caso a morte suspeita de infecção pelo SARS-CoV-2 não tenha amostras biológicas coletadas em vida, deve-se realizar a coleta *post-mortem* no próprio serviço de saúde e continuar a investigação pela equipe da vigilância epidemiológica do hospital.
- Caso a causa do óbito não seja conhecida (indeterminada), aplicar o questionário de autópsia verbal, no hospital ou na residência do paciente, junto ao familiar ou responsável. O formulário deve ser digitalizado e enviado por e-mail para autopsiaverbal@saude.sp.gov.br com o número da DO no campo "assunto". O arquivo deve ser nomeado com as iniciais do paciente, número da DO e município de ocorrência. No contexto da atual pandemia de COVID-19, os cartórios aceitarão a DO de morte indeterminada mesmo sem autópsia. Disponível em: https://www.prefeitura.sp.gov.br/cidade/secretarias/upload/saude/arquivos/mortalidade/Questionario_Autopsia_Verbal-SES-SP_20032020.pdf.

- Instituto Médico Legal (IML): em casos confirmados de COVID-19, a autópsia não deve ser realizada, pois expõe a equipe a riscos. O IML continua sendo responsável por elucidar as mortes violentas e por causas externas.
- O MS recomenda utilizar o aplicativo AtestaDO, para auxiliar no preenchimento correto da DO, seja por COVID-19 ou outras causas (ele pode ser obtido no *site* http://svs.aids.gov.br/dantps/centrais-de-conteudos/aplicativos/atestado/).

ACHADOS DE COVID-19 EM AUTÓPSIAS

Estudos de autópsias foram capazes de detectar o RNA do SARS-CoV-2 no cérebro, rins, fígado, coração e corrente sanguínea, além do trato respiratório, como já era esperado.[6] Isso sugere que o vírus se dissemina de forma sistêmica, com acometimento multiorgânico. Dentre estes, os órgãos cujo acometimento apresenta maior repercussão clínica são os rins e os pulmões.

Uma pesquisa com o termo *"Covid-19 Autopsy"* realizada em março de 2021 no PubMed apresenta 549 resultados, a maioria publicada no segundo semestre de 2020. Muitos estudos estão em andamento, de forma que o conhecimento acerca da fisiopatologia deste vírus e sua interação com os organismos vivos deve ganhar novas perspectivas nos próximos anos.

Sistema cardiovascular

O endotélio vascular expressa a enzima conversora de angiotensina do tipo 2 (ECA-2), em especial as células endoteliais glomerulares. Esta proteína é alvo do SARS-CoV-2, que causa danos à microvasculatura, podendo explicar o estado de hipercoagulabilidade e suas consequências para os demais sistemas do organismo.[7] Outros locais que expressam a ECA-2 são os epitélios alveolar e brônquico.

A necrose de miócitos cardíacos foi outro achado relatado por patologistas, porém ainda sem associação confirmada com miocardite pelo SARS-CoV-2. Achados de pericardite, no entanto, foram descritos na avaliação *post-mortem* em outro centro de pesquisa.[8] É inquestionável que pacientes com doenças cardiovasculares prévias apresentam maior risco de complicações fatais pela doença.

Rins

Um estudo chinês demonstrou que todos os 26 pacientes avaliados apresentavam lesão renal aguda, em graus variáveis, na autópsia. Outros achados histopatológicos relevantes encontrados foram cilindros pigmentados e agregados de hemácias, obstruindo capilares peritubulares. Desses pacientes, 9 desenvolveram lesão renal aguda diagnosticada durante a hospitalização, definida como aumento da creatinina e/ou surgimento de proteinúria.[9]

Pulmões

Pesquisadores da Faculdade de Medicina da Universidade de São Paulo realizaram um estudo com autópsia minimamente invasiva, através de biópsia percutânea guiada por ultrassonografia, em 10 indivíduos que morreram devido a infecção pelo SARS-CoV-2. Resultados deste estudo demonstraram que os casos fatais de COVID-19 apresentaram alterações histológicas pulmonares como dano alveolar difuso exsudativo/proliferativo, com envolvimento do epitélio alveolar e de pequenas vias aéreas, com mínima infiltração linfocítica.[10]

Foi observada também a presença de trombose em arteríolas pulmonares, inclusive em áreas do parênquima preservadas pela doença, em 80% dos casos. A presença de grande número de megacariócitos nos capilares pulmonares desses pacientes pode ser indicativa de ativação da cascata de coagulação. Outros achados interessantes foram: pequenos e esparsos focos de hemorragia alveolar, sem sinais de infarto pulmonar, além da constatação de infecção bacteriana secundária em seis casos. Devido a técnica empregada, que não permite avaliar médios e grandes vasos pulmonares, o tromboembolismo pulmonar (TEP) não pôde ser confirmado ou excluído nestas avaliações.[10]

Outros estudos *post-mortem* também tentaram provar o papel da coagulação intravascular na fisiopatologia da infecção pelo COVID-19. Em um estudo incluindo 21 pacientes com COVID-19 conduzido na Suíça,[11] o exame *post-mortem* revelou tromboembolismo pulmonar em 4 deles, além de microtrombos nos capilares alveolares em 45% dos casos analisados. Todos esses pacientes estudados estavam em uso de algum tipo de anticoagulação durante a internação.

Na Alemanha, um estudo de autópsia com 12 casos de COVID-19[6] revelou a presença de trombose venosa profunda (TVP) em 58% dos casos, todos com acometimento de ambos os membros inferiores, sem que houvesse suspeita clínica de tromboembolismo venoso antes da morte. Destes indivíduos analisados, 42% apresentaram evidência histopatológica de TEP. Apenas 4 dos 12 pacientes estavam sob regime de anticoagulação. O mecanismo exato para explicar esses fenômenos ainda está sendo estudado, podendo envolver hipercoagulabilidade, dano endotelial e ativação do sistema complemento.[12]

Um estudo publicado no *New England Journal of Medicine* comparou necropsias de pacientes com COVID-19 *versus* H1N1, mostrando as diferenças entre as duas doenças. O trabalho demonstrou a presença de lesão endotelial mais extensa em pacientes com infecção pelo COVID-19, além de tromboembolismo pulmonar e microangiopatia, nove vezes mais frequente nesses pacientes.[13]

É evidente que devemos considerar a presença de comorbidades, além de variáveis como sexo, idade e tempo de internação hospitalar como fatores confundidores para analisar o verdadeiro risco de eventos tromboembólicos em pacientes com COVID-19. Os estudos de autópsia são importantes na investigação da fisiopatologia de doenças novas. No entanto, seu resultado sempre deve ser analisado com ressalvas, uma vez que são fadados ao viés de analisar apenas os casos com evolução grave e morte.

REFERÊNCIAS BIBLIOGRÁFICAS

1. Ministério da Saúde; Conselho Federal de Medicina; Centro Brasileiro de Classificação de Doenças. A declaração de óbito: documento necessário e importante. 3. ed. Brasília: Ministério da Saúde; 2009.
2. Conselho Nacional de Justiça. Entenda a diferença entre certidão de óbito e atestado de óbito. Conselho Nacional de Justiça; 2015. Disponível em: https://cnj.jusbrasil.com.br/.
3. Ministério da Saúde. Secretaria de Vigilância em Saúde. Portaria n. 116. Biblioteca Virtual em Saúde, 11 de fevereiro de 2009. Disponível em: http://bvsms.saude.gov.br/.
4. Ministério da Saúde. Secretaria de Vigilância em Saúde. Orientações para o preenchimento da Declaração de Óbito no contexto da COVID-19. Brasília; Ministério da Saúde; 2020. Disponível em: https://saude.rs.gov.br/upload/arquivos/202005/06141402-nt-med-covid-04-05-2020-final.pdf.
5. Ministério da Saúde. Secretaria de Vigilância em Saúde. Departamento de Análise em Saúde e Vigilância de Doenças não Transmissíveis. Orientações para codificação das causas de morte no contexto da COVID-19. Versão 1. Brasília: Ministério da Saúde; 2020.
6. Wichmann D, Sperhake JP, Lütgehetmann M, et al. Autopsy findings and venous thromboembolism in patients with COVID-19: A prospective cohort study. Ann Intern Med. 2020.
7. Sekhawat V, Green A, Mahadeva U. COVID-19 autopsies: Conclusions from international studies. Diagnostic Histopathology. 2021;27(3):103-7.
8. Hanley B, Lucas SB, Youd E, et al. Autopsy in suspected COVID-19 cases. J Clin Pathol. 2020;73:239-42.
9. Hua S, Ming Y, Chen W, Li-Xia Y. Renal histopathological analysis of 26 postmortem findings of patients with COVID-19 in China. Kidney Int. 2020.
10. Dolhnikoff M, Duarte-Neto AN, Monteiro RAA, Silva LFF, Oliveira EP, Saldiva PHN, et al. Pathological evidence of pulmonary thrombotic phenomena in severe COVID-19. Disponível em: doi: 10.1111/JTH.14844.
11. Menter T, Haslbauer JD, Nienhold R, et al. Post-mortem examination of COVID19 patients reveals diffuse alveolar damage with severe capillary congestion and variegated findings of lungs and other organs suggesting vascular dysfunction. Histopathology. 2020.
12. Connors JM, Levy JH. Thromboinflammation and the hypercoagulability of COVID-19. J Thromb Haemost. 2020.
13. Ackerman M, Verleden SE, Kuehnel M, et al. Pulmonary vascular endotheliatitis, thrombosis and angiogenesis in COVID-19. N Engl J Med. May 21 2020.
14. Borczu AC, Salvatore SP, Seshan SV, et al. COVID-19 pulmonary pathology: A multi-institutional autopsy cohort from Italy and New York City. Mod Pathol. 2020;33:2156-68.
15. Governo do Estado de São Paulo; Secretaria de Estado da Saúde; Coordenadoria de Controle de Doenças (CCD); Centro de Informações Estratégicas em Vigilância à Saúde (CIVS). Orientações para o preenchimento da declaração de óbito. São Paulo: Secretaria de Estado da Saúde; 2020.

35

Reabilitação na COVID-19

Mariana Passone da Silva
Amyr Chicharo Chacar
Thiago Vicente Pereira

INTRODUÇÃO

A COVID-19 é uma doença nova, com fisiopatologia e manifestações clínicas ainda não completamente compreendidas. Atualmente, quase dois anos após o início da pandemia, ainda são descritas novas complicações tanto relacionadas ao quadro clínico agudo quanto sequelas tardias decorrentes da infecção pelo SARS-CoV-2. Neste capítulo abordaremos as consequências tardias da COVID-19 e a reabilitação dos pacientes acometidos pela doença.

CONSEQUÊNCIAS DA INFECÇÃO

Além do dano provocado ao organismo durante a fase aguda da doença, diariamente são descobertas manifestações tardias, resultantes da infecção pelo SARS-CoV-2 e da própria hospitalização dos pacientes acometidos pela COVID-19, agrupadas pelos pesquisadores como "síndrome pós-COVID" ou "COVID-longa".[1]

Alguns autores propõem a seguinte divisão temporal dos sintomas residuais da COVID-19:[2]

1. COVID-19 agudo: sintomas decorrentes da infecção até as primeiras 4 semanas do início da doença.
2. COVID-19 sintomático prolongado: sintomas residuais entre 4 e 12 semanas do início da doença.
3. COVID-19 tardio: sintomas decorrentes da infecção viral e suas consequências que se prolongam por mais de 12 semanas.

Essa classificação pode variar entre algumas referências, mas é importante instrumento na uniformização de estudos epidemiológicos, a fim de criar uma base de dados consistente, permitindo assim um melhor entendimento dessa nova doença, e com isso, a elaboração de um plano terapêutico eficaz.

SINTOMAS PERSISTENTES

Muitos sintomas persistem após o quadro agudo da COVID-19, sendo fadiga, dispneia, dor torácica e tosse os mais encontrados. A prevalência dos sintomas residuais pode variar de 52-87% dos pacientes com necessidade de hospitalização, até 26-47% dos pacientes com doença leve.[3,4]

Febre, calafrios, sintomas gustativos e olfatórios costumam ter rápida resolução, variando entre duas e quatro semanas, enquanto fadiga, dispneia e sintomas cognitivos podem perdurar por meses.[5-15]

O tempo de resolução pode variar entre os pacientes, e gravidade da COVID-19, comorbidades, situação clínica antes da doença e intercorrências durante a internação são fatores muito relacionados à persistência dos sintomas. Em geral, pacientes com quadro leve costumam remitir os sintomas em duas semanas, enquanto os quadros graves persistem por três meses ou mais.[16]

• **TABELA 1** Sintomas residuais na COVID-19

Sintomas	Proporção de pacientes	Tempo até resolução
Fadiga	15-87%	3 meses ou mais
Dispneia	10-71%	2 meses ou mais
Desconforto torácico	12-44%	2 a 3 meses
Tosse	17-26%	2 meses ou mais
Anosmia	13%	1 mês, raramente mais
Mialgia	< 10%	Semanas a meses
Cefaleia	< 10%	Semanas a meses

ACOMETIMENTO NEUROPSÍQUICO

A infecção pela COVID-19 envolve tanto o sistema nervoso central (SNC) quanto o sistema nervoso periférico (SNP), desenvolvendo comprometimento psicológico, físico e cognitivo. A fisiopatologia da infecção do SNC pelo SARS-CoV-2 e a associação com sequelas neurológicas permanecem mal compreendidas. Existem dúvidas se o dano se dá pelo efeito do vírus (primário) ou se resulta de insultos secundários sistêmicos, incluindo hipoxemia, trombose e resposta autoimune.

Em um estudo prospectivo observacional multicêntrico realizado em Manhattan, no último ano, dos 4.491 pacientes internados com COVID-19, 606 apresentaram injúrias neurológicas (tóxica, metabólica, isquêmica ou hemorrágica), neuropatia (incluindo síndrome de Guillain-Barré), mielite e meningite. Em uma série de casos retrospectiva observacional realizada em Wuhan, China, dentre 240 pacientes internados por COVID-19, 78 (36,4%) apresentaram manifestações neurológicas, como cefaleia, convulsão, ataxia, tontura e hemiplegia.[17]

As sequelas neurológicas mais proeminentes são disgeusia e anosmia, mas podemos incluir cefaleia, disfagia, disestesia, dor neuropática, alterações de mobilidade, além de disautonomia e disfunção sono-vigília, com duração ainda não completamente conhecida.[10-15]

Alterações de humor, comprometimento de memória e atenção, além de desenvolvimento e agravo de patologias psiquiátricas são complicações frequentemente encontradas. Essas manifestações são importantes determinantes na morbidade da doença, visto que impactam diretamente na capacidade laboral destes pacientes.[8-10]

- **TABELA 2** Sintomas neurocognitivos decorrentes da COVID-19

Sintomas neurocognitivos	Proporção de pacientes	Tempo até resolução
Estresse pós-traumático	24%	3 meses ou mais
Déficit de memória	18%	Desconhecido
Desatenção	16%	Semanas a meses
Ansiedade/depressão	> 50%	Desconhecido

SEQUELAS RELACIONADAS À INTERNAÇÃO

Além de manifestações secundárias à infecção viral, a própria internação pode ocasionar sequelas. A necessidade de dispositivos invasivos, desnutrição relacionada ao processo inflamatório somada à dificuldade em garantir o aporte calórico e exposição a múltiplas drogas também provocam danos a longo prazo.

Monoplegia decorrente da lesão do plexo braquial e nervo fibular é frequentemente encontrada em pacientes que tiveram quadros graves devido ao posicionamento no leito, e é geralmente acompanhada de disestesia e parestesia.

A intubação orotraqueal pode provocar disfunção de cordas vocais, além de úlceras de pressão no local da fixação.

Úlceras de decúbito podem ocorrer, principalmente em caso de internação prolongada e em locais com equipe reduzida, incapazes de realizar mudança de decúbito no período adequado.

Bloqueadores neuromusculares, corticosteroides, desnutrição e polineuropatia do doente crítico contribuem para as sequelas motoras desenvolvidas na internação.

O ambiente de terapia intensiva, além da polifarmácia, contribui para ocorrência de *delirium,* que pode se estender por meses após a alta hospitalar.

CONSEQUÊNCIAS NA QUALIDADE DE VIDA

Apesar da maioria dos pacientes com COVID-19 hospitalizados receber alta, cerca de 10 a 20% necessitam de reinternação dentro de 60 dias.[18]

Além disso, grande parte dos pacientes internados terão algum grau de incapacidade na alta hospitalar. Em um estudo retrospectivo de 1.300 pacientes hospitalizados por COVID-19, apenas 40% dos pacientes estavam plenamente funcionais após 30 dias da alta hospitalar.[19] De forma semelhante, outro estudo avaliou a capacidade de retorno às atividades habituais e detectou que cerca de 40% dos pacientes não estavam aptos em 60 dias após a alta hospitalar.[20]

A incapacidade de retorno laboral, os prejuízos cognitivos, psicológicos e na qualidade de vida revelam a grande morbidade associada à COVID-19, o que reforça a necessidade de um acompanhamento a longo prazo desses pacientes.[21]

PLANO TERAPÊUTICO

A abordagem é realizada de forma multidisciplinar, iniciada o mais precocemente possível, inclusive dentro da própria unidade hospitalar.[22-24]

Reabilitação motora

Deve ser iniciada assim que o paciente tolerar, mesmo que ainda em ambiente de UTI. Mudanças posturais, mobilização dos membros no leito, sentar-se e até caminhar devem ser incentivados, respeitando, é claro, a capacidade hemodinâmica e pulmonar dos pacientes.

Lesões motoras e polineuropatia devem seguir planos individualizados, propostos pela equipe de fisiatria e fisioterapia, algumas vezes exigindo uso de órteses até a completa reabilitação. Muitos pacientes sofrem com perda abrupta de funcionalidade, e sem esses profissionais a readaptação se torna um desafio ainda maior.[23,25]

Suporte fonoaudiológico

Intubação, principalmente se traumática ou prolongada, pode provocar prejuízos à fonação e disfagia; muitos pacientes inclusive necessitam de traqueostomia. A avaliação da fonoaudiologia é fundamental para o retorno seguro da dieta por via oral e auxílio na decanulação pelo risco elevado de broncoaspiração. Quanto à fala, exercícios de fonação promovem recuperação da capacidade de comunicação muito mais efetiva.[26]

Suporte psicológico

O papel do psicólogo e do terapeuta ocupacional é bem estabelecido na prevenção e no tratamento de transtorno pós-traumático, depressão e ansiedade. Já existem trabalhos que validam a telemedicina como ponte para maior acesso aos pacientes.[26]

Reabilitação pulmonar

Muitos pacientes que cursaram com síndrome do desconforto respiratório agudo (SDRA) apresentam sequelas respiratórias prolongadas mesmo após a alta, demonstradas inclusive em provas cardiopulmonares e de função pulmonar até 1 ano após o quadro. Em estudos realizados em pacientes com SDRA de outras etiologias, houve benefício em capacidade funcional e qualidade de vida em pacientes submetidos a intervenção multidisciplinar, o que cria expectativas para o benefício de seu emprego na COVID-19.[27-28]

RETORNO AOS EXERCÍCIOS

A capacidade de retorno ao exercício deve ser avaliada individualmente e depende do condicionamento físico prévio à COVID-19, da gravidade da doença e das complicações desenvolvidas.

Após a fase aguda da doença, deve-se iniciar um retorno gradual conforme tolerado, iniciando por exercícios de baixa intensidade e progredindo lentamente nas próximas semanas.[29]

O período para retorno ainda é incerto, porém algumas referências sugerem aguardar cerca de 2 semanas antes de retornar às atividades físicas mais intensas, mesmo nos casos não graves.[29,30]

Pacientes que desenvolvam sintomas durante a realização dos exercícios ou que tenham dificuldade em progredir para seu condicionamento pré-doença devem ser submetidos a uma avaliação clínica formal, onde será avaliada a necessidade de um teste cardiopulmonar.

PAPEL DA EQUIPE ASSISTENTE NO SEGUIMENTO PÓS-COVID

Provavelmente o papel da equipe multidisciplinar nunca foi tão reconhecido como no cenário da pandemia. Fisioterapeutas, fisiatras, fonoaudiólogos, terapeutas ocupacionais e nutricionistas são a base mais importante para a devida reinserção dos pacientes à sociedade. Como explicitado, todos esses profissionais são os principais responsáveis pelo cuidado holístico do paciente, com avaliação idealmente ainda antes da alta hospitalar, para as orientações iniciais e indicar a necessidade de um seguimento ambulatorial no pós-alta.

O médico, por sua vez, tem papel fundamental em esclarecer os pacientes sobre os sintomas residuais, a fim de que as dúvidas sejam sanadas e não criem inseguranças, evitando novas idas desnecessárias às unidades de saúde já saturadas no contexto da pandemia. Além disso, um seguimento ambulatorial é ideal nos pacientes que necessitaram de hospitalização, principalmente naqueles com comorbidades e sintomas persistentes, com olhares atentos para as complicações e manifestações já comentadas.

CONCLUSÃO

O conhecimento das manifestações mais prolongadas da COVID-19 é fundamental para correta orientação dos pacientes. Apesar de evidências escassas quanto à melhor forma de reabilitar os pacientes após a infecção por COVID-19, até o presente momento, o principal objetivo é a melhora da funcionalidade do paciente, com um olhar individualizado e acompanhamento progressivo multidisciplinar, para que retornem às suas atividades diárias com segurança.

REFERÊNCIAS BIBLIOGRÁFICAS

1. Greenhalgh T, Knight M, A'Court C, Buxton M, Husain L. Management of post-acute covid-19 in primary care. BMJ. 2020;370:m3026.
2. National Institute for Health and Care Excellence. COVID-19 rapid guideline: managing the long--term effects of COVID-19. Disponível em: https://www.nice.org.uk/guidance/ng188. Acessado em 27/03/2021.
3. Tenforde MW, Kim SS, Lindsell CJ, et al. Symptom duration and risk factors for delayed return to usual health among outpatients with COVID-19 in a multistate health care systems network – United States, March-June 2020. MMWR Morb Mortal Wkly Rep. 2020;69:993-8.

4. Halpin SJ, McIvor C, Whyatt G, et al. Postdischarge symptoms and rehabilitation needs in survivors of COVID-19 infection: A cross-sectional evaluation. J Med Virol. 2021;93(2):1013-22.
5. Carfì A, Bernabei R, Landi F, et al. Persistent symptoms in patients after acute COVID-19. JAMA. 2020;324:603.
6. Xiong Q, Xu M, Li J, et al. Clinical sequelae of COVID-19 survivors in Wuhan, China: a single-centre longitudinal study. Clin Microbiol Infect. 2020.
7. Hopkins C, Surda P, Whitehead E, Kumar BN. Early recovery following new onset anosmia during the COVID-19 pandemic – an observational cohort study. J Otolaryngol Head Neck Surg. 2020;49:26.
8. Cho RHW, To ZWH, Yeung ZWC, et al. COVID-19 viral load in the severity of and recovery from olfactory and gustatory dysfunction. Laryngoscope. 2020;130:2680.
9. Meini S, Suardi LR, Busoni M, et al. Olfactory and gustatory dysfunctions in 100 patients hospitalized for COVID-19: sex differences and recovery time in real-life. Eur Arch Otorhinolaryngol. 2020;277:3519.
10. Halpin SJ, McIvor C, Whyatt G, et al. Postdischarge symptoms and rehabilitation needs in survivors of COVID-19 infection: A cross-sectional evaluation. J Med Virol. 2020.
11. Bowles KH, McDonald M, Barrón Y, et al. Surviving COVID-19 after hospital discharge: symptom, functional, and adverse outcomes of home health recipients. Ann Intern Med. 2020.
12. Wong AW, Shah AS, Johnston JC, et al. Patient-reported outcome measures after COVID-19: a prospective cohort study. Eur Respir J. 2020;56.
13. Nehme M, Braillard O, Alcoba G, et al. COVID-19 symptoms: Longitudinal evolution and persistence in outpatient settings. Ann Intern Med. 2020.
14. Taquet M, Luciano S, Geddes JR, Harrison PJ. Bidirectional associations between COVID-19 and psychiatric disorder: retrospective cohort studies of 62 354 COVID-19 cases in the USA. Lancet Psychiatry. 2020.
15. Logue JK, Franko NM, McCulloch DJ, et al. Sequelae in Adults at 6 months after COVID-19 infection. JAMA Network Open. 2021;4(2):e210830.
16. Carfì A, Bernabei R, Landi F; Gemelli Against COVID-19 Post-Acute Care Study Group. Persistent symptoms in patients after acute COVID-19. JAMA. 2020;324(6):603-5.
17. Zhu N, Zhang D, Wang W, Li X, Yang B, Song J, et al. China novel coronavirus investigating and research team. A novel coronavirus from patients with pneumonia in china, 2019. N Engl J Med. 2020;382(8):727-33.
18. Lavery AM, Preston LE, Ko JY, et al. Characteristics of hospitalized COVID-19 patients discharged and experiencing same-hospital readmission – United States, March-August 2020. MMWR Morb Mortal Wkly Rep. 2020;69(45):1695-9.
19. Bowles KH McDonald M, Barrón Y, et al. Surviving COVID-19 after hospital discharge: symptom, functional, and adverse outcomes of home health recipients. Ann Intern Med. 2021;174:316-25.
20. Chopra V, Flanders SA, O'Malley M, Malani AN, Prescott HC. Sixty-day outcomes among patients hospitalized with COVID-19. Annals of Internal Medicine. 2020.
21. Bowles KH, McDonald M, Barrón Y, Kennedy E, O'Connor M, Mikkelsen M. Surviving COVID-19 after hospital discharge: symptom, functional, and adverse outcomes of home health recipients. Ann Intern Med. 2021;174(3):316-25.
22. Pan American Health Organization. Rehabilitation considerations during the COVID-19 outbreak. 28 de abril de 2020. Disponível em: https://www.paho.org/en/documents/rehabilitation-considerations-during-covid-19-outbreak.
23. Sheehy LM. Considerations for postacute rehabilitation for survivors of COVID-19. JMIR Public Health Surveill. 2020;6(2):e19462.
24. Barker-Davies RM, O'Sullivan O, Senaratne KPP, Baker P, Cranley M, Dharm-Datta S. The Stanford Hall Consensus statement for post-COVID-19 rehabilitation. Br J Sports Med. 2020;54:959-69.

25. Lau HM, Ng GY, Jones AY, Lee EW, Siu EH, Hui DS. A randomised controlled trial of the effectiveness of an exercise training program in patients recovering from severe acute respiratory syndrome. Aust J Physiother. 2005;51(4):213-9.

26. Kho M, Brooks D, Namasivayam-MacDonald A. Rehabilitation for patients with COVID-19: Guidance for occupational therapists, physical therapists, speech-language pathologists, and assistants. McMaster School of Rehabilitation Science. Disponível em: https://srs-mcmaster.ca/wp-content/uploads/2020/04/Rehabilitation-for-Patients-with-COVID-19-Apr-08-2020.pdf.

27. Hui DS, Wong KT, Ko FW, et al. The 1-year impact of severe acute respiratory syndrome on pulmonary function, exercise capacity, and quality of life in a cohort of survivors. Chest. 2005;128:2247-61.

28. Liu K, Zhang W, Yang Y, Zhang J, Li Y, Chen Y. Respiratory rehabilitation in elderly patients with COVID-19: A randomized controlled study. Complement Ther Clin Pract. 2020;39:101166.

29. Spruit MA, Holland AE, Singh SJ, Tonia T, Wilson KC, Troosters T. COVID-19: Interim guidance on rehabilitation in the hospital and post-hospital phase from a European Respiratory Society and American Thoracic Society-coordinated International Task Force [published online ahead of print, 2020 Aug 13]. Eur Respir J. 2020;56(6):2002197.

30. Salman D, Vishnubala D, Le Feuvre P, et al. Returning to physical activity after covid-19. BMJ. 2021;372:m4721.

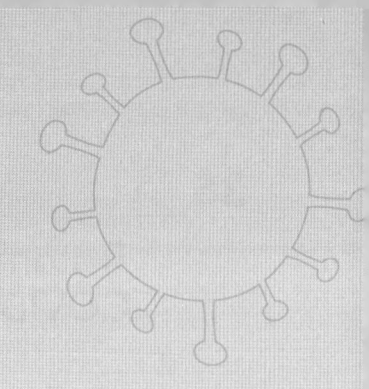

Parte E

Terapias e Medicações para COVID-19

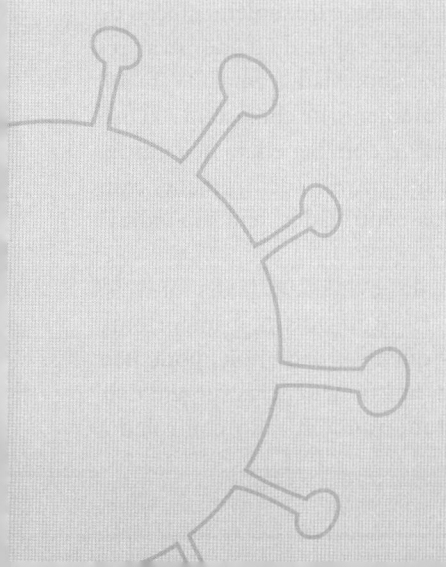

Tratamento específico na COVID-19

Victor Van Vaisberg
Amyr Chicharo Chacar
Eduardo Messias Hirano Padrão

INTRODUÇÃO

Existem mais de 5.000 estudos registrados em COVID-19 na base de dados clinicaltrials.gov, dos quais 2.819 são estudos de intervenção, isto é, são estudos clínicos avaliando alguma possível terapêutica para COVID-19. Curiosamente, em relação a maio de 2020, quando da primeira edição deste livro, eram mais de 1.600 estudos registrados em COVID-19, dos quais 943 eram intervencionais. Contudo, o resultado de apenas 25 desses 5.017 estudos já foi divulgado.[1]

A expectativa pela descoberta de um tratamento específico, capaz de reduzir significativamente mortalidade ou necessidade de ventilação mecânica é grande, pois juntamente à implementação de planos de vacinação em massa, poderia mudar o enfrentamento da pandemia. Até o momento, apenas o emprego de corticosteroides em pacientes com necessidade de suplementação de oxigênio ou necessidade de ventilação mecânica foi capaz de demonstrar redução de mortalidade em estudos randomizados-controlados em COVID-19. Remdesivir, um antiviral desenvolvido para o tratamento de ebola, tem seu uso na COVID-19 aprovado pelo FDA e pela ANVISA, com benefício de redução em 2 dias no tempo de internação em pacientes graves. Tocilizumabe, com achados controversos em estudos randomizados-controlados, tem sua indicação em casos selecionados.

O objetivo deste capítulo é discutir, diante das evidências já disponíveis, as eventuais opções terapêuticas na COVID-19. Antes disso, é importante ressaltar o caráter dinâmico desse assunto. O que é verdade hoje, pode não ser amanhã; e vice-versa. Durante a pandemia, novas evidências surgem diariamente em uma velocidade ímpar. Cada estudo randomizado-controlado, estudo observacional ou série-de-casos pode acrescentar dimensões novas ao conhecimento já existente e mudar nossas concepções. Dessa forma, este capítulo irá retratar as evidências disponíveis até o momento sobre o tratamento da COVID-19.

Existem inúmeras moléculas com potencial ação na infecção da COVID-19, mas essa concepção é baseada em seu desempenho em estudos pré-clínicos ou por ter apresentado benefício em desfechos substitutos em estudos clínicos. Rapidamente, estudos pré-clínicos são realizados em laboratório de pesquisa em sistemas de células e em animais, e têm por objetivo identificar moléculas candidatas que tenham o efeito desejado dentro de um perfil de segurança tolerado. Uma vez identificadas, podem ser testadas em estudos clínicos. Para a molécula ser considerada como eficaz, ela deve passar por quatro fases de estudo clínico. A primeira fase consiste em testar em poucos indivíduos saudáveis se ela é segura e identificar a dose correta. A segunda fase testa a eficácia da droga em um número pequeno de pacientes. A terceira fase são os grandes ensaios clínicos, em que centenas a milhares de pessoas recebem a droga no intuito de avaliar sua eficácia e efeitos adversos. E, por final, a quarta fase consiste no monitoramento após aprovação, para vigilância e avaliação de eventos adversos a longo prazo ou raros (Figura 1).[2]

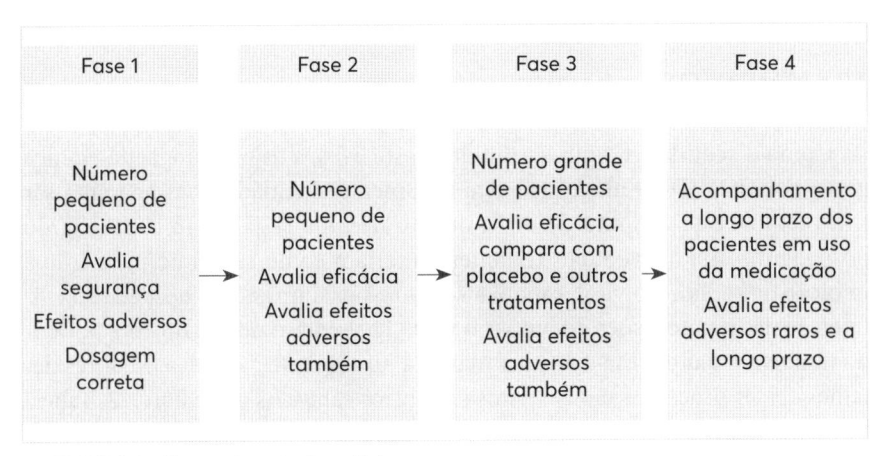

• **FIGURA 1** Fases de estudos clínicos.

Em todo estudo clínico existe um desfecho que é analisado. Ao aprovar uma droga para tratamento de uma doença específica, esse desfecho deve ser importante para o paciente. Buscamos benefícios nos chamados *desfechos duros*, como mortalidade, tempo de internação hospitalar, necessidade de ventilação mecânica, tempo de ventilação mecânica, progressão para forma grave de doença etc. Outro tipo de desfecho são os *desfechos substitutos*, que refletem processos fisiopatológicos que presumidamente teriam correlação com benefício clínico, mas não são o alvo desejado. Exemplos de desfechos substitutos seriam a diminuição de provas de atividade inflamatória, de viremia, melhora da febre etc.

Assim, a droga ideal que procuramos para o tratamento da COVID-19 deve apresentar benefício quanto a desfechos duros, dentro de um perfil de segurança e tolerabilidade adequado. A aceitação de um composto baseado apenas no seu desempenho em desfechos substitutos ou em estudos pré-clínicos sem considerar seu perfil de segurança é inadequada.

Muito se discutiu ao longo do último ano de pandemia sobre a eficácia de estratégias terapêuticas em casos leves de COVID-19 com o intuito de diminuir a porcentagem de complicações e internações hospitalares. Até o momento, nenhum desses medicamentos comprovou-se clinicamente significativo, sendo formalmente contraindicada sua prescrição, o que inclui corticosteroides e anticoagulantes em nível ambulatorial.

TRATAMENTOS

Como discutido em outros capítulos deste livro, a fisiopatologia da doença grave por COVID-19 ainda não está totalmente elucidada, mas aparenta ser fruto tanto de ação direta do vírus quanto de uma resposta inflamatória do hospedeiro. Assim, eventuais tratamentos teriam como substrato para ação a inibição da replicação viral, modulação da resposta imune do hospedeiro e limitação das repercussões do binômio vírus-hospedeiro no organismo; podendo também atuar em mais de uma maneira no combate à doença. Maiores detalhes desses processos são descritos em outros capítulos deste livro.[3] A Tabela 1 resume os principais pontos sobre cada um dos medicamentos em discussão para tratamento da COVID-19.

- **TABELA 1** Resumo das principais evidências por medicamento

Medicação	Eventos adversos	Benefício clínico	Melhores evidências
Corticosteroides	Supressão do eixo neuroendócrino, hipertensão, hiperglicemia	Redução de mortalidade em estudo randomizado-controlado	Um estudo randomizado-controlado observou redução de mortalidade para dexametasona 6 mg/dia em pacientes em suplementação de oxigênio e ventilação mecânica; outro estudo randomizado-controlado com doses maiores de dexametasona e um estudo randomizado-controlado unicêntrico nacional tiveram efeito neutro em mortalidade[4-6]
Remdesivir	Segurança e tolerabilidade ainda em estudo. Hipersensibilidade é contraindicação. Cuidado em pacientes em diálise ou eGFR < 30 mL/min	Diminuição em quatro dias no tempo de internação em pacientes graves em estudo randomizado-controlado	Estudo clínico chinês sem benefício e interrompido por segurança. Estudo randomizado-controlado multicêntrico mostrou benefício em tempo de internação. Segue não sendo recomendado pela OMS no tratamento da COVID-19; aprovado para tratamento pelo FDA e ANVISA[7-9]

(continua)

• **TABELA 1**   Resumo das principais evidências por medicamento (*continuação*)

Medicação	Eventos adversos	Benefício clínico	Melhores evidências
Tocilizumab	Hepatotoxicidade, reações relacionadas à infusão, diarreia, vômitos, leucopenia	Redução de mortalidade em estudo randomizado-controlado em 28 dias	Evidências conflitantes: dois estudos randomizados-controlados sem benefício em desfecho duro, um estudo randomizado-controlado com benefício em mortalidade e um estudo randomizado-controlado com benefício em desfecho composto em pacientes não intubados[10-13]
Cloroquina e hidroxicloroquina	Intolerância gastrointestinal, prolongamento de QT e interações medicamentosas	Benefício clínico não demonstrado	Estudos retrospectivos não mostraram benefício. Uma análise de registros multinacionais sugere aumento de mortalidade com a medicação. Estudo brasileiro mostrou efeitos adversos importantes com CLQ. Estudos randomizados chineses não mostraram benefícios. Estudos randomizados-controlados multicêntricos não demonstraram benefício clínico[14-20]

(continua)

- **TABELA 1**   Resumo das principais evidências por medicamento (*continuação*)

Medicação	Eventos adversos	Benefício clínico	Melhores evidências
Colchicina	Intolerância gastrointestinal, odinofagia, desenvolvimento de gota e miotoxicidade	Redução de incidência de mortalidade em estudo randomizado--controlado multicêntrico; metanálise com redução de desfecho mortalidade no braço colchicina	Ensaio clínico randomizado unicêntrico e dois ensaios clínicos randomizados--controlados multicêntricos com benefício clínico em desfechos duros; coortes com resultados conflitantes[21-25]
Anticorpos monoclonais	Intolerância gastrointestinal e reações alérgicas	Diminuição do tempo para melhora clínica	Diminuição de carga viral em relação ao nível basal foi demonstrada em estudo randomizado--controlado; possível redução de hospitalização; licenciado para uso em casos leves a moderados[26,27]
Oseltamivir	Intolerância gastrointestinal	Benefício clínico não demonstrado	Ensaios clínicos em desenvolvimento
Favipiravir	Diarreia, elevação de transaminases, neutropenia e elevação de ácido úrico	Benefício clínico não demonstrado	Ensaios clínicos em desenvolvimento[28,29]

(continua)

- **TABELA 1** Resumo das principais evidências por medicamento (*continuação*)

Medicação	Eventos adversos	Benefício clínico	Melhores evidências
Lopinavir/ ritonavir (LPV/r)	Inibidor do citocromo P450 (múltiplas interações medicamentosas), náuseas, vômitos e diarreia importantes	Benefício clínico não demonstrado	Dois estudos clínicos randomizados--controlados não evidenciaram mudança em tempo para melhora clínica e mortalidade em 28 dias. Alta densidade de eventos adversos[30,31]
Umifenovir	Intolerância gastrointestinal	Diminuição de tempo de internação	Ensaio clínico aberto que comparou hidroxicloroquina em associação com umifenovir contra hidroxicloroquina em associação com lopinavir/ritonavir; estudo retrospectivo não evidenciou negativação de rt-PCR em vias aéreas[32,33]
Ivermectina	Perfil seguro	Benefício clínico não demonstrado	Apenas atividade *in vitro* foi demonstrada. Estudos randomizados--controlados foram negativos para desfechos substitutos[34-38]
Azitromicina	Alargamento de QT, hepatotoxicidade, desconforto gastrointestinal	Benefício clínico não demonstrado	Diversos estudos, em diferentes centros, randomizados e controlados não evidenciaram benefício em sua utilização[39-41]

(continua)

- **TABELA 1** Resumo das principais evidências por medicamento (*continuação*)

Medicação	Eventos adversos	Benefício clínico	Melhores evidências
Nitazoxanida	Perfil seguro	Benefício clínico não demonstrado	Apenas atividade *in vitro* foi demonstrada. Estudos randomizados--controlados em andamento

REFERÊNCIAS BIBLIOGRÁFICAS

1. ClinicalTrials.gov. Disponível em: clinicaltrials.gov. Acessado em 15 de março de 2021.
2. aids.info.nih.gov. Disponível em: Https://Aidsinfo.Nih.Gov/Understanding-Hiv-Aids/Glossary/568/Phase-1-Trial. Acessado em 15 de março de 2021.
3. Tay MZ, Poh CM, Rénia L, MacAry PA, Ng LFP. The trinity of COVID-19: immunity, inflammation and intervention. Nat Rev Immunol. 2020.
4. Horby P, Lim WS, Emberson JR, Mafham M, Bell JL, Linsell L, et al. Dexamethasone in hospitalized patients with Covid-19. N Engl J Med. 2021;384(8):693-704.
5. Tomazini BM, Maia IS, Cavalcanti AB, Berwanger O, Rosa RG, Veiga VC, et al. Effect of dexamethasone on days alive and ventilator-free in patients with moderate or severe acute respiratory distress syndrome and COVID-19: The CoDEX Randomized Clinical Trial. JAMA. 2020;324(13):1307-16.
6. Jeronimo CMP, Farias MEL, Val FFA, Sampaio VS, Alexandre MAA, Melo GC, et al. Methylprednisolone as adjunctive therapy for patients hospitalized with COVID-19 (Metcovid): A randomised, double-blind, phase IIb, placebo-controlled trial. Clin Infect Dis. 2020.
7. Wang Y, Zhang D, Du G, Du R, Zhao J, Jin Y, et al. Remdesivir in adults with severe COVID-19: A randomised, double-blind, placebo-controlled, multicentre trial. Lancet. 2020;395(10236):1569-78.
8. Beigel JH, Tomashek KM, Dodd LE, Mehta AK, Zingman BS, Kalil AC, et al. Remdesivir for the treatment of Covid-19 – Final report. N Engl J Med. 2020;383(19):1813-26.
9. WHO. COVID-19 clinical management: living guidance. World Health Organization; 2021.
10. Gordon AC, Mouncey PR, Al-Beidh F, Rowan KM, Nichol AD, Arabi YM, et al. Interleukin-6 receptor antagonists in critically ill patients with Covid-19. N Engl J Med. 2021.
11. Rosas IO, Bräu N, Waters M, Go RC, Hunter BD, Bhagani S, et al. Tocilizumab in hospitalized patients with severe Covid-19 pneumonia. N Engl J Med. 2021.
12. Salama C, Han J, Yau L, Reiss WG, Kramer B, Neidhart JD, et al. Tocilizumab in patients hospitalized with Covid-19 pneumonia. N Engl J Med. 2021;384(1):20-30.
13. RECOVERY Collaborative Group, Horby PW, Pessoa-Amorim G, et al. Tocilizumab in patients admitted to hospital with COVID-19 (RECOVERY): preliminary results of a randomised, controlled, open-label, platform trial. medRxiv. 2021; preprint. Disponível em: https://www.medrxiv.org/content/10.1101/2021.02.11.21249258v1.
14. Borba MGS, Val FFA, Sampaio VS, Alexandre MAA, Melo GC, Brito M, et al. Effect of high vs low doses of chloroquine diphosphate as adjunctive therapy for patients hospitalized with severe acute respiratory syndrome coronavirus 2 (SARS-CoV-2) infection: A randomized clinical trial. JAMA Netw Open. 2020;3(4):e208857.
15. Tang W, Cao Z, Han M, Wang Z, Chen J, Sun W, et al. Hydroxychloroquine in patients with mainly mild to moderate coronavirus disease 2019: Open label, randomised controlled trial. BMJ. 2020;369:m1849.

16. Geleris J, Sun Y, Platt J, Zucker J, Baldwin M, Hripcsak G, et al. Observational study of hydroxychloroquine in hospitalized patients with Covid-19. N Engl J Med. 2020;382(25):2411-8.

17. Mehra MR, Desai SS, Ruschitzka F, Patel AN. RETRACTED: Hydroxychloroquine or chloroquine with or without a macrolide for treatment of COVID-19: A multinational registry analysis. Lancet. 2020.

18. Mitjà O, Corbacho-Monné M, Ubals M, Alemany A, Suñer C, Tebé C, et al. A cluster-randomized trial of hydroxychloroquine for prevention of Covid-19. N Engl J Med. 2021;384(5):417-27.

19. Horby P, Mafham M, Linsell L, Bell JL, Staplin N, Emberson JR, et al. Effect of hydroxychloroquine in hospitalized patients with Covid-19. N Engl J Med. 2020;383(21):2030-40.

20. Cavalcanti AB, Zampieri FG, Rosa RG, Azevedo LCP, Veiga VC, Avezum A, et al. Hydroxychloroquine with or without azithromycin in mild-to-moderate Covid-19. N Engl J Med. 2020;383(21):2041-52.

21. Scarsi M, Piantoni S, Colombo E, Airó P, Richini D, Miclini M, et al. Association between treatment with colchicine and improved survival in a single-centre cohort of adult hospitalised patients with COVID-19 pneumonia and acute respiratory distress syndrome. Ann Rheum Dis. 2020;79(10):1286-9.

22. Deftereos SG, Giannopoulos G, Vrachatis DA, Siasos GD, Giotaki SG, Gargalianos P, et al. Effect of colchicine vs standard care on cardiac and inflammatory biomarkers and clinical outcomes in patients hospitalized with coronavirus disease 2019: The GRECCO-19 Randomized Clinical Trial. JAMA Netw Open. 2020;3(6):e2013136.

23. Hariyanto TI, Halim DA, Jodhinata C, Yanto TA, Kurniawan A. Colchicine treatment can improve outcomes of coronavirus disease 2019 (COVID-19): A systematic review and meta-analysis. Clin Exp Pharmacol Physiol. 2021.

24. Lopes MI, Bonjorno LP, Giannini MC, Amaral NB, Menezes PI, Dib SM, et al. Beneficial effects of colchicine for moderate to severe COVID-19: A randomised, double-blinded, placebo-controlled clinical trial. RMD Open. 2021;7(1).

25. Pinzón MA, et al. Clinical outcome of patients with COVID-19 pneumonia treated with corticosteroids and colchicine in Colombia. Preprint, p. 1-12, 23 out. 2020. Research Square. Disponível em: http://dx.doi.org/10.21203/rs.3.rs-94922/v1.

26. Weinreich DM, Sivapalasingam S, Norton T, Ali S, Gao H, Bhore R, et al. REGN-COV2, a neutralizing antibody cocktail, in outpatients with Covid-19. N Engl J Med. 2021;384(3):238-51.

27. Chen P, Nirula A, Heller B, Gottlieb RL, Boscia J, Morris J, et al. SARS-CoV-2 neutralizing antibody LY-CoV555 in outpatients with Covid-19. N Engl J Med. 2021;384(3):229-37.

28. Pilkington V, Pepperrell T, Hill A. A review of the safety of favipiravir – A potential treatment in the COVID-19 pandemic? J Virus Erad. 2020;6(2):45-51.

29. Joshi S, Parkar J, Ansari A, Vora A, Talwar D, Tiwaskar M, et al. Role of favipiravir in the treatment of COVID-19. Int J Infect Dis. 2021;102:501-8.

30. Cao B, Wang Y, Wen D, Liu W, Wang J, Fan G, et al. A trial of lopinavir-ritonavir in adults hospitalized with severe Covid-19. N Engl J Med. 2020;382(19):1787-99.

31. Group RC. Lopinavir-ritonavir in patients admitted to hospital with COVID-19 (RECOVERY): A randomised, controlled, open-label, platform trial. Lancet. 2020.

32. Lian N, Xie H, Lin S, Huang J, Zhao J, Lin Q. Umifenovir treatment is not associated with improved outcomes in patients with coronavirus disease 2019: A retrospective study. Clin Microbiol Infect. 2020;26(7):917-21.

33. Nojomi M, Yassin Z, Keyvani H, Makiani MJ, Roham M, Laali A, et al. Effect of arbidol (umifenovir) on COVID-19: A randomized controlled trial. BMC Infect Dis. 2020;20(1):954.

34. Chaccour C, Casellas A, Blanco-Di Matteo A, Pineda I, Fernandez-Montero A, Ruiz-Castillo P, et al. The effect of early treatment with ivermectin on viral load, symptoms and humoral response in

patients with non-severe COVID-19: A pilot, double-blind, placebo-controlled, randomized clinical trial. EClinicalMedicine. 2021;32:100720.

35. López-Medina E, López P, Hurtado IC, Dávalos DM, Ramirez O, Martínez E, et al. Effect of ivermectin on time to resolution of symptoms among adults with mild COVID-19: A randomized clinical trial. JAMA. 2021.

36. Caly L, Druce JD, Catton MG, Jans DA, Wagstaff KM. The FDA-approved drug ivermectin inhibits the replication of SARS-CoV-2 in vitro. Antiviral Res. 2020;178:104787.

37. Galan LEB, Santos NMD, Asato MS, Araújo JV, de Lima Moreira A, Araújo AMM, et al. Phase 2 randomized study on chloroquine, hydroxychloroquine or ivermectin in hospitalized patients with severe manifestations of SARS-CoV-2 infection. Pathog Glob Health. 2021:1-8.

38. López-Medina E, López P, Hurtado IC, et al. Effect of ivermectin on time to resolution of symptoms among adults with mild COVID-19: A randomized clinical trial. JAMA. Published online March 04, 2021. doi:10.1001/jama.2021.3071.

39. Furtado RHM, et al. Azithromycin in addition to standard of care versus standard of care alone in the treatment of patients admitted to the hospital with severe COVID-19 in Brazil (COALITION II): A randomised clinical trial. The Lancet. 2020;396(10256):959-67.

40. Butler C, Doward J, Yu L, et al. Azithromycin for community treatment of suspected COVID-19 in people at increased risk of an adverse clinical course in the UK (PRINCIPLE): A randomised, controlled, open-label, adaptive platform trial. Disponível em: https://doi.org/10.1016/S0140-6736(21)00461-X.

41. Horby PW, et al. Azithromycin in hospitalised patients with COVID-19 (RECOVERY): a randomised, controlled, open-label, platform trial https://doi.org/10.1101/2020.12.10.20245944.

Antibioticoterapia na COVID-19

Amyr Chicharo Chacar
Alexandre Pereira Funari
Eduardo Messias Hirano Padrão

INTRODUÇÃO

A COVID-19 tornou-se uma pandemia com imensurável impacto social, econômico e principalmente nos sistemas de saúde. Por se tratar de uma nova doença, com manifestações e complicações até então pouco conhecidas, permitiu que em seu tratamento fossem utilizadas terapias que hoje são amplamente discutíveis, dentre elas o uso rotineiro de antibióticos. O quadro clínico praticamente indistinguível de outras pneumonias incitou a prescrição indiscriminada de antibióticos, uma terapêutica não isenta de riscos e que pode ter consequências futuras como o aumento da resistência antimicrobiana. Neste capítulo abordaremos as principais evidências existentes até o momento acerca da antibioticoterapia no contexto da COVID-19, bem como complicações relacionadas ao seu uso e sugestões quanto à sua prescrição.

ANTIBIOTICOTERAPIA NO ATENDIMENTO INICIAL

O quadro clínico provocado pelo acometimento pulmonar do vírus SARS-CoV-2 inclui sinais e sintomas como dispneia, tosse, febre e hipoxemia, também presentes em outras etiologias de pneumonia, inclusive bacterianas. Somado a isso, no começo da pandemia, pela indisponibilidade, sensibilidade desconhecida, além da demora no resultado dos testes diagnósticos, houve incentivo na prescrição empírica de antimicrobianos para a maioria das afecções respiratórias baixas pela incapacidade de exclusão de pneumonia bacteriana. Não obstante, o desconhecimento da incidência de coinfecção bacteriana diminuiu ainda mais o limiar para utilização dos antibióticos mesmo nos casos confirmados de COVID-19.

Apesar de todas as considerações comentadas, o conhecimento acerca da COVID-19 evoluiu exponencialmente com o grande número de trabalhos publicados desde o início da pandemia, o que possibilitou a criação de uma maior base de dados, essencial para análise crítica das terapias já empregadas, inclusive da real necessidade da tão frequente prescrição de antibióticos.

Diversos estudos observaram uma incompatibilidade entre a prescrição de antibióticos e a documentação de coinfecção bacteriana.[1-4] Uma metanálise que incluiu um total de 154 estudos, em sua maioria chineses e americanos, demonstrou uma taxa de prescrição de antibióticos em 74,6% dos casos.[2] Da mesma forma, dados coletados de uma coorte de hospitais brasileiros mostrou que 87,1% dos pacientes hospitalizados utilizaram antibióticos durante a internação.[1]

Esses dados entram em conflito com os resultados das pesquisas microbiológicas nos pacientes com COVID-19. Na mesma metanálise citada, a taxa de coinfecção bacteriana e de infecção secundária foram de 3,5% e 14,3% respectivamente.[2] Diversos outros estudos demonstram resultados semelhantes, como uma taxa de prescrição de antibióticos em 54% dos pacientes que foram submetidos a internação hospitalar, com apenas 3,5% de pneumonia bacteriana confirmada, o que sugere uma utilização empírica desproporcional de antimicrobianos, colocando em voga a real necessidade de sua prescrição rotineira.[3]

Mesmo assim, a possibilidade de coinfecção bacteriana não é nula. Achados que podem sugerir a sua presença, e com isso uma decisão racional na prescrição de antibióticos são: a presença de consolidações ao exame de imagem e pacientes em melhora que apresentam nova piora clínica e laboratorial associada a novo infiltrado pulmonar.[5] Outras situações que autorizam seu uso são instabilidade hemodinâmica e sepse, já que o atraso na instauração da terapia antimicrobiana é sabidamente associado a piores desfechos.[6] Por fim, imunossuprimidos também devem receber terapia antimicrobiana de maneira mais permissiva, pela possibilidade de rápida degeneração.

Se indicada no atendimento inicial, a antibioticoterapia deve seguir a cobertura dos mesmos patógenos envolvidos nas infecções comunitárias.[7] A Tabela 1 contém alguns dos regimes indicados pela Sociedade Brasileira de Pneumologia e Tisiologia para o tratamento de pneumonia adquirida na comunidade (PAC).[8]

PROCALCITONINA

Embora a procalcitonina (PCT) tenha sido estudada no intuito da discriminação de infecções bacterianas das infecções virais, evitando assim o uso desnecessário de antibióticos, pelos seus pontos de corte laboratoriais não bem estabelecidos, diretrizes internacionais não recomendam seu uso de ro-

• **TABELA 1** Antibioticoterapia na pneumonia adquirida na comunidade (PAC)

Ambulatorial	Amoxicilina 500 mg-1 g 8/8 h ou azitromicina 500 mg 1x/dia ou claritromicina 500 mg 12/12 h
Ambulatorial com comorbidades*	Amoxicilina/clavulanato 875/125 mg 8/8 h + azitromicina 500 mg 1x/dia ou amoxicilina levofloxacino 500 mg 1x/dia
Enfermaria	Ceftriaxona 1 g 12/12 h + azitromicina 500 mg 1x/dia ou levofloxacino 500 mg 1x/dia
UTI	Ceftriaxona 1 g 12/12 h + azitromicina 500 mg 1x/dia ou ceftriaxona 1 g 12/12 h + levofloxacino 500 mg
Risco de *Pseudomonas***	Cefepime 2 g 8/8 h + azitromicina 500 mg ou piperacilina/tazobactam 4,5 g de 6/6 h + azitromicina 500 mg

*Diabetes, cirrose, doença pulmonar obstrutiva crônica, etilismo, insuficiência cardíaca.
**Uso recente de antibióticos, corticoterapia oral, bronquiectasias, colonização no último ano por *Pseudomonas*.

tina.[9] No entanto, a pandemia de COVID-19 aumentou a relevância desse dilema clínico.

Investigadores conduziram um estudo de coorte retrospectivo de 2.443 pacientes que foram submetidos a medições de procalcitonina (PCT) dentro de 72 horas de apresentação com COVID-19 em dois departamentos de emergência de um hospital na cidade de Nova York. As infecções bacterianas simultâneas foram categorizadas em bacteremia, pneumonia e bacteriúria, que somaram uma taxa de 6,1% de infecção bacteriana de comunidade (IBC). Os agentes microbiológicos mais comuns de pneumonia foram *Staphylococcus aureus* e *Pseudomonas*. Pacientes com infecção bacteriana apresentaram concentrações séricas médias de PCT mais altas em comparação ao grupo com culturas negativas, com as maiores concentrações de PCT entre os pacientes bacterêmicos. O uso da PCT pode ser benéfico, uma vez que o corte de 0,5 ng/mL tem um valor preditivo negativo (VPN) de 0,993. Logo, caso a PCT venha negativa, a chance de o paciente ter uma infecção bacteriana é de 0,7%. No entanto, caso a PCT venha acima desse limite, o valor preditivo positivo para infecção bacteriana é ruim: 0,017. Conclui-se a partir desse estudo que a PCT talvez tenha um papel de exclusão e não diagnóstico. Caso a suspeita seja baixa, o uso da PCT com corte de 0,25 ng/mL também pode ser utilizado no mesmo contexto de exclusão, uma vez que o VPN foi superior a 0,967.

Este estudo é consistente com outros relatórios de que a coinfecção bacteriana na apresentação da COVID-19 é incomum. Juntamente com baixa probabilidade pré-teste, um nível de PCT abaixo de 0,5 ng/mL poderia ajudar na exclusão de pneumonia bacteriana associada na admissão dos pacientes infectados por SARS-CoV-2.[10] No entanto, os pacientes com COVID-19 em sua forma mais grave e com doença mais avançada podem ter concentrações de procalcitonina mais elevadas pelo próprio quadro viral, diminuindo a utilidade da procalcitonina nesses casos.

INFECÇÕES NOSOCOMIAIS

Pacientes com COVID-19, quando evoluem desfavoravelmente, apesar de minoria, apresentam internação prolongada, em que muitas vezes são necessárias medidas invasivas e suporte ventilatório.[11] Esses pacientes apresentam risco maior de coinfecções, que por sua vez, quando presentes, prolongam a permanência na UTI e aumentam o risco de morte.[12,13]

Segundo uma análise microbiológica de pacientes graves internados na Espanha, as infecções mais encontradas foram bacteremia isolada (31%), relacionadas ao cateter (25%), pneumonia associada a ventilação mecânica (23%), traqueobronquite/pneumonia nosocomial (10%) e infecção do trato urinário (8%).[12]

Um ponto importante a ser abordado é que a infecção pelo SARS-CoV-2 provoca febre e altera marcadores inflamatórios e em sua evolução provoca hipoxemia. Em contrapartida, a ventilação mecânica e o próprio vírus predispõem a infecções nosocomiais, o que torna um desafio para o médico assistente diferenciar a própria evolução da doença de uma superinfecção bacteriana, que implicaria na necessidade de terapia antimicrobiana.[14]

Apesar deste dilema, ressalta-se que os mesmos critérios diagnósticos para as infecções associadas à assistência de saúde devem ser utilizados.[29] Especialmente na pneumonia nosocomial e pneumonia associada a ventilação mecânica, situações em que os próprios critérios diagnósticos ainda são tema de discussão pela sua baixa sensibilidade e especificidade, o olhar clínico deve estar atento para evitar prescrições desnecessárias.[5]

Outra preocupação se deve ao cuidado dos dispositivos. Frequentemente esses pacientes necessitam de acessos venosos profundos para infusão de drogas, necessidade de diálise e outras medidas de monitorização como pressão arterial invasiva. Além de predispor a infecções no próprio paciente, sem o devido cuidado, podem aumentar a taxa de infecções associadas ao cuidado de saúde em toda unidade hospitalar, inclusive por germes multirresistentes.[15]

Quanto à indicação de prescrição de antibióticos, como já citado anteriormente, instabilidade hemodinâmica e sepse devem incitar a sua pronta administração. Outras condições como piora clínica após período de melhora, nova febre e novo infiltrado em contexto de piora clínica e laboratorial também servem de indício para necessidade de terapia antimicrobiana.[5] Parece uma estratégia viável, em pacientes estáveis e sem evidências claras de infecção bacteriana, a coleta de culturas e observação cautelosa. Caso o paciente instabilize, iniciar prontamente os antibióticos, e caso se mantenha estável, aguardar o resultado das culturas realizando reavaliações clínicas seriadas, questionando a necessidade da antibioticoterapia.[16] Na Figura 1 encontra-se um fluxograma sugerido.

Caso se opte pela prescrição dos antibióticos, a coleta de hemoculturas e culturas de trato respiratório inferior, no caso de pneumonias, sempre devem ser realizadas, e se possível, antes do início da antibioticoterapia para um futuro ajuste ou descalonamento.[6]

Os patógenos isolados nas culturas de pacientes com superinfecção bacteriana na COVID-19 geralmente se assemelham à microbiologia local esperada no contexto prévio à pandemia, com predomínio de bacilos Gram-negativos e cocos Gram-positivos nas pneumonias nosocomiais ou associadas à ventilação mecânica, o que pode servir de guia para prescrição empírica nestas situações, idealmente em concordância com os protocolos propostos pela comissão de controle de infecções hospitalares (CCIH) de sua unidade de saúde.[5,14,17]

Por fim e não menos importante, as medidas de prevenção de infecções nosocomiais devem ser ainda mais incentivadas, como lavagem das mãos, evitar

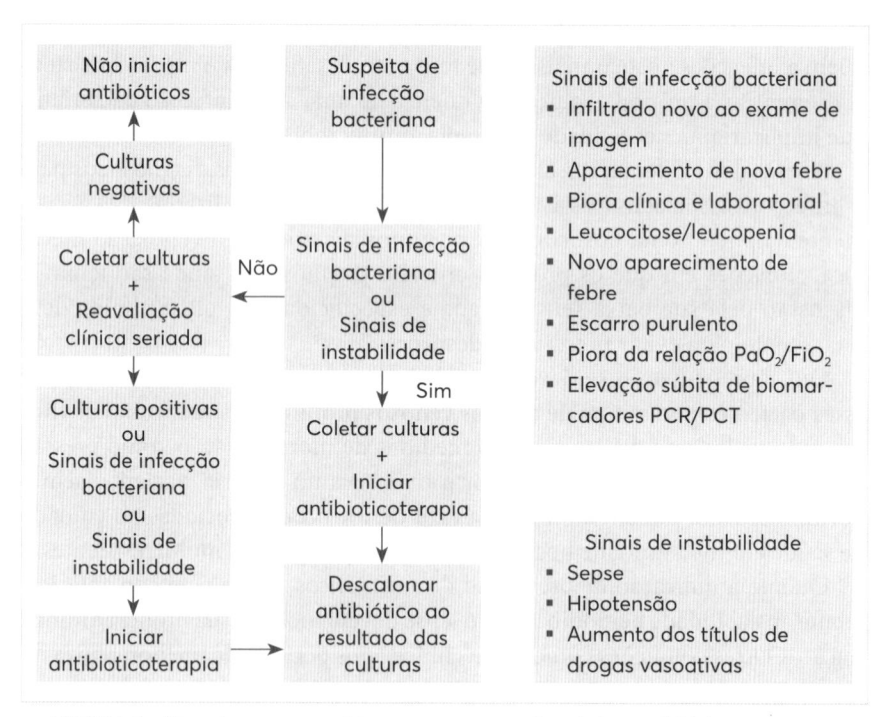

• **FIGURA 1** Abordagem sugerida para o uso racional de antibióticos na suspeita de pneumonia nosocomial. PaO_2/FiO_2: relação pressão parcial de oxigênio arterial/fração inspirada de oxigênio; PCR/PCT: proteína C-reativa/teste de procalcitonina.

invasões desnecessárias, manipulação dos dispositivos com a técnica correta, além de cabeceira do leito elevada e evitar uso indiscriminado de inibidores de bomba de prótons para prevenção de infecções nosocomiais e colite pseudo-membranosa.

CONSIDERAÇÕES SOBRE OS PRINCIPAIS ANTIBIÓTICOS

Azitromicina

A azitromicina foi um dos antibióticos mais utilizados durante a pandemia. Facilidade posológica, ampla experiência no tratamento de pneumonia adquirida na comunidade, possíveis efeitos imunomoduladores e antivirais justificaram sua tão frequente prescrição. Apesar de todos os possíveis benefícios, diversos estudos não demonstraram desfechos duros em estudos *in vivo* tanto no contexto ambulatorial quanto em pacientes internados com COVID-19.[18,19,28] Somados aos efeitos colaterais associados à sua utilização e indução de resistência antimicrobiana, seu uso rotineiro não é recomendado. Discutiremos nos tópicos a seguir os principais aspectos do tema.

Efeito antiviral

Acredita-se que a azitromicina tenha propriedades antivirais, que inclusive poderiam funcionar em sinergia com os medicamentos antivirais. Estudos pré-clínicos descobriram que esse macrolídeo pode exercer efeitos antivirais contra o vírus Zika, rinovírus e vírus Ebola.[20-22] No entanto, os efeitos antivirais *in vivo* especialmente em pacientes com COVID-19 ainda não foram comprovados. Um estudo ainda não publicado mostrou que, no contexto da infecção do SARS-CoV-2, acredita-se que a azitromicina possa alterar o pH do complexo de Golgi e endossomal, o que interferiria na replicação do vírus.[36]

Os estudos clínicos sobre o uso de azitromicina em pacientes com pneumonia causada por vírus respiratórios apresentaram resultados conflitantes. Em um ensaio clínico multicêntrico, aberto e randomizado conduzido entre pacientes com influenza A, uma terapia combinada de oseltamivir mais azitromicina (2 g/dia, formulação de liberação prolongada) foi associada à melhora de alguns sintomas relacionados à influenza, mas sem diferença nos níveis de citocinas inflamatórias. A dosagem de azitromicina utilizada neste estudo foi superior à dose utilizada habitualmente no tratamento de pneumonia bacteriana.

Seus efeitos antivirais também foram testados em infecções semelhantes à COVID-19. Um estudo de coorte retrospectivo realizado em 14 hospitais terciários em cinco cidades da Arábia Saudita de 2012 a 2018 demonstrou que em 349 pacientes com síndrome respiratória do Oriente Médio (MERS) confirmada em laboratório, causada por um coronavírus semelhante ao SARS-CoV-2, o tratamento com macrolídeos não foi associado a uma redução na mortalidade em 90 dias ou melhora na depuração do RNA MERS-CoV.

Efeito imunomodulador

Os efeitos imunomoduladores da azitromicina são estudados há muito tempo em diversas patologias respiratórias como doença pulmonar obstrutiva crônica, bronquiectasias e fibrose cística.[23] Isso abriu precedentes para que no contexto da COVID-19, patologia onde cada vez mais se descobre a importância das citocinas na sua patogênese, fosse aventado seu uso.

A síndrome de liberação de citocinas (SRC), também conhecida como tempestade de citocinas, parece ser um dos principais fatores de mortalidade em COVID-19. Ela se caracteriza por sintomas constitucionais, inflamação sistêmica e disfunção de múltiplos órgãos, desencadeados por uma resposta imune desregulada.[24] Acredita-se que a redução de IL-6 (o alvo do tocilizumab) promovida pela azitromicina possa diminuir a tempestade de citocinas. Pensando nisso, a azitromicina teoricamente atuaria na modulação da resposta inflamatória, o que favoreceria seu uso na infecção pelo SARS-CoV-2. Novamente, nenhum trabalho com significância clínica conseguiu evidenciar benefícios em sua utilização rotineira.

Arritmias

Alguns macrolídeos são bem conhecidos por seu potêncial arritmogênico, notadamente a eritromicina. Acredita-se que a azitromicina seja um dos macrolídeos mais seguros, mas há informações conflitantes sobre o risco de arritmias.[25] No nível pré-clínico, seus efeitos pró-arritmogênicos foram investigados em diferentes modelos animais, mostrando que a azitromicina não está associada a *torsades de pointes*, embora esta droga aumente o intervalo QT e a duração do potencial de ação monofásico. Apesar disso, quando em associação com outras classes de drogas com potencial de prolongar o intervalo QT, como hidroxicloroquina e cloroquina, podem desencadear arritmias malignas, o que justifica um monitoramento eletrocardiográfico se seu uso for indispensável.[26,27]

Vale a pena comentar que, apesar da preocupação com o prolongamento de QT, no estudo COALITION II e no PRINCIPLE não houve maior incidência de arritmias ou prolongamento de QT no grupo da azitromicina.[18,19] Infelizmente, o estudo RECOVERY não avaliou de forma pragmática os efeitos adversos.[28]

Efeitos clínicos na prática

Diversos estudos em pacientes com COVID-19 falharam em demonstrar benefício clínico de sua utilização rotineira. A azitromicina foi testada no tratamento ambulatorial de pacientes considerados com risco maior de piores desfechos – idosos ou com mais de 50 anos portadores de comorbidades – e em seu resultado não houve diferença estatística no tempo de recuperação ou risco de hospitalização e morte.[18] Outro estudo liderado pelo grupo COALI-SÃO II envolveu 57 centros brasileiros, os quais utilizaram hidroxicloroquina com ou sem azitromicina no cuidado de pacientes considerados graves internados, também não demonstrando melhores desfechos.[19] De forma semelhante, o grupo inglês RECOVERY conduziu um estudo randomizado com 7.764 pacientes, sem diferença em mortalidade, necessidade de ventilação mecânica, necessidade de diálise ou desmame ventilatório.[28] Ou seja, a despeito de todos os potenciais teóricos da utilização de azitromicina na COVID-19, os estudos mais robustos que avaliaram sua eficácia na prática não identificaram benefício em seu uso rotineiro; dessa forma, somente deve ser prescrita no contexto de coinfecção bacteriana.

Ceftriaxona

Outros antibióticos prescritos indiscriminadamente para pacientes internados com COVID-19 são os betalactâmicos, com destaque para a ceftriaxona, uma cefalosporina de terceira geração. Além de não haver evidência científica demonstrando redução da mortalidade com sua utilização rotineira, seu uso não é isento de efeitos adversos. Alergia medicamentosa, farmacodermia, nefrite intersticial e desenvolvimento de colelitíase e cólica biliar, principalmente quando administrada por via parenteral e em altas doses, são colaterais descritos na literatura.[30] A ceftriaxona também está associada a casos raros de trombocitopenia imune e hepatite imunoalérgica.[31] O uso indiscriminado deste medicamento está associado a indução de resistência bacteriana e aumento do número de casos de infecções por agentes multirresistentes. Portanto, seu uso na COVID-19 só deve ser realizado para o tratamento das superinfecções quando presentes.[7]

CONSEQUÊNCIAS FUTURAS

Outra questão não menos importante é a consequência negativa do uso indiscriminado dos antimicrobianos. Além dos efeitos colaterais inerentes à sua prescrição, que foram comentados, a indução de resistência bacteriana se torna uma preocupação para um futuro próximo.[32,33]

Além do julgamento clínico criterioso, a comissão de controle de infecção hospitalar (CCIH) tem papel fundamental neste contexto. Mapear a flora de seu hospital, auxiliar na instauração de protocolos de orientação quanto à pres-

• **TABELA 2** Possíveis consequências do uso indiscriminado de antibióticos na COVID-19

Antibióticos	Consequências
Maioria das classes de antibióticos	Gastos em saúde Desabastecimento de antibióticos para situações com benefício comprovado Colite pseudomembranosa Resistencia bacteriana Farmacodermias
Azitromicina	Prolongamento de QT e possível potencial arritmogênico em associação com outras drogas *Rash* cutâneo Hepatotoxicidade (hepatite colestática) Desconforto abdominal Colite pseudomembranosa
Ceftriaxona	Cálculos biliares e pseudolitíase biliar Trombocitopenia imune Hepatite Alergias Colite pseudomembranosa

crição empírica de seus antibióticos, controle de prescrição, além de medidas para evitar a transmissão intra-hospitalar são medidas que podem impactar positivamente na sobrevida dos pacientes e na seleção de germes resistentes.[34,35]

CONCLUSÃO

Todos estes dados reforçam as seguintes questões:

- Ao que se parece, coinfecção bacteriana não é tão comum em pacientes com COVID-19 na sua apresentação inicial.
- Apesar de dados conflitantes, a procalcitonina pode ser um marcador útil se utilizada em conjunto ao julgamento clínico na admissão, perdendo utilidade conforme a COVID-19 evolui em gravidade.
- A superinfecção pode ocorrer principalmente em pacientes internados por longos períodos, principalmente quando em vigência de dispositivos invasivos e imunossupressores (geralmente as principais terapias com benefício na COVID-19).
- A presença ou não de pneumonia bacteriana ainda é um desafio na COVID-19. Consolidações ao exame de imagem, instabilidade hemodinâmica,

sepse e talvez pró-calcitonina são fatores importantes que podem auxiliar na correta prescrição dos antimicrobianos.

- Quando prescritos, os antibióticos devem possuir espectro de ação direcionado contra os patógenos habituais, com coleta de culturas sempre que possível antecedendo o início da terapia, e se indicados em pacientes hospitalizados, seguir os protocolos de sua CCIH.

- A prescrição indiscriminada de antibióticos não é isenta de riscos: pode induzir resistência antimicrobiana e efeitos colaterais. Dessa forma, não deve ser realizada de rotina, indicada apenas na presença de infecção bacteriana associada.

REFERÊNCIAS BIBLIOGRÁFICAS

1. Marcolino MS, Ziegelmann PK, Souza-Silva MVR, et al. Clinical characteristics and outcomes of patients hospitalized with COVID-19 in Brazil: results from the Brazilian COVID-19 Registry [published online ahead of print, 2021 Jan 11]. Int J Infect Dis. 2021;S1201-9712(21)00030-8.

2. Langford BJ, et al. Antibiotic prescribing in patients with COVID-19: rapid review and meta-analysis. Clinical Microbiology and Infection. 2021.

3. Vaughn VM, Gandhi T, Petty LA, et al. Empiric antibacterial therapy and community-onset bacterial co-infection in patients hospitalized with COVID-19: A multi-hospital cohort study [published online ahead of print, 2020 Aug 21]. Clin Infect Dis. 2020;ciaa1239.

4. Rawson TM, Moore LSP, Zhu N, et al. Bacterial and fungal coinfection in individuals with coronavirus: A rapid review to support COVID-19 antimicrobial prescribing. Clin Infect Dis. 2020;71(9):2459-68.

5. Sieswerda E, de Boer MGJ, Bonten MMJ, Boersma WG, Jonkers RE, Aleva RM, et al. Recommendations for antibacterial therapy in adults with COVID-19 – an evidence based guideline. Clin Microbiol Infect. 2021 Jan;27(1):61-6.

6. Rhodes A, Evans LE, Alhazzani W, Levy MM, Antonelli M, Ferrer R, et al. Surviving Sepsis Campaign: international guidelines for management of sepsis and septic shock: 2016. Intensive Care Med. 2017;43(3):304-77.

7. World Health Organization. COVID-19 clinical management: living guidance. WHO; 2021. Disponível em: who.int/publications/i/item/WHO-2019-nCoV-clinical-2021-1.

8. Corrêa RA, Costa NA, Lundgren F, Michelim L, Figueired, MR, Holanda M, et al. Recomendações para o manejo da pneumonia adquirida na comunidade 2018. J Bras Penumol. 2018;44(5):405-23.

9. Metlay JP, et al. Diagnosis and treatment of adults with community-acquired pneumonia: An official clinical practice guideline of the American Thoracic Society and Infectious Diseases Society of America. Am J Respir Crit Care Med. 2019;200(7):e45-e67.

10. May M, et al. Limited utility of procalcitonin in identifying community-associated bacterial infections in patients presenting with coronavirus disease 2019. Antimicrob Agents Chemother. 2021 Jan 25; [e-pub].

11. Huang C, Wang Y, Li X, Ren L, Zhao J, Hu Y, et al. Clinical features of patients infected with 2019 novel coronavirus in Wuhan, China. The Lancet. 2020;395(10223):497-506.

12. Bardi T, et al. Nosocomial infections associated to COVID-19 in the intensive care unit: Clinical characteristics and outcome. Eur J Clin Microbiol Infect Dis. 2021 Mar;40:495.

13. Buetti N, et al. COVID-19 increased the risk of ICU-acquired bloodstream infections: A case-cohort study from the multicentric OUTCOMEREA network. Intensive Care Med. 2021 Feb;47:180.

14. Rouzé A, Martin-Loeches I, Povoa P, et al. Relationship between SARS-CoV-2 infection and the incidence of ventilator-associated lower respiratory tract infections: a European multicenter cohort study. Intensive Care Med. 2021;47(2):188-98.

15. Cantón R, Gijón D, Ruiz-Garbajosa P. Antimicrobial resistance in ICUs: an update in the light of the COVID-19 pandemic. Curr Opin Crit Care. 2020 Oct;26(5):433-41.

16. De Waele JJ, Derde L, Bassetti M. Antimicrobial stewardship in ICUs during the COVID-19 pandemic: back to the 90s? Intensive Care Med. 2021;47:104-6.

17. Maes M, Higginson E, Pereira-Dias J, et al. Ventilator-associated pneumonia in critically ill patients with COVID-19. Crit Care. 2021;25:25.

18. Butler C, Doward J, Yu L, et al. Azithromycin for community treatment of suspected COVID-19 in people at increased risk of an adverse clinical course in the UK (PRINCIPLE): a randomised, controlled, open-label, adaptive platform trial. https://doi.org/10.1016/ S0140-6736(21)00461-X.

19. Furtado RHM, et al. Azithromycin in addition to standard of care versus standard of care alone in the treatment of patients admitted to the hospital with severe COVID-19 in Brazil (COALITION II): a randomised clinical trial. The Lancet. 2020;396(10256):959-67.

20. Menzel M, Akbarshahi H, Bjermer L, et al. Azithromycin induces anti-viral effects in cultured bronchial epithelial cells from COPD patients. Sci Rep. 2016;6:28698.

21. Tran DH, Sugamata R, Hirose T, et al. Azithromycin, a 15-membered macrolide antibiotic, inhibits influenza A(H1N1)pdm09 virus infection by interfering with virus internalization process. J Antibiot. 2019;72:759-68.

22. Bleyzac N, Goutelle S, Bourguignon L, Tod M. Azithromycin for COVID-19: More than just an antimicrobial?. Clin Drug Investig. 2020;40(8):683-6.

23. Zimmermann P, Ziesenitz VC, Curtis N, Ritz N. The immunomodulatory effects of macrolides – A systematic review of the underlying mechanisms. Front Immunol. 2018;9:302.

24. Fajgenbaum DC, June CH. Cytokine storm. N Engl J Med. 2020;383:2255-73.

25. Saleh M, et al. Effect of chloroquine, hydroxychloroquine, and azithromycin on the corrected QT interval in patients with SARS-CoV-2 Infection. Circulation. 2020;13:e008662.

26. Ramireddy A, et al. Experience with hydroxychloroquine and azithromycin in the coronavirus disease 2019 pandemic: Implications for QT interval monitoring. doi: https://doi.org/10.1101/20 20.04.22.20075671.

27. Mercuro NJ, Yen CF, Shim DJ, et al. Risk of QT interval prolongation associated with use of hydroxychloroquine with or without concomitant azithromycin among hospitalized patients testing positive for coronavirus disease 2019 (COVID-19). JAMA Cardiol. 2020;5(9):1036-41.

28. Horby PW, et al. Azithromycin in hospitalised patients with COVID-19 (RECOVERY): a randomised, controlled, open-label, platform trial The Lancet. 2021.

29. François B, Laterre PF, Luyt CE, et al. The challenge of ventilator-associated pneumonia diagnosis in COVID-19 patients. Crit Care. 2020;24:289.

30. Mohiuddin R, Lewis JH. Drug- and chemical-induced cholestasis. Clin Liver Dis. 2004;8(1):95-vii.

31. Shalviri G, Yousefian S, Gholami K. Adverse events induced by ceftriaxone: a 10-year review of reported cases to Iranian Pharmacovigilance Centre. J Clin Pharm Ther. 2012;37(4):448-51.

32. Doan T, Worden L, Hinterwirth A, et al. Macrolide and nonmacrolide resistance with mass azithromycin distribution. N Engl J Med. 2020;383(20):1941-50.

33. Pelfrene E, Botgros R, Cavaleri M. Antimicrobial multidrug resistance in the era of COVID-19: a forgotten plight?. Antimicrob Resist Infect Control. 2021;10:21.

34. Cole J, Barnard E. The impact of the COVID-19 pandemic on healthcare acquired infections with multidrug resistant organisms. Am J Infect Control. 2020 Oct 1;5726.

35. Bentivegna E, Luciani M, Arcari L, Santin, I, Simmaco M, Martelletti P. Reduction of multidrug-resistant (MDR) bacterial infections during the COVID-19 pandemic: A retrospective study. Int J Environ Res Public Health. 2021 Jan 23;18(3):1003.

36. Poschet J, Perkett E, Timmins G, Deretic V. Azithromycin and ciprofloxacin have a chloroquine-like effect on respiratory epithelial cells. bioRxiv 2020; published online March 31.

Anticorpos monoclonais contra proteínas virais

Monaliza de Almeida Castro
Eduardo Messias Hirano Padrão
Thiago Vicente Pereira

INTRODUÇÃO

Nos dias de hoje, o uso de anticorpos monoclonais tem tido muito sucesso para doenças principalmente no ramo da oncologia. Com a pandemia de COVID-19 está sendo testado o uso de diferentes anticorpos monoclonais, geralmente obtidos de plasma convalescente de pacientes previamente infectados. Até o momento existem 4 anticorpos monoclonais: bamlanivimab, etesevimab, casirivimab e indesivimab. O bamlanivimab foi utilizado isoladamente em estudos,[2] já o etesevimab só foi testado em conjunto com o bamlanivimab; ambos são produzidos pela Eli Lilly and Company. O casirivimab e o indesivimab foram testados em conjunto e são produzidos pela Regeneron Pharmaceuticals.[3]

MECANISMO DE AÇÃO

O mecanismo de ação é muito similar entre os anticorpos monoclonais e todos aqueles até agora existentes atuam contra a proteína *spike* do SARS-CoV-2.[1] A proteína *spike* é a responsável pela ligação com o receptor ACE2, e realiza a fusão e internalização do vírus na célula em endossomos. Cada anticorpo se liga a um epítopo diferente do mesmo receptor, portanto assume-se que os mecanismos de ação, apesar de similares, são sinérgicos e o uso combinado teria benefício. O bamlanivimab, o etesevimab e o casirivimab são anticorpos IgG1 kappa, enquanto que o indesivimab é IgG1 lambda.[1]

O uso dos anticorpos monoclonais deve ser realizado na fase viral, quando ocorre a viremia, a fim de neutralizar os vírus circulantes.

BAMLANIVIMAB

O bamlanivimab teve aprovação do uso emergencial em 10 de novembro de 2020 pelo FDA nos Estados Unidos,[5] após a publicação de dados do estudo BLA-ZE-1 no *New England Journal of Medicine* no final de outubro do mesmo ano.[2]

O estudo foi um ensaio clínico randomizado, duplo-cego, multicêntrico em que foram estudadas 3 doses únicas, intravenosas, diferentes: 700 mg, 2.800 mg, 7.000 mg. De acordo com os autores, a dose de 700 mg seria suficiente, mas doses maiores foram testadas para avaliar melhor eficácia. Um total de 452 pacientes com COVID-19 leve a moderada foram incluídos e a randomização obteve grupos relativamente similares. Como desfecho primário, apenas a dose de 2.800 mg mostrou redução da carga viral significativa quando comparada ao placebo no dia 11 da doença. No entanto, no dia 3, apenas a dose de 2.800 mg também teve diminuição da carga viral de forma significativa. Como análise secundária, houve diminuição de 6,3% de hospitalização para 1,6% em relação ao placebo. Em relação a sintomas, aparentemente há diminuição dos sintomas mais rapidamente no grupo do anticorpo monoclonal. Em relação a efeitos adversos sérios, não foi relatado nenhum na fase 2 do estudo. Obviamente ainda são necessários mais estudos para avaliar a segurança. Efeitos adversos leves também não tiveram diferença, sendo náusea e diarreia os mais comuns. Não há contraindicações específicas à medicação.

Os dados da fase 3 ainda não foram publicados, mas o FDA aprovou sua liberação para casos leves a moderados com menos de 10 dias de sintomas, idealmente logo após o resultado do PCR estar disponível.[5] O uso para pacientes hospitalizados não é indicado e pode levar a piores desfechos.

Em relação ao uso do bamlanivimab em pacientes hospitalizados, a atual recomendação é contra o uso rotineiro. Isso é baseado no estudo ACTIV-3/TICO,[6] publicado no *New England Journal of Medicine* em dezembro de 2020. O ACTIV-3/TICO foi um ensaio clínico randomizado com 314 pacientes que comparou o bamlanivimab com placebo. O estudo não demonstrou diferença no uso do anticorpo monoclonal em relação à escala ordinal da Organização Mundial da Saúde (OMS) no 5º dia de doença. Além disso, não houve diferença em recuperação sustentada da doença, alta hospitalar e mortalidade.[6]

BAMLANIVIMAB COM ETESEVIMAB

O uso emergencial do bamlanivimab em conjunto com o etesevimab foi aprovado no dia 9 de fevereiro de 2021, após o FDA avaliar mais dados do estudo BLAZE-1 no final de janeiro de 2021.

Os dados ainda não foram publicados nem revisados por pares. A fase 3 do BLAZE-1 incluiu 1.035 pacientes, recebendo 2.800 mg do bamlanivimab e 2.800 mg do etesevimab em infusão única *versus* placebo. Os resultados observados foram: 5% de redução de morte por qualquer causa ou hospitalização por COVID-19 (2% *versus* 7%). Não houve mortes no grupo do bamlanivimab com etesevimab, *versus* 10 mortes no grupo placebo, com p < 0,001. Como desfecho secundário, a carga viral do SARS-CoV-2 foi significativamente menor no grupo intervenção.

Como reações adversas o uso conjunto foi muito similar ao uso isolado de bamlanivimab. Reações alérgicas podem ocorrer, incluindo anafilaxia, embora rara. Não há contraindicações específicas à medicação.

CASIRIVIMAB COM INDESIVIMAB

O coquetel casirivimab com indesivimab é também conhecido como REGN-COV2. Também foi aprovado para uso emergencial pelo FDA em novembro de 2020.[7] O estudo da droga basicamente foi um estudo de inclusão contínua fase 1/2/3, multicêntrico, randomizado, duplo-cego, placebo-controlado[3]. Foram incluídos 275 pacientes na análise interina, todos maiores de 18 anos e não hospitalizados, antes de 7 dias do início dos sintomas. Análise interina do estudo da droga mostrou menor carga viral em 7 dias, com significância estatística para ambas as doses testadas. Houve redução absoluta de 3% em visitas médicas, de 6% *versus* 3%, no entanto sem significância estatística. Como limitação significativa podemos dizer que o estudo não estabeleceu desfechos primários em seu início e que empregados da Regeneron Pharmaceuticals tinham acesso aos dados não cegados. Além disso, a empresa teve participação direta na formulação do *trial*. Em relação à segurança, reações alérgicas infusionais ocorreram em ambos os grupos de forma similar.

Os resultados do estudo completo do casirivimab-imdevimab também ainda não foram publicados, mas nos resultados preliminares obteve-se benefício com doses de 2.400 mg (1.200 mg de casirivimab com 1.200 mg de indesivimab) e 8.000 mg (4.000 mg de casirivimab e 4.000 mg de inesivimab) de dose total. Um dos desfechos era combinado de visita ao departamento de emergência e admissão hospitalar, sendo menor no grupo intervenção, com 3% *versus* 9% no grupo placebo.[3]

Efeitos adversos não são comuns, e incluem náusea e vômitos principalmente, mas reações alérgicas incluindo anafilaxia também podem ocorrer. Não há contraindicações específicas à medicação.[1]

RECOMENDAÇÕES ATUAIS

O FDA recomenda o uso de anticorpos monoclonais em pacientes ambulatoriais com 18 anos ou mais com algum dos fatores de risco a seguir:[4]

- IMC maior ou igual a 35 kg/m².
- Doença renal crônica.
- *Diabetes mellitus.*
- Imunossupressão.
- Idade maior ou igual a 65 anos.
- Idade maior ou igual a 55 com doença cardiovascular prévia, hipertensão ou doença pulmonar obstrutiva crônica (DPOC).

Os pacientes têm que receber a infusão logo após o diagnóstico laboratorial da doença e antes de 10 dias de sintomas (janela da fase 1 – viral).

Pacientes que receberam os anticorpos monoclonais não podem ser vacinados nos 3 primeiros meses, pois os anticorpos podem interferir na eficácia da vacina.

Não há evidência nem recomendação para o uso dos anticorpos monoclonais em pacientes hospitalizados até o momento.

REFERÊNCIAS BIBLIOGRÁFICAS

1. UpToDate. Coronavirus disease 2019 (COVID-19): Outpatient evaluation and management in adults. Acessado em março de 2021.
2. Chen P, Nirula A, Heller B, Gottlieb RL, Boscia J, Morris J, et al.; BLAZE-1 Investigators. SARS-CoV-2 neutralizing antibody LY-CoV555 in outpatients with Covid-19. N Engl J Med. 2021 Jan 21;384(3):229-37.
3. Weinreich DM, Sivapalasingam S, Norton T, Ali S, Gao H, Bhore R, et al.; Trial Investigators. REGN-COV2, a neutralizing antibody cocktail, in outpatients with Covid-19. N Engl J Med. 2021 Jan 21;384(3):238-51.
4. NIH. COVID-19 treatment guidelines. Disponível em: https://www.covid19treatmentguidelines. nih.gov/. Acessado em: março de 2021.
5. FDA emergency use authorization letter: Bamlanivimab.
6. ACTIV-3/TICO LY-CoV555 Study Group, Lundgren JD, Grund B, Barkauskas CE, Holland TL, Gottlieb RL, Sandkovsky U, et. al. A neutralizing monoclonal antibody for hospitalized patients with Covid-19. N Engl J Med. 2021 Mar 11;384(10):905-14.
7. FDA emergency use authorization letter: Casirivimab and indesivimab.

Imunoterapia e plasma de convalescente

Hareton Teixeira Vechi
Bernardo de Lima Siqueira
Mariana Theozzo Padovani
Thiago Vicente Pereira

INTRODUÇÃO

A resposta imune contra o SARS-CoV-2 pode exercer um duplo papel na COVID-19. Se, por um lado, o desenvolvimento de linfócitos T específicos e anticorpos neutralizantes é fundamental no controle e na erradicação da replicação viral, por outro, quando esse processo se faz acompanhado de uma resposta inflamatória desregulada e excessiva do hospedeiro, formas graves e críticas da doença, caracterizadas por lesão pulmonar aguda, podem sobrevir. É nesse sentido que diferentes modalidades do campo da imunoterapia têm recebido atenção investigacional e obtido espaço no arsenal profilático e terapêutico da COVID-19. Além do plasma de convalescente e imunoglobulina hiperimune, antagonistas de IL-6 e inibidores da Janus kinase, outras drogas imunomoduladoras, a exemplo do ácido acetilsalicílico, colchicina e fumarato de dimetila, estão em investigação na COVID-19.

PLASMA DE CONVALESCENTE E IMUNOGLOBULINA HIPERIMUNE

O plasma de convalescente (PC) e a imunoglobulina hiperimune (IgHI) são produtos obtidos a partir do sangue de pacientes que já tiveram uma determinada doença e geraram uma resposta imune contra o agente causador. O PC é habitualmente obtido através do processo de aférese, sendo também possível

---

Em memória de Francisca Lucimar de Lima e Silva.

sua extração através da doação de sangue total. A IgHI consiste em um produto de alta concentração de imunoglobulinas de propriedades específicas, sendo obtida através do processamento de várias unidades de plasma.

Anticorpos que se ligam a um determinado vírus podem diminuir sua entrada nas células e aumentar o *clearance* viral, mas o mecanismo específico pelo qual a resposta imune contribui para a prevenção e a recuperação da infecção pelo SARS-CoV-2 ainda não foi definido. Experiências com outros agentes virais, como o vírus Junin (arenavírus causador da febre hemorrágica argentina) e outros coronavírus (como o da epidemia do SARS) estimularam a investigação desse tipo de terapia na pandemia da COVID-19.

PLASMA DE CONVALESCENTE

Em termos práticos, o PC é um produto semelhante ao plasma fresco congelado, com a peculiaridade de ser obtido de doadores que passaram por uma infecção específica. Ainda que a doação por aférese permita a retirada de até 4 unidades de PC por doação, com uma possível nova doação em 1 a 4 semanas, enquanto a extração a partir da doação de sangue completo permite a produção de apenas 1 unidade de PC, com necessidade de intervalo maior entre as doações e o inconveniente da anemia transitória, a estrutura para a realização de aférese não é tão amplamente disponível. Tais características têm implicações importantes:

- Não é um produto amplamente disponível.
- Com o fim da pandemia, tende a tornar-se mais escasso devido à quantidade reduzida de casos (o que pode ser parcialmente contornado com medidas como o congelamento para uso posterior, uso de doadores imunizados artificialmente através da vacinação, produção através de linfócitos B imortalizados).
- Demanda estrutura específica para sua coleta, preparo e armazenamento.

A avaliação de pacientes com COVID-19 tem mostrado que o surgimento de imunoglobulina M (IgM) contra as proteínas *spike* e o nucleocapsídeo viral ocorre por volta da primeira semana de doença, aumentando seus títulos ao longo de duas semanas, enquanto as imunoglobulinas G (IgG) contra esses mesmos antígenos surgem por volta da terceira semana. Há, dessa forma, um intervalo de tempo entre o contágio e o início de uma resposta imunológica, que pode ajudar na recuperação do paciente.[1] Enquanto a vacinação em massa ainda não é uma realidade em muitos países, o que montaria uma resposta imunológica prévia ao contágio, a imunização passiva de pacientes não expostos e não vacinados, através de produtos como o PC, tem o potencial de reduzir a incidência da doença e/ou reduzir sua gravidade.

Com a progressão e o agravamento da doença, é plausível que a transfusão de anticorpos não traga benefício adicional à já iniciada resposta imune do paciente. Além disso, as complicações em fases avançadas da doença parecem ocorrer mais devido à elevada carga inflamatória do que à atividade do vírus em si.

Em face do exposto, podemos supor que, idealmente, o PC deve ter altas concentrações de anticorpos específicos contra o SARS-CoV-2 e ser administrado na fase inicial da doença, e alguns trabalhos podem ser citados como referência de diferentes cenários envolvendo estes dois aspectos.

Estudo observacional multicêntrico realizado nos Estados Unidos avaliou dados de 35.300 adultos internados por COVID-19 com a forma grave da doença (presença de dispneia, FR $\geq$ 30 ipm, SpO_2 < 93% em ar ambiente, PaO_2/FiO_2 < 300, insuficiência respiratória, acometimento pulmonar $\geq$ 50% nas primeiras 24-48 h, choque séptico ou disfunção orgânica múltipla) ou sob alto risco de progressão para tal forma.[2] Todos os pacientes haviam recebido pelo menos uma dose de PC, sendo 52% em terapia intensiva e 25% em ventilação mecânica invasiva (VMI). O estudo encontrou menor taxa de mortalidade em 7 dias nos tratados com PC até o 3º dia do diagnóstico quando comparado com o tratamento iniciado do 4º dia em diante (8,7% e 11,9%, respectivamente, p < 0,001). A diferença se manteve também em relação à mortalidade em 30 dias (21,6% vs. 26,7%, p < 0,0001). Observou-se ainda relação entre a mortalidade e os níveis de IgG contra o SARS-CoV-2 no PC usado nos pacientes, com aumento de mortalidade no grupo que recebeu PC com concentrações menores do anticorpo. Quando comparados os extremos, a mortalidade em 30 dias dos pacientes que receberam PC com altos níveis de IgG até o 3º dia foi de 16,7% (IC 95% 11,9%-22,8%) e dos pacientes que receberam PC com baixos níveis de IgG a partir do 4º dia de doença foi de 31,8% (IC 95% 27,3%-36,7%), com p < 0,0001.

Outro estudo realizado nos EUA, retrospectivo, com população semelhante ao estudo observacional citado, identificou que, em pacientes sem uso de VMI no momento da transfusão, o uso de PC com altos títulos de IgG contra o SARS--CoV-2 resultou em menor risco de mortalidade 30 dias após a transfusão quando comparado ao grupo que recebeu PC com baixos títulos do anticorpo (RR = 0,66, IC 95% 0,48-0,91).[3] Nos pacientes em VMI no momento da transfusão, não houve diferença no desfecho avaliado, mas estes receberam a transfusão, em média, 10 dias após o diagnóstico, enquanto os pacientes fora de ventilação mecânica receberam o PC em média 5,4 dias após o diagnóstico. Em uma análise adicional, ajustando-se para fatores demográficos e características clínicas, mas desconsiderando-se o uso ou não de VMI, houve maior risco de morte quando o paciente recebeu o PC a partir do 4º dia de diagnóstico comparativamente aos que receberam a transfusão até o 3º dia (RR= 1,18, IC 95% 1,04-1,35).

Buscando melhores qualidades de evidência, três ensaios clínicos randomizados que avaliaram o uso de PC em pacientes com COVID-19 merecem especial destaque e serão discutidos a seguir.

No PlasmAr *trial*, ensaio clínico duplo-cego e multicêntrico realizado na Argentina, 333 adultos com COVID-19 grave (no trabalho, SpO_2 < 93% em ar ambiente – critério mais frequente – e/ou PaO_2/FiO_2 < 300 e/ou SOFA ≥ 2 pontos acima do basal do paciente) foram randomizados em uma proporção 2:1 para receber PC com altos títulos de anticorpos ou placebo.[4] Foram excluídos pacientes em ventilação mecânica ou com múltiplas disfunções orgânicas e os pacientes receberam o PC em média 8 dias após início dos sintomas. O estudo foi negativo para o desfecho primário avaliado: *status* clínico dos pacientes em 30 dias, conforme escala progressiva adaptada da proposta pela OMS, que ia desde alta hospitalar com plena recuperação da capacidade funcional até óbito provável (OR = 0,83, IC 95% 0,52-1,35, p = 0,46). Uma importante análise de subgrupo foi realizada incluindo apenas pacientes que receberam o PC até o terceiro dia de sintomas, mas também não evidenciou benefício nessa população com pneumonia grave pelo SARS-CoV-2.

No PLACID-*trial*, 464 pacientes internados em 39 hospitais da Índia com COVID-19 com SpO_2 < 93% em ar ambiente, FR > 24 ipm e/ou PaO_2/FiO_2 = 200-300 foram randomizados para receber duas doses de 200 mL de PC, com intervalo de 24 h, associado ao melhor tratamento disponível na época (grupo intervenção) ou apenas o melhor tratamento disponível na época.[5] Aspecto interessante deste ensaio clínico randomizado é que o título de anticorpos contra o SARS-CoV-2 nas bolsas de PC não foi medido antes da sua utilização no começo do trabalho, devido à indisponibilidade de kits para a realização do procedimento, o que aproxima a intervenção da realidade de locais sem grandes recursos laboratoriais, cenário bastante comum no Brasil. Para tentar minimizar o risco de pacientes receberem PC com baixos títulos, os pesquisadores buscaram, sempre que possível, usar um doador diferente para cada uma das duas doses de PC. Ao longo do trabalho, kits para avaliação dos títulos de anticorpos foram disponibilizados e amostras congeladas de bolsas de PC utilizadas anteriormente foram também avaliadas.

Ao fim do PLACID-*trial*, não se percebeu diferença de desfecho composto por mortalidade por todas as causas e evolução para forma grave da doença (no trabalho, PaO_2/FiO_2 < 100) 28 dias após a intervenção. Os pacientes tinham, em média, 8 dias de sintomas quando receberam a transfusão, mas mesmo quando feita análise de subgrupo incluindo apenas os pacientes que receberem o PC até o 3º dia de sintomas, não houve diferença de desfechos comparado ao grupo controle (RR = 0,8, IC 95% 0,2-3,1). Dentro deste subgrupo que fez uso precoce do PC, foi feita análise do desfecho primário conforme estratos de títulos de anticorpos no PC usado, não tendo sido encontrada diferença no estrato de pacientes que receberam PC com títulos de anticorpos indetectáveis (RR = 1,13, IC 95% 0,65-1,98), detectáveis (RR = 0,94, IC 95% 0,61-1,47) ou com títulos ≥ 1:80 (RR = 1,0004, IC 95% 0,56-1,79), mas houve baixo número de pacientes e eventos, reduzindo significativamente o poder de conclusão desta análise de subgrupo. Ressaltamos que 27% dos pacientes no PLACID-*trial* receberam PC com títulos indetectáveis de anticorpos contra o SARS-CoV-2 e, de maneira geral, pode-se considerar que o *trial* utilizou PC com baixos títulos de anticorpos.

Libster et al. avaliaram o efeito de PC com altos títulos de IgG na redução da progressão de doença em pacientes idosos da Argentina.[6] Os pacientes tinham menos de 72 h de sintomas, COVID-19 classificada como moderada, e o desfecho primário foi a progressão para doença respiratória grave (definida como FR ≥ 30 ipm ou SpO_2 < 93% em ar ambiente). Comparado ao placebo, o uso de 250 mL de PC foi capaz de reduzir a progressão para a forma grave da doença (RR = 0,52, IC 95% 0,29-0,94, p = 0,03). Alguns aspectos interessantes deste estudo são sua população, o cenário da intervenção e o desfecho analisado. Foram incluídos pacientes com ≥ 65 anos e alguma comorbidade relevante para o prognóstico na COVID-19 [hipertensão artéria sistêmica (HAS), *diabetes mellitus* (DM), doença renal crônica (DRC), doença pulmonar obstrutiva crônica (DPOC) ou outras] ou ≥ 75 anos, justamente a população com maior risco de evolução desfavorável. A transfusão de PC foi a única terapia experimental empregada, em uma fase hoje considerada inicial da doença, de maneira que drogas já comprovadamente ineficazes como terapia precoce não foram utilizadas, aproximando o trabalho do estado da arte atual do tratamento da COVID-19. Além disso, o desfecho avaliado (desenvolvimento de taquipneia e hipoxemia) foi justamente o ponto de partida dos outros dois estudos citados neste capítulo, ambos negativos, o que denota de maneira indireta a importância do uso precoce do PC não só no tocante ao tempo de doença, mas ao avançar/gravidade da doença. Uma ressalva importante sobre este trabalho é que ele teve de ser interrompido antes que o número total de pacientes planejado fosse alcançado devido à redução da incidência da doença na região da população estudada.

Diante do discutido, fica evidente que há muitas perguntas a serem respondidas quanto ao uso do PC em pacientes com COVID-19. Desde o momento ótimo para o início da terapia, seu impacto em combinação com outros tratamentos disponíveis atualmente, até os níveis ideais de anticorpos no produto a ser transfundido ainda não estão definidos. Há de se ressaltar que a alta heterogeneidade dos métodos de quantificação de anticorpos dificulta a avaliação comparativa entre os produtos utilizados em diferentes trabalhos, além da possibilidade de novas variantes do vírus presentes em diferentes regiões e populações responderem de maneira diferente ao PC. Por isso, sugerimos, em conformidade com recomendações de órgãos como o Food and Drug Administration (FDA) dos Estados Unidos, que o PC seja usado idealmente em pacientes incluídos em protocolos de pesquisa, respeitando as restrições e cuidados inerentes ao uso de produtos hemoderivados.

IMUNOGLOBULINA HIPERIMUNE

A IgHI consiste em um produto com altas concentrações de anticorpos de interesse específico obtido a partir do PC de um grande número de doadores, o que dificulta a sua disponibilidade no momento atual e que se tornará ainda mais difícil no período pós-pandemia, com a redução do número de casos, sendo uma evidente desvantagem do seu uso em relação ao PC, além do maior custo de produção.

Possíveis vantagens do uso da IgHI são a necessidade de infusão de volumes menores devido à alta carga de anticorpos, o menor risco de eventos adversos relacionados a reações transfusionais e outros, possibilidade do uso intramuscular e maior facilidade de armazenamento e transporte.

No momento, não há publicações sobre o uso de IgHI em COVID-19, mas a produção de IgHI tem sido buscada em paralelo às pesquisas com PC para tentar permitir a disponibilidade do produto caso seu uso venha a ser recomendado.

TOCILIZUMABE E OUTROS ANTAGONISTAS DE IL-6

O tocilizumabe (TCZ) é um anticorpo monoclonal humanizado da subclasse IgG1 antirreceptor de interleucina-6 (IL-6) humano, que se liga às formas solúvel e ligada à membrana do receptor humano de IL-6, inibindo a ligação da citocina nativa ao seu receptor e, por consequência, interferindo nos efeitos biológicos da IL-6. O fármaco atualmente é licenciado para tratamento da síndrome de liberação de citocinas associada a neoplasias hematológicas e em doenças imunomediadas, como a artrite reumatoide, arterite de células gigantes, artrite idiopática juvenil (AIJ) poliarticular e AIJ sistêmica. O uso do TCZ como agente imunomodulador na terapia da COVID-19 emergiu das evidências do papel causal da resposta imune do hospedeiro na imunopatogênese da COVID-19.

Em pacientes com pneumonia pelo SARS-CoV-2, a insuficiência respiratória por síndrome da angústia respiratória aguda é a principal complicação da doença e a causa mais comum de óbito.[7] Esses quadros graves de COVID-19 têm sido associados a um estado de hiperinflamação, semelhante àquele observado na síndrome de liberação de citocinas ou na síndrome hemofagocítica secundária, caracterizado por níveis elevados de citocinas pró-inflamatórias como IL-1, IL-6, fator de necrose tumoral-alfa (TNF-α) e marcadores inflamatórios como proteína C-reativa, ferritina e D-dímero.[7-9] Um estudo de autópsia de pulmões de pacientes com COVID-19 demonstrou a presença de dano alveolar difuso, infiltrado de células mieloides e trombose microvascular no parênquima pulmonar, incluindo áreas que não estavam relacionadas à presença do vírus.[10]

Até o momento, os ensaios clínicos randomizados que avaliaram TCZ para tratamento de COVID-19 apresentaram resultados divergentes. No ensaio clínico randomizado aberto feito pela iniciativa Coalizão COVID-19 Brasil, que avaliou TCZ + tratamento-padrão *versus* tratamento padrão isolado em pacientes com a forma grave de COVID-19 admitidos na UTI há menos de 24 h, dezoito (28%) dos 65 pacientes no grupo do TCZ + tratamento-padrão e 13 (20%) dos 64 pacientes do grupo tratamento-padrão isolado estavam em ventilação mecânica ou morreram em 15 dias (OR = 1,54, IC 95% 0,7-3,7), concluindo não haver superioridade do TCZ sobre o tratamento-padrão, além de uma tendência a aumento de mortalidade no grupo do TCZ.[11]

No estudo do TCZ pelo grupo de colaboração CORIMUNO-19, entre pacientes com pneumonia por COVID-19 moderada ou grave com necessidade de oxigênio suplementar que não estavam internados em UTI, quinze (24%) dos 63 pacientes no grupo do TCZ + tratamento-padrão e 24 (36%) no grupo do tratamento-padrão necessitaram de suporte ventilatório não invasivo ou invasivo ou morreram em 14 dias (HR = 0,58, IC 95% 0,3-1,1), sugerindo uma tendência à redução da progressão de doença e/ou mortalidade nos doentes graves com uso do TCZ.[12] Em um análise *post-hoc*, observou-se um efeito benéfico numericamente maior em direção ao grupo do TCZ, quando combinado a corticosteroide (incluindo dexametasona).

No ensaio clínico EMPACTA, que avaliou o uso do TCZ em pacientes com COVID-19 hospitalizados que não estavam em ventilação não invasiva ou invasiva, 12% dos pacientes no grupo do TCZ + tratamento-padrão (N = 249) e 19,3% no grupo placebo (N = 128) receberam ventilação mecânica ou morreram em 28 dias (HR = 0,56, IC 95% 0,33-0,97). Apesar disso, não houve diferença de sobrevida em 28 dias entre os grupos (10,4% no TCZ vs. 8,6% no placebo). Neste estudo, o tratamento-padrão podia incluir antivirais e/ou corticosteroide em dose ≤ 1 mg/kg de metilprednisolona ou equivalente.[13]

O estudo do REMAP-CAP, que avaliou o uso de dois antagonistas de IL-6 (TCZ ou sarilumabe) em 803 doentes críticos com COVID-19 dentro das primeiras 24 h de admissão em UTI, demonstrou redução do tempo de internação no grupo dos antagonistas de IL-6 em relação ao grupo controle sem imunomodulação (HR = 1,65, IC 95% 1,27-2,14), além de maior sobrevida em 90 dias no grupo dos antagonistas da IL-6 (401 pacientes) em comparação com o grupo controle (402 pacientes) [HR = 1,61, IC 95% 1,25-2,08]. Mais de 80% dos pacientes receberam corticosteroide como tratamento-padrão e o efeito do tratamento combinado de antagonistas da IL-6 e glicocorticoide foi aditivo e ligeiramente sinérgico.[14]

Em fevereiro de 2021, o grupo colaborativo RECOVERY divulgou os resultados preliminares (porém ainda não publicados e sem revisão por pares) do ensaio randomizado aberto do uso do TCZ em doentes críticos com COVID-19, demonstrando melhora da sobrevida em 28 dias no grupo do TCZ (1.093 de 2.022 pacientes) em relação ao grupo de cuidados-padrão (990 de 2.094 pacientes) [RR = 1,22, IC 95% 1,12-1,34, p < 0,0001]. Entre os pacientes que não estavam em ventilação mecânica, observou-se redução do desfecho combinado – ventilação mecânica invasiva e/ou morte – no grupo do TCZ (571/1.754 – 33%) em comparação com o grupo do tratamento padrão (687/1.800 – 38%) [RR = 0,85, IC 95% 0,78-0,93, P = 0,0005]. No entanto, o benefício de redução da mortalidade do TCZ foi associado claramente àqueles que já estavam em uso de corticosteroide.[15]

A Sociedade de Doenças Infecciosas da América (IDSA, Infectious Diseases Society of America) sugere o uso do TCZ em pacientes ≥ 18 anos com a forma grave de COVID-19, associada a marcadores de inflamação sistêmica elevados (proteína C-reativa ≥ 75 mg/dL). Considerando os potenciais eventos adversos decorrentes do uso do TCZ, aqueles pacientes que responderam à corticoterapia isolada provavelmente não se beneficiariam do uso adicional do TCZ, dado o baixo grau de certeza sobre redução de mortalidade nesses casos.[16] O Serviço Nacional de Saúde do Reino Unido (NHS, National Health Service) recomenda considerar o uso do TCZ ou sarilumabe como adjuvantes à dexametasona no tratamento de pacientes ≥ 18 anos com COVID-19 grave que foram admitidos na UTI e passaram a receber suporte orgânico nas últimas 24 h.[17] Estudos do TCZ e outros antagonistas de IL-6 em menores de 18 anos estão em andamento.

Não houve diferença significativa de eventos adversos graves entre aqueles que usaram ou não TCZ nos estudos, embora sob baixo grau de certeza e, por consequência, confiança limitada sobre tais resultados de segurança.[16] Por se tratar de um fármaco imunossupressor, infecções virais, bacterianas e/ou fúngicas graves e potencialmente fatais podem ocorrer, sendo necessário excluir a possibilidade dessas infecções antes de administrar o fármaco. Casos de perfuração do trato gastrointestinal foram reportados antes da pandemia e, mais recentemente, também foram relatados com uso do TCZ na COVID-19.[16]

Deve-se evitar o uso do fármaco em pacientes com alto risco de perfuração do trato gastrointestinal, em especial em pacientes com diverticulite.

O TCZ também é contraindicado em pacientes com histórico de hipersensibilidade ao fármaco. Após a administração, deve-se monitorar o hemograma e os marcadores de lesão e função hepática. A droga pode causar injúria hepática, que se apresenta sob a forma de elevação leve a grave de aminotransferases, podendo ainda culminar em insuficiência hepática, com necessidade de transplante hepático ou morte. Além disso, o fármaco também pode causar citopenias, especialmente neutropenia e plaquetopenia. Deve-se evitar o uso do TCZ em pacientes com elevação de alanina aminotransferase > 5 x o limite superior da normalidade, contagem absoluta de neutrófilos < 500 cél./mm^3 e contagem de plaquetas < 50 mil/mm^3.

O TCZ pode ser considerado, na verdade, um protótipo dentre os antagonistas de IL-6, cuja ação imunomoduladora é benéfica no tratamento das formas graves e críticas de COVID-19. O sarilumabe, que também é um antagonista do receptor da IL-6 e foi avaliado nos estudos REMAP-CAP e RECOVERY, possui resultados semelhantes ao TCZ em termos de tempo para melhora clínica e sobrevida. Entretanto, poucos pacientes receberam o fármaco. Ensaios clínicos maiores do sarilumabe estão sendo conduzidos e são necessários para avaliar se outros antagonistas de IL-6 são alternativos ao TCZ.

O TCZ é administrado via intravenosa na dose de 8 mg/kg até a dose máxima de 800 mg, em infusão durante 60 minutos, sendo determinada conforme mostrado a seguir: 8 mg/kg se peso ≤ 40 kg; 400 mg se peso > 40 kg e ≤ 65 kg; 600 mg se peso > 65 kg e ≤ 90 kg e 800 mg se peso > 90 kg. Uma segunda dose pode ser administrada após 12-24 h da primeira dose, se a condição clínica do paciente não melhorou, embora habitualmente uma dose seja suficiente. Existem apresentações farmacêuticas de 80 mg, 200 mg e 400 mg.

BARICITINIBE

O baricitinibe é um fármaco inibidor das enzimas Janus Kinase (JAK), que estão envolvidas nos processos de hematopoese e funcionamento/sinalização das células do sistema imune. Em resposta a citocinas e fatores de crescimento, as enzimas JAK ativam transdutores e ativadores de transcrição, que regulam a atividade das células e a expressão de genes relacionados com inflamação. A inibição dessas enzimas, em última análise, promove uma infrarregulação das vias de sinalização implicadas com inflamação, com queda da produção de anticorpos e marcadores inflamatórios, como proteína C-reativa. Atualmente, a droga é licenciada para uso na artrite reumatoide. O emprego do baricitinibe no tratamento da COVID-19 veio de suas propriedades farmacológicas anti-inflamatórias e possivelmente de uma ação antiviral direta contra o SARS-CoV-2.

O baricitinibe inibe as vias de sinalização intracelular das citocinas que sabidamente estão elevadas em formas graves e/ou críticas de COVID-19, que incluem a IL-6, IL-10, IL-2 e o interferon gama (IFN-γ), podendo atenuar a resposta inflamatória desregulada do hospedeiro. Além dos efeitos anti-inflamatórios, estudos *in silico* demonstraram que o baricitinibe é um potencial candidato terapêutico contra o SARS-CoV-2, por ser capaz de inibir proteínas que estão envolvidas no processo de endocitose mediada por receptor, necessário para a entrada do vírus. Assim, o baricitinibe poderia também inibir a infecção das células humanas pelo SARS-CoV-2.[18]

Três séries de casos e um ensaio clínico randomizado demonstraram efeitos benéficos do baricitinibe no tratamento da COVID-19.[19-22] Em um estudo observacional, retrospectivo e multicêntrico realizado na Itália, pacientes com pneumonia por COVID-19 moderada em uso de baricitinibe + lopinavir/ritonavir apresentaram menor taxa de admissão em UTI, menor taxa de letalidade e maior taxa de alta hospitalar em 1 e 2 semanas, quando comparados àqueles que receberam cuidados-padrão, caracterizados por hidroxicloroquina + lopinavir/ritonavir.[21]

O estudo ACTT-2 avaliou a combinação remdesivir e baricitinibe *versus* remdesivir e placebo em pacientes hospitalizados com formas moderada ou grave de COVID-19. Entre os pacientes graves, em uso de oxigênio suplementar ou ventilação invasiva, houve redução no tempo para recuperação clínica no grupo do baricitinibe (10 dias) em comparação com o grupo placebo (18 dias) [RR= 1,51, IC 95% 1,1-2,08], embora não se tenha observado diferença da mortalidade em 28 dias.[22]

Nos Estados Unidos, o FDA publicou uma autorização para uso emergencial do baricitinibe em associação com o remdesivir para pacientes adultos e pediátricos com 2 anos ou mais hospitalizados com COVID-19 grave e/ou crítica.[23] Entretanto, o benefício da associação baricitinibe + remdesivir é menor que o uso da dexametasona em doentes graves e/ou críticos. A IDSA recomenda, por sua vez, que a associação baricitinibe + remdesivir seja considerada uma opção entre aqueles com COVID-19 grave que não podem receber corticosteroide. Já os benefícios do uso do baricitinibe em ventilação mecânica invasiva seriam incertos.[16] Além disso, a associação do baricitinibe com corticosteroide ainda representa uma lacuna no conhecimento. Em um estudo observacional prospectivo realizado na Espanha, a combinação baricitinibe + corticosteroide foi associada a menor requerimento de oxigênio na alta hospitalar e em 1 mês.[19] Entretanto, ensaios clínicos randomizados estão em andamento.

Com base na experiência do uso do baricitinibe na artrite reumatoide, o fármaco pode aumentar o risco de infecções, especialmente aquelas do trato respiratório superior, e trombose. No estudo ACTT-2, houve menor risco de eventos adversos no grupo baricitinibe + remdesivir. No contexto da COVID-19, o tempo de tratamento com o baricitinibe é menor que na artrite reumatoide. A COVID-19 está sabidamente associada a um estado de hipercoagulabilidade, com destaque para as formas graves e críticas. Apesar disso, nesse mesmo estudo, não houve diferença de incidência de trombose, embora todos os pacientes recebessem a recomendação de realizar profilaxia de tromboembolismo venoso, a menos que houvesse contraindicação.[16,22]

Durante o uso do baricitinibe, deve-se monitorar o hemograma e os marcadores de lesão hepática, pois o fármaco pode causar anemia, neutropenia e elevação das aminotransferases. O medicamento é administrado via oral ou enteral na dose de 4 mg por dia por 14 dias ou até a alta hospitalar, o que acontecer primeiro. Existem apresentações farmacêuticas de 1 mg e 2 mg.

CONCLUSÃO

As terapias com ação relacionada principalmente ao sistema imune são opções promissoras no tratamento específico da COVID-19. Mesmo terapias sem comprovada ação com redução de mortalidade, caso tenham a capacidade de reduzir a progressão da doença para estágios avançados, podem reduzir a demanda por estrutura dos serviços de saúde, efeito tão desejável em uma situação de pandemia.

No momento, ainda que as terapias experimentais citadas neste capítulo tenham se mostrado seguras na COVID-19, não há evidências definitivas de sua eficácia de maneira isolada ou associada a outras terapias dirigidas ao sistema imune ou não. Portanto, sugerimos que seu uso em pacientes com COVID-19 ocorra em conformidade com as recomendações das sociedades científicas nacionais e internacionais.

REFERÊNCIAS BIBLIOGRÁFICAS

1. UpToDate. Convalescent plasma and hyperimmune globulin. Disponível em: https://www.uptodate.com/contents/covid-19-convalescent-plasma-and-hyperimmune-globulin. Acessado em 19/03/2021.
2. Joyner MJ, Senefeld JW, Klassen SA, Mills JR, Johnson PW, Theel ES, et al. Effect of convalescent plasma on mortality among hospitalized patients with COVID-19: Initial three-month experience. medRxiv : the preprint server for health sciences. 2020.
3. Joyner MJ, Carter RE, Senefeld JW, Klassen SA, Mills JR, Johnson PW, et al. Convalescent plasma antibody levels and the risk of death from Covid-19. N Engl J Med. 2021;384(11):1015-27.

4. Simonovich VA, Burgos Pratx LD, Scibona P, Beruto M V, Vallone MG, Vázquez C, et al. A randomized trial of convalescent plasma in Covid-19 severe pneumonia. N Engl J Med. 2020;384(7):619-29.

5. Agarwal A, Mukherjee A, Kumar G, Chatterjee P, Bhatnagar T, Malhotra P. Convalescent plasma in the management of moderate covid-19 in adults in India: Open label phase II multicentre randomised controlled trial (PLACID Trial). BMJ. 2020;371.

6. Libster R, Pérez Marc G, Wappner D, Coviello S, Bianchi A, Braem V, et al. Early high-titer plasma therapy to prevent severe Covid-19 in older adults. N Engl J Med. 2021;384(7):610-8.

7. Mehta P, McAuley DF, Brown M, Sanchez E, Tattersall RS, Manson JJ. COVID-19: consider cytokine storm syndromes and immunosuppression. Lancet. 2020 Mar 28;395(10229):1033-4.

8. Huang C, Wang Y, Li X, Ren L, Zhao J, Hu Y, et al. Clinical features of patients infected with 2019 novel coronavirus in Wuhan, China. Lancet [Internet]. 2020 Feb 15;395(10223):497-506.

9. Del Valle DM, Kim-Schulze S, Huang H-H, Beckmann ND, Nirenberg S, Wang B, et al. An inflammatory cytokine signature predicts COVID-19 severity and survival. Nat Med. 2020 Oct;26(10):1636-43.

10. Dorward DA, Russell CD, Um IH, Elshani M, Armstrong SD, Penrice-Randal R, et al. Tissue-specific immunopathology in fatal COVID-19. Am J Respir Crit Care Med. 2021 Jan;203(2):192-201.

11. Veiga VC, Prats JAGG, Farias DLC, Rosa RG, Dourado LK, Zampieri FG, et al. Effect of tocilizumab on clinical outcomes at 15 days in patients with severe or critical coronavirus disease 2019: Randomised controlled trial. BMJ. 2021 Jan 20;372:n84.

12. Hermine O, Mariette X, Tharaux P-L, Resche-Rigon M, Porcher R, Ravaud P. Effect of tocilizumab vs usual care in adults hospitalized with COVID-19 and moderate or severe pneumonia: A randomized clinical trial. JAMA Intern Med. 2021 Jan;181(1):32-40.

13. Salama C, Han J, Yau L, Reiss WG, Kramer B, Neidhart JD, et al. Tocilizumab in patients hospitalized with Covid-19 pneumonia. N Engl J Med. 2021 Jan;384(1):20-30.

14. The REMAP-CAP Investigators. Interleukin-6 receptor antagonists in critically ill patients with Covid-19. N Engl J Med. DOI: 10.1056/NEJMoa2100433.

15. RECOVERY Collaborative Group. Tocilizumab in patients admitted to hospital with COVID-19 (RECOVERY): Preliminary results of a randomised, controlled, open-label, platform trial. UNPUBLISHED. Disponível em: https://www.medrxiv.org/content/10.1101/2021.02.11.21249258v1.full.pdf. Acessado em 11/03/2021.

16. Infectious Diseases Society of America Guidelines on the Treatment and Management of Patients with COVID-19. Disponível em: https://www.idsociety.org/practice-guideline/covid-19-guideline-treatment-and-management/. Acessado em 07/03/2021.

17. National Health Service. Interleukin-6 inhibitors (tocilizumab or sarilumab) for hospitalised patients with COVID-19 pneumonia (adults). February 17, 2021. Disponível em: https://www.cas.mhra.gov.uk/ViewandAcknowledgment/ViewAlert.aspx?AlertID=103144. Acessado em 07/03/2021.

18. Stebbing J, Phelan A, Griffin I, Tucker C, Oechsle O, Smith D, et al. COVID-19: combining antiviral and anti-inflammatory treatments. Lancet Infect Dis. 2020 Apr 1;20(4):400-2.

19. Rodriguez-Garcia JL, Sanchez-Nievas G, Arevalo-Serrano J, Garcia-Gomez C, Jimenez-Vizuete JM, Martinez-Alfaro E. Baricitinib improves respiratory function in patients treated with corticosteroids for SARS-CoV-2 pneumonia: an observational cohort study. Rheumatology. 2021 Jan 5;60(1):399-407.

20. Titanji BK, Farley MM, Mehta A, Connor-Schuler R, Moanna A, Cribbs SK, et al. Use of baricitinib in patients with moderate to severe coronavirus disease 2019. Clin Infect Dis. 2020 Jun 29.

21. Cantini F, Niccoli L, Nannini C, Matarrese D, Natale ME Di, Lotti P, et al. Beneficial impact of baricitinib in COVID-19 moderate pneumonia; multicentre study. J Infect. 2020;81(4):647-79.

22. Kalil AC, Patterson TF, Mehta AK, Tomashek KM, Wolfe CR, Ghazaryan V, et al. Baricitinib plus remdesivir for hospitalized adults with Covid-19. N Engl J Med. 2020;384(9):795-807.

23. Fact sheet for healthcare providers: Emergency use authorization (EUA) of baricitinib. Disponível em: https://www.fda.gov/media/143823/download. Acessado em 10/03/2021.

40

Antiparasitários

Thalita Martins Lage
André Austregesilo Scussel
Thiago Vicente Pereira

INTRODUÇÃO

A COVID-19 é uma doença nova de impacto global, com limitado arsenal terapêutico disponível para tratamento e prevenção de formas graves. Estratégias são necessárias para controlar a pandemia, e o reaproveitamento de medicamentos já aprovados pode facilitar esse processo.

Questiona-se quanto ao papel da ivermectina e da nitazoxanida para a prevenção e o tratamento da doença, já que essas medicações apresentaram efeitos antivirais *in vitro* favoráveis.[13]

IVERMECTINA

Devido à evidência de atividade contra SARS-CoV-2 i*n vitro* e em modelos animais, a ivermectina atraiu interesse na comunidade científica global e entre gestores de políticas públicas. Alguns países incluíram ivermectina em seu tratamento nas diretrizes, levando a um aumento na demanda do medicamento pela população em geral.[6,15]

A ivermectina é uma droga que tem sido utilizada há mais de 30 anos para o tratamento de infecções parasitárias em humanos.[7] É uma lactona macrocíclica com atividade farmacológica antiparasitária de amplo espectro.[3,9] Quanto ao mecanismo contra parasitas, induz o bloqueio da neurotransmissão em neurônios e miócitos, resultando em paralisia e morte do organismo infectante.

Em relação ao papel da ivermectina como agente antiviral, uma revisão sistemática recente mostra que este medicamento antiparasitário parece ser altamente eficaz contra alguns vírus *in vitro*, incluindo o vírus do Nilo Ocidental,

HIV-1, vírus da dengue, vírus da febre amarela e Chikungunya. No entanto, os estudos sobre a eficácia antiviral da ivermectina em modelos animais são poucos e ambivalentes, mostrando-se favoráveis e desfavoráveis contra a pseudorraiva e o vírus Zika (ZIKV), respectivamente.[3,4]

No caso do vírus SARS-CoV-2, especula-se que sua ação se deva à inibição da importação nuclear mediada por IMPα/β1 viral, o que reduz a replicação do vírus e, portanto, a carga viral. Um estudo mostrou benefício *in vitro* da ivermectina em células infectadas com SARS-CoV-2.[7] Os autores descobriram que uma única dose de ivermectina (5 μM) foi capaz de efetuar uma redução de 5.000 vezes no RNA viral comparado com o controle. Os resultados mostraram que o tratamento com ivermectina de forma eficaz mata quase todas as partículas virais em 48 horas.[7,3]

Os estudos *in vitro* que mostraram que a ivermectina inibiu a SARS-CoV-2 foram realizados em concentrações que eram substancialmente mais altas do que as concentrações plasmáticas e pulmonares previstas com dose oral aprovada para humanos. Portanto, a probabilidade de um ensaio clínico bem-sucedido usando a dose aprovada de ivermectina é baixa.[11]

Além disso, a segurança da ivermectina em doses mais altas em crianças com menos de 15 kg e mulheres grávidas tem evidências insuficientes e, portanto, não é recomendada nesses grupos populacionais.[5] Os níveis sanguíneos de ivermectina, em dose terapêutica segura, estão na faixa de 20-80 ng/mL, enquanto a atividade contra o SARS-CoV-2 em cultura de células está na faixa de microgramas.[3]

Ressalta-se também que estudos *in vitro* são geralmente usados nas fases iniciais do desenvolvimento de medicamentos, sendo necessários ensaios para confirmar a segurança e eficácia da ivermectina para uso humano contra o COVID-19, com o objetivo de se avaliarem efeitos preventivos ou terapêuticos.[3]

Em um estudo publicado na revista *JAMA*, concluiu-se que entre adultos com COVID-19 leve um curso de ivermectina por 5 dias, em comparação com o placebo, não resultou em melhora significativa do tempo para resolução dos sintomas.[6] Alguns estudos observacionais e ensaios clínicos com problemas metodológicos (não randomizados, pequeno número de participantes) sugerem efeito benéfico no tratamento, porém tais achados não foram confirmados por outros trabalhos.[18,19] Convém mencionar também que não há dados suficientes que confirmem a segurança da medicação em doses maiores que as habituais. Efeitos gastrointestinais, sonolência, eosinofilia e reações de hipersensibilidade podem estar associados à droga.[20]

Tais descobertas não validam o uso de ivermectina para o tratamento de COVID-19, e estudos maiores podem ser necessários para compreender os efeitos da droga em cenários clinicamente relevantes.[6,17]

A ivermectina, contudo, pode ser útil para prevenção de estrongiloidíase disseminada quando se realiza terapia com corticoide em casos de COVID de maior gravidade, na dose habitual de 200 mcg/kg uma vez ao dia, por 1-2 dias.[16]

NITAZOXANIDA

A nitazoxanida é um antiparasitário tiazolídeo usado no tratamento de crisptosporidiose e giardíase, com atividade também contra bactérias anaeróbias, protozoários e outros vírus.[8]

In vitro, a tizoxanida, o metabólito circulante ativo da nitazoxanida, inibe a replicação de uma ampla gama de cepas de influenza A e B, incluindo subtipos de influenza A como H1N1 e cepas resistentes a oseltamivir e amantadina. Além dos vírus influenza, a tizoxanida inibe também outros vírus de RNA e DNA em ensaios de cultura de células, incluindo vírus sincicial respiratório, parainfluenza, coronavírus, rotavírus, norovírus, hepatite B, hepatite C, dengue, febre amarela e HIV.[10]

Um efeito antiviral contra MERS-CoV foi observado *in vitro* com a nitazoxanida em uma pesquisa com coronavírus murino recombinante, com outros estudos com coronavírus canino mostrando também inibição da replicação viral. Dessa forma, com base nesses dados *in vitro*, acredita-se que a nitazoxanida possa ter atividade contra SARS-CoV-2.[1]

Um achado relevante é a possibilidade da nitazoxanida de promover o equilíbrio entre as respostas pró-inflamatórias e anti-inflamatórias em humanos, o que poderia desempenhar um papel importante na COVID-19 ao reduzir a tempestade de citocinas hiperinflamatórias.[5] No entanto, a eficácia e a segurança da nitazoxanida para SARS-CoV-2 ainda não foram comprovadas por estudos adicionais.[14]

CONCLUSÃO

Embora alguns medicamentos tenham recebido autorização de uso de emergência para o tratamento contra o COVID-19, não há comprovação da eficácia das medicações antiparasitárias até o momento.[3] A ivermectina, bem como a nitazoxanida, são mais um exemplo de uso de medicações sem comprovação de eficácia. Também já foram alvos de estudos clínicos para outras doenças virais, porém não tiveram sucesso.[2]

A Sociedade Brasileira de Infectologia (SBI) não recomenda tratamento farmacológico precoce para COVID-19 com ivermectina ou nitazoxanida, uma vez que os estudos clínicos randomizados não mostraram benefício até o momento e, além disso, tais medicamentos podem causar efeitos colaterais deletérios.[1,12]

REFERÊNCIAS BIBLIOGRÁFICAS

1. Barlow A, et al. Review of emerging pharmacotherapy for the treatment of coronavirus disease 2019. Disponível em: doi: 10.1002/phar.2398. Acessado em: 01 de mar 2021.
2. Ferreira LLG, Andricopulo AD. Medicamentos e tratamentos para a COVID-19. Disponível em: https://doi.org/10.1590/s0103-4014.2020.34100.002. Acessado em: 01 de mar de 2021.
3. Heidary F, Gharebaghi R. Ivermectin: a systematic review from antiviral effects to COVID-19 complementary regimen. The Journal of Antibiotics. Disponível em: doi.org/10.1038/s41429-020-0336-z. Acessado em: 04 de mar 2021.
4. Heimfarth L, et al. Ivermectin: Panacea or true promise for COVID-19. Disponível em: doi: 10.17179/excli2020-3022. Acessado em: 01 de mar de 2021.
5. Lokhande AS, Devarajan PV. A review on possible mechanistic insights of Nitazoxanide for repurposing in COVID-19. Disponível em: doi: 10.1016/j.ejphar.2020.173748. Acessado em: 03 de mar 2021.
6. Medina EL, et al. Effect of ivermectin on time to resolution of symptoms among adults with mild COVID-19 – A randomized clinical trial. Disponível em: doi:10.1001/jama.2021.3071. Acessado em 05 de mar 2021.
7. Pandey S, et al. Ivermectin in COVID-19: What do we know? Disponível em: doi: 10.1016/j.dsx.2020.09.027. Acessado em: 04 de mar 2021.
8. Rajoli RKR, et al. Dose prediction for repurposing nitazoxanide in SARS-CoV-2 treatment or chemoprophylaxis. British Pharmacological Society Journals. Disponível: https://doi.org/10.1111/bcp.14619. Acessado em: 28 de fev de 2021.
9. Rizzo E. Ivermectin, antiviral properties and COVID-19: A possible new mechanism of action. Disponível em: doi.org/10.1007/s00210-020-01902-5. Acessado em: 02 de mar 2021.
10. Rossignol JF. Nitazoxanide, a new drug candidate for the treatment of Middle East respiratory syndrome coronavirus. Disponível em: doi: 10.1016/j.jiph.2016.04.001. Acessado em: 28 de mar 2021.
11. Schmith VD, et. al. The approved dose of ivermectin alone is not the ideal dose for the treatment of COVID-19. Disponível em: https://doi.org/10.1002/cpt.1889. Acessado em 01 de mar 2021.
12. Sociedade Brasileira de Infectologia. Atualizações e REcomendações sobre a COVID-19. Disponível em: https://infectologia.org.br/wp-content/uploads/2020/12/atualizacoes-e-recomendacoes--covid-19.pdf. Acessado em: 28 de fev. de 2021
13. Sociedade Brasileira de Medicina da Família. Recomendações da SBMFC para a APS durante a pandemia de COVID-19. Disponível em: https://www.sbmfc.org.br/wp-content/uploads/2020/06/Recomendac%CC%A7o%CC%83es-da-SBMFC-para-a-APS-durante-a-Pandemia_2versa%CC%83o-de-COVID-19.pdf. Acessado em: 28 de fev de 2021.
14. Zhao M, et. al. Recent progress of antiviral therapy for coronavirus disease 2019. Disponível em: doi: 10.1016/j.ejphar.2020.173646. Acessado em: 03 de mar de 2021.
15. Molento MB. COVID-19 and the rush for self-medication and self-dosing with ivermectin: a word of caution. One Health. 2020;10:100148.
16. Stauffer WM, Alpern JD, Walker PF. COVID-19 and dexamethasone: A potential strategy to avoid steroid-related strongyloides hyperinfection. JAMA. 2020;324(7):623-4.
17. COVID protocols v2.0. Brigham and Women's Hospital/Partners in Health/UCSF Institute for Global Health Sciences, 2021. Disponível em:https://www.covidprotocols.org. License: CC BY-NC-SA 4.0
18. Ahmed S, Karim MM, Ross AG, Hossain MS, Clemens JD, Sumiya MK, et al. A five-day course of ivermectin for the treatment of COVID-19 may reduce the duration of illness. Int J Infect Dis. 2021 Feb;103:214-6.
19. Rajter JC, Sherman MS, Fatteh N, Vogel F, Sacks J, Rajter JJ. Use of ivermectin is associated with lower mortality in hospitalized patients with coronavirus disease 2019: The Ivermectin in COVID Nineteen Study. Chest. 2021;159(1):85-92.
20. Navarro M, Camprubí D, Requena-Méndez A, Buonfrate D, Giorli G, Kamgno J, et al. Safety of high-dose ivermectin: A systematic review and meta-analysis. The Journal of Antimicrobial Chemotherapy. 2020;75(4):827-34.

O uso de antivirais na COVID-19

Gabriel Martinez
Victor Van Vaisberg
Eduardo Messias Hirano Padrão

INTRODUÇÃO

A inibição viral é uma das estratégias possíveis no combate ao SARS-CoV-2. Além do desenvolvimento de novas moléculas, inúmeros autores propuseram o reaproveitamento de drogas previamente validadas para outras condições e patologias.

O objetivo deste capítulo é discutir, com base nas evidências atuais até o momento da publicação deste livro, o uso de antivirais em pacientes com COVID-19.

REMDESIVIR

Remdesivir é uma pró-droga que é metabolizada em sua forma ativa GS-441524, uma adenina análoga de nucleotídeo que interfere com a atividade da RNA polimerase dependente de RNA viral, levando à inibição viral.[1] Possui atividade de amplo espectro contra muitas famílias de vírus, incluindo *Filoviridae*, *Paramyxoviridae*, *Pneumoviridae* e *Orthocoronavirinae* (como SARS-CoV e MERS-CoV).[1,2]

No contexto da SARS-CoV-2, foi publicado no periódico *Lancet* em abril de 2020 um ensaio clínico randomizado duplo-cego e placebo-controlado, no qual foi avaliado se haveria benefício na administração de remdesivir em pacientes com COVID-19 severa. O estudo ocorreu em dez hospitais na província de Hubei (China) e randomizou 237 pacientes maiores de 18 anos com

SARS-CoV-2 confirmado dentro de 12 dias de sintomas com saturação de oxigênio menor ou igual a 94% ou razão PaO_2/FiO_2 menor que 300 mmHg. A intervenção proposta foi 200 mg de remdesivir no 1º dia seguidos de 100 mg até o 10º dia, sendo o desfecho primário avaliado a melhora clínica até o 28º dia da randomização com o declínio de 2 pontos na escala da Organização Mundial da Saúde. O estudo não demonstrou resultados significativos no tempo para melhora dos sintomas, além de ser interrompido precocemente por conta de eventos adversos em 12% dos pacientes que estavam recebendo remdesivir.[3]

Contudo, outro ensaio clínico randomizado, dessa vez multicêntrico, foi publicado no periódico *New England Journal of Medicine* em outubro de 2020, chamado de ACTT-1. Com metodologia semelhante, foram randomizados 1.062 pacientes para receber remdesivir ou placebo. Como resultado, o grupo que recebeu remdesivir teve uma redução estatisticamente significativa no tempo de melhor clínica (mediana 11 dias vs. 15 dias de placebo), porém essa redução não foi significativa para pacientes que necessitaram de ventilação mecânica e/ou ECMO (oxigenação por membrana extracorpórea). Além disso, não houve diferença significativa na mortalidade.[4] Esses achados, entretanto, levaram à aprovação do remdesivir pelo Food and Drug Administration norte-americano e pela ANVISA (Agência Nacional de Vigilância Sanitária) no tratamento da COVID-19. Contudo, a Organização Mundial da Saúde não recomenda o uso de remdesivir em pacientes internados por COVID-19,[5] basicamente devido ao estudo SOLIDARITY.[18] Esse estudo randomizou 11.330 pacientes hospitalizados para 4 drogas e tratamento-padrão. Um total de 2.750 pacientes receberam remdesivir e foram comparados com 2.708 no grupo padrão. Não houve diferença em mortalidade com risco relativo de 0,95 (0,81-1,11). Não houve diferença em desfechos secundários como necessidade de ventilação mecânica. O próprio *trial* SOLIDARITY faz uma análise do uso de remdesivir incluindo o *trial* chinês aqui mencionado, o ACTT-1 e um outro *trial* pequeno. Nele, não houve diferença de mortalidade em 28 dias, mas nos pacientes hospitalizados sem ventilação mecânica, houve uma tendência a melhores desfechos com risco relativo de 0,80 (0,63-1,01).

O perfil de segurança, a tolerabilidade e as interações medicamentosas dessa droga ainda não são totalmente conhecidos. A única contraindicação formal é hipersensibilidade aos compostos da formulação. Pacientes com eGFR < 30 mL/minuto ou em terapia de substituição podem ter acumulação do excipiente ciclodextrina, cuja excreção é renal, e seu risco/benefício deve ser considerado. Há relatos de hepatotoxicidade e eventos adversos associados à infusão da droga. Pacientes que apresentem elevação de alanina-aminotransferase 5 vezes acima dos níveis de normalidade devem interromper o tratamento, e retorná--lo quando sua bioquímica hepática estiver abaixo deste valor.

LOPINAVIR/RITONAVIR

Lopinavir é um inibidor de protease tradicionalmente usado no tratamento do vírus da imunodeficiência humana (HIV) em conjunto com ritonavir, molécula que inibe o citocromo P450 e, portanto, diminui a metabolização do lopinavir, permitindo sua maior ação. Possui ação inibitória *in vitro* contra SARS-CoV, SARS-CoV-2 e MERS-CoV.[6,7]

Um estudo randomizado-controlado aberto publicado no periódico *New England Journal of Medicine* em maio de 2020 teve por objetivo averiguar se o medicamento possibilitava redução no tempo da melhora clínica dos pacientes infectados por COVID-19. O estudo randomizou 199 pacientes com saturação ≤ 94% em ar ambiente ou relação PaO_2/FiO_2 < 300 mmHg para receber cuidados-padrão (terapia de suporte) associados a lopinavir/ritonavir (400 mg + 100 mg 2 vezes por dia durante 14 dias) ou somente cuidados-padrão. O estudo não demonstrou redução significativa no tempo da melhora clínica dos pacientes e não teve alteração de mortalidade, além da medicação ser interrompida mais cedo em 13,8% dos pacientes do grupo intervenção por eventos adversos.[8]

Outro ensaio clínico randomizado e multicêntrico publicado na revista *Lancet* em outubro de 2020 confirmou os mesmos resultados. Nesse outro estudo, foram randomizados 5.040 pacientes infectados com SARS-CoV-2 para receber suporte-padrão associado às mesmas doses de lopinavir ou somente suporte-padrão. Por fim, esse estudo demonstrou que não houve redução significativa nos seguintes desfechos: mortalidade, duração da internação hospitalar e evolução para ventilação mecânica.[9]

Novamente, o estudo SOLIDARITY randomizou pacientes para o uso do lopinavir. Um total de 1.399 pacientes foram randomizados para o uso do lopinavir *versus* 1.372 para cuidados-padrão.[18] O risco relativo de mortalidade em 28 dias foi de 1,00 (0,79 a 1,25).

A segurança e a tolerabilidade do LPV/r são uma questão importante. Existem múltiplas interações medicamentosas descritas, pelo fato de interferirem no citocromo p450, frequentes relatos de intolerância gastrointestinal e de hepatotoxicidade induzida pelo medicamento. Essas são questões que podem se tornar obstáculos graves ao seu uso, principalmente considerando que a COVID-19 pode cursar por si só com sintomas gastrointestinais e levar à elevação de transaminases, como discutido em outro capítulo deste livro.[8]

OSELTAMIVIR

Não há evidência em estudos pré-clínicos ou clínicos de que o oseltamivir tenha efeito sobre o SARS-CoV-2. Contudo, essa droga faz parte do manejo clínico de síndromes gripais em pessoas com fatores de risco e da síndrome respiratória aguda grave, merecendo ser mencionada. Tem ação sobre a neuraminidase, proteína presente no envelope do vírus influenza, que é responsável pela emissão das partículas virais recém-formadas.[10]

Na prática clínica, o paciente com síndrome respiratória aguda grave com fatores de risco para influenza, incluindo casos suspeitos para COVID-19, recebe oseltamivir até que infecção pelo vírus influenza seja excluída clínica ou laboratorialmente. Em princípio, pacientes com COVID-19 não têm benefício em usar esse medicamento, exceto os casos em que há coinfecção pelo vírus influenza.[6] Ainda há vários ensaios clínicos randomizados e controlados em andamento buscando avaliar se haveria benefício do emprego do oseltamivir na COVID-19. Fisiopatologicamente, não parece haver plausabilidade biológica do uso do oseltamivir na COVID-19, uma vez que o SARS-CoV-2 não apresenta neuraminidase.

De maneira análoga, o mesmo raciocínio pode estender-se aos antibióticos empregados nos casos suspeitos para COVID-19, como cefalosporinas e macrolídeos. Apesar de não haver ganho direto pelo seu uso, ficam indicados em casos graves em que não se pode excluir pneumonia bacteriana.

UMIFENOVIR

É um antiviral de amplo espectro, com ação *in vitro* contra diversos vírus. Seu mecanismo de ação baseia-se na inibição da endocitose por comprometimento da interação entre a proteína S viral e o receptor ECA-2, impedindo que o envelope viral adentre o citoplasma do hospedeiro. É licenciado na Rússia e na China para o tratamento e profilaxia de influenza A e B, porém sua efetividade nesse contexto é questionável e já foi alvo de controvérsias previamente.[11]

Um ensaio clínico randomizado-controlado aberto publicado no periódico *BMC Infectious Diseases* em dezembro de 2020 randomizou 100 pacientes infectados por COVID-19 para receberem umifenovir associado a hidroxicloroquina ou lopinavir/ritonavir associado a hidroxicloroquina. O estudo demonstrou que indivíduos no braço que recebeu lopinavir/ritonavir em associação com umifenovir apresentaram menor tempo para melhora clínica.[12] Cabe ressaltar que esse desenho de estudo impossibilita maiores conclusões e generalização.

FAVIPIRAVIR

Favipiravir é um análogo de nucleotídeo cuja ação inibe a replicase de RNA (RNA polimerase dependente de RNA), levando à produção de partículas virais não viáveis. É licenciado como antiviral para gripe no Japão e tem ampla ação antiviral *in vitro* contra SARS-CoV-2.[13]

Apesar de alguns países utilizarem esse medicamento para casos leves e moderados de COVID-19 (como Rússia, Japão, China e Tailândia), esses dados foram retirados de estudos não controlados e não publicados em periódicos com revisão por pares. Estão sendo conduzidos 27 estudos randomizados e seus resultados são necessários para demonstrar se esse efeito se traduz em benefícios clínicos como encumento do curso da doença, alta hospitalar precoce e redução da necessidade de requerimento de oxigênio.[14]

RIBAVIRINA E INTERFERONS

Ribavirina é uma droga antiga, empregada amplamente no passado no tratamento da hepatite C, e até hoje é usada contra algumas infecções virais. É um análogo de purinas, inibindo ação da polimerase, dificultando a replicação viral e diminuindo a viabilidade de novas partículas formadas. Age também desestabilizando o RNA já formado, e aparenta ter uma ação imunomoduladora. A atividade *in vitro* contra SARS-CoV-2 foi, contudo, limitada.[15]

Interferons são uma família de moléculas produzidas na resposta imune que ajudam na recuperação do hospedeiro em um contexto infeccioso. A injeção exógena dessas moléculas já fez parte de diversos tratamentos para doenças virais, com o racional de estimular a resposta imune, como em HIV e hepatite C.

Algumas séries de casos em COVID-19 reportaram o desfecho de pacientes que fizeram uso de ribavirina e interferon, principalmente pela primeira ter sido uma medicação largamente empregada na China durante o surto de SARS-CoV-2. Faltam, contudo, dados para apoiar o uso dessas medicações.

Um estudo publicado em maio de 2020 no periódico *Lancet* que ganhou bastante atenção na mídia foi um ensaio aberto em pacientes leves a moderados que comparou um grupo que recebeu lopinavir e ritonavir (LVP/r) associado a interferon-1β e ribavirina e o outro somente LVP/r, com um desfecho primário de negativação de RT-PCR em *swab* de vias aéreas. Apesar de ter sido positivo, trata-se de um desfecho substituto e nada pode-se inferir sobre desfechos duros como mortalidade, internação em UTI ou ventilação mecânica, por exemplo.

A pouca gravidade dos pacientes também dificulta a interpretação dos desfechos secundários, e a conseguinte conclusão de um possível ganho clínico a partir deles.[16] Ainda são necessários estudos randomizados-controlados com ribavirina como interferons para COVID-19 no momento para comprovar a possível eficácia da medicação.

MOLNUPIRAVIR

O molnupiravir é um agente antiviral oral que é um pró-fármaco do deriva-do nucleosídeo N4-hidroxicitidina. Seu principal mecanismo de ação é intro-duzir erros de cópia durante a replicação do RNA viral do vírus SARS-CoV-2.

Os resultados preliminares da fase 2 de um estudo randomizado-controla-do mostraram que, em uma média de 10 dias após o início dos sintomas, 24% dos pacientes no grupo placebo permaneceram com SARS-CoV-2 detectável em *swab* nasal, enquanto nenhum paciente do grupo intervenção com molnu-piravir teve a identificação do vírus SARS-CoV-2 na nasofaringe no 5º dia de estudo. O medicamento está em estudos de fase 3 para pacientes hospitalizados e não hospitalizados e ainda aguarda resultados oficiais para obtermos melhor posicionamento sobre sua eficácia contra o SARS-CoV-2.[17]

• **TABELA 1** Resumo do uso de antivirais no COVID-19

Medicação	Dose	Contraindicação	Evidência
Remdesivir	200 mg 1º dia + 100 mg/dia até 5º ao 10º dia	Hipersensibilidade *Clearance* renal < 30 Cirrose hepática	Redução no tempo de melhora clínica sem alterar mortalidade
Lopinavir/ ritonavir	400 mg/100 mg 12/12 h por 14 dias	Hipersensibilidade Disfunção hepática	Estudos clínicos não demonstraram benefício
Oseltamivir	75 mg 12/12 h por 5 dias	Hipersensibilidade Menores de 1 ano	Estudos ainda em andamento
Umifenovir	200 mg 8/8 h por 7 a 14 dias	Hipersensibilidade	Redução no tempo de melhora clínica. Mais estudos são necessários
Favipiravir	1.600 mg 12/12 h no 1º dia seguido de 600 mg 12/12 h até 10º dia	Hipersensibilidade Gravidez Disfunção hepática Disfunção renal	Aprovado em alguns países para tratamento, porém mais ensaios clínicos são necessários para comprovar eficácia
Ribavirina	400 mg 12/12 h por 14 dias	Hipersensibilidade Gravidez Disfunção cardíaca Disfunção hepática	Mais estudos são necessários para comprovar a eficácia

REFERÊNCIAS BIBLIOGRÁFICAS

1. McKee DL, Sternberg A, Stange U, Laufer S, Naujokat C. Candidate drugs against SARS-CoV-2 and COVID-19. Pharmacol Res. 2020 Jul;157:104859.
2. Jean SS, Lee PI, Hsueh PR. Treatment options for COVID-19: The reality and challenges. J Microbiol Immunol Infect. 2020 Jun;53(3):436-43.
3. Wang Y, Zhang D, Du G, Du R, Zhao J, Jin Y, et al. Remdesivir in adults with severe COVID-19: a randomised, double-blind, placebo-controlled, multicentre trial. Lancet. 2020 May 16;395(10236):1569-78.
4. Beigel JH, Tomashek KM, Dodd LE, Mehta AK, Zingman BS, Kalil AC, et al.; ACTT-1 Study Group Members. Remdesivir for the treatment of Covid-19 – Final report. N Engl J Med. 2020 Nov 5;383(19):1813-26.
5. WHO. COVID-19 clinical management: living guidance. World Health Organization; 2021.
6. Sanders JM, Monogue ML, Jodlowski TZ, Cutrell JB. Pharmacologic treatments for coronavirus disease 2019 (COVID-19): A review. JAMA. 2020;323(18):1824-36.
7. Yao TT, Qian JD, Zhu WY, Wang Y, Wang GQ. A systematic review of lopinavir therapy for SARS coronavirus and MERS coronavirus – A possible reference for coronavirus disease-19 treatment option. J Med Virol. 2020.
8. Cao B, Wang Y, Wen D, Liu W, Wang J, Fan G, et al. A trial of lopinavir-ritonavir in adults hospitalized with severe Covid-19. N Engl J Med. 2020 May 7;382(19):1787-99.
9. Horby PW, Mafham M, Bell JL, Linsell L, Staplin N, Emberson J, et al. Lopinavir –ritonavir in patients admitted to hospital with COVID-19 (RECOVERY): A randomised, controlled, open-label, platform trial. Lancet. 2020;396:1345-52.
10. Ministério da Saúde, Secretaria de Vigilância em Saúde, Departamento de Vigilância das Doenças Transmissíveis. Protocolo de tratamento de Influenza. Brasília: Ministério da Saúde; 2018.
11. Kadam RU, Wilson IA. Structural basis of influenza virus fusion inhibition by the antiviral drug Arbidol. Proc Natl Acad Sci USA. 2017;114(2):206-14.
12. Nojomi M, Yassin Z, Keyvani H, Makiani MJ, Roham M, Laali A, et al. Effect of Arbidol (Umifenovir) on COVID-19: A randomized controlled trial. BMC Infect Dis. 2020 Dec 14;20(1):954.
13. Furuta Y, Komeno T, Nakamura T. Favipiravir (T-705), a broad spectrum inhibitor of viral RNA polymerase. Proc Jpn Acad Ser B Phys Biol Sci. 2017;93:449-63.
14. Chen C, Zhang Y, Huang J, Yin P, Cheng Z, Wu J, et al. Favipiravir versus arbidol for COVID-19: a randomized clinical trial. medRxiv. 2020.
15. Joshi S, Parkar J, Ansari A, Vora A, Talwar D, Tiwaskar M, et al. Role of favipiravir in the treatment of COVID-19. Int J Infect Dis. 2021 Jan;102:501-8.
16. Khalili JS, Zhu H, Mak NSA, Yan Y, Zhu Y. Novel coronavirus treatment with ribavirin: Groundwork for an evaluation concerning COVID-19. J Med Virol. 2020.
17. ClinicalTrials.gov. Efficacy and safety of molnupiravir (MK-4482) in hospitalized adult participants with COVID-19. Disponível em: https://www.clinicaltrials.gov/ct2/show/NCT04575584.
18. WHO Solidarity Trial Consortium. Repurposed antiviral drugs for Covid-19 – Interim WHO Solidarity Trial Results. February 11, 2021. N Engl J Med. 2021;384:497-511.

42

Colchicina

Pamela Camara Maciel
Pedro Henrique de Santana
Fernando Galassi Stocco Neto
Thiago Vicente Pereira

INTRODUÇÃO

Ainda existem grandes lacunas no conhecimento científico acerca da resposta inflamatória associada à infecção por COVID-19. Os mecanismos fisiopatológicos relacionados despertam grande interesse, uma vez que intervir na inflamação parece ser o obstáculo para a melhora dos desfechos clínicos da doença.[14] A modulação da resposta inflamatória ganhou ainda mais interesse após a divulgação, em julho de 2020, dos resultados de um dos braços do estudo RECOVERY, que demonstrou o benefício da corticoterapia com dexametasona em mortalidade nos pacientes com quadro clínico em estágios moderados a graves internados em utilização de oxigenioterapia.[13,15]

Nesse contexto, a colchicina aparece como uma droga historicamente utilizada para o tratamento de doenças inflamatórias agudas e crônicas, objeto da discussão do presente capítulo. Classicamente associada ao tratamento de gota, o fármaco é estudado em diversos outros cenários de interesse em que se deseja modular a resposta inflamatória, como a pericardite, a síndrome pós-pericardiotomia e a febre familiar do Mediterrâneo.[10, 11]

Como exemplo do exposto acima, no estudo COLCOT foi avaliado o uso de colchicina em pacientes com diagnóstico de síndrome coronariana aguda, 30 dias após o evento, em comparação com placebo. O ensaio demonstrou redução no desfecho composto de morte cardiovascular, parada cardiorrespiratória, infarto agudo do miocárdio (IAM), acidente vascular encefálico (AVE) e hospitalização por angina.[3] Tal resultado não foi reproduzido no estudo COPS, que testou a droga no mesmo contexto, mostrando uma ausência de benefício e associação com aumento de mortalidade em 12 meses.[16,17]

Já no cenário da doença cardiovascular aterosclerótica, seus benefícios anti-inflamatórios foram demonstrados no estudo LoDoCo2 em pacientes portadores de doença coronariana crônica, que apresentaram redução de incidência de eventos cardiovasculares como morte cardiovascular, infarto agudo do miocárdio, acidente vascular encefálico ou necessidade de revascularização, em relação ao grupo controle.[18]

Levando em consideração a fisiopatogênese da inflamação associada a infecção por SARS-CoV-2 e o papel amplamente estudado do efeito anti-inflamatório da colchicina, principalmente na redução da ativação da cascata inflamatória e neutrofílica, foi postulada a hipótese de que o fármaco em questão poderia apresentar efeito imunomodulatório negativo na doença, podendo assim reduzir gravidade clínica e desfechos adversos.

Neste capítulo iremos discorrer sobre mecanismo de ação e características elementares do fármaco, assim como apresentar os principais resultados de estudos científicos sobre o uso da colchicina que foram publicados até o momento da realização desta revisão na literatura.

MECANISMO DE AÇÃO

A colchicina é derivada do *Colchicum autumnale,* conhecido popularmente como açafrão-do-prado. Seu uso medicinal é registrado desde as civilizações antigas, como Egito e Grécia, reconhecidamente pelo seu efeito tóxico dose-dependente. Da mesma fonte derivam outras substâncias, como o antiproliferativo paclitaxel.[19]

Seu mecanismo de ação envolve a interrupção das funções do citoesqueleto por inibição da polimerização da β-tubulina em microtúbulos, deste modo prevenindo a ativação, degranulação e migração de neutrófilos.[10,11] Pode interferir também na montagem do inflamassoma de neutrófilos e monócitos, que desencadeia a ativação da IL-1β, mecanismo de ação associado à febre familiar do Mediterrâneo.[12] Além disso, seu uso diminui a síntese de colágeno, ativa a colagenase e suprime a liberação de fatores de crescimento e de outras citocinas inflamatórias.[19]

METABOLISMO DO FÁRMACO

O metabolismo da colchicina é hepático pela via CYP3A4. Ela sofre recirculação êntero-hepática e tem excreção biliar e urinária (40 a 65% como droga não modificada). A excreção renal pode estar aumentada em pacientes com hepatopatias. A meia-vida de eliminação varia de 27 a 31 horas.[19]

Devido ao alto grau de captação pelos tecidos, a eliminação da colchicina pode continuar por 10 dias ou mais após interrupção da administração. Além disso, a colchicina tem uma faixa terapêutica estreita. Deste modo, é necessária uma monitorização frequente de sinais e sintomas de toxicidade associada à bioacumulação, especialmente em pacientes com disfunção hepática ou renal em uso de doses crescentes ou com programação para uso prolongado.[19]

Em pacientes com insuficiência renal com ritmo de filtração glomerular estimada entre 30-59 mL/min, sua dose deve ser ajustada para 0,5 a 0,6 mg 1 vez ao dia. Já naqueles com *clearance* entre 15-29 mL/min, pode ser administrada a cada 2 ou 3 dias. É contraindicada em pacientes com taxa de filtração glomerular estimada menor do que 15 mL/min. A colchicina cruza a barreira placentária e pode ser teratogênica.[19]

EFEITOS ADVERSOS

Os efeitos adversos mais comuns da colchicina são gastrointestinais, sobremaneira a diarreia (23%), náuseas e vômitos. O mecanismo proposto para a diarreia é a associação com o aumento de prostaglandinas e ligação com a tubulina, aumentando a motilidade e a secreção intestinal.

Dentre os efeitos menos comuns, podemos citar a odinofagia (3%) e o desenvolvimento de gota (4%). Efeitos adversos raros incluem alopecia, azoospermia, depressão medular, coagulação intravascular disseminada, hepatotoxicidade, miastenia e rabdomiólise, dentre outras. O maior risco de miotoxicidade tem grande correlação com o uso em pacientes com disfunção renal.[19]

INTERAÇÕES MEDICAMENTOSAS

A colchicina deve ser usada com cautela concomitantemente a inibidores da glicoproteína P, como ciclosporina e ranolazina, bem como inibidores moderados (amprenavir, fosamprenavir, diltiazem, eritromicina, fluconazol, verapamil) ou fortes (atazanavir, claritromicina, indinavir, nelfinavir, saquinavir, ritonavir, cetoconazol, itraconazol, nafazodona) do CYP3A4. O uso simultâneo com fenilbutazona pode aumentar o risco de leucopenia ou trombocitopenia, assim como de úlcera gastrintestinal.[19]

APLICABILIDADE CLÍNICA BASEADA EM EVIDÊNCIAS

Visto a importância e o impacto da pandemia por COVID-19 nas esferas econômica, social e da saúde, até cobertura vacinal efetiva da população, há necessidade da realização de estudos para avaliação de terapêuticas eficazes contra a infecção. Levando em consideração a grande acessibilidade, o baixo custo, a segurança e ação anti-inflamatória da colchicina, com seu suposto papel na redução da ativação da cascata inflamatória secundária à infecção por SARS--CoV-2,[1,2] diversos estudos foram realizados ou ainda estão em andamento para avaliar a possível eficácia da medicação em indivíduos acometidos pelo vírus em diferentes estágios de gravidade clínica.

Conforme exposto, foi primeiramente realizado um estudo de coorte unicêntrica na Lombardia, Itália, para avaliar possível efeito da colchicina na patologia em questão. Foi avaliada a associação entre o uso do fármaco e redução de mortalidade em pacientes internados com diagnóstico de pneumonia e síndrome respiratória aguda grave, secundária à infecção por COVID-19.[3] Nessa avaliação, 164 indivíduos foram analisados no ambiente intra-hospitalar, 122 no grupo intervenção e 140 no grupo placebo. Foi verificado, após seguimento prospectivo de 21 dias, que os pacientes no grupo colchicina apresentaram menor incidência de mortalidade quando comparados ao placebo.

Similarmente ao exposto, um estudo observacional com 301 pacientes realizado na Colômbia comparou o uso de colchicina associada a corticosteroides em pacientes que também apresentavam pneumonia secundária a infecção por SARS-CoV-2.[4] O objetivo primário do estudo era avaliar a incidência de morte por todas as causas em pacientes intra-hospitalares, dependentes ou não de oxigenioterapia, entre os grupos colchicina + corticoide e corticoide isolado, por 7 a 14 dias. Após término do período de seguimento, não foram observadas no estudo em questão diferenças estatisticamente significantes entre as incidências de mortalidade por todas as causas entre os grupos.

O primeiro ensaio clínico randomizado (ECR) a ter resultados publicados sobre o tema foi o intitulado GRECCO-19 (*Effect of Colchicine vs Standard Care on Cardiac and Inflammatory Biomarkers and Clinical Outcomes in Patients Hospitalized With Coronavirus Disease 2019*).[5] Neste estudo prospectivo, randomizado e duplo-cego, realizado na Grécia, 105 pacientes hospitalizados por COVID-19, em 16 hospitais terciários, foram randomizados recebendo no grupo intervenção 0,5 mg de colchicina, duas vezes ao dia até alta hospitalar ou por 21 dias. O grupo placebo utilizou terapia farmacológica otimizada segundo protocolos institucionais.

Tal estudo apresentava como objetivo primário a avaliação do tempo para deterioração clínica, avaliada como o aumento de dois pontos na escala *Blueprint Ordinal Clinical Scale* (Organização Mundial de Saúde), nível de troponina ultrassensível e tempo de ascensão da proteína C-reativa (PCR) para atingir níveis três vezes acima do limite superior da normalidade para o método. Já como objetivos secundários, avaliou a incidência de evolução para ventilação mecânica, mortalidade por todas as causas e eventos adversos relacionados à terapêutica.

Em relação aos resultados, os pacientes do grupo colchicina apresentaram maior tempo livre de deterioração clínica com média de 18,6 dias no grupo controle e 20,7 no grupo intervenção, determinado principalmente por redução de evolução para ventilação mecânica e morte. Não houve diferenças significativas nos níveis de troponina ultrassensível, PCR ou em relação aos desfechos secundários avaliados entre os grupos.

Levando em consideração o baixo número de pacientes analisados nos últimos estudos e a ausência de avaliação em indivíduos fora do ambiente hospitalar acometidos pela infecção, foi publicado, em janeiro de 2021, o estudo COLCORONA (*Efficacy of Colchicine in Non-Hospitalized Patients with COVID-19*)[6]. Esse ECR, duplo-cego, randomizado e multicêntrico, avaliou 4.488 pacientes não hospitalizados, 2.235 no braço colchicina e 2.253 no grupo placebo. Foi utilizado 0,5 mg de colchicina duas vezes ao dia por três dias, seguido de 0,5 mg ao dia por 27 dias.

Como critérios de inclusão foram utilizados idade ≥ 40 anos e pelo menos um dos critérios clínicos de alto risco, como idade ≥ 70 anos, índice de massa corpórea ≥ 30 kg/m², diabetes, hipertensão não controlada, doença coronariana, temperatura corpórea de pelo menos 38,4°C nas últimas 48 horas, dispneia no período de apresentação clínica, bicitopenia, pancitopenia ou neutrofilia associada à linfopenia. Os objetivos primários avaliados foram o composto de morte e hospitalização durante os 30 dias de seguimento. Já como objetivos secundários, foram analisados o composto do objetivo primário citado e evolução para necessidade de ventilação mecânica.

O estudo foi interrompido precocemente, sem justificativa metodológica pertinente, reduzindo o poder do estudo. Após o tempo de acompanhamento foi verificada, naqueles com confirmação da infecção por métodos moleculares, redução na incidência de mortalidade e internação hospitalar no grupo intervenção em relação ao placebo (*odds ratio* 0,75; IC 95% 0,57 a 0,99; P = 0,04) (Tabela 1), não havendo diferença no desfecho de evolução para ventilação mecânica. Em relação aos efeitos adversos da droga, não foram verificados efeitos graves associados ao uso do fármaco, porém os pacientes em uso de colchicina apresentaram maior incidência de sintomas gastrointestinais, sendo a diarreia o mais frequente.

No Brasil, foi também realizado ECR unicêntrico, randomizado e duplo-cego na cidade de Ribeirão Preto, utilizando colchicina em casos moderados a severos de infecção e acometimento pulmonar por COVID-19.[7] Foram analisados 35 pacientes, 17 indivíduos no braço colchicina e 18 no placebo. Todos

- **TABELA 1** Taxas de incidência e odds ratio de desfechos clínicos.

Desfecho clínico	Colchicina	Placebo	Odds ratio (IC 95%)	Valor de p
População com intenção de tratar	N = 2.235	N = 2.253		
Composto do desfecho primário – N° (%)	104 (4,7%)	131 (5,8%)	0,79 (0,61-1,03)	0,08
Componentes desfecho primário: • Morte – N° (%) • Hospitalização por COVID-19 – N° (%)	5 (0,2%) 101 (4,5%)	9 (0,4%) 128 (5,7%)	0,56 (0,19-1,67) 0,79 (0,60-1,03)	
Componentes desfecho secundário: • Ventilação mecânica – N° (%)	11 (0,5%)	21 (0,9%)	0,53 (0,25-1,09)	
População PCR-COVID 19 comprovado	N = 2.075	N = 2.084		
Composto desfecho primário – N° (%)	96 (4,6%)	126 (6,0%)	0,75 (0,57-0,99)	0,04
Componentes desfecho primário: • Morte – N° (%) • Hospitalização por COVID-19 – N° (%)	5 (0,2%) 93 (4,5%)	9 (0,4%) 123 (5,9%)	0,56 (0,19-1,66) 0,75 (0,57-0,99)	
Componentes desfecho secundário: • Ventilação mecânica – N° (%)	10 (0,5%)	20 (1,0%)	0,50 (0,23-1,07)	

Fonte: Deftereos SG, et al., 2020.

receberam azitromicina, hidroxicloroquina e corticoides, caso houvesse necessidade de oxigenioterapia suplementar. A dose de colchicina utilizada foi de 0,5 mg três vezes ao dia por 5 dias, seguido de 0,5 mg duas vezes ao dia por mais 5 dias, dose superior à dos estudos anteriormente realizados.

O período de seguimento do ensaio foi de 30 dias, em que foram avaliados como desfechos primários o tempo para necessidade de oxigenioterapia suplementar, dias de hospitalização, admissão e tempo de permanência em unidades de terapia intensiva (UTI), incidência e causas de mortalidade entre os indivíduos. Valores de PCR, desidrogenase láctica sérica (DHL) e relação da contagem de neutrófilos/linfócitos foram designados como objetivos secundários. Ao término da análise, foi verificado menor tempo de hospitalização, assim como redução da necessidade e tempo em dias de uso de oxigenioterapia, nos participantes do braço colchicina. Houve também redução nos níveis séricos de PCR e DHL no grupo intervenção.

Por fim, uma metanálise realizada com seis estudos, dois ECRs, dois caso-controles e duas coortes, totalizando 881 pacientes, procurou avaliar redução de mortalidade associada à infecção por SARS-CoV-2 em pacientes em tratamento com colchicina quando comparado ao tratamento medicamentoso padrão isolado.[8] A análise apresentava como objetivo primário incidência de mortalidade geral, sendo verificada redução de desfecho no braço colchicina (*odds ratio* 0,35, IC 95% 0,24-0,52 P < 0,05).

Com o levantamento de estudos científicos realizado anteriormente, conforme exposto neste capítulo, foi possível constatar que já foram realizados ensaios clínicos com o objetivo de avaliar o possível papel da colchicina na redução de complicações pela patologia discutida, visto o já conhecido efeito do fármaco na redução da ativação da cascata inflamatória desencadeada pela infecção por COVID-19.

Porém, devemos levar em consideração que, apesar dos resultados positivos de alguns estudos em redução de mortalidade, necessidade de oxigenioterapia e tempo livre de doença, questões metodológicas e baixo número de pacientes avaliados nos fazem interpretar esses dados com cautela perante a aplicabilidade clínica do fármaco, não sendo recomendada a utilização do medicamento por baixo nível de evidência que justifique sua aplicação. Acreditamos que seja necessária a realização de um maior número de estudos significativos para comprovar a sua real eficácia e segurança. Importante aqui comentar que já há cerca de 30 novos ECRs em andamento, com prováveis publicações e novos dados que possam auxiliar com relação a uma conclusão mais efetiva quanto ao uso da medicação na prática clínica.[9]

REFERÊNCIAS BIBLIOGRÁFICAS

1. Reyes AZ, et al. Anti-inflammatory therapy for COVID-19 infection: The case for colchicine. Annals of the Rheumatic Diseases. BMJ. 2020;1-8.
2. Nieto-Torres JL, et al. Severe acute respiratory syndrome coronavirus E protein transports calcium ions and activates the NLRP3 inflammasome. Virology. 2015;485:330-9.
3. Scarsi M, et al. Association between treatment with colchicine and improved survival in a single-centre cohort of adult hospitalised patients with COVID-19 pneumonia and acute respiratory distress syndrome. Annals of the Rheumatic Diseases. 2020;79(10):1286-9.
4. Pinzón MA, et al. Clinical outcome of patients with COVID-19 pneumonia treated with corticosteroids and colchicine in Colombia. Preprint. Research Square. 2020;1-12.
5. Deftereos SG, et al. Effect of colchicine vs standard care on cardiac and inflammatory biomarkers and clinical outcomes in patients hospitalized with coronavirus disease 2019. Jama Network Open. 2020;3(6):1-14.
6. Tardif JC; et al. Efficacy of colchicine in non-hospitalized patients with COVID-19. Preprint FROM Medrxiv. 2021;1-22.
7. Lopes MI, et al. Beneficial effects of colchicine for moderate to severe COVID-19: An interim analysis of a randomized, double-blinded, placebo controlled clinical trial. Preprint From Medrxiv. 2020;1-15.
8. Vrachatis DA, et al. Impact of colchicine on mortality in patients with COVID-19: a meta-analysis. Hellenic Journal of Cardiology. 2021;1-4..

9. U.S National Library of Medicine (org.). ClinicalTrials.gov. Disponível em: https://clinicaltrials.gov/.

10. Terkeltaub RA, et al. High versus low dosing of oral colchicine for early acute gout flare: Twenty--four-hour outcome of the first multicenter, randomized, double-blind, placebo-controlled, parallel-group, dose-comparison colchicine study. Arthritis Rheum. 2010 Apr;62(4):1060-8.

11. Zemer D, et al. A controlled trial of colchicine in preventing attacks of familial mediterranean fever. N Engl J Med. 1974;291:932; Dinarello CA, et al. Colchicine therapy for familial mediterranean fever. A double-blind trial. N Engl J Med. 1974;291:934; Goldstein RC, Schwabe AD. Prophylactic colchicine therapy in familial Mediterranean fever. A controlled, double-blind study. Ann Intern Med. 1974;81:792.

12. Kadioglu A, et al. Treatment of Peyronie's disease with oral colchicine: long-term results and predictive parameters of successful outcome. Int J Impot Res. 2000 Jun;12(3):169-75.

13. Huang C, Wang Y, Li X, Ren L, Zhao J, Hu Y, et al. Clinical features of patients infected with 2019 novel coronavirus in Wuhan, China. Lancet. 2020;395(10223):497.

14. Leisman DE, Ronner L, Pinotti R, Taylor MD, Sinha P, Calfee CS, et al. Cytokine elevation in severe and critical COVID-19: A rapid systematic review, meta-analysis, and comparison with other inflammatory syndromes. Lancet Respir Med. 2020;8(12):1233.

15. RECOVERY Collaborative Group, Horby P, Lim WS, Emberson JR, Mafham M, Bell JL, Linsell L, et al. Dexamethasone in hospitalized patients with Covid-19 – Preliminary report. New England Journal of Medicine. 2020 Jul 17.

16. Bouabdallaoui N, Tardif JC, Waters DD, et al. Time-to-treatment initiation of colchicine and cardiovascular outcomes after myocardial infarction in the Colchicine Cardiovascular Outcomes Trial (COLCOT). Eur Heart J. 2020.

17. Tong DC, Quinn S, Nasis A, et al. Colchicine in patients with acute coronary syndrome: The Australian COPS Randomized Clinical Trial. Circulation. 2020.

18. Nidorf SM, Fiolet AT, Mosterd A, et al., on behalf of the LoDoCo2 Trial Investigators. Colchicine in patients with chronic coronary disease. N Engl J Med; 2020;383:1838-47.

19. COLCHIS 0,5 mg: colchicina. São Paulo: Apsen; 2009. Bula de remédio.

43

Corticoides e anti-inflamatórios não esteroidais

Marcos Pita Lottenberg
Mariana Theozzo Padovani
Eduardo Messias Hirano Padrão

INTRODUÇÃO

O uso de anti-inflamatórios não esteroidais (AINEs) e corticoides no contexto da infecção por coronavírus é motivo de extenso debate no meio científico desde o início da pandemia. Os potenciais riscos e benefícios de tais classes medicamentosas motivaram diversos estudos que nos trouxeram importantes evidências ao longo dos últimos meses. Essas evidências mostraram que os corticoides são relevantes para o manejo da COVID-19.

Discutiremos, primeiramente, o corticoide e seu impacto prognóstico na infecção por coronavírus, destacando-se como a principal medicação com evidência de redução de desfechos duros em casos selecionados. Em seguida, abordaremos os anti-inflamatórios não esteroidais que, demonstrando bom perfil de segurança, cumprem seu papel no manejo do controle de sintomas da COVID-19.

CORTICOIDES

Racional fisiopatológico

Os corticoides têm sua produção e liberação mediadas pelo eixo hipotálamo-hipófise-adrenal. A secreção do hormônio liberador de corticotrofina (CRH) pelo hipotálamo estimula a liberação do hormônio adrenocorticotrófico (ACTH) pela adeno-hipófise, que por sua vez induz a produção e secreção de corticoides pelo córtex da suprarrenal. O eixo é inibido tanto pelo ACTH quanto pelos próprios corticoides, que inibem a liberação de CRH pelo hipotálamo.[1]

Dentre os diversos efeitos sistêmicos dos corticoides, destaca-se sua ação anti-inflamatória. Seus receptores, quando ocupados, inibem fatores de transcrição vitais para a liberação de citocinas inflamatórias, cursando com redução de produção de prostaglandinas e, consequentemente, inibindo recrutamento e atividade de leucócitos.[2]

No cenário da infecção por coronavírus, a atividade inflamatória é um componente importante para a instalação do seu quadro clínico. Algumas séries de casos nos mostram que pacientes em vigência de infecção por COVID-19 cursam com aumento significativo de citocinas plasmáticas quando comparados a indivíduos da população geral.[3] A pneumonia viral com infiltrado inflamatório, dano alveolar difuso e trombose microvascular é marco da evolução à forma grave da doença,[4] e acompanha-se, frequentemente, de resposta inflamatória sistêmica e disfunção de múltiplos órgãos.[3,5]

Apesar da aparente plausibilidade biológica, ao analisarmos a literatura referente a epidemias prévias por vírus respiratórios, percebemos que o uso de corticoides nesse cenário é controverso. Uma metanálise avaliando 19 estudos realizados durante a epidemia por Influenza em 2009 demonstrou efeito neutro ou até de tendência de aumento de mortalidade em pacientes que receberam corticoide em vigência da infecção.[6] Dados das epidemias por SARS, entre 2002 e 2004,[7] e MERS, entre 2012 e 2015,[8] sugerem inclusive aumento no tempo de clareamento viral induzido pelo uso de corticoides. Sendo assim, no início da pandemia atual, era necessária a obtenção de dados robustos a favor do uso dos corticoides no contexto de mais uma síndrome respiratória viral.

O que dizem as evidências até o momento?

Em julho de 2020, foram publicados os dados preliminares do estudo RE-COVERY, ensaio clínico randomizado, aberto, sem placebo, multicêntrico e controlado. O artigo definitivo foi publicado em fevereiro de 2021, ratificando os dados já conhecidos.[9] 6.425 pacientes em 176 centros no Reino Unido, hospitalizados por infecção confirmada ou suspeita de coronavírus, foram randomizados, na proporção 2:1, para receber tratamento-padrão ou tratamento-padrão e dexametasona na dose de 6 mg por dia (via oral ou endovenosa), por 10 dias (ou até a alta hospitalar, se precedesse o período citado). Tratava-se de pacientes com idade média de 66,1 anos, e 56% destes tinham alguma comorbidade previamente conhecida. Destes, no momento da randomização, 16% encontravam-se intubados, 60% recebiam algum suporte de oxigênio não invasivo e 24% encontravam-se em ar ambiente. Cerca de 89% da população estudada tinha diagnóstico de COVID-19 confirmado por RT-PCR. O desfecho primário do estudo foi mortalidade em 28 dias, e seria analisado por intenção de tratar. Após o seguimento pré-especificado, o estudo demonstrou redução significativa de mortalidade (desfecho primário) no grupo dexametasona, com redução de risco relativo de 17% em relação ao grupo controle. O benefício ganha magnitude quando avaliamos somente aqueles pacientes que recebiam algum suporte de oxigênio na randomização (subanálise pré-especificada pelo autor no desenho do estudo): redução de risco relativo de 36% nos pacientes intubados, e de 18% nos pacientes com algum suporte de oxigênio não invasivo. Enquanto isso, ao analisarmos somente os dados da população que encontrava-se em ar ambiente na randomização, não encontramos diferença estatisticamente significativa. Na verdade, houve uma tendência, sem significância estatística, a piores desfechos nesses pacientes. A Figura 1, adaptada do artigo original, ilustra os dados supracitados, nos mostrando que o benefício da droga parece restringir-se a pacientes com necessidade de oxigenioterapia.

Outra análise interessante nos mostrou que, quanto maior o intervalo de tempo desde o início dos sintomas, maior a probabilidade de o paciente se beneficiar do uso da dexametasona. A redução de mortalidade só foi estatis-

Suporte respiratório na randomização	Dexametasona	Tratamento-padrão	Risco relativo (IC 95%)		
	N. de eventos/n. total (%)				
Ventilação mecânica invasiva	95/324 (29,3)	283/683 (41,4)			0.64 (0,51-0,81)
Somente oxigênio	298/1.279 (23,3)	682/2.604 (26,2)			0,82 (0,72-0,94)
Não recebeu oxigênio	85/501 (17,8)	145/1.034 (14,0)			1,19 (0,91-1,55)
Todos os pacientes	482/2.104 (22,9)	1.110/4.321 (25,7)			0,83 (0,75-0,93)
					P < 0,001

Tendência qui-quadrado nas três categorias: 11,5

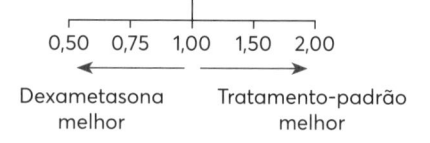

0,50 0,75 1,00 1,50 2,00

Dexametasona melhor   Tratamento-padrão melhor

• **FIGURA 1** Desfecho primário do estudo e análise de subgrupo de acordo com o suporte respiratório na randomização. Adaptado de: N Engl J Med. 2021 Feb 25;384(8):693-704.9

ticamente significativa no subgrupo que iniciou a medicação após o 7º dia do início de sintomas. Em suma, este ensaio clínico bem desenhado e com poder estatístico adequado nos mostra que pacientes hospitalizados com infecção, suspeita ou confirmada, por COVID-19, se beneficiam do uso de dexametasona na dose de 6 mg por dia, e sugere que esse benefício é restrito a pacientes em necessidade de suporte de oxigênio e naqueles com tempo de início de sintomas maior ou igual a 7 dias. Como principais limitações do estudo, podemos citar a ausência de grupo placebo e o fato de ser um estudo não cegado. No entanto, o uso de desfecho duro como mortalidade, com tendência a menos vieses, dá suporte à validade interna do estudo.

O estudo CoDEX,[10] prospectivo, randomizado e controlado, realizado em 41 centros no Brasil, foi outro que avaliou o uso da dexametasona em pacientes hospitalizados por COVID-19 (94% tinham infecção confirmada por rtPCR). Neste estudo, no entanto, foram incluídos somente pacientes que preenchessem critérios para síndrome do desconforto respiratório agudo (SDRA) moderada ou grave no momento da randomização, ou seja, com relação PaO_2/FiO_2 de 200 ou menos. Outra diferença metodológica relevante, quando comparado ao RECOVERY, diz respeito ao desfecho primário: no CoDEX, o autor comparou dias livres de ventilação mecânica no período de 28 dias a partir da randomização entre os grupos intervenção e controle. Mortalidade foi avaliada como desfecho secundário. Além disso, a dose de dexametasona escolhida aqui foi de 20 mg via intravenosa por 5 dias, seguida de 10 mg intravenosa por 5 dias ou até a alta da UTI. Foram randomizados 199 pacientes na proporção 1:1, para receber terapia médica otimizada ou terapia médica otimizada mais dexametasona, de acordo com o regime supracitado. O estudo foi interrompido precocemente assim que foram divulgados os dados do RECOVERY, dado que o mesmo trazia evidência de redução de mortalidade da dexametasona, tornando antiético não administrar corticoides. Ainda assim, os dados obtidos até então mostraram aumento significativo de dias livres de ventilação mecânica no grupo dexametasona em comparação ao grupo controle (6,6 vs. 4,0 dias, p = 0,04). Não houve diferença estatisticamente significativa de mortalidade. Ressaltamos, no entanto, que o estudo não foi desenhado para aferir esse dado, e perdeu ainda mais poder, uma vez que foi interrompido precocemente. Como mensagem final, pode-se concluir que o estudo, apesar de não avaliar mortalidade como desfecho primário, nos traz um dado positivo acerca do uso de dexametasona; ademais, o trabalho foi realizado no Brasil, fato que nos traz maior validação externa quanto ao uso da dexametasona na população brasileira.

Em relação ao uso da metilprednisolona, temos outro estudo realizado em território nacional: o MetCovid,[11] trabalho randomizado, placebo-controlado e unicêntrico na cidade de Manaus-AM. Foram incluídos pacientes com suspeita clínica de COVID-19 e com saturação de oxigênio menor ou igual a 94% (ou com qualquer necessidade de oxigenioterapia). 416 pacientes foram randomizados na proporção 1:1, para receber metilprednisolona 0,5 mg/kg por via endovenosa 2 vezes por dia, por 5 dias, ou placebo. Não houve diferença de mortalidade entre os grupos estudados. Nota-se que, neste estudo, a dose equivalente de corticoide utilizada foi substancialmente maior quando comparada ao RECOVERY, que também estudou mortalidade e demonstrou redução estatisticamente significativa.

Quanto a estudos com hidrocortisona, 2 ensaios clínicos[12,13] foram interrompidos precocemente após a divulgação dos resultados do RECOVERY. Infelizmente, não temos dados robustos em literatura referentes ao uso específico da hidrocortisona na COVID-19.

Na Tabela 1, temos um resumo dos desenhos dos estudos destacados, seus desfechos e resultados.

· **TABELA 1**

Estudo	População estudada	Medicação utilizada	Desfecho primário	Resultado
RECO-VERY[9]	6.425 pacientes Hospitalizados (com ou sem suporte de O_2) Reino Unido Multicêntrico	Dexametasona 6 mg VO ou EV por 10 dias	Mortalidade em 28 dias	Redução de mortalidade em 17% (P < 0,001)
CoDEX[10] (encerrado precocemente)	199 pacientes Hospitalizados com SDRA moderada/grave Brasil Multicêntrico	Dexametasona 20 mg EV por 5 dias, seguida de 10 mg EV por 5 dias	Dias livres de ventilação mecânica em 28 dias	Aumento de dias livres de ventilação mecânica no grupo dexametasona (P = 0,04)
MetCovid[11]	416 pacientes $SatO_2 \leq 94\%$ Brasil Manaus/AM	Metilprednisolona 0,5 mg/kg 2x/dia por 5 dias	Mortalidade em 28 dias	Sem diferença estatisticamente significativa

Em setembro de 2020, uma metanálise foi publicada pelo *JAMA*.[18] Ela havia sido planejada previamente à publicação dos artigos sobre corticoides e semanalmente os principais autores tinham reuniões. Estudos aqui citados, como RECOVERY e CoDEX, foram incluídos. Além disso, foram incluídos

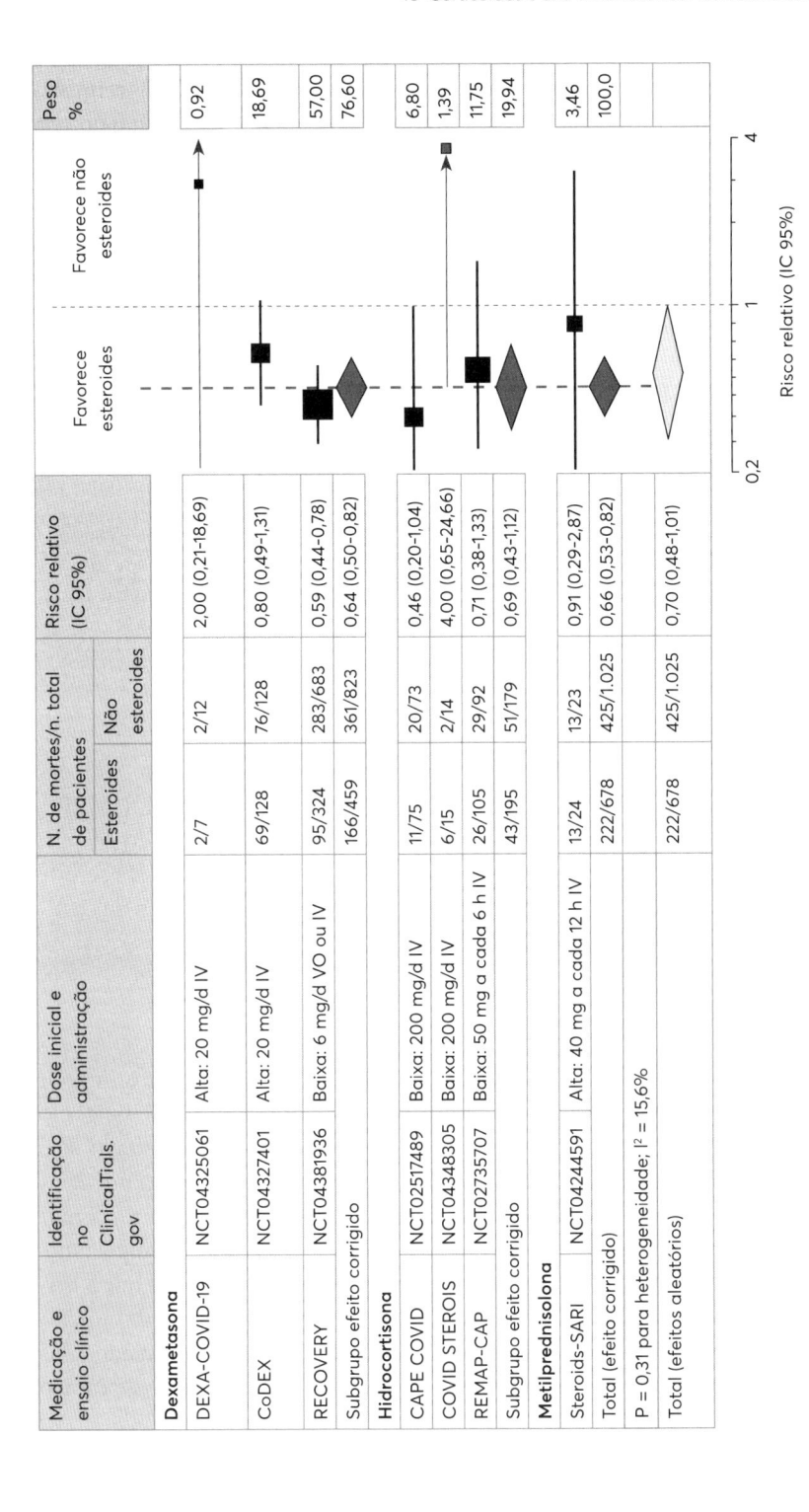

Medicação e ensaio clínico	Identificação no ClinicalTrials.gov	Dose inicial e administração	N. de mortes/n. total de pacientes		Risco relativo (IC 95%)		Peso %
			Esteroides	Não esteroides			
Dexametasona							
DEXA-COVID-19	NCT04325061	Alta: 20 mg/d IV	2/7	2/12	2,00 (0,21-18,69)		0,92
CoDEX	NCT04327401	Alta: 20 mg/d IV	69/128	76/128	0,80 (0,49-1,31)		18,69
RECOVERY	NCT04381936	Baixa: 6 mg/d VO ou IV	95/324	283/683	0,59 (0,44-0,78)		57,00
Subgrupo efeito corrigido			166/459	361/823	0,64 (0,50-0,82)		76,60
Hidrocortisona							
CAPE COVID	NCT02517489	Baixa: 200 mg/d IV	11/75	20/73	0,46 (0,20-1,04)		6,80
COVID STEROIS	NCT04348305	Baixa: 200 mg/d IV	6/15	2/14	4,00 (0,65-24,66)		1,39
REMAP-CAP	NCT02735707	Baixa: 50 mg a cada 6 h IV	26/105	29/92	0,71 (0,38-1,33)		11,75
Subgrupo efeito corrigido			43/195	51/179	0,69 (0,43-1,12)		19,94
Metilprednisolona							
Steroids-SARI	NCT04244591	Alta: 40 mg a cada 12 h IV	13/24	13/23	0,91 (0,29-2,87)		3,46
Total (efeito corrigido)			222/678	425/1.025	0,66 (0,53-0,82)		100,0
P = 0,31 para heterogeneidade; I² = 15,6%							
Total (efeitos aleatórios)			222/678	425/1.025	0,70 (0,48-1,01)		

Favorece esteroides — Favorece não esteroides

Risco relativo (IC 95%)

0,2   1   4

- **FIGURA 2** Resultados da metanálise REACT.[18] Perceba que o maior benefício em mortalidade se deu no estudo RECOVERY e favorece o uso da dexametasona em detrimento de outros corticoides.

outros 5 ensaios clínicos randomizados. Foram analisados 1.703 pacientes (vale ressaltar que, do estudo RECOVERY, só foram incluídos pacientes com necessidade de oxigênio).

Interpretação da literatura

Para definirmos quais pacientes devem receber corticoterapia no tratamento da COVID-19, alguns pontos dos dados supracitados devem ser ressaltados:

1. O benefício de redução de mortalidade foi evidenciado no estudo RECOVERY, que analisou exclusivamente pacientes hospitalizados.[9]
2. A redução de mortalidade só foi encontrada no grupo de pacientes com necessidade de oxigenioterapia.[9]
3. Os outros estudos citados foram neutros para mortalidade.[10,11] Nestes, chama a atenção a dose equivalente de corticoide (dexametasona 20 mg/dia ou metilprednisolona 0,5 mg/kg 2x/dia) consideravelmente maior em relação à utilizada no RECOVERY (dexametasona 6 mg/dia), bem como o número de pacientes incluídos consideravelmente menor.

Devemos, portanto, selecionar cuidadosamente o grupo de pacientes que certamente se beneficiaram da intervenção. Lembremos, novamente, dos dados das epidemias anteriores por síndromes respiratórias virais (SARS, MERS, influenza), em que o uso de corticoide foi neutro ou até prejudicial ao paciente,[6] e provavelmente diminuiu o *clearance* viral.[7,8] Discute-se inclusive se este pode ser o motivo pelo qual os estudos que utilizaram doses maiores de corticoide tenham sido neutros para mortalidade.

Recomendação

Assim sendo, recomenda-se o uso de dexametasona na dose de 6 mg por dia para pacientes hospitalizados e com necessidade de suporte de oxigênio (invasivo ou não), durante o período de 10 dias, ou até a alta hospitalar se a mesma for anterior a 10 dias. Se não houver dexametasona disponível no serviço, é possível utilizar doses diárias equivalentes de metilprednisolona (32 mg/dia), prednisona (40 mg/dia) ou hidrocortisona (150 mg/dia). É importante reforçar, no entanto, que o uso destas deve ser medida de exceção, já que a evidência de redução de mortalidade foi obtida exclusivamente com a dexametasona. Doses maiores de corticosteroides em pacientes graves são consideradas por alguns autores, mas ainda não existem evidências de benefício e assim não podem ser recomendadas.

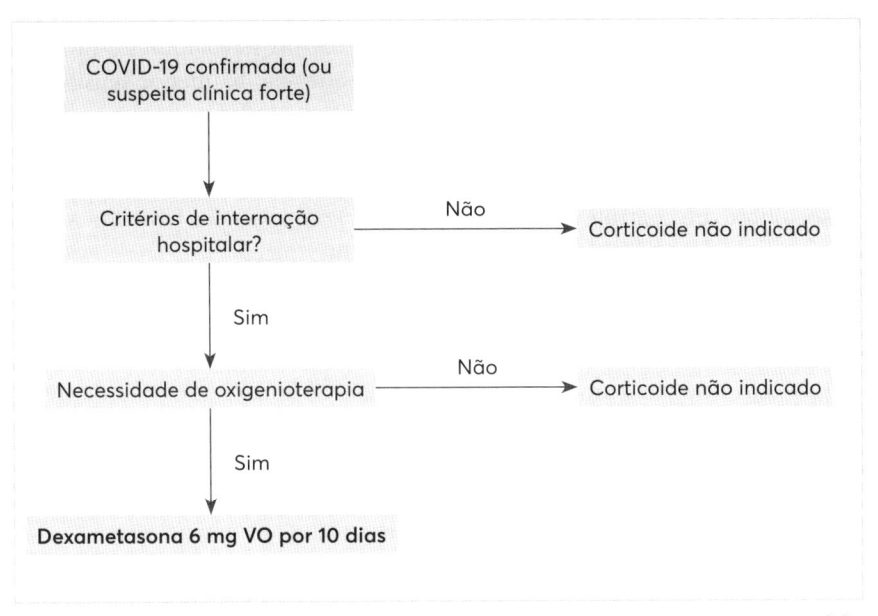

- **FIGURA 3** Fluxograma simplificado da recomendação de corticoterapia na CO-VID-19.

Perspectivas futuras

Um estudo ainda não publicado, disponível em *preprint*,[14] avaliou o uso de corticoide inalatório no contexto de quadros leves de COVID-19. 146 pacientes foram randomizados para receber budesonida inalatória 800 mcg, 2 vezes por dia, ou somente tratamento médico habitual. O resultado demonstrou redução significativa de necessidade de procura de serviços médicos (incluindo idas a unidades de emergência ou internação hospitalar). Trata-se, no entanto, de um estudo cujo desfecho é substituto e que, principalmente, ainda não foi publicado, sendo, portanto, sujeito a revisão metodológica, estatística e de dados clínicos. Dados mais robustos ainda são necessários para determinar o papel do corticoide inalatório no tratamento da COVID-19.

ANTI-INFLAMATÓRIOS NÃO ESTEROIDAIS (AINES)

Os anti-inflamatórios não esteroidais (AINEs) são medicações relevantes no manejo de sintomas em diversos cenários, inclusive no contexto de síndromes gripais. Seu mecanismo de ação se dá por meio da inibição da enzima ciclo-oxigenase (COX), que aumenta a síntese de prostaglandinas através da oxidação do ácido araquidônico. Como consequência, há menor sensibilização de receptores nociceptivos a outros mediadores inflamatórios, e redução de vasodilatação local, cursando com redução da dor. Além disso, as mesmas prostaglandinas têm ação sobre a regulação térmica do hipotálamo, causando desequilíbrio no controle da temperatura e, por consequência, febre. Os AINEs possuem, portanto, bom poder analgésico e antitérmico.[1]

Segurança é um problema?

No início da pandemia, alguns profissionais de atuação na linha de frente contra o coronavírus levantaram a hipótese, baseada na breve experiência obtida naquela época, de que o uso de AINEs no contexto da COVID-19 poderia piorar o prognóstico dos pacientes. A impressão era de que os pacientes que receberam algum AINE teriam evoluído pior em relação aqueles que não o fizeram.[15]

A necessidade de ampliar o arsenal medicamentoso para controle de sintomas na COVID-19 suscitou a busca pela resposta desta questão. Uma coorte retrospectiva[16] realizada em um único centro israelense levantou 403 pacientes com quadro clínico sugestivo de COVID-19; neste estudo, 316 receberam ibuprofeno, e 87 não receberam a medicação. Não houve diferença de mortalidade, necessidade de ventilação mecânica, internação em UTI ou necessidade de oxigenioterapia. Trata-se de um estudo com diversas limitações, sujeito a vieses de memória e de seleção, com amostra pequena e frequência baixa de eventos. De todo modo, o estudo não confirmou a impressão inicial de que haveria malefício dos AINEs na COVID-19.

Estudos com maior poder estatístico eram necessários para se obter dados mais concretos. Foi realizado então, na Dinamarca, outro estudo observacional, este de maior monta;[17] todos os dinamarqueses residentes no país com confirmação diagnóstica de infecção por SARS-CoV-2 entre fevereiro e abril de 2020 foram selecionados. Desta forma, foram incluídos 9.236 indivíduos, dos quais 248 receberam alguma prescrição de AINEs no período de 30 dias anteriores ao diagnóstico de COVID-19, e 8.988 não receberam. Tanto na análise não ajustada quanto na ajustada por *propensity score* (método em que se ajusta entre os grupos estudados variáveis potencialmente confundidoras), não houve diferença de mortalidade em 30 dias (desfecho primário). Apesar de também ter as limitações de um estudo observacional, neste caso há maior robustez estatística, tanto em relação ao tamanho da amostra quanto ao risco de viés de seleção (todos os pacientes com diagnóstico de COVID-19 naquele período foram incluídos).

Recomendação

Diante dos estudos citados, podemos concluir que não há qualquer evidência concreta de que o uso de AINEs determine pior prognóstico na COVID-19. Sendo assim, trata-se de uma classe medicamentosa passível de prescrição no contexto de controle de sintomas em casos leves, mostrando, nos estudos observacionais até aqui, bom perfil de segurança. Vale ressaltar, no entanto, que em pacientes com doença hepática crônica, risco cardiovascular elevado, antecedente de úlcera péptica (ou risco elevado para tanto) e doença renal crônica, esse conjunto de medicações deve ser evitado independentemente da presença ou não da infecção por SARS-CoV-2. Seu uso em pacientes críticos é pouco estudado e também deve ser evitado, dado o risco de complicações gastrointestinais, renais, hepáticas e cardiovasculares.

REFERÊNCIAS BIBLIOGRÁFICAS

1. Rang H, Ritter J, Flower R, Henderson G, Dale M. Rang and Dale's pharmacology. [Edinburgh etc.]: Elsevier, Churchill Livingstone; 2016.
2. Rhen T, Cidlowski JA. Antiinflammatory action of glucocorticoids – new mechanisms for old drugs. N Engl J Med. 2005;353(16):1711-23.
3. Huang C, Wang Y, Li X, et al. Clinical features of patients infected with 2019 novel coronavirus in Wuhan, China [published correction appears in Lancet. 2020 Jan 30;:]. Lancet. 2020;395(10223):497-506.
4. Carsana L, Sonzogni A, Nasr A, et al. Pulmonary post-mortem findings in a series of COVID-19 cases from northern Italy: a two-centre descriptive study. Lancet Infect Dis. 2020;20(10):1135-40.
5. Wang D, Hu B, Hu C, et al. Clinical characteristics of 138 hospitalized patients with 2019 novel coronavirus-infected pneumonia in Wuhan, China. JAMA. 2020;323(11):1061-9.
6. Lansbury LE, Rodrigo C, Leonardi-Bee J, Nguyen-Van-Tam J, Shen Lim W. Corticosteroids as adjunctive therapy in the treatment of influenza: An updated Cochrane Systematic review and meta-analysis. Crit Care Med. 2020;48(2):e98-e106.
7. Lee N, Allen Chan KC, Hui DS, et al. Effects of early corticosteroid treatment on plasma SARS-associated Coronavirus RNA concentrations in adult patients. J Clin Virol. 2004;31(4):304-9.
8. Arabi YM, Mandourah Y, Al-Hameed F, et al. Corticosteroid therapy for critically ill patients with middle east respiratory syndrome. Am J Respir Crit Care Med. 2018;197(6):757-67.
9. RECOVERY Collaborative Group, Horby P, Lim WS, et al. Dexamethasone in hospitalized patients with Covid-19. N Engl J Med. 2021;384(8):693-704.
10. Tomazini BM, Maia IS, Cavalcanti AB, et al. Effect of dexamethasone on days alive and ventilator-free in patients with moderate or severe acute respiratory distress syndrome and COVID-19: The CoDEX Randomized Clinical Trial. JAMA. 2020;324(13):1307-16.
11. Jeronimo CMP, Farias MEL, Val FFA, et al. Methylprednisolone as adjunctive therapy for patients hospitalized with COVID-19 (Metcovid): A randomised, double-blind, phase iib, placebo-controlled trial [published online ahead of print, 2020 Aug 12]. Clin Infect Dis. 2020;ciaa1177.
12. Angus DC, Derde L, Al-Beidh F, et al. Effect of hydrocortisone on mortality and organ support in patients with severe COVID-19: The REMAP-CAP COVID-19 Corticosteroid Domain Randomized Clinical Trial. JAMA. 2020;324(13):1317-29.

13. Dequin PF, Heming N, Meziani F, et al. Effect of hydrocortisone on 21-day mortality or respiratory support among critically ill patients with COVID-19: A randomized clinical trial. JAMA. 2020;324(13):1298-306.
14. Ramakrishnan S, et al. Inhaled budesonide in the treatment of early COVID-19 illness: A randomized controlled trial. Disponível em: https://www.medrxiv.org/content/10.1101/2021.02.04.212 51134v1.
15. Day M. Covid-19: ibuprofen should not be used for managing symptoms, say doctors and scientists. BMJ. 2020;368:m1086. Published 2020 Mar 17.
16. Rinott E, Kozer E, Shapira Y, Bar-Haim A, Youngster I. Ibuprofen use and clinical outcomes in COVID-19 patients. Clin Microbiol Infect. 2020;26(9):1259.e5-1259.e7.
17. Lund LC, Kristensen KB, Reilev M, et al. Adverse outcomes and mortality in users of non-steroidal anti-inflammatory drugs who tested positive for SARS-CoV-2: A Danish nationwide cohort study. PLoS Med. 2020;17(9):e1003308. Published 2020 Sep 8.
18. The WHO Rapid Evidence Appraisal for COVID-19 Therapies (REACT) Working Group. Association between administration of systemic corticosteroids and mortality among critically ill patients with COVID-19: A meta-analysis. JAMA. 2020;324(13):1330-41.

Anticoagulantes

Fernando Galassi Stocco Neto
Bruno Marques
Eduardo Messias Hirano Padrão

RACIONAL

A análise das primeiras coortes que tratavam da fisiologia da doença pulmonar da COVID-19 demonstraram a existência de um grupo de pacientes com importante hipoxemia, porém grandes volumes de ar e complacências significativamente maiores do que o esperado para tamanha gravidade clínica.[1]

Um estudo fisiológico italiano que descreveu a mecânica respiratória de 10 pacientes em ventilação mecânica, por meio da análise por impedância elétrica dos parâmetros ventilatórios e perfusionais, mostrou uma maior contribuição do espaço morto (áreas adequadamente ventiladas, mas não bem perfundidas) quando comparado à fração de *shunt* (áreas não ventiladas, porém perfundidas) nos pulmões de pacientes com COVID-19.[2] No trabalho, os pacientes que apresentavam elevada fração de *shunt* tinham mais tempo de doença crítica e maior tempo de ventilação mecânica. Tais achados levaram ao desenvolvimento da hipótese de que a hipoxemia da COVID-19 era, ao menos inicialmente, produto de um parênquima pulmonar não tão lesado, com mecânica preservada, porém mal perfundido.

Foram divulgadas séries de casos submetidos a autópsias onde se encontravam elevadas taxas de micro e macrotromboses na circulação pulmonar, bem como em diversos outros órgãos envolvidos na *causa mortis* do paciente.[3] Comparativamente a outras causas de síndrome do desconforto respiratório agudo (SDRA) e pneumonia, os pacientes falecidos por COVID-19 tinham cerca de 9 vezes mais fenômenos trombóticos microvasculares.[4] Vieram à tona, posteriormente, resultados de análise de tomografia de perfusão com dupla energia mostrando que grande parte das áreas de vidro fosco encontradas na tomografia computadorizada (TC) de pacientes com COVID-19 eram áreas não perfundidas do parênquima pulmonar.[5,6]

Klok et al. demonstraram já no início da pandemia elevadas taxas de eventos tromboticos macrovasculares em sua casuística, mesmo naqueles em uso de doses profiláticas de anticoagulantes.[7] UTIs francesas publicaram dados alarmantes de até 25% de incidência de tromboembolismo pulmonar em pacientes em ventilação mecânica que apresentavam piora respiratória sem evidência de superinfecção bacteriana ou pneumotórax.[8]

Ganhou força, portanto, a teoria de que a anticoagulação de pacientes com COVID-19 que apresentavam hipoxemia pudesse melhorar a troca gasosa, reduzir a progressão do dano ao parênquima pulmonar decorrente da má perfusão da barreira alveolar e impedir a ocorrência de eventos trombóticos extrapulmonares graves que pudessem contribuir para a deterioração clínica dos pacientes internados.

EVIDÊNCIAS ATUAIS

Uso de doses profiláticas

O primeiro trabalho a demonstrar melhores desfechos com uso de anticoagulantes foi o de Tang et al.[9] Nele, pacientes internados por COVID-19 que possuíam escore de coagulopatia induzida pela sepse maior que 4, ou valores de dímero-D maiores que 6 vezes o limite superior da normalidade e receberam doses profiláticas de anticoagulantes tiveram menor mortalidade.

Um outro estudo de coorte mais recente mostrou que pacientes internados com COVID-19, a despeito do valor de dímero-D, recebendo anticoagulação profilática, tiveram mortalidade 27% menor em 30 dias.[10]

Apesar de retrospectivos, ambos os estudos favorecem o uso sistemático de doses profiláticas de anticoagulantes para todos os pacientes internados com COVID-19.

Doses intermediárias

A alta taxa de eventos trombóticos observada na COVID-19 motivou diversos serviços a utilizarem doses mais altas de tromboprofilaxia para seus pacientes, na expectativa de que pudessem melhorar os desfechos clínicos associados ao estado de hipercoagulabilidade.

O ensaio clínico randomizado INSPIRATION[11] selecionou pacientes internados por COVID-19 em UTI e comparou o efeito de doses intermediárias de tromboprofilaxia (1 mg/kg/dia de enoxaparina) com profilaxia habitual ajustada pelo peso (40 mg/dia ou 80 mg/dia para pacientes com > 120 kg ou IMC > 35) no desfecho combinado de mortalidade por todas as causas, uso de ECMO (oxigenação extracorpórea por membrana) ou ocorrência de eventos tromboembólicos. O estudo não conseguiu demonstrar a superioridade de doses intermediárias de enoxaparina.

Não existem evidências até o momento para pacientes internados em enfermaria.

Anticoagulação plena empírica

O comitê de análise interina combinada de três grandes ensaios clínicos randomizados (ATTACC, ACTIV-4 e REMAP-CAP)[12] recomendou a interrupção do estudo de anticoagulação plena empírica em pacientes internados em UTI por COVID-19 devido à futilidade da estratégia e preocupação com aumento do número de eventos hemorrágicos no grupo anticoagulado empiricamente.

O mesmo comitê também recomendou a interrupção do estudo em pacientes com COVID-19 moderada internados em enfermaria, desta vez por superioridade da anticoagulação plena empírica na redução do desfecho primário de dias livres de suporte avançado de vida.

Os dados oficiais ainda não foram divulgados para revisão, nem mesmo publicados em revistas científicas, portanto devem ser vistos com cautela.

RECOMENDAÇÕES OFICIAIS

De acordo com os dados discutidos anteriormente neste capítulo, colocamos a seguir as recomendações da American Society of Hematology para o uso de anticoagulantes na COVID-19.[13]

Pacientes não internados

Não é recomendado o uso de anticoagulantes em pacientes não internados por COVID-19.

Pacientes internados em enfermaria ou UTI

Recomenda-se o uso de anticoagulantes em dose profilática habitual ajustada pelo peso (Tabela 1) em **todos** os pacientes internados em enfermaria ou UTI.

A confirmação dos achados de superioridade da anticoagulação plena empírica em pacientes internados em enfermaria ainda está pendente e, após ser divulgada, pode mudar essa recomendação.

- **TABELA 1** Recomendações do uso de anticoagulantes em pacientes internados com COVID-19 sem eventos tromboembólicos confirmados

	Clearance de creatinina > 30	*Clearance* de creatinina < 30
Habitual	Enoxaparina 40 mg SC 1xd	Heparina não fracionada 5.000 UI SC 8/8 h
Peso > 120 kg ou IMC > 35	Enoxaparina 40 mg SC 2xd	Heparina não fracionada 7.500 UI 8/8 h

REFERÊNCIAS BIBLIOGRÁFICAS

1. Gattinoni L, Coppola S, Cressoni M, Busana M, Rossi S, Chiumello D. COVID-19 does not lead to a "typical" acute respiratory distress syndrome. Am J Respir Crit Care Med. 2020;201(10):1299-300.
2. Mauri T, Spinelli E, Scotti E, Colussi G, Basile MC, Crotti S, et al. Potential for lung recruitment and ventilation-perfusion mismatch in patients with the acute respiratory distress syndrome from Coronavirus disease 2019. Crit Care Med. 2020;48(8):1129-34.
3. Dolhnikoff M, Duarte-Neto AN, de Almeida Monteiro RA, da Silva LFF, de Oliveira EP, Saldiva PHN, et al. Pathological evidence of pulmonary thrombotic phenomena in severe COVID-19. J Thromb Haemost. 2020;18(6):1517-9.
4. Ackermann M, Verleden SE, Kuehnel M, Haverich A, Welte T, Laenger F, et al. Pulmonary vascular endothelialitis, thrombosis, and angiogenesis in Covid-19. N Engl J Med. 2020;383(2):120-8.
5. Lang M, Som A, Mendoza DP, Flores EJ, Reid N, Carey D, et al. Hypoxaemia related to COVID-19: vascular and perfusion abnormalities on dual-energy CT. Lancet Infect Dis. 2020;20(12):1365-6.
6. Le Berre A, Boeken T, Caramella C, Afonso D, Nhy C, Saccenti L, et al. Dual-energy CT angiography reveals high prevalence of perfusion defects unrelated to pulmonary embolism in COVID-19 lesions. Insights Imaging. 2021;12(1):24.
7. Klok FA, Kruip MJHA, van der Meer NJM, Arbous MS, Gommers D, Kant KM, et al. Confirmation of the high cumulative incidence of thrombotic complications in critically ill ICU patients with COVID-19: An updated analysis. Thromb Res. 2020;191:148-50.
8. Helms J, Tacquard C, Severac F, Leonard-Lorant I, Ohana M, Delabranche X, et al. High risk of thrombosis in patients with severe SARS-CoV-2 infection: a multicenter prospective cohort study. Intensive Care Med. 2020;46(6):1089-98.
9. Tang N, Bai H, Chen X, Gong J, Li D, Sun Z. Anticoagulant treatment is associated with decreased mortality in severe coronavirus disease 2019 patients with coagulopathy. J Thromb Haemost. 2020;18(5):1094-9.
10. Rentsch CT, Beckman JA, Tomlinson L, Gellad WF, Alcorn C, Kidwai-Khan F, et al. Early initiation of prophylactic anticoagulation for prevention of coronavirus disease 2019 mortality in patients admitted to hospital in the United States: Cohort study. BMJ. 2021;372:n311.
11. INSPIRATION Investigators, Sadeghipour P, Talasaz AH, Rashidi F, Sharif-Kashani B, Beigmohammadi MT, et al. Effect of intermediate-dose vs standard-dose prophylactic anticoagulation on thrombotic events, extracorporeal membrane oxygenation treatment, or mortality among patients with COVID-19 admitted to the intensive care unit: The INSPIRATION randomized clinical trial. JAMA [Internet]. 2021. Disponível em: http://dx.doi.org/10.1001/jama.2021.4152.
12. Presentations – ATTACC [Internet]. Disponível em: https://www.attacc.org/presentations. Acessado 22/03/2021.
13. ASH guidelines on use of anticoagulation in patients with COVID-19 [Internet]. Hematology.org. Disponível em: https://www.hematology.org/education/clinicians/guidelines-and-quality-care/clinical-practice-guidelines/venous-thromboembolism-guidelines/ash-guidelines-on-use-of-anticoagulation-in-patients-with-covid-19. Acessado 22/03/2021.

45

Hidroxicloroquina e cloroquina

Yago Henrique Padouan Chio
Bruno Marques
Thiago Vicente Pereira
Rodrigo Fernandes da Cruz

INTRODUÇÃO

Cloroquina (CLQ) e hidroxicloroquina (HCQ) são drogas antigas da classe das aminoquinolinas, usadas rotineiramente no tratamento da malária e de doenças autoimunes, como lúpus eritematoso sistêmico e artrite reumatoide. Ambas são substâncias muito parecidas, sendo a hidroxicloroquina um composto com menos eventos adversos, enquanto que a cloroquina possui pico de ação mais eficaz. Sua farmacocinética e farmacodinâmica são muito semelhantes.

O emprego dessas duas medicações chamou a atenção da mídia e do grande público no início da pandemia após a publicação de alguns estudos observacionais em que levou à diminuição da viremia e melhora radiológica.

Essas drogas têm ação antimicrobiana *in vitro* contra múltiplos agentes, incluindo SARS-CoV-2, com um papel antiviral direto, inibindo a entrada de patógenos na célula hospedeira, além de uma ação imunomoduladora. Consequentemente, poderiam diminuir a produção de citocinas pró-inflamatórias, agindo no metabolismo celular envolvido na resposta imune inata.[1,2]

Esses achados foram corroborados por um estudo clínico aberto, não randomizado, com pequeno número de pacientes realizado na França pelo médico Didier Raoult, que identificou uma diminuição na viremia de pacientes do grupo intervenção ao longo do tempo. Dentre os aspectos de relevância científica que podem ser questionados, está o fato de que alguns pacientes do estudo receberam azitromicina em paralelo, além de questões metodológicas relevantes, e os desfechos observados não são duros, mas substitutos.[2,3] A negativação/diminuição da viremia, contudo, foi considerada como potencialmente vantajosa, pois poderia contribuir para diminuição da transmissibilidade da doença.

FARMACOCINÉTICA E FARMACODINÂMICA

A CLQ inibe a ação da heme polimerase, prevenindo a conversão do grupo heme para hemazoína. Inclusive esse é o mecanismo pelo qual o *Plasmodium* é afetado pela medicação e ela é utilizada para combater a malária. A concentração de heme dentro das células acaba sendo tóxica ao *Plasmodium*.

A CLQ se difunde passivamente através das membranas celulares e dentro de endossomos, lisossomos e vesículas do complexo de Golgi, onde se torna protonada, elevando o pH do entorno. O pH elevado nos endossomos previne que partículas virais se fundam e entrem nas células.

A CLQ também não afeta os níveis de ACE2, o receptor que o SARS-CoV e o SARS-CoV-2 miram para entrar nas células, nas superfícies celulares, mas inibe a glicosilação terminal do ACE2. O receptor ACE2 que não está no seu estado glicosilado pode ser menos efetivo na interação com o SARS-CoV-2, possivelmente impedindo a entrada do vírus. Esse foi o possível racional utilizado para os estudos com a droga no combate à COVID-19.

A CLQ tem uma duração de ação longa, com uma meia-vida de cerca de 20-60 dias se em uso crônico, podendo ser detectada na urina por anos após sua suspensão. Pacientes devem ser aconselhados quanto aos riscos do uso prolongado, como retinopatias e maculopatias, fraqueza muscular, alterações cardíacas e toxicidade em crianças.

Sua absorção intestinal é rápida e quase completa, atingindo o pico plasmático em 1 a 2 horas. Após atingir a corrente sanguínea, é distribuída por todos os tecidos do corpo, porém seu depósito é prolongado nos seguintes: olhos, coração, rins, fígado e pulmões.

A CLQ é parcialmente metabolizada pelo fígado em desetilcloroquina e é predominantemente eliminada na urina. Cerca de 70% da dose é excretada pelos rins, sendo 35% como cloroquina e o restante na forma de desetilcloroquina.

HIDROXICLOROQUINA E CLOROQUINA NA COVID-19

A HCQ e a CLQ passaram a ser usadas em múltiplos serviços mundialmente, apesar da carência de evidências de que essas drogas alterariam desfechos duros, como mortalidade, piora clínica, tempo de ventilação mecânica etc. No Brasil, uma normativa do Conselho Federal de Medicina (CFM) inclusive propôs a médicos considerarem a prescrição dessas drogas em pacientes com quadro leve com confirmação de infecção pelo SARS-CoV-2, em pacientes com sintomas importantes, internados ou não, e em pacientes graves em cuidados intensivos. O CFM também eximiu de infração ética o médico que utilizar HCQ/CLQ nesse contexto.[4]

O Ministério da Saúde do Brasil chegou a publicar uma diretriz recomendando o uso de HCQ ou CLQ associadas à azitromicina para pacientes com COVID-19, para as formas leves, moderadas e graves da doença. Na própria diretriz há ressalvas em relação a evidências insuficientes para uso dessa medicação.[5]

Uma preocupação recorrente, além da questão da eficácia, é em relação à segurança e tolerabilidade do uso de HCQ/CLQ no contexto da COVID-19. Portanto, no Hospital das Clínicas da Faculdade de Medicina da Universidade de São Paulo (HC-FMUSP), a prática atual é a de não utilizar a HCQ ou a CLQ no paciente com COVID-19.

Dado o cenário pandêmico mundial, inúmeros trabalhos científicos foram realizados no intuito de se verificar a eficácia da medicação no combate à COVID-19. A real efetividade do uso da CLQ/HCQ é tema de intenso debate, e a seguir iremos relatar alguns dos de maior importância.

Ambulatorialmente, usa-se em torno de 5 mg/kg/dia de HCQ, podendo chegar até uma dosagem diária de 400 mg. Os eventos adversos mais comuns neste uso são intolerância gastrointestinal, alargamento de intervalo QT e maculopatia. A posologia estudada e possível para o tratamento da COVID-19, com base em estudos de farmacocinética, seria uma dose de ataque de 800 mg no primeiro dia, em duas tomadas, seguida por manutenção de 200 mg duas vezes ao dia. Um estudo randomizado-controlado brasileiro comparou altas doses (dose cumulativa de 12 g) com baixas doses (dose cumulativa de 2,7 g) de CLQ em pacientes com síndrome respiratória aguda grave, com a maioria dos pacientes com detecção molecular de SARS-CoV-2. Houve maior mortalidade no grupo que recebeu altas doses, com maior incidência de alargamento de intervalo QT neste grupo.[6]

Um estudo observacional envolvendo um número grande de participantes (1.376 indivíduos incluídos para análise) com diagnóstico de síndrome respiratória aguda grave e confirmação molecular de COVID-19, em um hospital de Nova York, comparou pacientes que receberam HCQ com pacientes que não receberam essa medicação para um desfecho composto de tempo até morte, ou intubação orotraqueal. O uso de HCQ não foi associado a menor ou maior risco de se atingir o desfecho, levando esse hospital a retirar de seu protocolo o uso de HCQ para casos de COVID-19. Vale ressaltar que o estudo de Nova York foi retrospectivo, no entanto usou medidas *"propensity score matching e weighting"* para que fosse obtido um grupo-controle similar ao grupo que recebeu HCQ.[7]

Um estudo randomizado-controlado multicêntrico aberto chinês comparou a negativação da viremia em pacientes infectados por COVID-19 com formas leves/moderadas de doença. Em um braço, o uso de HCQ, e no outro pacientes recebendo apenas medidas de suporte. Os achados não favoreceram o uso de HCQ, e o estudo foi descontinuado precocemente. A negativação de viremia, desfecho que foi aventado inicialmente como favorável em estudos observacionais, não se confirmou em estudo randomizado-controlado.[8]

Um estudo retrospectivo envolvendo 96.032 pacientes, sendo 14.888 divididos em 4 grupos (CLQ, CLQ + macrolídeo, HCQ e HCQ + macrolídeo), realizado em 671 hospitais em todos os continentes, mostrou, por meio de *propensity score*, que houve aumento de mortalidade e de arritmias ventriculares no grupo-tratamento em relação ao controle. Neste registro, a mortalidade no grupo-controle foi de 9,3% comparada a 18,0% no grupo HCQ, 23,8% no grupo HCQ e macrolídeo, e 22,2% no grupo CLQ e macrolídeo. Portanto, observou-se uma letalidade de 1 morte a mais a cada 11 pacientes no grupo HCQ isoladamente. Com o resultado deste último estudo, acreditamos que no momento o uso dessas medicações deve ser reservado a estudos randomizados.[9]

Um trabalho realizado e publicado em julho de 2020 no *NEJM*, por uma coalizão de pesquisadores brasileiros, buscou avaliar o uso de HCQ/CLQ com e sem o uso de azitromicina em pacientes suspeitos ou confirmados para COVID-19, os quais estavam recebendo oxigenoterapia de suporte a no máximo 4 litros/min, ou sem suporte algum. O estudo buscou avaliar o *status* clínico dos pacientes em 15 dias. Foi usada uma escala ordinal de 1 a 7 para avaliar o *status* dos pacientes, sendo que quanto maior a pontuação, piores os pacientes estariam. Foram randomizados 667 pacientes, dentre os quais 504 tiveram PCR confirmatório para SARS-CoV-2. Foi visto que a escala ordinal não apresentou diferença estatística com o uso de HCQ sozinha (IC 95% – 0,69 a 2,11, p = 1), tampouco associada à azitromicina (IC 95% – 0,57 a 1,73, p = 1). O estudo concluiu que entre pacientes hospitalizados com COVID-19, nos casos leves a moderados, o uso de HCQ com ou sem azitromicina não repercutiu no *status* clínico dos doentes em 15 dias.[12]

Um estudo mais recente, realizado em novembro de 2020 na Espanha, aberto, randomizado em "*cluster*", buscou provar se de fato o uso de HCQ/CLQ em contactantes de pacientes com PCR positivo para SARS-CoV-2 poderia prevenir a doença. Foram realizados dois braços: o primeiro, submetido à terapia descrita, e o outro aos cuidados usuais, sem o uso dessas medicações. O desfecho primário foi PCR confirmado para SARS-CoV-2, com doença sintomática em 14 dias. O estudo concluiu que o uso da HCQ/CLQ não preveniu a aquisição da doença.[10]

Um trabalho de outubro de 2020, realizado pelo grupo RECOVERY, buscou averiguar se o uso de HCQ/CLQ poderia alterar a mortalidade dos doentes afetados pela COVID-19 em 28 dias. O estudo randomizou 1.561 pacientes para o tratamento com HCQ/CLQ e 3.155 pacientes para o tratamento habitual. O desfecho primário, que era morte em 28 dias, ocorreu em 27% dos doentes que usaram HCQ/CLQ e 25% nos pacientes que foram submetidos ao tratamento habitual (IC 95% 0,97-1,23 com p = 0,15). Os resultados também sugeriram que os pacientes que fizeram uso de HCQ/CLQ tinham menor chance de ter alta hospitalar em 28 dias (59,6 % vs. 62,9%; razão de incidência, 0.,9; IC 95% 0,83 a 0,93). O estudo ainda concluiu que pacientes não intubados submetidos às drogas tinham maior chance de serem intubados ou de evoluir a óbito (30,7% vs. 26,9%; razão de riscos, 1,14; CI: 1,03-1,27). No grupo que realizou uso de HCQ/CLQ também houve um pequeno excesso de mortes por causas cardíacas, no entanto sem novas mortes por arritmia dentre os pacientes que realizaram uso de HCQ/CLQ. Dessa forma, o estudo concluiu que os pacientes que realizaram uso de HCQ/CLQ não obtiveram diminuição na taxa de morte em 28 dias e possivelmente ainda tiveram desfechos secundários piores, salvo as limitações do estudo.[11]

Um estudo publicado no *JAMA* em abril de 2020 também buscou compreender se, em pacientes com formas graves da doença, o uso de uma dosagem maior ou menor de HCQ/CLQ poderia implicar em diminuição de 50% da letalidade da doença. O estudo foi duplo-cego, randomizado, realizado com 81 pacientes, em Manaus. Pacientes foram alocados para dois grupos, um dos quais usava 600 mg 2x ao dia por 10 dias e outro 450 mg 2x ao dia no primeiro dia, seguido por 450 mg/dia nos 9 dias subsequentes. Os dados do estudo mostraram que não houve diferença no uso de uma dosagem maior ou menor da medicação na letalidade. Por outro lado, concluíram que dosagens maiores favoreceram um maior potencial de efeitos adversos.[13]

Posteriormente, editorial publicado no *JAMA* buscou alertar a todos quanto aos riscos do uso da medicação, sua falta de eficácia e seu potencial dano, inclusive podendo acarretar em óbito.[14]

Dessa forma, apresentados alguns dos estudos relacionados ao uso da medicação, fica claro que em nenhum momento foi apresentada evidência robusta de sua eficácia, segurança e indicação clara para uso na COVID-19. Devemos ressaltar que, até o momento, apenas o uso de corticoides e inibidores de interleucinas (p. ex.: tocilizumabe) demonstrou eficácia e indicação de uso na COVID-19, ainda com ressalvas quanto ao momento do uso e em quais condições devem ser utilizadas. Tais medicações são mais bem analisadas em outros capítulos do livro.

O melhor caminho para o combate à doença consiste nas medidas de isolamento social associadas à vacinação em massa.

CONCLUSÃO

Apesar de inúmeros estudos terem demonstrado não haver benefícios no uso da HCQ/CLQ no tratamento, prevenção, profilaxia ou melhora sintomática, ainda enfrentamos uma onda de negacionismo científico extremamente importante em nosso país. Não é incomum vermos a prescrição dessas medicações Brasil afora, fato que chama atenção em cenários de doença aguda, somado à possibilidade de usar doses maiores do que o habitual, levantando preocupações quanto à sua segurança e a quantidade de efeitos adversos.

Grande quantidade de recursos foram gastos na aquisição da medicação, e ela não demonstrou fazer jus às promessas antes feitas.

Vale lembrar que o FDA revogou o uso emergencial das medicações em junho de 2020.

Ressaltamos que não existe, até o momento, evidência científica de nível elevado que suporte a efetividade do uso dessas medicações, nem qualquer outro tratamento precoce para a COVID-19. Mediante tudo que foi apresentado, não há indicação para o uso da HCQ/CLQ atualmente no cenário de pacientes com COVID-19.

REFERÊNCIAS BIBLIOGRÁFICAS

1. Savarino A, Boelaert JR, Cassone A, Majori G, Cauda R. Effects of chloroquine on viral infections: An old drug against today's diseases? Lancet Infect Dis. 2003;3(11):722-7.

2. Cao B, Wang Y, Wen D, Liu W, Wang J, Fan G, et al. A trial of lopinavir-ritonavir in adults hospitalized with severe Covid-19. N Engl J Med. 2020;382(19):1787-99.

3. Yao X, Ye F, Zhang M, Cui C, Huang B, Niu P, et al. In vitro antiviral activity and projection of optimized dosing design of hydroxychloroquine for the treatment of severe acute respiratory syndrome coronavirus 2 (SARS-CoV-2). Clin Infect Dis. 2020.

4. Conselho Federal de Medicina. Parecer CFM n. 04/2020. Disponível em: https://sistemas.cfm.org. br/normas/visualizar/pareceres/BR/2020/4. Acesso em 15 de maio de 2020.

5. Ministério da Saúde. Orientações do Ministério da Saúde para manuseio medicamentoso precoce de pacientes com diagnóstico da COVID-19. Disponível em: https://www.saude.gov.br/images/ pdf/2020/May/20/orientacoes-manuseio-medicamentoso-covid19.pdf.

6. Borba MGS, Val FFA, Sampaio VS, Alexandre MAA, Melo GC, Brito M, et al. Effect of high vs low doses of chloroquine diphosphate as adjunctive therapy for patients hospitalized with severe acute respiratory syndrome coronavirus 2 (SARS-CoV-2) infection: A randomized clinical trial. JAMA Netw Open. 2020;3(4):e208857.

7. Geleris J, Sun Y, Platt J, Zucker J, Baldwin M, Hripcsak G, et al. Observational study of hydroxychloroquine in hospitalized patients with Covid-19. N Engl J Med. 2020.

8. Tang W, Cao Z, Han M, Wang Z, Chen J, Sun W, et al. Hydroxychloroquine in patients with mainly mild to moderate coronavirus disease 2019: Open label, randomised controlled trial. BMJ. 2020;369:m1849.

9. Mehra MR, Desai SS, Ruschitzka F, Patel AN, et al. Hydroxychloroquine or chloroquine with or without a macrolide for treatment of COVID-19: a multinational registry analysis. The Lancet. 2020; e-pub ahead of print.

10. Mitià O, et al. A cluster randomized trial of hydroxychloroquine for prevention of COVID-19. NEJM. 2020.

11. The RECOVERY Collaborative Group. Effect of hydroxycloroquine in hospitalized patients with Covid-19. NEJM. 2020.

12. Cavalcante AB, Zampieri FG, Rosa RG, Azevedo LCP, et al. Hydroxychloroquine with or without azitromycin in mild-to-moderate COVID-19. NEJM. 2020.

13. Borba MGS, Almeida Val FF, Sampaio VS. Effect of high vs low doses of chloroquine diphosphate as adjunctive therapy for patients hospitalized with severe acute respiratory syndrome coronavirus 2 (SARS-CoV-2) infection – a randomized clinical trial. JAMA. 2020.

14. Fihn SD, Perencevich E, Bradley SM. Caution needed on the use of chloroquine and hydroxychloroquine for coronavirus disease 2019. JAMA. 2020.

Sistema renina-angiotensina e COVID-19

Luciana Dornfeld Bichuette
Vinícius Machado Correia

INTRODUÇÃO

Com a multiplicação dos casos de síndrome respiratória aguda grave causada pelo SARS-CoV-2, em especial em portadores de doenças cardiovasculares, surgiram preocupações acerca da segurança do uso de inibidores da enzima conversora de angiotensina (IECA) e bloqueadores do receptor da angiotensina (BRA), uma vez que estudos em animais sugerem que tais medicações aumentam os níveis da enzima conversora de angiotensina 2 (ECA 2), proteína presente nos pneumócitos tipo II, que facilita a entrada do coronavírus nas células.[1] Tal consideração gerou especulações de que o uso de IECAs e BRAs poderia ser prejudicial em pacientes com COVID-19, levando a comunidade científica à busca de evidências no contexto da pandemia atual.

ENTENDENDO O PROBLEMA

- Fisiologia normal: o angiotensinogênio é transformado em angiotensina I por ação da renina. A angiotensina I pode sofrer ação da ECA, sendo convertida em angiotensina II (que possui efeitos vasoconstritores, pró-inflamatórios e pró-trombóticos) ou da ECA 2, sendo convertida em angiotensina 1-9, que, por sua vez, é transformada em angiotensina 1-7. A angiotensina II, por ação da ECA 2, pode também ser convertida em angiotensina 1-7, que se liga ao receptor Mas (MasR) e medeia ações benéficas como vasodilatação, anti-inflamação e antioxidação (Figura 1).[2]
- O que fazem os IECAs e BRAs: os inibidores da ECA inibem seletivamente a ECA, enquanto os BRAs atuam inibindo o receptor da angiotensina II,

envolvido apenas na via da ECA. Estudos em ratos sugerem que ao inibir tal via, pode haver um deslocamento do equilíbrio, com um aumento da ECA 2 (Figura 2).[3]

- Relação com o vírus: estudos prévios com SARS-CoV e MERS demonstraram que os coronavírus se ligam aos receptores da ECA 2 presentes nos pneumócitos tipo II para entrar nas células. Acredita-se, dessa forma, que o SARS-CoV-2 utiliza essa mesma via, gerando, assim, a hipótese de que o uso de IECAs e BRAs aumentaria o risco de infecção, particularmente de formas graves (Figura 2).
- O outro lado: a diminuição da produção de angiotensina II com o uso de IECAs, ou bloqueio de sua ação com o uso de BRAs, reduz os níveis de substâncias pró-inflamatórias e pró-trombóticas, enquanto o aumento dos níveis de angiotensina 1-7, mediado pela ECA 2, leva a um efeito anti-inflamatório, podendo atenuar a lesão pulmonar induzida pelo vírus.[5] Além disso, estu-

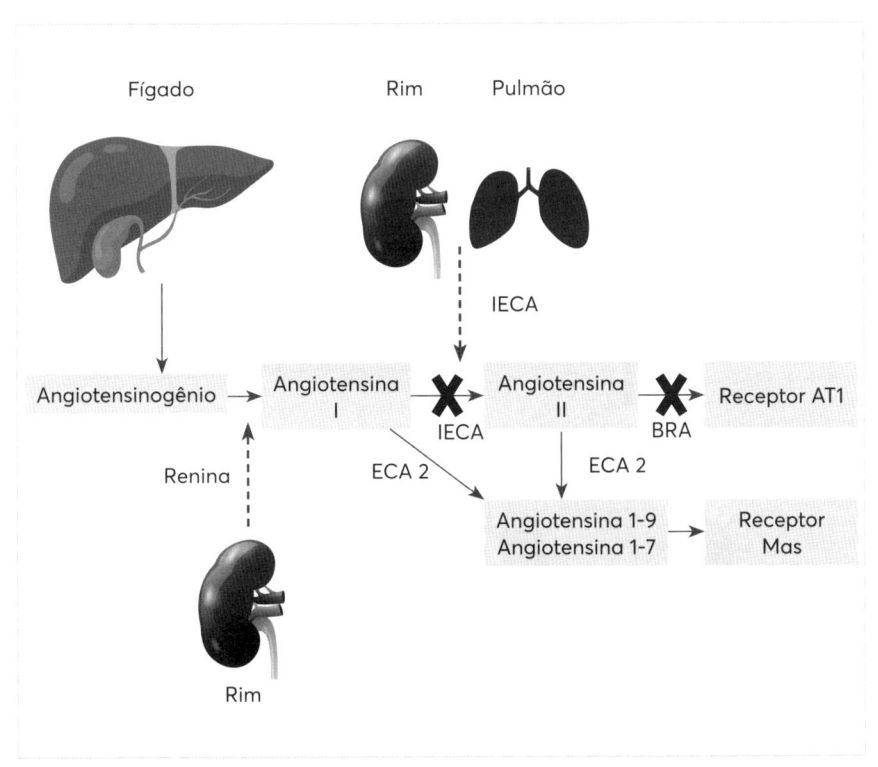

- **FIGURA 1** Sistema renina-angiotensina e o uso de inibidores da enzima conversora de angiotensina (IECA) e bloqueadores do receptor da angiotensina (BRA). ECA 2: enzima conversora de angiotensina 2.

do com autópsias de amostras de tecidos cardíacos de pacientes infectados pelo SARS-CoV-1 demonstrou redução na expressão da ECA 2 naqueles com dano miocárdico, o que poderia ser justificado pelo fato da interação do vírus com a ECA 2 na superfície celular resultar em sua internalização por endocitose, levando a *upregulation* de ADAM17, que cliva a ECA 2 da superfície celular; como resultado, ocorre a perda de proteção miocárdica mediada pela ECA 2 contra os efeitos da ativação do sistema renina-angiotensina-aldosterona, o que poderia contribuir para os eventos cardiovasculares observados em pacientes com COVID-19. Dessa forma, o uso de IECA e BRA poderia ter efeito protetor cardíaco ao aumentar os níveis de ECA 2.[6]

- Em resumo, a ECA 2 parece ter um efeito bifuncional, com um possível malefício por ser utilizada como porta de entrada do SARS-CoV-2 nas células pulmonares e um possível benefício por proteção contra os efeitos do sistema renina-angiotensina-aldosterona.

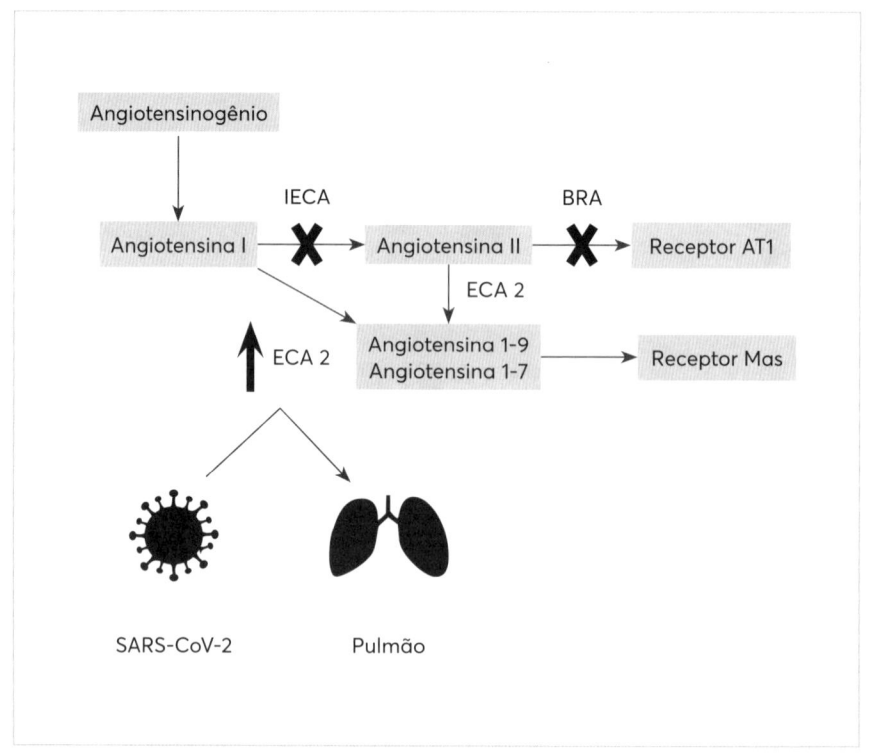

· **FIGURA 2** Sistema renina-angiotensina e COVID-19. BRA: bloqueadores do receptor da angiotensina; ECA 2: enzima conversora de angiotensina 2; IECA: inibidores da enzima conversora de angiotensina.

EVIDÊNCIAS CIENTÍFICAS

- "Renin-Angiotensin-Aldosterone System Blockers and the Risk of CO-VID-19" de Mancia et al., publicado no *NEJM*, foi um estudo de caso-controle que comparou 6.272 casos confirmados de COVID-19 com 30.759 controles na Itália, não sendo observada associação estatisticamente significativa entre o uso de IECA ou BRA e a chance de adoecimento. Apesar disso, foi evidenciada uma maior frequência do uso dessas medicações no grupo de casos, fato que provavelmente reflete a maior prevalência de doenças cardiovasculares nesses pacientes.[7]
- "Renin-Angiotensin-Aldosterone System Inhibitors and Risk of CO-VID-19", de Reynolds et al., foi um estudo observacional que incluiu 12.594 participantes e avaliou a relação entre o uso de IECA, BRA, betabloqueadores, diuréticos e bloqueadores de canal de cálcio e a probabilidade de um resultado positivo para COVID-19, bem como a probabilidade de doença grave, definida como necessidade de internação em UTI, ventilação mecânica ou morte, não sendo observada associação significativa.[8]
- "Cardiovascular Disease, Drug Therapy and Mortality in COVID-19", de Mehra et al., foi um estudo observacional que envolveu 8.910 pacientes com *swab* nasal/orofaríngeo positivo para COVID-19 em 11 países da Europa, Ásia e América do Norte e avaliou a associação da presença de doenças cardiovasculares e uso de terapias para as mesmas com a evolução a óbito, sendo observada uma menor mortalidade em usuários de IECA. Tal resultado pode ser devido a fatores confundidores não avaliados e, na ausência de um ensaio randomizado, não deve ser considerado como evidência para prescrever tal classe medicamentosa.[9]
- O estudo BRACE CORONA, publicado no *JAMA* em janeiro de 2021, foi o primeiro estudo randomizado sobre o tema, envolvendo 659 pacientes hospitalizados com COVID-19 que estavam em uso de IECA ou BRA antes da admissão hospitalar, e teve como objetivo avaliar o número de dias vivos e fora do hospital por 30 dias naqueles em que a medicação foi interrompida comparados àqueles em que a mesma foi mantida, não sendo observada diferença entre os grupos.[10]

RECOMENDAÇÕES

Comunidades científicas como a Sociedade Brasileira de Cardiologia, American Heart Association e European Society of Cardiology recomendam a manutenção do uso de IECAs e BRAs naqueles que possuem indicações, como portadores de hipertensão arterial sistêmica, insuficiência cardíaca, doença arterial coronariana e nefropatia diabética, uma vez que não há comprovação científica de associação entre o uso de IECA ou BRA e gravidade de doença pulmonar na COVID-19 e as evidências de possível interação são apenas experimentais ou de racional fisiopatológico.[11]

REFERÊNCIAS BIBLIOGRÁFICAS

1. Jarcho J, Ingelfinger J, Hamel M, D'Agostino R, Harrington D. Inhibitors of the renin-angiotensin-aldosterone system and Covid-19. New England Journal of Medicine. 2020;382(25):2462-4.
2. Zhang H, Penninger J, Li Y, Zhong N, Slutsky A. Angiotensin-converting enzyme 2 (ACE2) as a SARS-CoV-2 receptor: molecular mechanisms and potential therapeutic target. Intensive Care Medicine. 2020;46(4):586-90.
3. Chung M, Karnik S, Saef J, Bergmann C, Barnard J, Lederman M, et al. SARS-CoV-2 and ACE2: The biology and clinical data settling the ARB and ACEI controversy. EBioMedicine. 2020;58:102907.
4. Gurwitz D. Angiotensin receptor blockers as tentative SARS-CoV-2 therapeutics. Drug Dev Res. 2020;2-5.
5. Gheblawi M, Wang K, Viveiros A, Nguyen Q, Zhong J, Turner A, et al. Angiotensin-converting enzyme 2: SARS-CoV-2 receptor and regulator of the renin-angiotensin system. Circulation Research. 2020;126(10):1456-74.
6. Oudit G, Kassiri Z, Jiang C, Liu P, Poutanen S, Penninger J, et al. SARS-coronavirus modulation of myocardial ACE2 expression and inflammation in patients with SARS. Eur J Clin Invest. 2009;39:618-25.
7. Mancia G, Rea F. Ludergnani M, Apolone G, Corrao G. Renin-angiotensin-aldosterone system blockers and the risk of Covid-19. New England Journal of Medicine. 2020;382(25):2431-40.
8. Reynolds H, Adhikari S, Pulgarin C, Troxel A, Iturrate E, Johnson S, et al. Renin-angiotensin-aldosterone system inhibitors and risk of Covid-19. New England Journal of Medicine. 2020;382(25):2441-8.
9. Mehra M, Desai S, Kuy S, Henry T, Patel A. Cardiovascular disease, drug therapy, and mortality in Covid-19. New England Journal of Medicine. 2020;382(25):e102.
10. Lopes R, Macedo A, de Barros E Silva P, Moll-Bernardes R, dos Santos T, Mazza L, et al. Effect of discontinuing vs continuing angiotensin converting enzyme inhibitors and angiotensin II receptor blockers on days alive and out of the hospital in patients admitted with COVID-19. JAMA. 2021;325(3):254.
11. Sociedade Brasileira de Cardiologia. Infecção pelo Coronavírus 2019 (COVID-19). Disponível em: http://www.cardiol.br/sbcinforma/2020/20200313-comunicado-coronavirus.html.

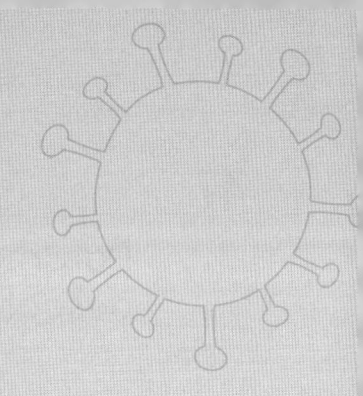

Parte F

Prevenção

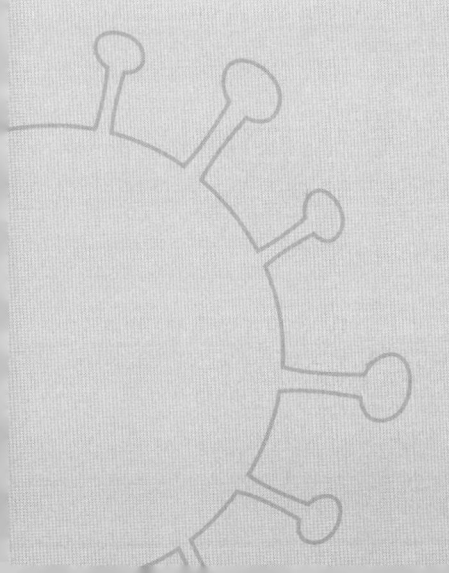

47

Paramentação e desparamentação

Natália Doratioto Serrano Faria Braz
Stefânia Bazanelli Prebianchi
Vinicius Zofoli de Oliveira
Vinícius Machado Correia

ESTABILIDADE DO SARS-COV-2 NAS DIVERSAS SUPERFÍCIES

Um estudo publicado recentemente na *Journal of the American Medical Association*[1] analisou a presença do SARS-CoV-2 nas superfícies dos quartos de três pacientes infectados em um hospital em Singapura. As amostras coletadas após rotina de limpeza do quarto vieram negativas. Por outro lado, das amostras coletadas antes da higienização do quarto, 13 das 15 foram positivas [mesa cardíaca (incluindo a alça), grades da cama, painel de controle da cama, campainha da cama, armário com abertura manual, cadeira, luz atrás da cama, estetoscópio, pia (face externa e interna), chão, vidro da janela, vidro da porta, área de armazenamento de equipamento de proteção individual (EPI) acima da pia e saída de ar do ventilador] e 3 das 5 amostras do banheiro foram positivas (maçaneta, vaso sanitário e face interna da pia). Apesar de ser um estudo pequeno, ele nos mostra algumas mensagens relevantes:

- A permanência do SARS-CoV-2 em diversas superfícies.
- A importância do uso adequado de EPI para evitar a disseminação do vírus para o profissional da saúde, para o paciente e para as superfícies do ambiente.
- A importância da higienização das mãos e das superfícies.

O tempo de permanência do vírus nas diferentes superfícies depende de uma série de fatores, como tipo de superfície (material), pH, temperatura e umidade do ambiente (Tabela 1). Uma publicação no *Journal of Hospital Infection*[2] estudou a persistência de diversos tipos de coronavírus, exceto o SARS-CoV-2, em diferentes materiais: aço (8-48 h), alumínio (2-8 h), metal (5 dias), madeira (4 dias), papel (1-5 dias), vidro (4-5 dias) e plástico (2-6 dias).

- **TABELA 1** Tempo de permanência dos coronavírus nas superfícies

Alumínio	Até 8 horas
Roupa	Até 2 dias
Aço	Até 2 dias
Madeira	Até 4 dias
Vidro	Até 5 dias
Papel	Até 5 dias
Luva	Até 5 dias
Plástico	Até 6 dias

A significativa contaminação ambiental do SARS-CoV-2 através das gotículas respiratórias e a estabilidade dos coronavírus nas superfícies sugerem que o ambiente é um potencial meio de transmissão, mostrando a importância da higiene das mãos e a higiene ambiental. Dessa maneira, faz-se necessária a utilização de equipamentos de proteção individual (EPI) de forma adequada, bem como sua correta colocação e retirada.

Recente estudo da Faculdade de Ciências Farmacêuticas da Universidade de São Paulo[6] demonstrou que não há qualquer evidência documentada de que os alimentos sejam causadores da COVID-19 ou que sejam veículos de transmissão do SARS-CoV-2 até o momento. Ainda ressalta que, nos estudos que avaliaram o tempo de permanência do SARS-CoV-2 no ambiente, a quantidade elevada de partículas virais utilizadas na contaminação das superfícies e as condições ideais de laboratório em que a estabilidade viral foi testada não são representativas do cenário real, podendo levar a uma avaliação exagerada do risco de transmissão do SARS- CoV-2 por contato com superfícies contaminadas. Apesar de os estudos indicarem a permanência do SARS-CoV-2 em superfícies inanimadas por algum tempo, não existe, até o momento, evidência de contaminação por essa via.

EQUIPAMENTO DE PROTEÇÃO INDIVIDUAL (EPI)

O acesso a casos suspeitos ou confirmados de COVID-19 deve ser realizado sempre pelo menor número de profissionais possível.

Os ambientes de atendimento e cuidados de pacientes com suspeita de COVID-19 devem apresentar sinalização adequada e devem ser separados de áreas de atendimento de outros pacientes. Todos os profissionais que entrarem nessas áreas devem respeitar as medidas de precaução padrão, de contato e respiratória (gotículas).

Os EPIs indicados em cada nível de assistência estão relacionados na Tabela 2.

As luvas, máscaras cirúrgicas e avental/capote deverão ser descartados após cada contato com o paciente. Óculos de proteção e protetores faciais são EPIs reutilizáveis, sendo necessária a adequada higienização dos mesmos com água e sabão ou desinfecção com álcool 70% ou qualquer produto para desinfecção disponível após cada uso.

Os procedimentos geradores de aerossol são: intubação orotraqueal (IOT), ventilação com bolsa-válvula-máscara, uso de ventilação não invasiva (VNI), ressuscitação cardiopulmonar (RCP), coleta de escarro induzido, coleta de amostras nasotraqueais e broncoscopia. Nessas situações, recomenda-se uso de máscara com eficácia mínima de filtração de 95% de partículas de até 0,3 μ (p.ex.: N95). Deve-se ajustá-la adequadamente à face, e ela não deve ser compartilhada (Figura 1). Evite tocar na máscara enquanto estiver em uso. Se o fizer, higienize as mãos antes e após a manipulação.

Para verificar a vedação da máscara, é aconselhado realizar o teste de pressão positiva e pressão negativa (Figura 2). O teste basicamente consiste em realizar uma expiração profunda que exercerá uma pressão positiva na máscara quando essa não apresentar vazamentos (teste de pressão positiva) e realizar uma inspiração profunda que fará a máscara agarrar-se ao rosto do profissional caso não haja vazamentos (teste de pressão negativa). Dessa forma é possível ter a certeza de que a máscara está de fato com vedação completa e segura para uso.

• **TABELA 2** Uso de equipamentos de proteção individual (EPIs) nos diferentes ambientes

Tipo de proteção	Higiene de mãos	Capote ou avental	Máscara cirúrgica	Máscara N95/PFF2	Óculos ou protetor facial	Luvas
Triagem de pacientes	X		X			
Coleta de amostras	X	X		X	X	X
Assistência sem gerar aerossol	X	X	X		X	X
Assistência na UTI	X	X		X	X	X
Assistência em procedimento gerador de aerossol	X	X		X	X	X

Modificada de Associação de Medicina Intensiva Brasileira.[3]

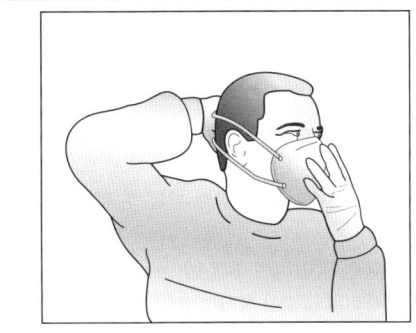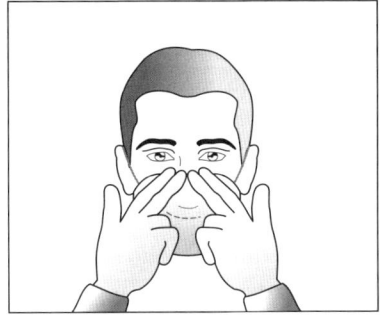

- **FIGURA 1** Modo adequado de colocação da máscara N95.

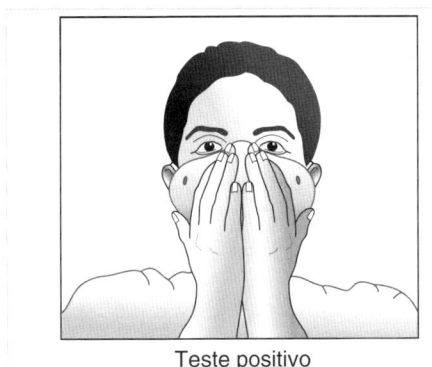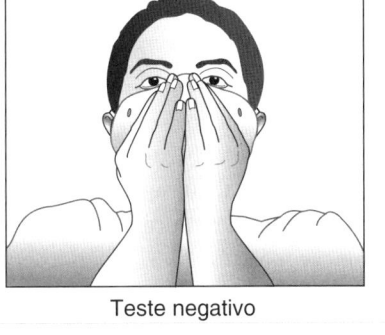

Teste positivo

Teste negativo

- **FIGURA 2** Testes de vedação para máscara N95.

Em enfermarias ou UTIs com internação de paciente do tipo "salão" ou em leitos sem pressão negativa com risco de procedimentos aerossóis é recomendado o uso da máscara N95 durante toda a permanência no local. Deve-se acrescentar que em caso de contato com vários pacientes com suspeita de CO-VID-19 durante seu plantão, os profissionais da saúde devem fazer os atendimentos com máscara N95, mesmo se não estiverem realizando procedimentos geradores de aerossóis, devido à potencial alta carga de exposição viral.

Quais são os cuidados para o uso de EPIs em pacientes em uso de cateter nasal de alto fluxo?

Segundo divulgado pela Associação Brasileira de Medicina Intensiva Brasileira (AMIB) e em concordância com o alertado por órgãos de saúde internacionais, o uso de cateter nasal de alto fluxo apresenta sim um risco de aerossolização de patógenos e contaminação do ambiente e, portanto, deve ser empregado se a equipe tiver treinamento adequado ou se forem experientes na técnica E se dispuserem de EPIs adequados, preferencialmente em quarto isolado e com pressão negativa, orientando o paciente a manter a boca fechada o máximo de tempo possível.

Por fim, recomenda-se limitar a movimentação do paciente para além da área de isolamento. Caso seja necessário o transporte, manter máscara cirúrgica no paciente durante todo o deslocamento e a equipe que realizar o transporte do paciente deve utilizar as precauções de contato e respiratórias adequadas.

PARAMENTAÇÃO E DESPARAMENTAÇÃO

Paramentação

Antes de entrar no setor de isolamento (p.ex.: quarto do paciente):

1. Higienizar as mãos com água e sabão ou álcool 70%. Siga o passo a passo demonstrado na Figura 3.
2. Colocar avental ou capote primeiramente pelas mangas e ajustar as amarras nas costas e na cintura (Figura 4).
3. Colocar máscara N95, pegando pelas tiras. Ajustar a máscara pelo grampo nasal, deixando-a bem vedada à face (conforme exposto na Figura 1).
4. Colocar óculos de proteção ou protetor facial – cuidado para não tocar na lente/viseira (Figura 5).
5. Colocar o gorro de modo a garantir a cobertura de todo o cabelo e das orelhas (Figura 6).
6. Higienizar as mãos com preparação alcoólica (esse passo, teoricamente, deve ser repetido antes de cada passo da paramentação).
7. Calçar luvas bem ajustadas por cima do punho do avental (Figura 7). Obs.: o profissional deve usar luvas adequadas ao seu tamanho e sempre verificar a integridade delas, desprezando-as sempre que houver rasgos, furos ou outros danos visíveis. De modo algum deve-se reutilizá-las.

A Figura 8 resume os principais elementos para uma paramentação adequada.

Desparamentação

No setor de isolamento (p.ex.: quarto do paciente) (Figura 9):

Como higienizar as mãos com água e sabonete?

LAVE AS MÃOS QUANDO ELAS ESTIVEREM VISIVELMENTE SUJAS! CASO CONTRÁRIO, FRICCIONE AS MÃOS COM PREPARAÇÃO ALCOÓLICA

Duração de todo o procedimento: 40-60 segundos

0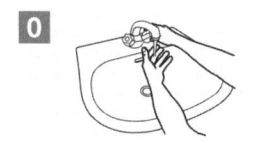

Molhe as mãos com água;

1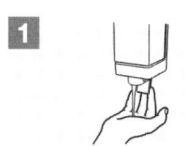

Aplique na palma da mão quantidade suficiente de sabonete (líquido ou espuma) para cobrir todas as superfícies das mãos;

2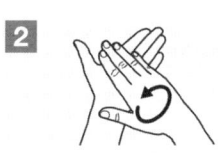

Friccione as palmas das mãos entre si;

3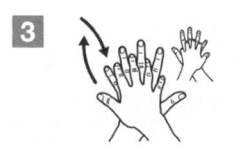

Friccione a palma direita contra o dorso da mão esquerda, entrelaçando os dedos, e vice versa;

4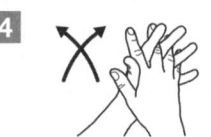

Friccione as palmas entre si com os dedos entrelaçados;

5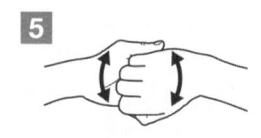

Friccione o dorso dos dedos de uma mão na palma da mão oposta;

6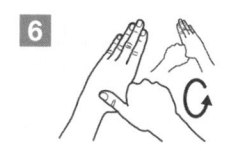

Friccione em movimento circular o polegar esquerdo com auxílio da palma da mão direita e vice-versa;

7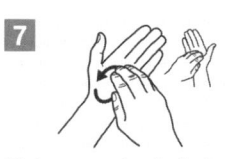

Friccione em movimento circular as polpas digitais e unhas da mão direita contra a palma esquerda e vice versa;

8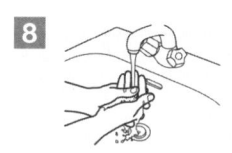

Enxágue bem as mãos com água;

9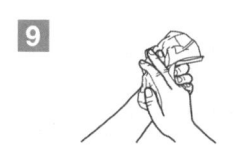

Seque rigorosamente as mãos com papel toalha descartável;

10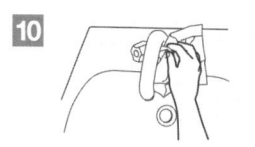

No caso de torneira com fechamento manual, use a toalha para fechar a torneira;

11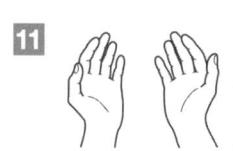

Agora, suas mãos estão seguras.

• **FIGURA 3** Lavagem das mãos.

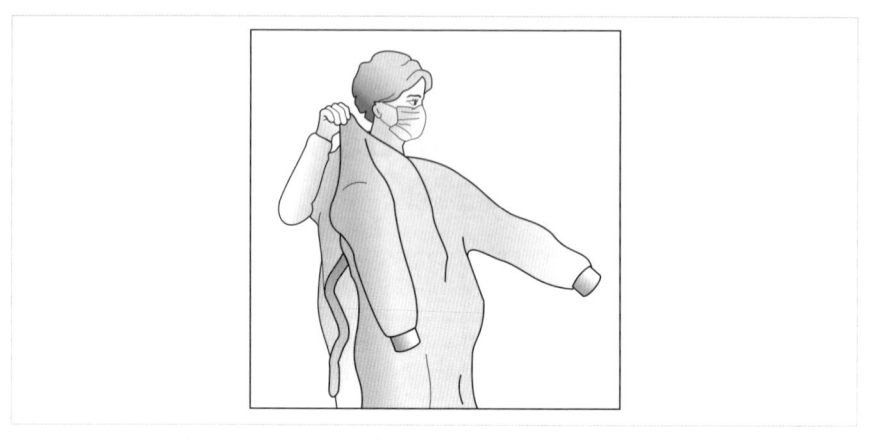

- **FIGURA 4** Colocação do avental.

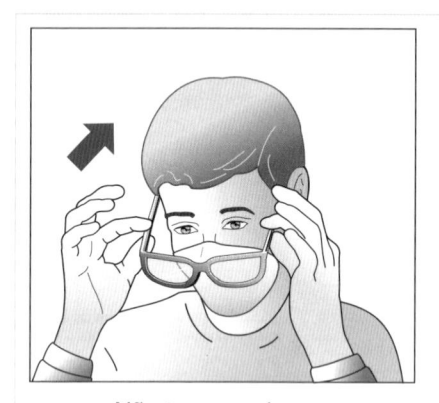

Não toque na lente

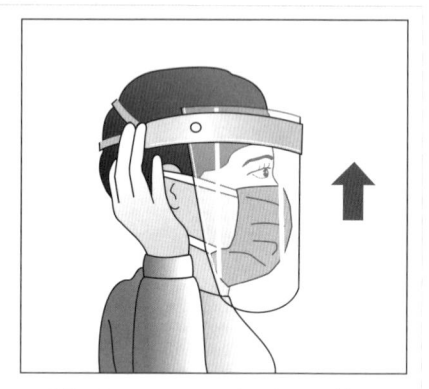

Não toque na parte de acrílico

- **FIGURA 5** Colocação dos óculos e *face shield*.

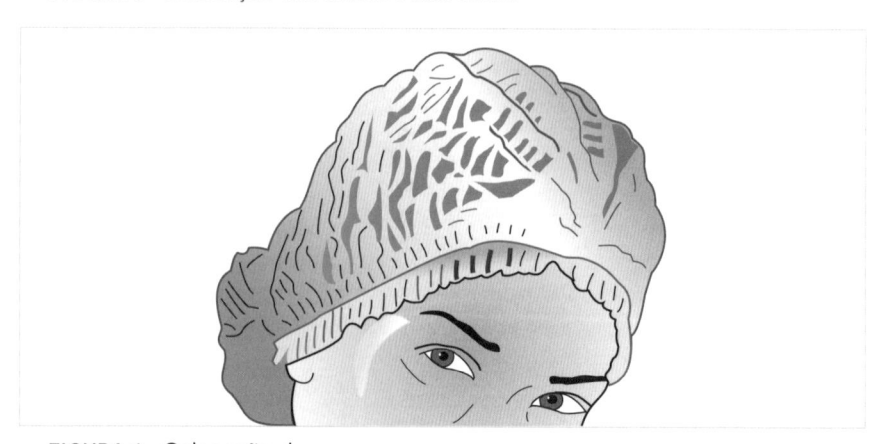

- **FIGURA 6** Colocação do gorro.

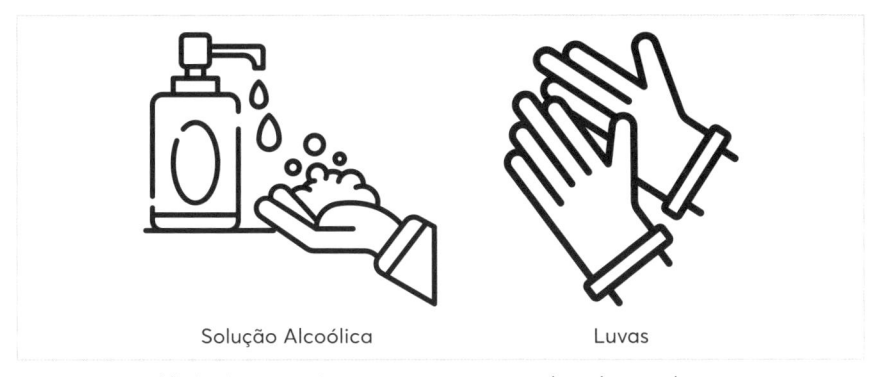

- **FIGURA 7** Higienizar as mãos novamente antes de calçar as luvas.

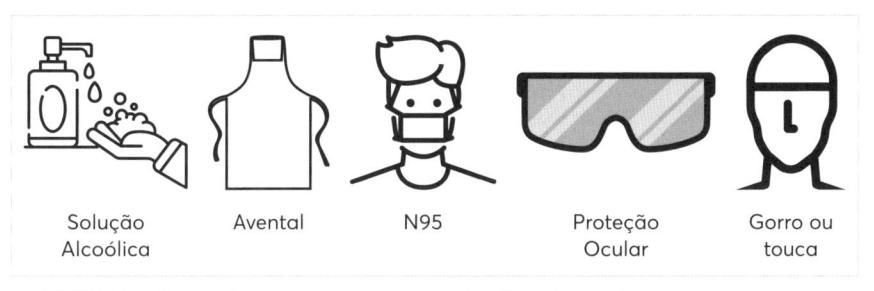

- **FIGURA 8** Elementos para uma paramentação adequada.

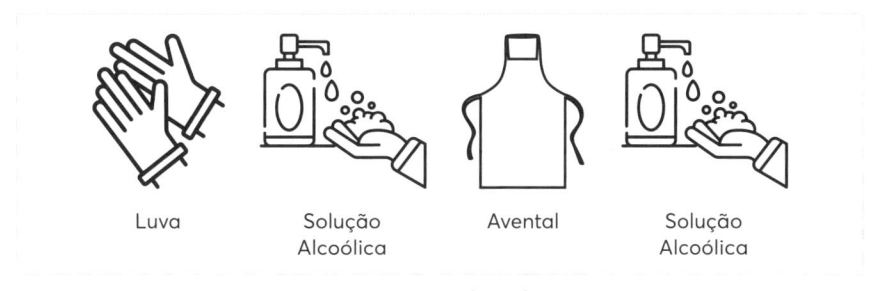

- **FIGURA 9** Desparamentação no quarto de isolamento.

1. Retirar as luvas (Figura 10): a primeira, tocar com a mão oposta na face externa para puxá-la, invertendo-a para o avesso na retirada. Com a mão sem a luva, retirar a segunda luva, pegando por dentro na parte não contaminada, invertendo-a também para retirada.
2. Higienizar as mãos com preparação alcoólica.
3. Desamarrar o avental de forma segura (começar por trás e pegar pelas bordas da parte de trás – menos contaminadas) sem movimentos bruscos para

não levantar gotículas. Retirar ao avesso e também manusear pelo avesso para desprezá-lo.

4. Higienizar novamente as mãos com preparação alcoólica ou água e sabão.

Após sair do setor de isolamento (Figura 11):

1. Higienizar as mãos com preparação alcoólica ou água e sabão.
2. Retirar o gorro puxando pela parte superior central (Figura 12), sem tocar no rosto, e desprezá-lo.
3. Retirar os óculos pelas laterais e higienizar as mãos.
4. Retirar a máscara pelas tiras, evitando tocar na parte da frente.
5. Higienizar novamente as mãos com preparação alcoólica.
6. Realizar a limpeza dos óculos de proteção ou protetor facial com água e sabão/detergente ou álcool 70%.
7. Higienizar as mãos com preparação alcoólica.

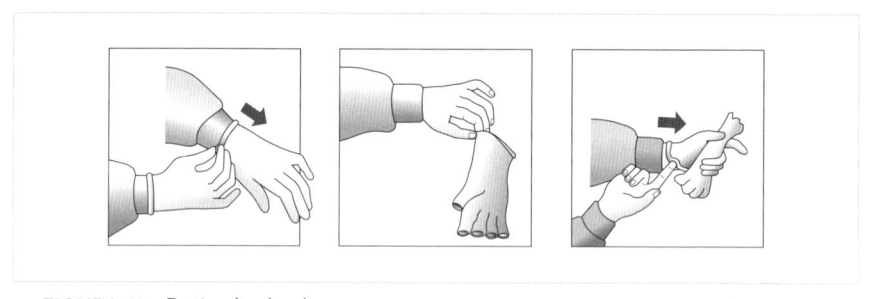

• **FIGURA 10** Retirada das luvas.

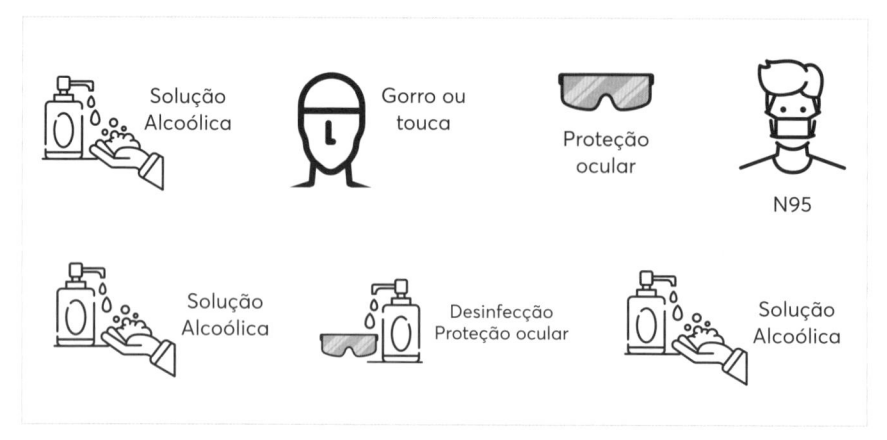

• **FIGURA 11** Desparamentação fora do setor de isolamento.

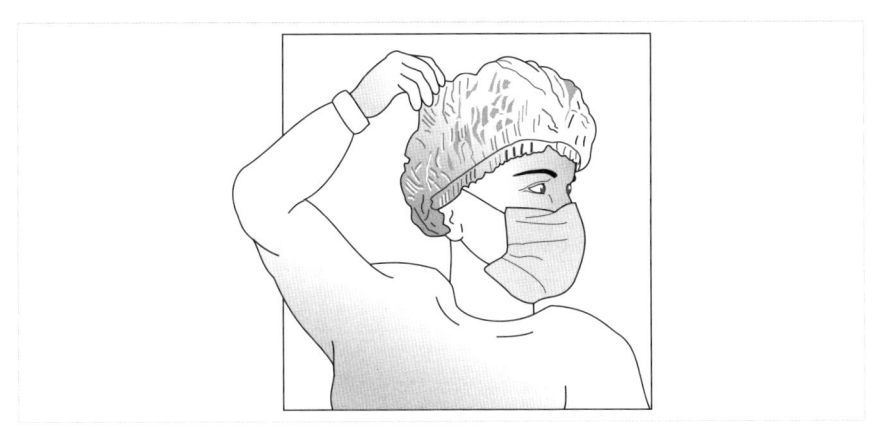

- **FIGURA 12**   Retirada do gorro.

REFERÊNCIAS BIBLIOGRÁFICAS

1. Ong SWX, Tan YK, Chia PY, et al. Air, surface environmental and personal protective equipment contamination by severe acute respiratory syndrome coronavirus 2 (SARS-CoV-2) from a symptomatic patient. Journal of the American Medical Association. 2020;323(16):1610-2. doi:10.1001/jama.2020.3227.
2. Kampf G, Todt D, Pfaender S, Steinmann E. Persistence of coronaviruses on inanimate surfaces and their inactivation with biocidal agents. Journal of Hospital Infection. 2020 Feb;104:246-51. Doi: 10.1016/j.jhin.2020.01.022.
3. Associação de Medicina Intensiva Brasileira. Equipamento de proteção individual – Na UTI, a segurança da equipe é fundamental! Março de 2020. Disponível em: https://www.amib.org.br/pagina-inicial/coronavirus.
4. Universidade Federal do Rio de Janeiro. Procedimentos geradores de aerossóis passo a passo para colocação e retirada dos equipamentos de proteção individual (EPIs). Março de 2020. Disponível em:https://coronavirus.ufrj.br/wp-content/uploads/sites/5/2020/03/Procedimentos-geradores-de-aerossois-_-Passo-a-Passo-para-colocacao-e-retirada-de-EPIsDig-1-1.pdf.
5. Associação de Medicina Intensiva Brasileira. Orientações sobre o manuseio do paciente com pneumonia e insuficiência respiratória devido a infecção pelo coronavírus (SARS-CoV-2) – versão n.04/2020. Acesso em 12 de maio de 2020. Disponível em: https://www.amib.org.br/fileadmin/user_upload/amib/2020/marco/31/0904202_1026_Orientac__o__es_sobre_o_manuseio_do_paciente_com_pneumonia_e_insuficie__ncia_respirato__ria_v4.pdf.
6. Franco BDGM, Landgraf M, Pinto UN. Alimentos, Sars-CoV-2 e Covid-19: contato possível, transmissão improvável. Estudos Avançados. 2020;34(100):189-202. Epub November 11, 2020.

48

Isolamento domiciliar

Stefânia Bazanelli Prebianchi
Vinícius Machado Correia

INTRODUÇÃO

Enquanto não se encontram drogas comprovadamente eficazes contra o SARS-CoV-2, a prevenção da infecção mostra-se a medida mais importante no combate à COVID-19. O distanciamento social é necessário de modo a controlar a propagação do novo coronavírus e assim diminuir o número de pessoas expostas a ele.[1]

Já é cientificamente aceito que o isolamento social é a medida preventiva mais eficaz e deve ser estimulada em todos os setores populacionais. Entretanto, para os casos suspeitos ou aqueles já confirmados de COVID-19, mas com sintomas leves que permitam o tratamento domiciliar, deve-se adotar uma série de medidas a fim de diminuir a chance de transmissão do vírus para os demais moradores da casa.[5] Tais medidas geram muitas dúvidas e são recomendações não tão simples de serem compreendidas e obedecidas, ainda mais em um país com tantas disparidades socioeconomicais, como o Brasil.

Desse modo, este capítulo destina-se a revisar as precauções que devem ser tomadas no ambiente domiciliar no contexto de pacientes suspeitos ou confirmados com a COVID-19.

QUEM DEVE REALIZAR O ISOLAMENTO DOMICILIAR?

Nas circunstâncias atuais da pandemia, todas as pessoas são estimuladas a praticar o isolamento social e permanecer em casa o maior tempo possível. "Fique em casa" é a expressão mais incutida no subconsciente humano nos últimos meses, porém não é sinônimo de segurança, se você reside na mesma casa que alguém com suspeita ou confirmação de COVID-19. Para manter a segurança de todos, é preciso adotar práticas de higiene e uso de equipamentos de proteção individual de modo adequado.

Segundo as atualizações e recomendações sobre a COVID-19 elaboradas em 09/12/2020 publicadas pela Sociedade Brasileira de Infectologia:

- Todos os pacientes com suspeita clínica forte de COVID-19 e os com doença confirmada (exame de RT-PCR de nasofaringe positivo) devem ficar 10 dias em isolamento respiratório domiciliar, isto é, devem ficar preferencialmente sozinhos no quarto, afastados de seus familiares e amigos.
- Nenhum exame está indicado para alta do isolamento ou volta ao trabalho, nem RT-PCR de nasofaringe e nem sorologia. Deve-se contar 10 dias de isolamento respiratório, desde que febre ausente nas últimas 24 horas, a partir do 1º dia de sintomas.
- As pessoas que tiveram contato de alto risco com paciente com COVID-19, também chamados de contactantes próximos [que são as pessoas que tiveram proximidade com pacientes com suspeita ou COVID-19 confirmada sem máscaras, por 15 minutos ou mais e a uma distância menor de 1,8 metro (CDC)], também devem ficar em isolamento respiratório por 10 a 14 dias (período máximo de incubação). O médico deve avaliar o tipo de contato para avaliar a necessidade de testes diagnósticos e acompanhamento. O período de incubação da COVID-19, na maioria dos casos, é entre 2 e 5 dias, podendo chegar a 14 dias. Uma estratégia para os contactantes próximos que permanecem assintomáticos (isto é, sem sintomas) é realizar RT-PCR nasal colhido entre 6 e 8 dias depois do último contato. Se o resultado for positivo, o indivíduo deve ficar 10 dias em isolamento respiratório, contados a partir da data do exame.
- Se o RT-PCR for negativo, poderá sair do isolamento respiratório em 7 dias, contados a partir da data do último contato, mantendo as medidas preventivas.
- Realizar higiene adequada das mãos, com água e sabão, respeitando os cinco momentos de higienização:[2]
  1. Antes de contato com a pessoa.
  2. Antes da realização de procedimentos.
  3. Após risco de exposição a fluidos biológicos (secreções, catarro etc.).
  4. Após contato com a pessoa.
  5. Após contato com as áreas próximas ao suspeito/infectado.

COMO FUNCIONA O ISOLAMENTO DOMICILIAR?

Quarto

- O ideal é destinar um quarto exclusivo para o uso da pessoa suspeita/confirmada com COVID-19.
- Caso o domicílio tenha apenas um quarto, a recomendação é deixar o único quarto da casa para uso da pessoa suspeita/confirmada e quem não tem sintomas deve dormir na sala ou outro cômodo, se possível.[5]

No quarto usado para o isolamento (Figura 1)
- Deve-se manter a porta fechada o tempo todo e as janelas abertas para a circulação de ar e entrada de luz solar.
- O próprio indivíduo isolado deverá realizar a limpeza do cômodo, retirando a roupa de cama e, caso haja secreções, embalá-la em sacos plásticos para transporte até a máquina de lavar/tanque.
- O ideal também é que se tenha uma lixeira próximo a cama do paciente, com saco plástico, devendo ser trocada sempre que cheia.
- Deve-se higienizar constantemente as maçanetas das portas com álcool 70% ou água sanitária.[2,4,5]

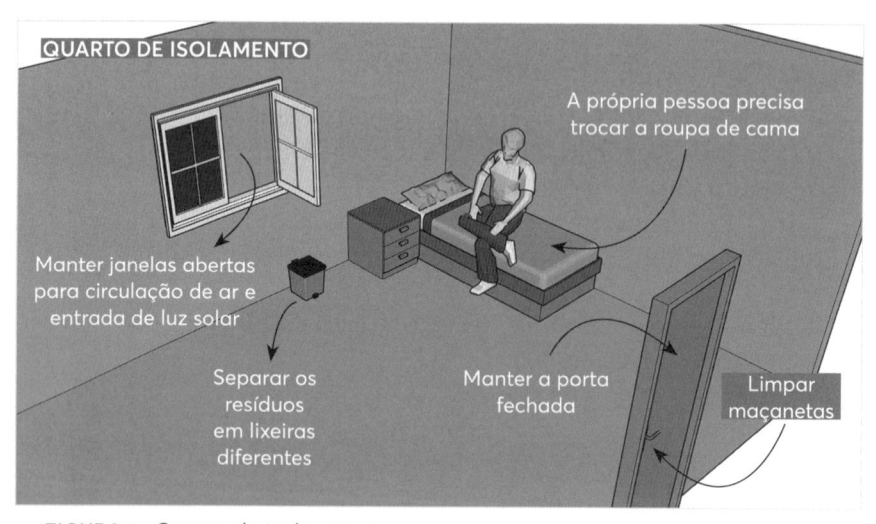

- **FIGURA 1** Quarto de isolamento.

E se a casa tiver apenas um cômodo?

- Nesse caso, o ideal é que a pessoa suspeita/confirmada e as pessoas sem doença não compartilhem o mesmo sofá/colchão.
- Tentar manter distância de 2 metros entre as pessoas que moram no local.
- A medida mais adequada seria que as pessoas saudáveis que moram na casa procurassem a residência de algum outro parente até o término do isolamento social.[4,5]

Banheiro (Figura 2)

- Idealmente, deve-se destinar um banheiro para uso exclusivo do paciente suspeito/confirmado.
- Caso o banheiro seja compartilhado: o próprio paciente deve desinfetar as superfícies como maçanetas, interruptores, vaso sanitário, descarga, box e pia com água sanitária ou álcool 70%, sempre após cada uso.
- Não compartilhar toalhas de rosto/corpo, sabonete de pia, pasta de dente, escova de dente.
- Guardar escova de dente em local diferente das demais escovas de dentes dos outros moradores da casa.
- Preferencialmente, usar sabonetes líquidos.
- Dar descarga com a tampa fechada, para que não haja dissipação de partículas pelo ambiente.[2,4,5]

Cozinha

- Não compartilhar utensílios de cozinha/talheres.
- Idealmente, o paciente deve realizar suas refeições sozinho ou a uma distância de 2 metros dos demais moradores da casa.
- Caso a pessoa suspeita/infectada precise cozinhar, deve fazê-lo de máscara durante todo o tempo.[2,4,5]

Orientações gerais

O paciente suspeito/infectado deve:

- Permanecer de máscara o tempo todo em que não estiver em seu próprio quarto. Deve-se priorizar o uso de máscara cirúrgica (tendo o cuidado de trocá-la sempre que úmida, sempre que apresentar sujidades e sempre depois de 2 horas de uso). Caso não haja disponibilidade desse tipo de máscara, pode-se utilizar máscaras de tecido, tomando os mesmos cuidados (Figura 3).[2,4,5]

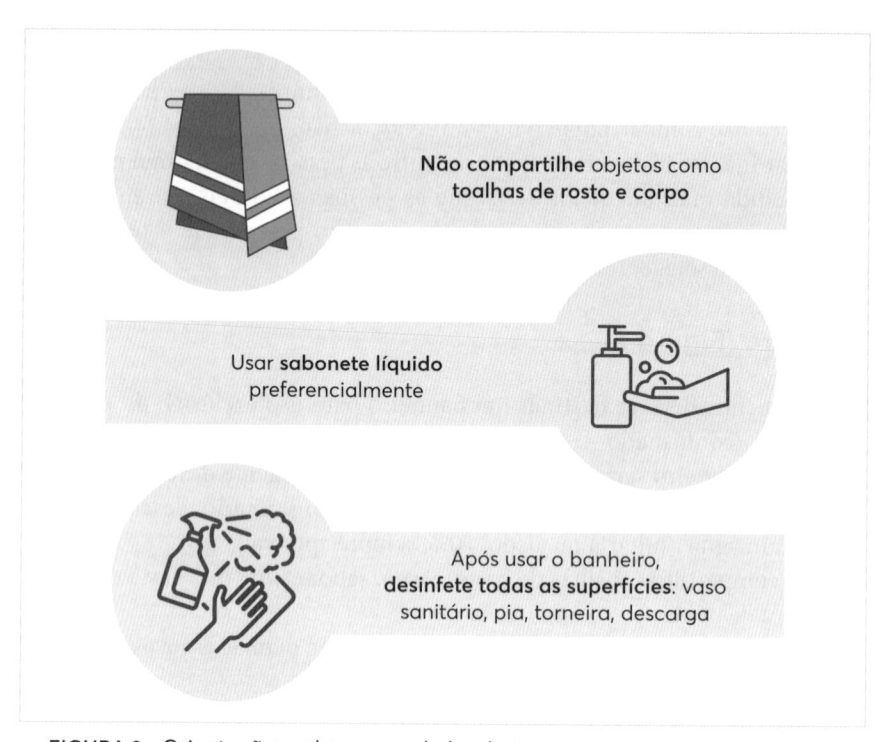

- **FIGURA 2**   Orientações sobre o uso do banheiro.

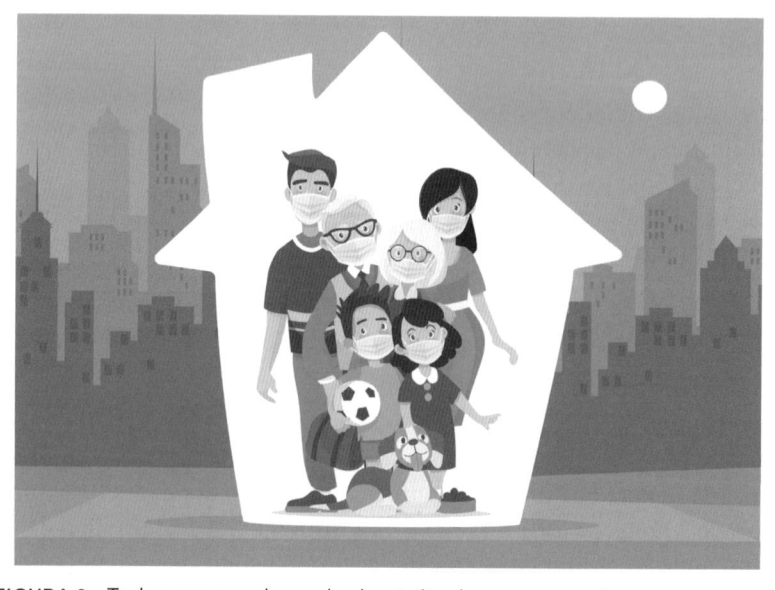

- **FIGURA 3**   Todos os moradores do domicílio devem usar máscaras.

- Evitar passar o dia inteiro em um único cômodo.
- Retirar seu próprio lixo e sua própria roupa de cama.
- Realizar a limpeza de seu quarto e de seu banheiro mesmo se não forem compartilhados.
- Não receber visitas enquanto estiver em isolamento domiciliar.
- Sair de casa somente por motivo imprescindível.

Outras recomendações
- A pessoa que for realizar a limpeza dos demais cômodos da casa deve estar em uso de máscara, óculos, avental e luvas.
- Uso de álcool 70% ou água sanitária para realizar a limpeza da casa.
- Todas as superfícies de contato constantes devem ser limpas frequentemente (mais de uma vez ao dia).
- Manter as lixeiras fechadas e usar sacos plásticos hermeticamente fechados.
- Roupas e acessórios de cama/banho do suspeito/infectado devem ser lavados separadamente das demais roupas da casa e deixados para secar em ambiente arejado.
- Não é necessário manter o distanciamento de animais de estimação.
- Caso a pessoa suspeita/infectada não seja independente e precise de cuidadores: deve-se eleger um familiar (de preferência sem comorbidades) para realizar os cuidados e essa pessoa deve sempre utilizar máscara cirúrgica, óculos e luvas durante o contato.[4,5]

PRODUTOS DE HIGIENE

Quais as substâncias indicadas para a limpeza da casa?

- Álcool em concentrações de 70% ou mais.
- Água sanitária.[2-5]

Qual é a concentração ideal da água sanitária?

- Para a desinfecção de superfícies, a Organização Mundial da Saúde recomenda o hipoclorito de sódio a 0,1% (1.000 ppm) e 0,5% (5.000 ppm) para desinfecção de derramamentos de sangue ou fluidos corporais.[3]

Para conseguir uma solução com concentração de 0,5%

- Utilize água sanitária com concentração de princípio de cloro ativo entre 2% e 2,5%.

- Em um frasco, adicione 250 mL de água sanitária e 750 mL de água – ou seja, 1 parte de água sanitária para 3 partes de água.[3]

Para conseguir uma solução com concentração de 0,1%

- Utilize água sanitária com concentração de princípio de cloro ativo entre 2% e 2,5%.
- Em um frasco, adicione 50 mL de água sanitária e adicione 950 mL de água – ou seja, uma parte de água sanitária para 19 partes de água.[3]

ATENÇÃO: a solução pode perder seu potencial de desinfecção se exposta à luz, por isso, recomenda-se utilização imediata após a diluição. Além disso, após aplicar o desinfetante em uma superfície, é necessário aguardar o tempo de exposição e secagem necessários para garantir que os microrganismos da superfície sejam mortos.[3]

MEDIDAS DE PREVENÇÃO PARA NÃO LEVAR O VÍRUS PARA DENTRO DE CASA

Se por algum motivo houver a necessidade de sair de casa, algumas recomendações devem ser seguidas no intuito de diminuir o risco de contaminação domiciliar:

- Deixe os sapatos do lado de fora da casa.
- Assim que chegar em casa tome banho ou lave bem todas as áreas expostas (mão, punho, rosto, pescoço, braços).
- Higienize frequentemente seu celular.
- Higienize as mãos após guardar as compras/itens trazidos de fora.
- Não toque em seu rosto antes de higienizar bem as mãos.
- Caso leve seu animal de estimação para passear, lembre-se de higienizar suas patas após o passeio.
- Evite usar transporte público, mas, se necessário, evite tocar em superfícies e higienize bem as mãos.
- Evite uso de dinheiro em espécie para pagamentos, mas, se necessário, higienize as mãos antes e depois da manipulação.[1,2,4,5]

REFERÊNCIAS BIBLIOGRÁFICAS

1. WHO. Q&A on infection prevention and control for health care workers caring for patients with suspected or confirmed 2019-nCoV. 1 March 2020. Disponível em: https://www.who.int/news-

-room/q-a-detail/q-a-on-infection-prevention-and-control-for-health-care-workers-caring-for-
-patients-with-suspected-or- confirmed-2019-ncov. Acessado em 10 de maio 2020.

2. Secretaria de Atenção Primária à Saúde. Ministério da Saúde. Protocolo de manejo clínico do co-
    ronavírus (COVID-19) na atenção primária à saúde. Março de 2020.

3. WHO/UNICEF. Water, sanitation, hygiene and waste management for the COVID-19 virus. Te-
    chnical brief. Genebra: WHO – World Health Organization/UNICEF –United Nations Children's
    Fund; 2020.

4. WHO. Home care for patients with suspected novel coronavirus (nCoV) infection presenting with
    mild symptoms and management of contacts. WHO Interim guidance 20 January 2020.

5. Guia do isolamento domiciliar: como preparar sua casa para conviver com suspeitos de infec-
    ção por coronavírus. Disponível em: https://www.sae.unicamp.br/portal/images/Guia_isolamen-
    to_domiciliar_corona-virus.pdf. Acessado em 10 de maio de 2020.

49 Vacinas contra COVID-19

André Austregesilo Scussel
Stefânia Bazanelli Prebianchi
Thiago Vicente Pereira

INTRODUÇÃO

A vacinação é uma técnica realizada há séculos na humanidade e é reconhecida por seu grande impacto na redução de casos e mortes por doenças infecciosas. Durante a pandemia por COVID-19, tornou-se centro de inúmeros debates e alvo de estudo intenso por diversos centros, na expectativa de uma ferramenta promissora no controle da doença.

Diversas vacinas foram e têm sido desenvolvidas em velocidade surpreendente, com a criação de novas técnicas para o desenvolvimento de imunogenicidade. Em poucos meses desde o início da pandemia, mais de 300 projetos de vacinas foram desenvolvidos no mundo,[1] e até a data de redação deste texto, 12 vacinas tinham o uso autorizado ou aprovado.[2,3]

Este capítulo tem como objetivo abordar os mecanismos gerais de ação das principais vacinas contra o SARS-CoV-2, orientações quanto ao seu uso e sua eficácia, além de possíveis efeitos colaterais associados.

MECANISMOS GERAIS DE AÇÃO

O princípio geral de ação das vacinas é o desenvolvimento de uma resposta imunológica efetiva contra a doença por meio da exposição de antígenos dos microrganismos, levando ao recrutamento de células de defesa específicas, além da produção de anticorpos.

O SARS-CoV-2 é formado por 4 proteínas estruturais principais: *spike* (S) – envolvida no reconhecimento e entrada nas células do hospedeiro; a proteína do nucleocapsídeo (N); de membrana (M); e de envelope viral (E). A proteína *spike* é o principal alvo utilizado nas vacinas contra o SARS-CoV-2, e diversos mecanismos são utilizados.

Para entendermos o mecanismo de ação das vacinas desenvolvidas contra o SARS-CoV-2, temos que relembrar os principais mecanismo das vacinas usadas até hoje na prática médica (Figura 1).[4]

1. **Vacinas com vírus vivo atenuado:** utilizam partículas virais de menor virulência, mantendo a capacidade de replicação viral sem gerar doença, ou o fazem de forma leve. Têm boa resposta imune, porém têm risco de reversão para forma patogênica, e são contraindicadas em imunodeprimidos e gestantes.
2. **Vacinas com vírus inativados:** no caso, os vírus são inativados por métodos físicos ou químicos, mas mantêm a partícula viral, sendo capazes de desenvolver resposta imune. Diferentemente de vacinas atenuadas, que mantêm a capacidade de replicação sem causar doença, os vírus inativados não têm risco de reversão para forma patogênica.

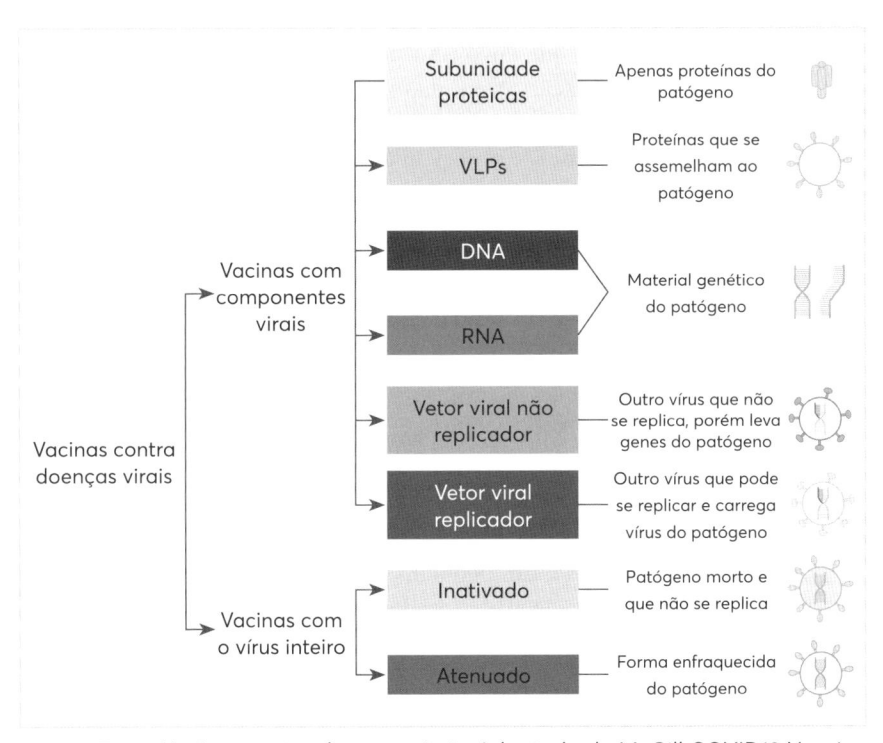

• **FIGURA 1** Vacinas contra doenças virais. Adaptada de McGill COVID19 Vaccine Tracker Team.

3. **Partículas pseudovirais (*viral-like particles* – VLPs) e nanopartículas:** contêm proteínas estruturais do vírus expressas em partículas não infecciosas, semelhantes à partícula viral, porém sem seu material genético.
4. **Subunidades proteicas:** baseiam-se na produção *in vitro* de proteínas virais em células de bactérias, fungos ou animais.
5. **Vacinas de vetores virais:** o material genético viral é carreado por partículas de outros vírus em formas não patogênicas (como adenovírus), com produção de antígenos virais nas células do indivíduo imunizado.
6. **Vacinas de material genético (DNA e RNAm):** plasmídeos de DNA viral ou partículas de RNAm são aplicadas em indivíduos, cujas células produzirão os antígenos após transcrição (no caso de DNA) e tradução. Trata-se de uma nova forma de vacina, já estudada há décadas e também para outras doenças, com a vantagem de desenvolvimento em laboratório com ingredientes prontos, permitindo produção mais rápida em maior escala.[8,9]

Algumas das principais vacinas aprovadas para o uso contra o SARS-CoV-2 são descritas na Tabela 1.

Cabe ressaltar que os valores de eficácia das vacinas são de limitada comparação entre si, uma vez que envolvem populações de estudos diferentes e métodos distintos de avaliação. Além disso, sabemos que, em alguns casos, é possível que a vacina não evite que o indivíduo adoeça, mas previne formas graves da enfermidade, como se observou em estudos de diversas vacinas incluídas na Tabela 1.

ESTUDOS CLÍNICOS SOBRE VACINAS

Para serem aprovadas para uso, diversos estudos são necessários para avaliação de segurança e eficácia. De modo geral, as populações dos estudos são randomizadas em dois grupos distintos, um que recebe efetivamente a vacina testada e o grupo placebo. No caso da pandemia por COVID-19, foram conduzidos múltiplos estudos de diversos projetos, e podem ser classificados nos seguintes estágios:[13,14]

- Fase 1: vacina fornecida a um pequeno grupo de pessoas, em geral jovens saudáveis, com objetivo de avaliar segurança, além de poder ser utilizado para observar resposta imune e posologia.
- Fase 2: a vacina é testada em grupo maior de voluntários, de diferentes grupos de sexo e faixa etária. Foca em confirmar imunogenicidade e dose apropriada.
- Fase 3: realizada em grupo mais amplo de indivíduos, com o objetivo de medir efeito sobre a doença, com valores de eficácia, como também observar

• TABELA 1

Vacina	Mecanismo de ação	Doses	Eficácia	Efeitos colaterais	Armazenamento
Coronavac* (Sinovac – China)	Vírus inativado	2 doses, intervalo de 2-4 semanas**, via intramuscular	50,38% (Brasil)***, 83,5% (Turquia)***	Sem efeitos graves descritos, maioria leve (dor em sítio de injeção)	Refrigerador, validade por 12 meses se conservada entre 2 e 8°C
AZD1222* (Oxford/AstraZeneca)	Vetor viral	2 doses, intervalo de 12 semanas, via intramuscular	82,4%	Leves a moderados, mais frequentes após 48 h da injeção, principalmente dor em sítio de injeção	Estável em refrigerador por até 24 meses
Comirnaty (Pfizer/BioNTech)	RNAm	2 doses, intervalo de 3 semanas, via intramuscular	95%	Mais comuns após 2ª dose, leves a moderados (febre, calafrios, cefaleia, dor local em sítio de injeção)	Refrigeração entre –25°C e –15°C
Ad26.COV2.S (Johnson & Johnson, Janssen-Cilag)	Vetor viral	Dose única, via intramuscular	66,3%	Em sua maioria leves a moderados, com melhora 1-2 dias após vacinação	Até 3 meses entre 2 a 8°C, até 2 anos em –20°C
mRA-1273 (Moderna/NIH)	RNAm	2 doses, intervalo de 4 semanas, via intramuscular	94,5%	Mais comuns após 2ª dose, leves a moderados (febre, calafrios, cefaleia, dor local em sítio de injeção)	30 dias em refrigeradores, até 6 meses a –20°C
Sputnik V (Gamaleya Research Institute – Rússia)	Vetor viral	2 doses, intervalo de 3 semanas, via intramuscular	91,6%	Em sua maioria leves (dor em sítio de injeção, cefaleia e astenia)	Refrigeração entre 2 e 8°C (forma seca) e a –18°C (líquida)

*Vacinas aprovadas para uso no Brasil até abril de 2021. **Estudos sugerem resposta imunológica mais robusta com intervalo de 4 semanas.[7] ***Aguarda publicação de dados oficiais em revistas científicas.

questões de segurança (observadas em todas as fases de ensaios). É possível a comparação de dados como incidência de doença entre o grupo vacinado e placebo, além de complicações como doenças graves e hospitalizações.

- Fase 4: corresponde à avaliação de efeito da vacina após disponibilização para uso da população.

Estudos de eficácia são, portanto, avaliados na fase 3 e auxiliam a prever a capacidade de a vacina proteger contra a infecção, complicações e óbito.

Em relação às vacinas Sinovac e Oxford/AstraZeneca, em uso no Brasil em abril de 2021, observa-se 100% de eficácia para prevenção de casos graves e óbitos por COVID. O valor para prevenção de doença, no entanto, é variável.

ESQUEMAS DE VACINAÇÃO

A estratégia de vacinação em massa utilizada por muitos países para o combate à pandemia por COVID-19 inclui a adoção de grupos prioritários, com o objetivo de reduzir a morbimortalidade pela doença priorizando os indivíduos de maior risco de complicações, como idosos, e de maior exposição, como os profissionais de saúde.

Um documento da Organização Mundial da Saúde (OMS) sugere a adoção de grupos prioritários, com princípios que incluem a preservação do bem-estar humano, equidade e legitimidade.[15]

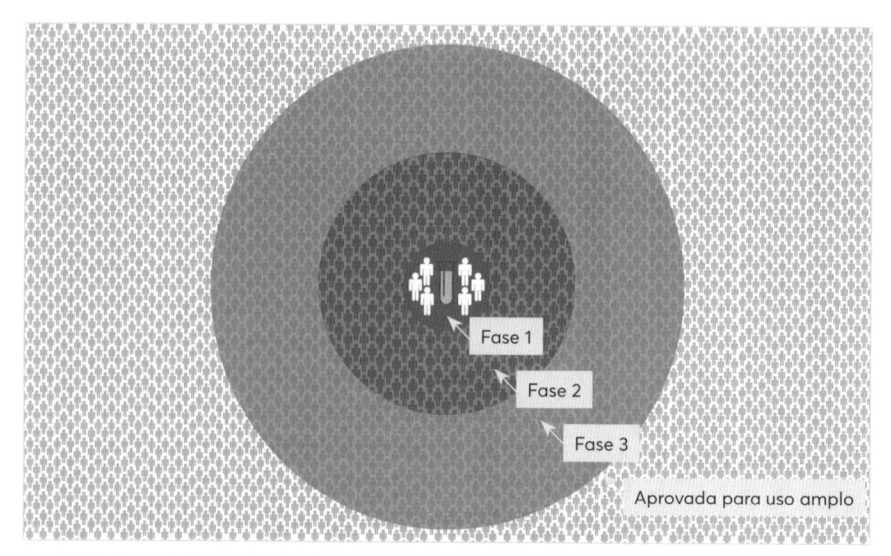

- **FIGURA 2** Adaptada de Organização Mundial da Saúde.

São tidos como grupos de risco elevado de doença grave: idosos (com estratificação por faixa etária), idosos institucionalizados, grupos com comorbidades ou estados de saúde de risco elevado (incluído gestação e lactação), grupos sociodemográficos com maior risco de doença grave.

Quanto ao maior risco de infecção, consideram-se: profissionais de saúde, categorias profissionais e grupos sem possiblidade de distanciamento social (militares, presidiários etc.).

No Brasil, o Ministério da Saúde estipulou em dezembro de 2020 a priorização dos grupos em fases de vacinação, descritas abaixo:[16]

1. Trabalhadores da saúde, idosos a partir de 75 anos, pessoas com 60 anos ou mais em instituições de longa permanência e população indígena.
2. Pessoas entre 60 e 74 anos.
3. Comorbidades de maior risco para agravamento de doenças.
4. Professores, forças de segurança e salvamento, funcionários do sistema prisional.

Foram listadas as seguintes comorbidades de risco: *diabetes mellitus*, pneumopatias crônicas graves, hipertensão arterial de maior gravidade, insuficiência cardíaca, doença renal crônica, imunossuprimidos e obesidade, entre outras.

O impacto da vacinação para efeitos de saúde pública ainda precisa ser avaliado, o que se espera quando forem observadas maiores proporções de indivíduos vacinados. Dados preliminares de Israel, um dos países com esquema mais veloz de imunização, por exemplo, apontam redução do risco de teste positivo para doença em indivíduos vacinados.[17] Um estudo populacional também sugere a eficácia da vacinação neste cenário em prevenção de infecções, manifestações sintomáticas e morte por COVID com o uso da vacina da Pfizer/BioNTech em Israel.[18] No estudo, a eficácia da vacina para prevenção da doença após a segunda dose foi estimada em 94%, similar ao observado no ensaio clínico randomizado prévio.

Tais resultados são animadores, e sugerem que as vacinas para COVID podem ser efetivas em reduzir casos e óbitos, contribuindo significativamente para o enfraquecimento da pandemia por COVID.

ORIENTAÇÕES QUANTO AO USO DE VACINAS

A maior parte das vacinas em uso contra o COVID-19 requer a aplicação de duas doses, como também normalmente devem ser conservadas sob refrigeração. Algumas vacinas, como as de material genético (Pfizer/BioNTech e

Moderna/NIH), exigem temperaturas mais baixas de resfriamento, o que pode implicar em dificuldades logísticas.

Via de regra, a aplicação é intramuscular, e quase não há contraindicações para seu uso. As principais são hipersensibilidade a algum dos componentes da vacina ou reação anafilática prévia à aplicação de dose anterior da vacina para COVID.

De modo geral, incluindo as vacinas em uso no Brasil, não contêm ingredientes como ovo ou látex, mas sua composição deve ser avaliada por indivíduos com reações alérgicas prévias.

Não há evidências suficientes quanto à segurança e eficácia das vacinas na faixa pediátrica, em gestantes e lactantes, uma vez que essas populações não foram incluídas nos grandes ensaios clínicos. Em algumas vacinas, como da Pfizer/BioNTech e da Johnson & Johnson, há estudos em andamento para avaliação de segurança em gestantes.

Para gestantes, o Plano Nacional para Vacinação, a Organização Mundial da Saúde e sociedades internacionais orientam a vacinação em caso de maior risco de exposição ou de doença grave, porém a opção por vacinar deve ser discutida individualmente com todas as pacientes. Deve ser levado em conta o risco de infecção por COVID na gravidez, tendo em vista evidências por coortes retrospectivas que sugerem maior incidência de complicações obstétricas, doença grave e óbitos por COVID neste período.[20]

O Ministério da Saúde também reforça a não interrupção do aleitamento materno caso se opte pela vacinação de lactantes.

Outro cuidado preconizado durante a vacinação é seu adiamento em caso de doenças febris sugestivas de infecção em atividade, a fim de se evitar confusão no diagnóstico. O período ideal de adiamento é até recuperação clínica total e pelo menos 4 semanas após início de sintomas (ou a partir da primeira amostra de PCR positivo em indivíduos assintomáticos com COVID).

REAÇÕES VACINAIS

As vacinas para COVID não costumam apresentar efeitos adversos graves; os efeitos são, em sua maior parte, leves e transitórios. Das vacinas disponíveis no Brasil, os mais comuns são dor no sítio de injeção e sintomas locais, podendo haver em alguns casos manifestações sistêmicas (como cefaleia, febre e calafrios). Os efeitos costumam ser menos intensos em idosos.

Não há relato de eventos adversos graves associados à vacina Sinovac, e quanto à vacina de Oxford/AstraZeneca, está em análise um caso de mielite transversa em um indivíduo vacinado.

EFICÁCIA DAS VACINAS EM NOVAS VARIANTES VIRAIS

Ao longo da pandemia, com a ocorrência de novas mutações do vírus, novas variantes foram surgindo. Entretanto, até abril de 2021, três delas podem ser classificadas como "*variant of concern*" (VOC), ou seja, são variantes que possuem mutações que podem levar a alterações clínico-epidemiológicas importantes. São elas:

- a variante B.1.1.7 (Reino Unido);
- a variante 501Y.V2, ou B.1.35 (África do Sul);
- a variante P.1 (Brasil – variante de Manaus).

Essas variantes compartilham a mutação N501Y, que está relacionada ao aumento da transmissibilidade por aumentar a afinidade da ligação da proteína *spike* do vírus ao receptor ACE2 da célula do hospedeiro.

Outro ponto importante é que a variante da África do Sul, assim como a variante de Manaus, possui a mutação E484K, relacionada ao escape da resposta imune. Estudos estão sendo conduzidos para tentar compreender a eficácia das atuais vacinas autorizadas contra as três VOCs listadas.[25,26]

No caso da variante sul-africana, o uso da vacina de Oxford/AstraZeneca foi interrompido por se observar ineficácia na prevenção da doença. Em outras vacinas, também se observa menor eficácia,[24] o que reforça a necessidade de reavaliação e atualização de vacinas, bem como da urgência em se obter velocidade em sua distribuição e aplicação.

CONCLUSÃO

A vacinação em massa contra o SARS-CoV-2 pode ser uma das estratégias mais eficazes no combate à pandemia, e diversos mecanismos têm sido testados em velocidade inédita.

Estudos sugerem melhora significativa em populações com ampla vacinação, com resultados animadores, porém ainda preliminares. É, sem dúvidas, um dos meios mais promissores e mais estudados para a redução de morbimortalidade por COVID.

Há poucas restrições para seu uso, devendo ser em maior parte aplicada em duas doses. Os efeitos colaterais costumam ser leves e transitórios, mais frequentes em indivíduos mais jovens.

O surgimento de novas variantes virais é preocupante pelo risco de menor eficácia das vacinas desenvolvidas. Portanto, é de grande importância a adoção de medidas estratégicas para planos velozes de imunização, além de reavaliação e atualização dos imunizantes.

REFERÊNCIAS BIBLIOGRÁFICAS

1. Forni G, et al. COVID-19 vaccines: where we stand and challenges ahead. Cell death and differentiation. 2021;28,2:626-39.
2. Vaccine Centre at the London School of Hygiene & Tropical Medicine. COVID-19 vaccine tracker. Disponível em https://vaclshtm.shinyapps.io/ ncov_vaccine_landscape/. Acessado em 5 de março de 2021.
3. The New York Times. Coronavirus vaccine tracker. Disponível em: https://www.nytimes.com/interactive/2020/science/coronavirus-vaccine-tracker.html. Acessado em 5 de março de 2021.
4. Dai L, Gao GF. Viral targets for vaccines against COVID-19. Nat Rev Immunol. 2021 Feb;21(2):73-82.
5. World Health Organization. What we know about COVID_19 vaccine development. Disponível em: https://www.who.int/docs/default-source/ coronaviruse/risk-comms-updates/update37-vaccine-development.pdf?sfvrsn=2581e994_6. Acessado em 9 de março de 2021.
6. McGill COVID19 Vaccine Tacker Team. COVID-19 Vaccine Tracker. Disponível em: https://covid19.trackvaccines.org/vaccines/. Acessado em 5 de março de 2021.
7. Zhang Y, et al. Safety, tolerability, and immunogenicity of an inactivated SARS-CoV-2 vaccine in healthy adults aged 18-59 years: a randomised, double-blind, placebo-controlled, phase 1/2 clinical trial. The Lancet. Infectious Diseases. 2021; 21,2:181-92.
8. Center for Diseases Control. Different vaccines. Disponível em: https://www.cdc.gov/coronavirus/2019-ncov/vaccines/different-vaccines.html. Acessado em 5 de março de 2021.
9. Silveira MM, et al. DNA vaccines against COVID-19: Perspectives and challenges. Life Sciences. 2021;267:118919.
10. Logunov DY, et al. Safety and efficacy of an rAd26 and rAd5 vector-based heterologous prime-boost COVID-19 vaccine: an interim analysis of a randomised controlled phase 3 trial in Russia. Lancet (London, England). 2021;397(10275):671-81.
11. Oliver SE, et al. The Advisory Committee on Immunization Practices' Interim Recommendation for Use of Janssen COVID-19 Vaccine – United States, February 2021. MMWR. Morbidity and Mortality Weekly Report. 2021;70,9:329-32.
12. Voysey M, et al. Single-dose administration and the influence of the timing of the booster dose on immunogenicity and efficacy of ChAdOx1 nCoV-19 (AZD1222) vaccine: a pooled analysis of four randomised trials. Lancet (London, England). 2021;397,10277:881-91.
13. World Health Organization. How are vacines developed?. Disponível em: https://www.who.int/news-room/feature-stories/detail/how-are-vaccines-developed. Acessado em 07/03/2021.
14. Stern PL. Key steps in vaccine development. Annals of Allergy, Asthma & Immunology. 2020;125,1:17-27.
15. World Health Organization. WHO SAGE values framework for the allocation and prioritization of COVID-19 vaccination. Geneva: World Health Organization; 2020. Disponível em https://apps.who.int/iris/bitstream/handle/10665/334299/ WHO-2019-nCoV-SAGE_Framework-Allocation_and_prioritization-2020.1-eng.pdf?ua=1. Acessado em 9 de março de 2021.
16. Ministério da Saúde. Plano nacional de operacionalização da vacinação contra a COVID-19. Disponível em: https://www.gov.br/saude/pt-br/media/pdf/2021/ janeiro/29/PlanoVacinaoCovid_ed4_15fev21_cgpni_18h05.pdf. Acessado em 9 de março de 2021.
17. Mallapaty S. Are COVID vaccination programmes working? Scientists seek first clues. Nature. 2021;589,7843:504-5.

18. Dagan N, et al. BNT162b2 mRNA Covid-19 vaccine in a nationwide mass vaccination setting. The New England Journal of Medicine. 2021.

19. Voysey M, et al. Safety and efficacy of the ChAdOx1 nCoV-19 vaccine (AZD1222) against SARS-CoV-2: an interim analysis of four randomised controlled trials in Brazil, South Africa, and the UK. Lancet (London, England). 2021;397,10269:99-111.

20. Rubin R. Pregnant people's paradox-excluded from vaccine trials despite having a higher risk of COVID-19 complications."JAMA. 10.1001/jama.2021.2264.

21. Baric RS. Emergence of a highly Fit SARS-CoV-2 variant. The New England Journal of Medicine .2020;383,27.

22. Tang JW, et al. Emergence of a new SARS-CoV-2 variant in the UK. The Journal of Infection. 2020;S0163-4453(20)30786-6.

23. Xie X, et al. Neutralization of SARS-CoV-2 spike 69/70 deletion, E484K and N501Y variants by BNT162b2 vaccine-elicited sera. Nature Medicine. 2021. 10.1038/s41591-021-01270-4.

24. Mahase E. Covid-19: South Africa pauses use of Oxford vaccine after study casts doubt on efficacy against variant. BMJ (Clinical Research ed.). 2021;372 n372.

25. Madhi SA, Baillie V, Cutland CL, Voysey M, Koen AL, Fairlie L, et al. Efficacy of the ChAdOx1 nCoV-19 Covid-19 VACCINE against the B.1.351 variant. New England Journal of Medicine. 2021.

26. Garcia-Beltran WF, Lam EC, St. Denis K, Adam D, Nitido ZH, Garcia BM, et al. Circulating SARS-CoV-2 variants escape neutralization by vaccine induced humoral immunity. medRxiv preprint. doi: https://doi.org/10.1101/2021.02.14.21251704.

Índice remissivo